CB030260

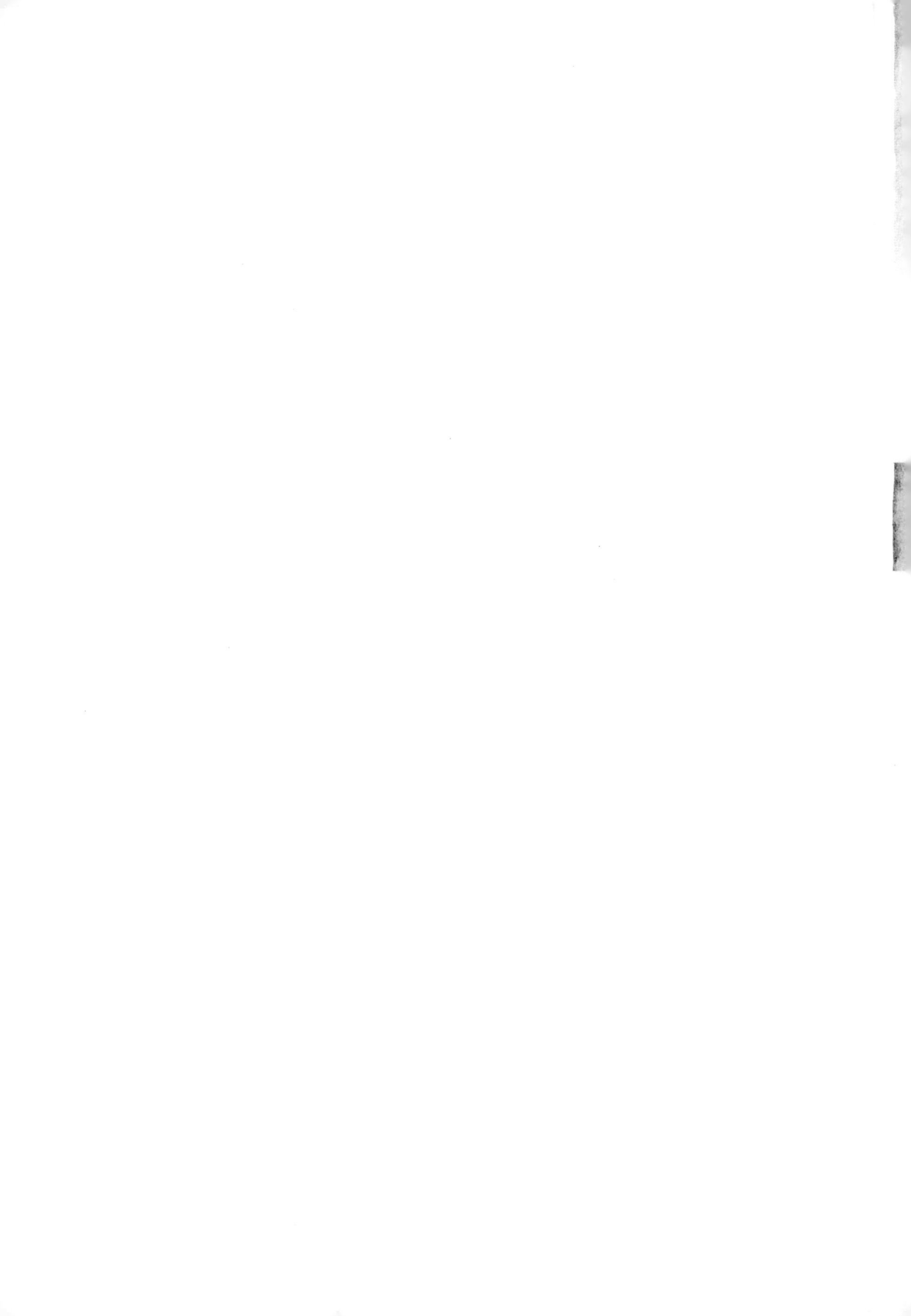

Guia Prático de Antiagregantes Plaquetários, Anticoagulantes e Trombolíticos

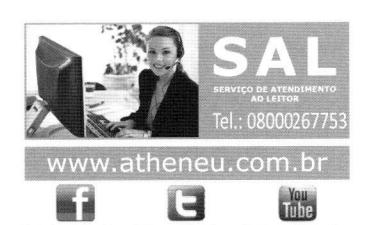

Guia Prático de Antiagregantes Plaquetários, Anticoagulantes e Trombolíticos

Editores

Pedro Beraldo de Andrade

Humberto Graner Moreira

Hélio Penna Guimarães

Renato Delascio Lopes

Otávio Berwanger

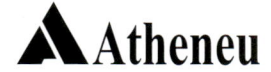

Atheneu

EDITORA ATHENEU

São Paulo — Rua Jesuíno Pascoal, 30
Tel.: (11) 2858-8750
Fax: (11) 2858-8766
E-mail: atheneu@atheneu.com.br

Rio de Janeiro — Rua Bambina, 74
Tel.: (21)3094-1295
Fax: (21)3094-1284
E-mail: atheneu@atheneu.com.br

Belo Horizonte — Rua Domingos Vieira, 319 — conj. 1.104

PRODUÇÃO EDITORIAL: Equipe Atheneu
PROJETO GRÁFICO/DIAGRAMAÇÃO: Triall Composição Editorial Ltda.
CAPA: Equipe Atheneu

Dados Internacionais de Catalogação na Publicação (CIP)
(Câmara Brasileira do Livro, SP, Brasil)

Guia prático de antiagregantes, plaquetários, anticoagulantes e trombolíticos / editores, Hélio Penna Guimarães...[et al.]. -- São Paulo : Editora Atheneu, 2016.

Outros editores: Pedro Beraldo de Andrade, Humberto Graner Moreira, Renato Delascio Lopes, Otávio Bernwanger

Vários autores.
Bibliografia.
ISBN 978-85-388-0702-5

1. Anticoagulantes (Medicina) 2. Cardiologia 3. Doenças hematológicas 4. Hematologia - Manuais 5. Plaquetas sanguíneas 6. Sangue - Coagulação 7. Trombose venosa - Prevenção I. Guimarães, Hélio Penna. II. Andrade, Pedro Beraldo de. III. Moreira, Humberto Graner. IV. Lopes, Renato Delascio.

| 16-02672 | CDD-616.15 |
| | NLM-WH 100 |

Índice para catálogo sistemático:

1. Hematologia : Medicina : Manuais 616.15

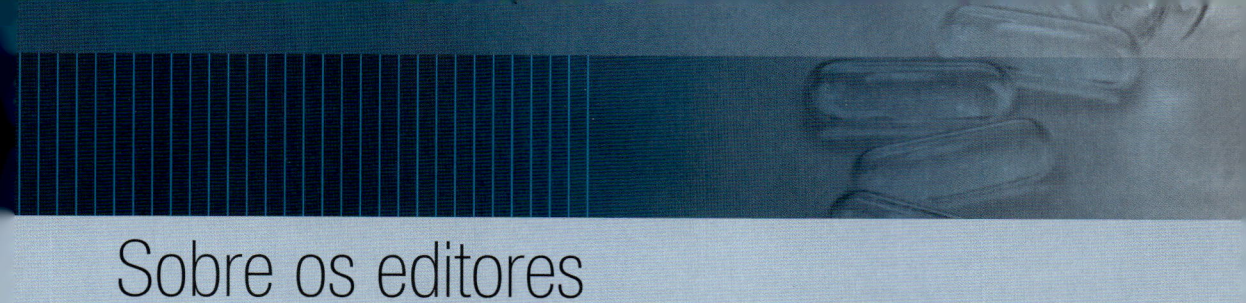

Sobre os editores

Pedro Beraldo de Andrade

- Responsável Técnico pelo Serviço de Cardiologia Intervencionista e Unidade de Recuperação Cardiológica da Santa Casa de Marília;
- Cardiologista Intervencionista do Hospital das Clínicas da Faculdade de Medicina de Marília (HC-Famema);
- Doutor em Ciências pela Universidade de São Paulo (USP)/Instituto Dante Pazzanese de Cardiologia (IDPC);
- *Fellow* da Sociedade Europeia de Cardiologia.

Humberto Graner Moreira

- Professor de Cardiologia e Emergências Clínicas da Faculdade de Medicina UniEvangélica, Anápolis, GO;
- Especialista em Cardiologia pela Sociedade Brasileira de Cardiologia/Associação Médica Brasileira (SBC/AMB);
- Especialista em Medicina Intensiva pela Associação de Medicina Intensiva Brasileira/Associação Médica Brasileira (AMIB/AMB);
- Doutor em Cardiologia pela Faculdade de Medicina da Universidade de São Paulo (FMUSP).

Hélio Penna Guimarães

- Médico Especialista em Clínica Médica, Medicina Intensiva e Cardiologia;
- Mestre em Gestão de Serviços de Saúde pela Universidade Carlos III, Madri;
- Doutor em Ciências pela Universidade de São Paulo (USP);
- Médico Pesquisador Sênior do Instituto de Pesquisa do Hospital do Coração (HCor);
- Médico Coordenador da UTI da Disciplina de Clínica Médica da Universidade Federal de São Paulo (Unifesp/EPM);
- Professor Titular de Medicina de Urgência e Emergência do Centro Universitário São Camilo (CUSC-SP);
- *Fellow* do American College of Physicians (FACP) e American Heart Association (FAHA).

Renato Delascio Lopes

- Professor-associado da Divisão de Cardiologia do Duke University Medical Center – Duke University;
- Diretor do Departamento de Validação de Eventos Clínicos (CEC) do Duke Clinical Research Institute;
- Professor Livre-docente da Disciplina de Cardiologia da Escola Paulista de Medicina;
- Diretor do Instituto Brasileiro de Pesquisa Clínica (Brazilian Clinical Research Institute);
- Doutorado em Ciências pela Universidade Federal de São Paulo/Escola Paulista de Medicina (Unifesp/EPM);
- Pós-doutorado pela Divisão de Cardiologia na Duke University;
- Master Degree of Health Science in Clinical Research na Duke University.

Otávio Berwanger

- Diretor do Instituto de Ensino e Pesquisa do Hospital do Coração (IEP-HCor);
- Médico Especialista em Clínica Médica e Epidemiologia;
- Doutor em Epidemiologia pela Universidade Federal do Rio Grande do Sul (UFRGS);
- Pós-doutorado em Epidemiologia pela UFRGS;
- Professor Colaborador da UFRGS.

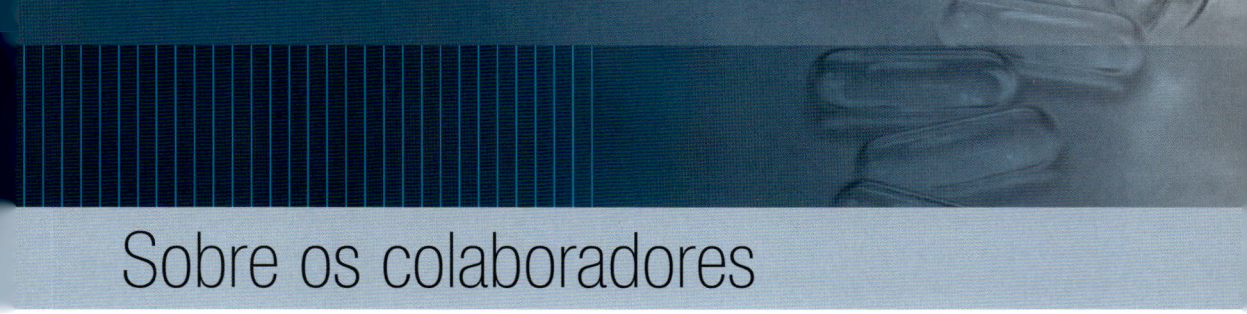

Sobre os colaboradores

Alexandre Aby Azar Ribeiro

Especialista em Cardiologia pelo Hospital do Coração (HCor), São Paulo-SP e pela Sociedade Brasileira de Cardiologia (SBC). Especialista em Ecocardiografia pelo Hospital das Clínicas da Faculdade de Medicina de Ribeirão Preto da Universidade de São Paulo (HCFMRP-USP) e pelo Departamento de Imagem Cardiovascular da Sociedade Brasileira de Cardiologia (SBC).

Alexandre Pereira Tognon

Médico, Mestre e Doutorando em Epidemiologia pela Universidade Federal do Rio Grande do Sul (UFRGS). Membro do Centro de Estudos de Doenças Cardíacas Estruturais e Valvares (CEDEVALV) do Hospital São Vicente de Paulo, Passo Fundo – Rio Grande do Sul.

Ana Denise Zazula

Médica Especialista em Cardiologia pelo Hospital do Coração (HCor). Mestrado em Pesquisa Clínica pela Duke University (2013–2015). Gerente Médica na Área Cardiovascular de Pesquisa Clínica e Desenvolvimento Bayer Health Care.

André Labrunie

Cardiologista Intervencionista pela Sociedade Brasileira de Cardiologia Intervencionista/ Associação Médica Brasileira (SBHCI/AMB). Diretor Científico do Hospital do Coração de Londrina. Doutor em Cardiologia pela Universidade Estadual Paulista (UNESP). MBA em Administração Hospitalar pela Universidade Estadual do Paraná (UNESPAR). FESC (*Fellow* da European Society of Cardiology).

André Manica

Médico Cardiologista Intervencionista do Instituto de Cardiologia-Fundação Universitária de Cardiologia (IC-FUC). Médico do Centro de Pesquisa Clínica do IC-FUC. Doutor em Cardiologia pela Fundação Universitária de Cardiologia (FUC).

Andrei Carvalho Sposito

Professor-associado da Disciplina de Cardiologia do Departamento de Clínica Médica da Universidade Estadual de Campinas (Unicamp). Coordenador do Laboratório de Biologia Vascular e Aterosclerose da Unicamp.

Cleverson N. Zukowski

Cardiologia Intervencionista do Hospital da Santa Casa de Misericórdia de Curitiba-PR. Instituto de Neurologia e Cardiologia de Curitiba (INC). Professor de Medicina da Pontifícia Universidade Católica do Paraná (PUCPR). Pós-graduando (doutorado) pela Faculdade de Medicina da Universidade de São Paulo (FMUSP).

Daniel Batista Munhoz

Médico Residente de Coronariopatias da Universidade Estadual de Campinas (Unicamp). Residência em Cardiologia pela Unicamp. Mestre em Ciências Médicas pela Universidade de Brasília (UnB).

Ederlon Ferreira Nogueira

Cardiologista Intervencionista e Médico Assistente da Unidade de Terapia Intensiva e Unidade Coronariana do Hospital do Coração de Londrina (HCor). Sócio Titular da Sociedade Brasileira de Hemodinâmica e Cardiologia Intervencionista pela Sociedade Brasileira de Cardiologia Intervencionista/Associação Médica Brasileira (SBHCI/AMB) e da Sociedade Brasileira de Cardiologia/Associação Médica Brasileira (SBC/AMB).

Eduardo Sahade Darzé

Residência em Medicina Cardiovascular pela Universidade da Pensilvânia, EUA. Doutor em Medicina e Saúde pela Universidade Federal da Bahia (UFBA). Coordenador do Serviço de Medicina Cardiovascular do Hospital Cárdio Pulmonar.

Fábio Salerno Rinaldi

Cardiologista Intervencionista da Santa Casa de Marília. Sócio Titular da Sociedade Brasileira de Hemodinâmica e Cardiologia Intervencionista (SBHCI).

Felipe Finoketti

Médico Cardiologista da Emergência do Instituto de Cardiologia da Fundação Universitária de Cardiologia, RS (IC-FUC).

Fernanda Almeida Andrade

Acadêmica de Medicina da Universidade Anhanguera Uniderp.

Frederico Toledo Campo Dall'Orto

Médico Co-coordenador das Equipes de Cardiologia e Cardiologia Intervencionista. Chefe do Pronto-atendimento e Co-coordenador do Estágio de Formação em Cardiologia do Hospital do Coração de Poços de Caldas.

Giselle Cavali da Costa Raitz

Graduação em Medicina pela Pontifícia Universidade Católica do Paraná. Especialização em Clínica Médica e Cardiologia pela Irmandade Santa Casa de Misericórdia de Curitiba. Especialização em Ecocardiografia pelo Hospital das Clínicas da Universidade Federal do Paraná (UFPR).

Hebert D. Salerno

Formado pela Faculdade de Medicina de Ribeirão Preto. Residência em Clínica Médica no Hospital das Clínicas da Faculdade de Medicina de Ribeirão Preto (HCFMRP) Residência em Cardiologia Geral pelo Instituto Dante Pazzanese de Cardiologia (IDPC). Residência em Eletrofisiologia Cardíaca no IDPC. Título de Especialista em Terapia Intensiva. Título de Especialista em Cardiologia pela Sociedade Brasileira de Cardiologia (SBC). Professor Auxiliar de Ensino do Departamento de Clínica Médica da Universidade Federal do Mato Grosso (UFMT).

Helder José Lima Reis

Médico Diarista da Unidade Coronariana da Fundação Pública Estadual do Hospital de Clínicas Gaspar Vianna.

Henrique Soares Assis

Médico Residente de Cardiologia da Universidade Estadual de Campinas (Unicamp). Graduação e Residência de Clínica Médica pela Unicamp.

Igor Ribeiro de Castro Bienert

Diretor Técnico do Serviço de Cardiologia Intervencionista do Hospital das Clínicas da Faculdade Estadual de Medicina de Marília (HC-Famema). Doutor em Ciências pela Universidade Estadual Paulista Júlio de Mesquita Filho (Unesp).

João Saes Braga

Doutor em Ciências pela Universidade de São Paulo (USP)/Instituto Dante Pazzanese de Doutor em Cardiologia (IDPC). Médico Cardiologista do Hospital das Clínicas da Faculdade Estadual de Medicina de Marília (HC-Famema).

José Armando Mangione

Diretor do Serviço Arie Cardiologia Intervencionista do Hospital Beneficência Portuguesa de São Paulo. Doutor em Medicina Interna pela Universidade de Campinas (Unicamp). Professor Livre-docente pela Universidade de São Paulo (USP).

José Fábio Almiro da Silva

Preceptor do Programa de Residência de Clínica Médica do Hospital da Santa Casa de Misericórdia de Campo Grande. Cardiologista Intervencionista do Hospital Proncor/ Campo Grande (MS) e Membro da Sociedade Brasileira de Cardiologia (SBC) e da Sociedade Brasileira de Cardiologia Intervencionista (SBCI).

José Silveira Lage

Graduado pela Universidade Federal de Medicina de Juiz de Fora – Minas Gerais. Títulos de Especialista em Cardiologia e na Área de Atuação em Eletrofisiologia Cardíaca Clínica Invasiva. Especialização em Eletrofisiologia no Hospital Ramon Y Cajal, Madri, Espanha. Título de Especialista e Membro Efetivo em Eletrofisiologia Invasiva pela Sociedade Brasileira de Arritmias Cardíacas (Sobrac).

Júlio Barbiero

Médico Cardiologista Especialista em Hemodinâmica e Cardiologia Intervencionista.

Júlio de Paiva Maia

Cardiologista Intervencionista do Hospital Paraná, Maringá – PR. Membro da Sociedade Brasileira de Cardiologia (SBC) e da Sociedade Brasileira de Cardiologia Intervencionista (SBHCI).

Júlio Flávio Marchini

Médico Cardiologista Intervencionista, Doutor em Ciências pela Faculdade de Medicina de Ribeirão Preto – Universidade de São Paulo (FMRP-USP). Pós-doutor em Cardiologia pela Harvard Medical School, Boston, MA.

Lilia Nigro Maia

Doutora em Cardiologia pelo Instituto do Coração do Hospital das Clínicas da Faculdade de Medicina da Universidade de São Paulo (InCor – HCFMUSP). Professora Adjunta de Cardiologia da Faculdade de Medicina de São José do Rio Preto (Famerp). Diretora Médica do Centro Integrado de Pesquisa (CIP) do Hospital de Base da Faculdade de Medicina de São José do Rio Preto (HB/Famerp). Especialista em Cardiologia pela Sociedade Brasileira de Cardiologia (SBC)/Associação Médica Brasileira (AMB).

Luís Alberto Oliveira Dallan

Professor-associado da Faculdade de Medicina da Universidade de São Paulo (FMUSP). Diretor da Divisão de Cirurgia do Serviço de Coronariopatias do Instituto do Coração do Hospital da Clínicas da Faculdade de Medicina da Universidade de São Paulo (InCor-HCFMUSP).

Luís Augusto Palma Dallan

Formação em Cardiologia, Hemodinâmica, Cardiologia Intervencionista pelo Instituto do Coração do Hospital das Clínicas da Faculdade de Medicina da Universidade de São Paulo (InCor-HCFMUSP). Especialista em Cardiologia pela Sociedade Brasileira de Cardiologia/Associação Médica Brasileira (SBC/AMB). Especialista em Hemodinâmica e Cardiologia Intervencionista pela Sociedade Brasileira de Cardiologia Intervencionista/ Associação Médica Brasileria (SBHCI/AMB).

Luís Roberto Palma Dallan

Formação em Cirurgia Cardiovascular pelo Instituto do Coração do Hospital das Clínicas da Faculdade de Medicina da Universidade de São Paulo (InCor-HCFMUSP). Médico Emergencista do SAMU – Serviço de Atendimento Móvel de Urgência. Instrutor de BLS pelo Laboratório de Treinamento e Simulação em Emergências Cardiovasculares do InCor Hospital das Clínicas da Faculdade de Medicina da Universidade de São Paulo (HC-FMUSP).

Luiz Alberto Piva e Mattos

Coordenador dos Serviços de Hemodinâmica e Intervenção Cardiovascular Rede D'Or. Doutor em Medicina pela Faculdade de Medicina da Universidade de São Paulo (FMUSP).

Luiz Eduardo Ritt

Doutor em Cardiologia pela Universidade Federal de São Paulo (Unifesp). Especialista em Cardiologia pelo Instituto Dante Pazzanese de Cardiologia (IDPC) e Sociedade Brasileira de Cardiologia (SBC). Coordenador do Centro de Estudos em Cardiologia – Ensino e Treinamento Médico do Hospital Cárdio Pulmonar. Preceptor da Residência Médica em Cardiologia do Hospital Santa Izabel da Santa Casa de Misericórdia da Bahia.

Marcelo Arruda Nakazone

Doutorando em Ciências da Saúde pela Faculdade de Medicina de São José do Rio Preto (Famerp). Diretor Científico do Centro Integrado de Pesquisa (CIP) e Cardiologista Assistente da Unidade Coronária do Hospital de Base da Faculdade de Medicina de São José do Rio Preto (HB/Famerp). Especialista em Cardiologia pela Sociedade Brasileira de Cardiologia/Associação Médica Brasileira (SBC/AMB).

Marco Antônio Perin

Gerente Médico do Setor de Intervenção Cardiovascular do Hospital Israelita Albert Einstein (HIAE). Diretor do Serviço de Hemodinâmica e Cardiologia Intervencionista do Hospital Santa Marcelina. Supervisor do Serviço de Hemodinâmica e Cardiologia Intervencionista do InCor do Hospital das Clínicas da Faculdade de Medicina da Universidade de São Paulo (HC-FMUSP).

Marcos Antonio Marino

Diretor do Departamento de Hemodinâmica e Cardiologia Intervencionista do Hospital Madre Teresa, Belo Horizonte. Especialista em Cardiologia pela Sociedade Brasileira de Cardiologia (SBC) Sociedade Brasileira de Cardiologia Intervencionista (SBHCI).

Marcos Franchetti

Diretor Técnico do Serviço de Hemodinâmica do Hospital Paraná, Maringá – PR. Cardiologista Intervencionista, Membro da Sociedade Brasileira de Cardiologia (SBC) e da Sociedade Brasileira de Cardiologia Intervencionista (SBHCI).

Maria Fernanda Zuliani Mauro

Cardiologista Clínica do Serviço Arie Cardiologia Intervencionista do Hospital Beneficência Portuguesa de São Paulo. Título de Especialista em Cardiologia pela Sociedade Brasileira de Cardiologia (SBC). Pós-graduação *Lato Sensu* em Cardiologia Clínica na Real e Benemérita Sociedade Portuguesa de Beneficência de São Paulo. Doutorado em Ciências, Área de Concentração: Medicina, Tecnologia e Intervenção em Cardiologia pelo Instituto Dante Pazzanese de Cardiologia da Universidade de São Paulo (IDPC-USP).

Maurício Nassau Machado

Doutorando em Ciências da Saúde pela Faculdade de Medicina de São José do Rio Preto (Famerp). Cardiologista Chefe da Unidade Coronária do Hospital de Base da Faculdade de Medicina de São José do Rio Preto (HB/Famerp). Especialista em Cardiologia pela Sociedade Brasileira de Cardiologia (SBC) e em Medicina Intensiva pela Associação de Medicina Intensiva Brasileira (AMIB)/Associação Médica Brasileira (AMB).

Maurício Soares Carneiro

Médico Diarista da Unidade de Terapia Intensiva da Fundação Pública Estadual do Hospital de Clinicas Gaspar Vianna.

Nádia de Mendonça Carnieto

Cardiologista Intervencionista do Serviço Arie Cardiologia Intervencionista do Hospital Beneficência Portuguesa de São Paulo. Título de Especialista em Cardiologia pela Sociedade Brasileira de Cardiologia (SBC). Membro Titular do Departamento de Hemodinâmica da SBC.

Nelson Monteiro da Silva Neto

Acadêmico de Medicina da Universidade do Estado do Pará (UEPA).

Otávio Rizzi Coelho

Professor Doutor da Disciplina de Cardiologia do Departamento de Clínica Médica da Universidade Estadual de Campinas (Unicamp). Chefe da Disciplina de Cardiologia Unicamp.

Patrícia Oliveira Guimarães

Graduação em Medicina pela Escola Bahiana de Medicina e Saúde Pública (EBMSP). Residência em Clínica Médica pelo Hospital das Clínicas da Faculdade de Medicina de Ribeirão Preto da Universidade de São Paulo (HC-FMRP). Residência em Cardiologia pelo Instituto do Coração do Hospital das Clínicas da Faculdade de Medicina da Universidade de São Paulo (InCor-HC-FMUSP). Doutoranda em Cardiologia pela Faculdade de Medicina da Universidade de São Paulo (FMUSP). *Fellow* em Pesquisa Clínica na Área de Cardiologia na Duke University, Estados Unidos.

Pedro Alves Lemos Neto

Diretor do Serviço de Cardiologia Intervencionista do Hospital Sírio-Libanês. Diretor do Serviço de Hemodinâmica e Cardiologia Intervencionista do Instituto do Coração do Hospital das Clínicas da Faculdade de Medicina da Universidade de São Paulo (InCor-HC-FMUSP).

Ricardo Reinaldo Bergo

Médico Co-coordenador das Equipes de Cardiologia e Cardiologia Intervencionista. Chefe do Pronto-atendimento e Co-coordenador do Estágio de Formação em Cardiologia do Hospital do Coração de Poços de Caldas.

Roberto Luiz Marino

Diretor do Departamento de Cardiologia Clínica e da Unidade Coronariana do Hospital Madre Teresa, Belo Horizonte – MG. Especialista em Cardiologia pela Sociedade Brasileira de Cardiologia e Associação de Medicina Intensiva Brasileira (Amib).

Roberto Ramos Barbosa

Membro Titular da Sociedade Brasileira de Cardiologia (SBC) e da Sociedade Brasileira de Hemodinâmica e Cardiologia Intervencionista (SBHCI). Cardiologista Intervencionista do Hospital Universitário Cassiano Antonio Moraes (HUCAM) da Universidade Federal do Espírito Santo (UFES) do Instituto de Cardiologia do Espírito Santo e do Hospital Evangélico de Vila Velha – ES. Mestre em Políticas Públicas pela Escola Superior de Ciências da Santa Casa de Misericórdia de Vitória – ES. Professor do Curso de Medicina da Escola Superior de Ciências da Santa Casa de Misericórdia de Vitória – ES. Instrutor do Advanced Cardiology Life Support (ACLS) e Basic Life Support (BLS) pelo Instituto Dante Pazzanese de Cardiologia (ISPC) e American Heart Association. Instrutor do Curso de Treinamento em Emergências Cardiovasculares pela Sociedade Brasileira de Cardiologia (SBC).

Rogério Sarmento Leite

Médico Coordenador Técnico do Laboratório de Hemodinâmica do Instituto de Cardiologia da Fundação Universitária de Cardiologia (IC-FUC). Doutor em Cardiologia pela Fundação Universitária de Cardiologia. Professor da Universidade Federal de Ciências da Saúde de Porto Alegre.

Rogério Tadeu Tumelero

Médico, Cardiologista Intervencionista, Coordenador do Centro de Estudos de Doenças Cardíacas Estruturais e Valvares (CEDEVALV) do Hospital São Vicente de Paulo, Passo Fundo – Rio Grande do Sul.

Ronald de Souza

Graduação pela Faculdade de Medicina da Universidade Federal de Minas Gerais (FM-UFMG). Especializando em Hemodinâmica e Cardiologia Intervencionista pelo Hospital Madre Teresa, Belo Horizonte – MG.

Ronaldo Peixoto de Mello

Graduado pela Universidade Federal de Mato Grosso (UFMT). Título de Especialista em Cardiologia Geral no Instituto Dante Pazzanese de São Paulo (IDPC). Especialista em Eletrofisiologia Invasiva pela Universidade Federal de São Paulo (Unifesp) Escola Paulista de Medicina (EPM). Título de Especialista e Membro Efetivo em Eletrofisiologia Invasiva pela Sociedade Brasileira de Arritmias Cardíacas (Sobrac). Doutorando em Medicina pela Escola Paulista de Medicina (EPM).

Salvador André Bavaresco Cristóvão

Cardiologista Intervencionista do Serviço Arie Cardiologia Intervencionista do Hospital Beneficência Portuguesa de São Paulo. Título de Especialista em Cardiologia pela Sociedade Brasileira de Cardiologia (SBC). Membro Titular do Departamento de Hemodinâmica da SBC.

Walter Rabelo

Coordenador do Serviço de Cardiologia Clínica e da Unidade Coronariana do Hospital Madre Teresa, Belo Horizonte – MG. Especialista em Cardiologia pela Sociedade Brasileira de Cardiologia (SBC).

Prefácio

A farmacoterapia antitrombótica constitui uma área do conhecimento sujeita a constantes inovações. E muito se têm evoluído com o surgimento de novos fármacos fibrinolíticos, anticoagulantes e antiagregantes plaquetários nos últimos anos. Embora seja inquestionável o papel dos agentes atuantes sobre as cascatas de coagulação, fibrinólise e do complexo mecanismo envolvido na ativação, adesão e agregação plaquetária, na prevenção de eventos cardíacos e cerebrovasculares adversos, sua utilização predispõe à ocorrência de complicações hemorrágicas. Outrora tolerado como complicação inerente à ação de nosso arsenal terapêutico, o sangramento grave sabidamente associa-se a pior evolução e prognóstico, com impacto real na morbimortalidade.

Hoje, vivenciamos um momento ímpar em nossas mais diversas especialidades, no qual a busca do racional e da objetividade de tratamentos e prevenção passa pelo tênue equilíbrio entre o binômio eficácia e segurança, e norteia a prática clínica, motivando a adoção de condutas cada vez mais individualizadas, adequando-as à realidade e perfil de risco de cada paciente.

Nesse contexto, a obra *Guia Prático de Antiagregantes Plaquetários, Anticoagulantes e Trombolíticos*, busca, de modo pragmático, atender às necessidades diárias beira-leito da prática clínica, nas mais diversas manifestações das síndromes ligadas ao intrigante mecanismo fisiopatológico da trombose.

Esperamos que este livro possa contribuir para elucidar alguns paradigmas, otimizar a adesão às boas evidências e contribuir para o cuidado assistencial relevante de nossos pacientes.

Os editores.

Sumário

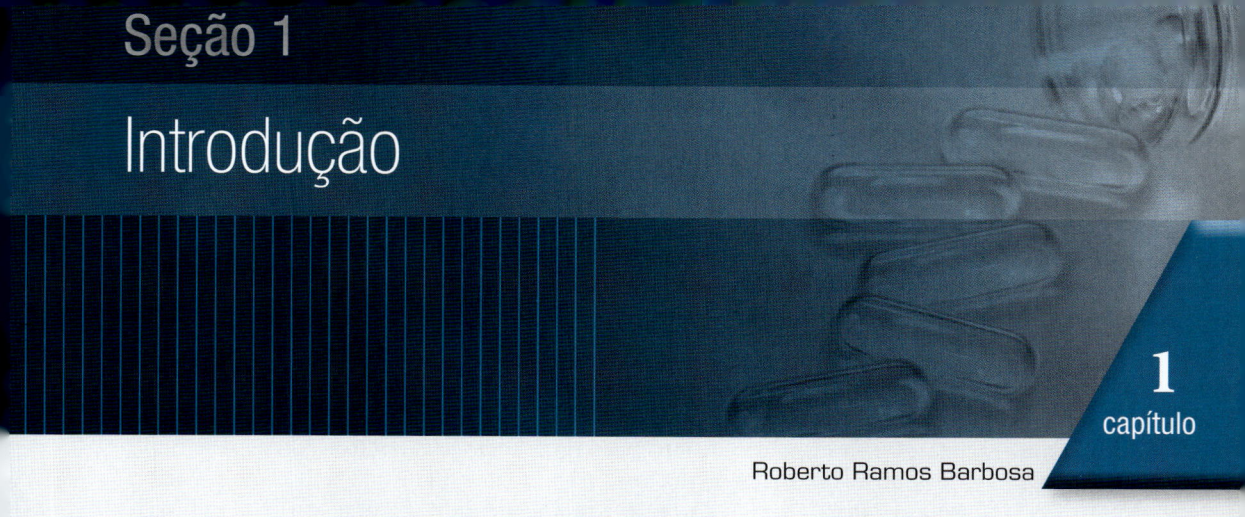

Roberto Ramos Barbosa

Cascata e Fisiopatologia da Coagulação

INTRODUÇÃO

A cascata da coagulação, em conjunto com a regulação bioquímica endógena da fibrinólise, representa um fenômeno de alto equilíbrio homeostático, crucial para a manutenção da vida. Os mecanismos envolvidos nesse processo, constituintes do sistema hemostático, devem ser regulados para, simultaneamente, contrapor-se à perda excessiva de sangue e evitar a formação de trombos intravasculares, decorrentes de formação excessiva de fibrina. A formação do coágulo de fibrina no sítio de lesão endotelial representa processo crítico para a manutenção da integridade vascular.

Os componentes do sistema hemostático incluem as plaquetas, os vasos sanguíneos, as proteínas da coagulação do sangue, os anticoagulantes naturais e o sistema de fibrinólise endógeno. O equilíbrio funcional dos diferentes agentes bioquímicos da hemostasia é garantido por uma variedade de mecanismos, envolvendo interações entre proteínas, respostas intracelulares complexas e regulação do fluxo sanguíneo. Neste capítulo, discutiremos os sistemas de coagulação e fibrinólise, responsáveis pela formação e dissolução do coágulo de fibrina, respectivamente, e que atuam em conjunto no equilíbrio homeostático.

COAGULAÇÃO

A formação do coágulo de fibrina envolve complexas interações entre proteases plasmáticas e seus cofatores, que culminam na gênese da enzima *trombina*, que, por proteólise, converte o *fibrinogênio* solúvel em *fibrina* insolúvel.[1] Nas últimas décadas, progressos significativos ocorreram na compreensão da fisiologia desse sistema e dos mecanismos que o regulam.[2,3] Tais conhecimentos tiveram fundamental importância para uma melhor abordagem das reações hemostáticas em diversas doenças hemorrágicas e trombóticas.

Desde 1964, a hipótese da "cascata" é utilizada para explicar a fisiologia da coagulação sanguínea.[4,5] Nesse modelo, a coagulação ocorre por meio de ativação proteolítica sequencial de zimógenos, por proteases do plasma, resultando na formação de trombina que, então, converte a molécula de fibrinogênio em fibrina (Figura 1.1). O esquema divide a coagulação em uma via extrínseca (envolvendo componentes do sangue e também elementos que usualmente não estão presentes no espaço intravascular) e uma via intrínseca (iniciada por componentes presentes exclusivamente no intravascular), que convergem no ponto de ativação do fator X ("via final comum" das duas vias). Na via extrínseca, o fator VII plasmático, na presença do seu cofator, o fator tecidual ou tromboplastina, ativa diretamente o fator X. Na via intrínseca, a ativação do fator XII ocorre quando o sangue entra em contato com uma superfície contendo cargas elétricas negativas (por exemplo, a parede de um tubo de vidro). Tal processo é denominado "ativação por contato" e requer ainda a presença de outros componentes do plasma: pré-calicreína (uma serino-protease) e cininogênio de alto peso molecular (um cofator não enzimático). O fator XIIa ativa o fator XI, que, por sua vez, ativa o fator IX. O fator IXa, na presença de fator VIII, ativa o fator X da coagulação, desencadeando a geração de trombina e subsequente formação de fibrina.

Uma vez que a divisão da cascata da coagulação em vias extrínseca e intrínseca não ocorre *in vivo*, tal descrição é atualmente considerada inadequada sob o ponto de vista fisiológico. Adicionalmente, alterações conceituais ocorreram desde a descrição inicial do modelo da cascata em relação à importância relativa das duas vias de ativação da coagulação. Por exemplo, a julgar pela gravidade das manifestações hemorrágicas decorrentes das deficiências dos fatores "intrínsecos" VIII e IX (hemofilia A e B, respectivamente),

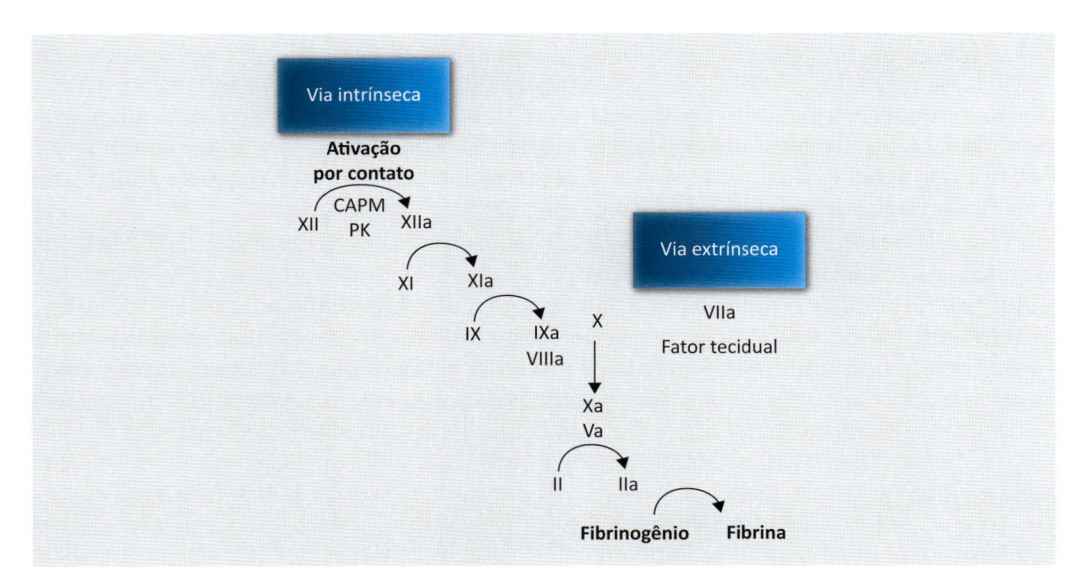

Figura 1.1 Esquema da cascata de coagulação proposto na década de 1960, com a divisão do sistema de coagulação em duas vias, intrínseca e extrínseca. CAPM: cininogênio de alto peso molecular; PK: pré-calicreína.

Adaptada de: Franco RF. Fisiologia da coagulação, anticoagulação e fibrinólise. Medicina, Ribeirão Preto. 2001; 34:229-37.

postulou-se, no passado, que a via intrínseca teria maior relevância na fisiologia da coagulação. Entretanto, essa ideia não é correta, pois a deficiência de fator XI está associada a distúrbio hemorrágico leve, e deficiências dos fatores da ativação por contato (fator XII, pré-calicreína, cininogênio de alto peso molecular) não resultam em quadro hemorrágico. Os fatores "intrínsecos", portanto, não têm importância primária na geração de fator IXa durante o processo hemostático normal, que sucede a injúria vascular. Por outro lado, a deficiência de fator VII (crucial para a "ativação extrínseca" da coagulação do sangue) está associada a quadro hemorrágico similar à hemofilia. Em conjunto, esses dados demonstram que a ativação do fator IX não depende exclusivamente da via intrínseca e indicam que a coagulação sanguínea é iniciada principalmente pela via do fator tecidual ou extrínseca. Além disso, experimentos conduzidos nas últimas décadas demonstraram que as vias intrínseca e extrínseca não possuem funcionamento independente, estando, na verdade, inter-relacionadas, conforme detalhado a seguir.

Atualmente, aceita-se que mecanismos hemostáticos fisiologicamente relevantes estejam associados com três complexos enzimáticos pró-coagulantes, os quais envolvem serinoproteases dependentes de vitamina K (fatores II, VII, IX e X) associadas a cofatores (V e VIII), todos localizados em uma superfície de membrana contendo fosfolipídeos.[2,3] A Figura 1.2 apresenta a esquematização desses complexos.

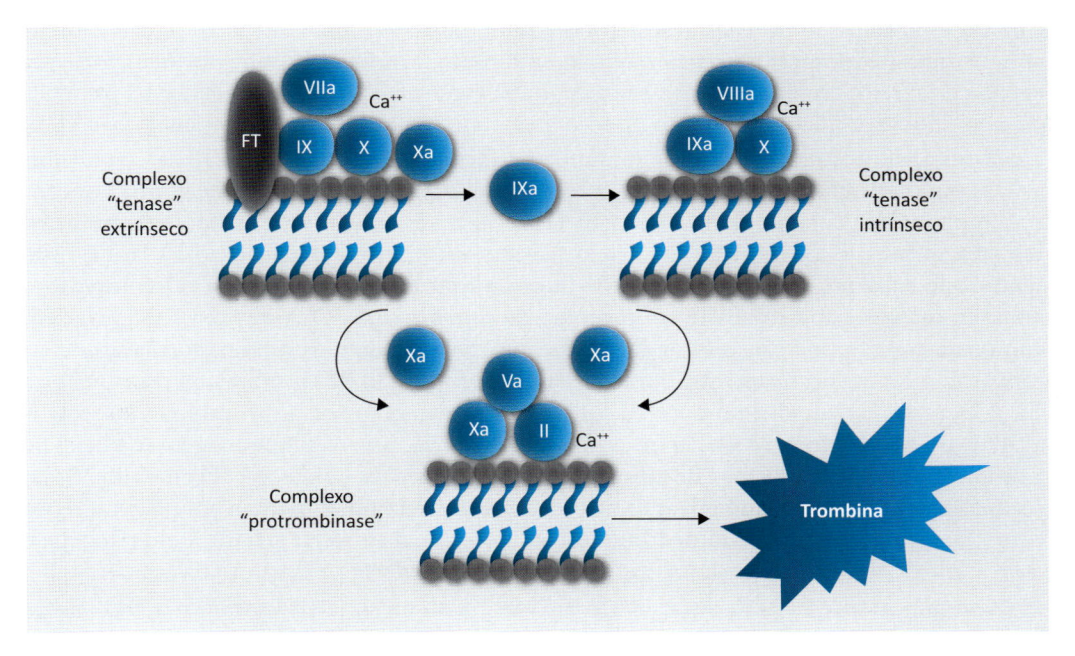

Figura 1.2 Representação esquemática dos complexos pró-coagulantes. O início da coagulação se faz mediante ligação do fator VIIa ao fator tecidual (FT), com subsequente ativação dos fatores IX e X. O complexo fator IXa/fator VIIIa ativa o fator X com eficiência ainda maior, e o fator Xa forma complexo com o fator Va, convertendo o fator II (protrombina) em fator IIa (trombina). A superfície de membrana celular em que as reações ocorrem também encontra-se representada.

Adaptada de: Jenny NS e Mann KG. Coagulation cascade: an overview. Em: Loscalzo J e Schafer AI. Thrombosis and hemorrhage. Baltimore, Williams & Wilkins, 2ª ed. 1998; 3-27.

As diversas enzimas da coagulação convertem seus substratos pró-cofatores em cofatores, que localizam as proteases sobre as superfícies celulares contendo fosfolipídeos (em especial das plaquetas), nos quais essas reações acontecem (Figura 1.2). Os elementos biológicos que contribuem para o componente de fosfolipídeos da coagulação incluem tecidos vasculares lesados, células inflamatórias e plaquetas ativadas. O principal contribuinte, em termos de números de sítios, são as membranas de plaquetas, que, quando ativadas, expressam sítios de ligação para os complexos fator IXa/fator VIIIa (complexo *tenase*) e fator Xa/fator Va (complexo *protrombinase*). Adicionalmente, íons de cálcio são necessários em diversas etapas das reações da coagulação.

A iniciação do processo de coagulação depende da exposição do sangue a componentes que, normalmente, não estão presentes no interior dos vasos. Esses componentes, portanto, podem estar presentes no espaço intravascular em decorrência de lesões estruturais (injúria vascular) ou alterações bioquímicas (por exemplo, liberação de citocinas). Qualquer que seja o evento desencadeante, a iniciação da coagulação do sangue se faz mediante expressão do seu componente crítico, o fator tecidual (FT), e sua exposição ao espaço intravascular.

O FT é uma glicoproteína de membrana que funciona como receptor para o fator VII da coagulação. O FT não é normalmente expresso em células em contato direto com o sangue (tais como células endoteliais e leucócitos), mas apresenta expressão constitutiva em fibroblastos subjacentes ao endotélio vascular.[6,7] O FT é também encontrado em queratinócitos, células epiteliais do trato respiratório e trato gastrointestinal, cérebro, células musculares cardíacas e glomérulos renais. Células endoteliais e monócitos, que normalmente não expressam o fator tecidual, podem expressá-lo na vigência de lesão endotelial e na presença de estímulos específicos, tais como endotoxinas e citocinas (TNF-α e interleucina-1).[8-10]

Em indivíduos normais, níveis mínimos da forma ativada do fator VII da coagulação (VIIa) estão presentes em circulação, correspondendo a aproximadamente 1% da concentração plasmática total de fator VII. O FVIIa é capaz de se ligar ao FT expresso em membranas celulares, e a exposição do FT ao plasma resulta na sua ligação ao FVII e FVIIa, sendo que somente o complexo FT-FVIIa exibe função enzimática ativa. O complexo é também capaz de ativar o FVII em processo de *autoativação*. O complexo FT-FVIIa tem como substratos principais o fator IX e o fator X, cuja clivagem resulta na formação de fatores IXa e Xa, respectivamente, com subsequente formação de trombina e fibrina (Figura 1.2). Deve ser ressaltado, no entanto, que quantidades mínimas de trombina são geradas a partir do complexo *protrombinase* extrínseco. Todavia, uma vez que há gênese inicial de trombina, esta enzima é capaz de ativar o fator V em fator Va, e o fator VIII em fator VIIIa. As duas reações, envolvendo ativação de pró-cofatores, são fundamentais para a geração do complexo *tenase* intrínseco (fator IXa/fator VIIIa), o qual converte o fator X em fator Xa, e do complexo *protrombinase* (fator Va/fator Xa), que converte a protrombina em trombina.

Um importante aspecto dessas reações é que o complexo fator IXa/fator VIIIa ativa o fator X com eficiência 50 vezes maior que o complexo fator VIIa/FT. O produto principal das citadas reações, a trombina (IIa), exibe atividades pró-coagulantes, convertendo o fibrinogênio em fibrina, promovendo ativação plaquetária e ativando o fator XIII da coagulação, que, por sua vez, estabiliza o coágulo de fibrina.

Na Figura 1.3, demonstra-se o conjunto de reações envolvidas na coagulação do sangue, com ênfase para as etapas sequenciais em que zimogênios de serinoproteases são transformados em enzimas proteolíticas. Deve-se reforçar o conceito de que não há distinção clara entre os sistemas intrínseco e extrínseco, que atuam de modo altamente interativo *in vivo*, conforme a esquematização. Em condições fisiológicas, as reações expressas nas Figuras 1.2 e 1.3 resultam em produção equilibrada de quantidades apropriadas de trombina e do coágulo de fibrina, em resposta adequada e proporcional à injúria vascular existente. Como efeito, não há formação e deposição de fibrina intravascular, em decorrência das propriedades anticoagulantes do endotélio, da forma inativa das proteínas plasmáticas envolvidas na coagulação – que circulam como zimogênios ou cofatores – e da presença de inibidores fisiológicos da coagulação. Por outro lado, a perda do equilíbrio dinâmico das reações da coagulação tem como consequência clínica o aparecimento de distúrbios hemorrágicos ou trombóticos.

Apesar de não haver nítida separação entre os sistemas de coagulação na fisiologia *in vivo*, a utilização dos termos "via intrínseca" e "via extrínseca" pode ser ainda útil na interpretação de dois exames laboratoriais, utilizados rotineiramente para avaliação da hemostasia: o TAP/RNI (Tempo de Ativação de Protrombina/Razão Normalizada Internacional) e o TTPA (Tempo de Tromboplastina Parcial Ativada), que são de particular importância no diagnóstico de anormalidades hemostáticas e na monitorização de terapêutica anticoagulante. Na execução desses testes *in vitro*, criam-se, no tubo de reação, as condições para ativação preferencial das vias ditas extrínseca (avaliada pelo TAP/RNI) e intrínseca (avaliada pelo TTPA).

À parte da utilidade mencionada, de caráter puramente didático e de interpretação laboratorial, a divisão do sistema de coagulação em duas vias é inadequada para a compreensão da sua fisiologia. De fato, os conceitos de que o FT é o principal ativador da coagulação do sangue e de que a distinção entre sistemas extrínseco e intrínseco não existe na cascata fisiológica representam importantes mudanças conceituais, que devem ser

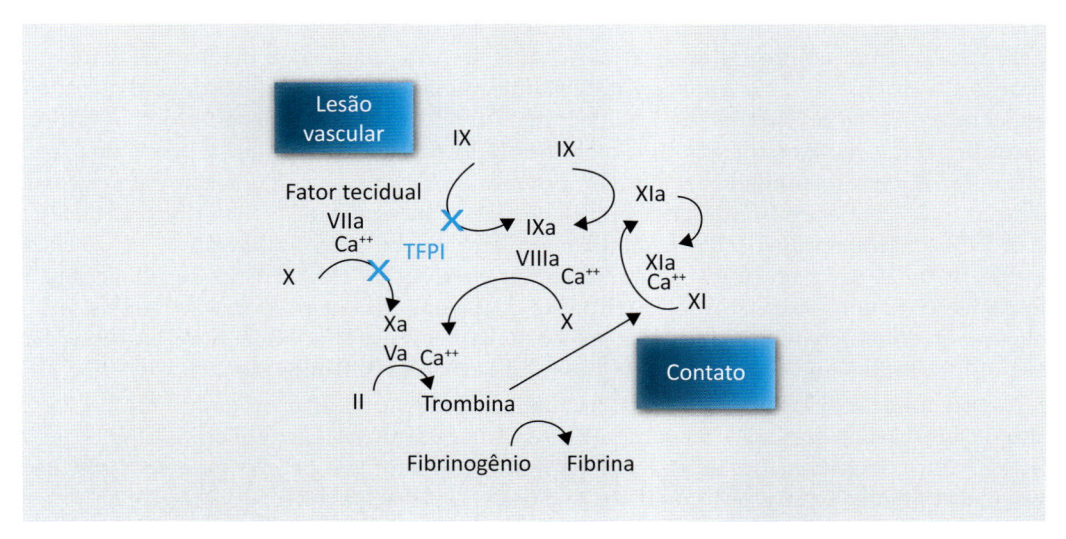

Figura 1.3 Visão atualizada da coagulação sanguínea. As diferentes reações ocorrem em superfícies de membrana, contendo fosfolípides, culminando na conversão de fibrinogênio em fibrina; no processo, ocorre inibição natural da via de ativação da coagulação dependente do fator tecidual pelo TFPI (*Tissue Factor Pathway Inhibitor*). O símbolo X em vermelho indica os pontos de inibição do TFPI.

Adaptada de: Franco RF. Fisiologia da coagulação, anticoagulação e fibrinólise. Medicina, Ribeirão Preto. 2001; 34:229-37.

assimiladas para o correto entendimento dos eventos bioquímicos envolvidos na ativação do sistema hemostático. Esse novo modelo da hemostasia, que se baseia em superfícies celulares, é capaz de explicar alguns aspectos clínicos do mecanismo hemostático que o modelo clássico da cascata não permite, propiciando um melhor entendimento do processo da coagulação *in vivo* e apresentando maior consistência com as observações clínicas de vários distúrbios da coagulação.[11]

MECANISMOS REGULADORES DA CASCATA DA COAGULAÇÃO

As reações bioquímicas da coagulação sanguínea devem ser estritamente reguladas, de modo a evitar ativação excessiva desse sistema, com consequente formação inadequada de fibrina e oclusão vascular. De fato, a atividade das proteases operantes na ativação da coagulação é regulada por numerosas proteínas inibitórias, que atuam como anticoagulantes naturais. Com maior relevância biológica, atuam como inibidores fisiológicos da coagulação o TFPI (*Tissue Factor Pathway Inhibitor*), a proteína C (PC) e a proteína S (PS), e a antitrombina (AT).[10]

O complexo fator VIIa/FT atua sobre dois subtratos principais: os fatores IX e X da coagulação, ativando-os. Essas reações são reguladas pelo TFPI, uma proteína produzida pelas células endoteliais, que apresenta três domínios. O primeiro domínio liga-se ao complexo fator VIIa/FT, inibindo-o, e o segundo domínio liga-se e inibe o fator Xa (Figura 1.3). Assim, a ativação direta do fator X é regulada negativamente de modo rápido na presença do TFPI, que limita, dessa forma, a produção de fator Xa e fator IXa. A ligação do fator Xa é necessária para que o TFPI exerça seu papel inibitório sobre o complexo fator VIIa/FT.

Outra importante via de anticoagulação sanguínea é o sistema da PC ativada (PCa). A PC, quando ligada ao seu receptor no endotélio (EPCR - *Endothelial PC Receptor*), é ativada após a ligação da trombina ao receptor endotelial trombomodulina (TM). A PCa inibe a coagulação, clivando e inativando os fatores Va e VIIIa, e esse processo é potencializado pela PS, que atua como um cofator não enzimático nas reações de inativação. A identificação do sistema da PCa implicou importante mudança conceitual no que se refere ao papel da trombina no sistema hemostático: não obstante ela tenha função pró-coagulante, quando gerada em excesso, sua função, na fisiologia do sistema, em que é produzida apenas em pequenas quantidades, é a de um potente *anticoagulante,* tendo em vista que sua ligação à TM endotelial representa o evento-chave para ativação da via inibitória da PC. A AT é o inibidor primário da trombina e também exerce efeito inibitório sobre diversas outras enzimas da coagulação, incluindo os fatores IXa, Xa, e XIa. Ainda, a AT acelera a dissociação do complexo fator VIIa/fator tecidual e impede sua reassociação. Assim, a AT elimina qualquer atividade enzimática pró-coagulante excessiva ou indesejável. A heparina, um polissacarídeo linear, acelera as reações catalisadas pela AT, inibindo a coagulação.

Em condições fisiológicas, ou seja, na ausência de lesão vascular ou de produção excessiva de fatores da coagulação, há predomínio dos mecanismos anticoagulantes sobre os pró--coagulantes, mantendo-se, dessa forma, a fluidez do sangue e preservando-se a patência vascular, evitando-se a ativação exacerbada da cascata da coagulação.

Sistema fibrinolítico

Fibrinólise pode ser definida como a degradação da fibrina, mediada pela plasmina. O sistema fibrinolítico, ou sistema plasminogênio/plasmina, é composto por diversas proteínas que regulam a geração de plasmina, uma enzima ativa, produzida a partir de uma pró-enzima inativa (plasminogênio), que tem por função degradar a fibrina e ativar meta-loproteinases de matriz extracelular.[12] Esse processo culmina na formação de produtos de degradação de fibrina.

As enzimas do sistema fibrinolítico são todas serinoproteases, ao passo que os inibidores da fibrinólise são membros da superfamília de proteínas designadas serpinas (inibidores de proteases séricas). São conhecidos dois ativadores fisiológicos do plasminogênio: o ativador do plasminogênio do tipo tecidual (t-PA – *Tissue-type Plasminogen Activator*) e o ativador do plasminogênio do tipo uroquinase (u-PA – *Urokinase-type Plasminogen Activator*). Os dois ativadores têm alta especificidade de ligação com seu substrato (plasminogênio) e promovem hidrólise de uma única ponte peptídica (Arg560-Val561), que resulta na formação de uma serinoprotease ativa, a plasmina. Embora a plasmina degrade não somente a fibrina, mas, também, o fibrinogênio, fator V e fator VIII, em condições fisiológicas, a fibrinólise ocorre como processo altamente específico para a fibrina, com ativação localizada e restrita, e não sistêmica, cumprindo, assim, sua função de remover o excesso de fibrina do espaço intravascular de forma equilibrada.

Esta especificidade dependente de fibrina é resultado de interações moleculares específicas entre os ativadores do plasminogênio, o plasminogênio, a fibrina, e os inibidores da fibrinólise. Por exemplo, o t-PA exibe baixa afinidade pelo plasminogênio na ausência de fibrina, porém, na sua presença, a afinidade é muito aumentada, pois a fibrina representa uma superfície ideal para ligação do t-PA ao plasminogênio. Em contraste com esses mecanismos fisiológicos, a ativação mais extensa do sistema fibrinolítico ocorre quando da infusão de agentes trombolíticos do tipo estreptoquinase e uroquinase, que não são específicos para a presença de fibrina.[13,14]

A inibição do sistema fibrinolítico ocorre em nível dos ativadores do plasminogênio mediante ação de inibidores específicos (PAIs – *Plasminogen Activator Inhibitors*), cujo principal representante é o PAI-1, e diretamente sobre a plasmina, sobre a qual a α2-antiplasmina exerce função inibitória.

O inibidor da fibrinólise ativável por trombina (TAFI – *Thrombin-Activatable Fibrinolysis Inhibitor*) é um zimogênio plasmático que ocupa importante papel na hemostasia, funcionando como um potente inibidor da fibrinólise. O TAFI é ativado pela trombina, tripsina e plasmina, e, na sua forma ativada, é capaz de inibir a fibrinólise por remover resíduos de lisina da molécula de fibrina durante o processo de lise do coágulo, suprimindo, assim, as propriedades de cofator da fibrina parcialmente degradada na ativação do plasminogênio. Curiosamente, a principal via de ativação do TAFI é dependente da ligação do fator IIa (trombina) à trombomodulina (complexo que tem também a função de ativar o sistema da proteína C).[15] Dessa forma, a molécula do TAFI representa um ponto de conexão entre os sistemas de coagulação e fibrinolítico (Figura 1.4).

Perspectivas científicas futuras

Atualmente, inúmeras linhas de pesquisa recaem sobre diversos fatores e componentes da cascata de coagulação, com efeitos clínicos relevantes e resultados práticos expressivos já observados. Inúmeros avanços foram observados recentemente na área da anticoagulação, fato que estimula ainda mais a pesquisa científica tendo como alvo de estudo este delicado e valioso processo. Destacam-se, recentemente, as pesquisas envolvendo agentes inibidores diretos da trombina,[16] agentes inibidores do fator Xa[17-18] e agentes reversores (antídotos) do antifator Xa,[19] que visam o tratamento de hemorragias induzidas pelo uso de novos anticoagulantes inibidores do fator Xa.

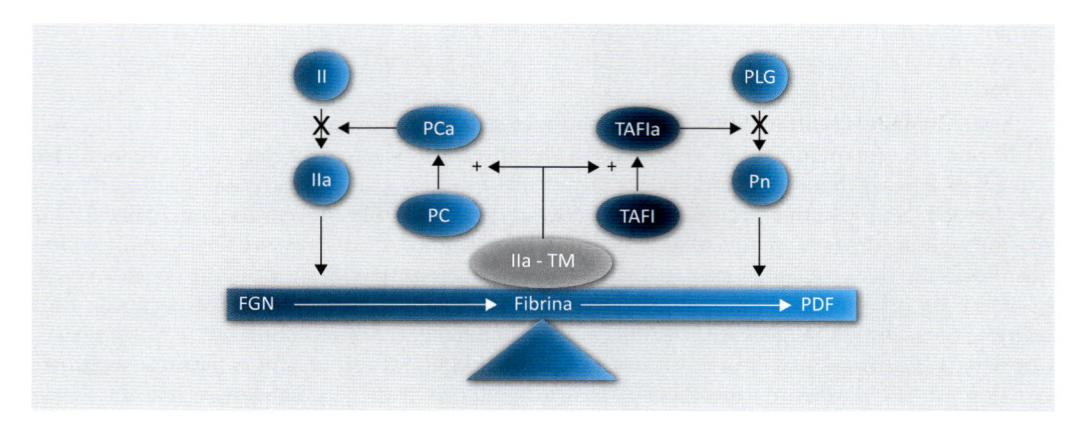

Figura 1.4 Conexão entre os sistemas de coagulação e da fibrinólise, com a ativação da TAFI pelo complexo trombina/trombomodulina. PLG: plasminogênio; Pn: plasmina; TM: trombomodulina; FGN: fibrinogênio; PDF: produtos de degradação de fibrina.

Adaptada de: Bajzar L. Thrombin activatable fibrinolysis inhibitor and an antifibrinolytic pathway. Arterioscler Thromb Vasc Biol. 2000; 20:2511-18.

REFERÊNCIAS BIBLIOGRÁFICAS

1. Franco RF. Fisiologia da coagulação, anticoagulação e fibrinólise. Medicina, Ribeirão Preto. 2001; 34: 229-37.

2. Jenny NS, Mann KG. Coagulation cascade: an overview. Em: Loscalzo J e Schafer AI. Thrombosis and hemorrhage. Baltimore, Williams & Wilkins, 2ª ed. 1998; 3-27.

3. Colman RW, Clowes AW, George JN, et al. Overview of hemostasis. Em: Colman RW, Hirsh J, Marder VJ, et al. Hemostasis and thrombosis. Basic principles and clinical practice. Philadelphia, Williams & Wilkins, 4ª ed. 2001; 3-16.

4. Macfarlane RG. An enzyme cascade in the blood clotting mechanism, and its function as a biochemical amplifier. Nature. 1964; 202:498-9.

5. Davie EW e Ratnoff OD. Waterfall sequence for intrinsic blood clotting. Science. 1964; 145:1310-12.

6. Drake TA, Morrissey JH, Edgington TS. Selective cellular expression of tissue factor in human tissues: implications for disorders of hemostasis and thrombosis. Am J Pathol. 1989; 134:1087-97.

7. Wilcox JN, Sith KM, Schwartz SM, et al. Localization of tissue factor in the normal vessel wall and in the atherosclerotic plaque. Proc Natl Acad Sci. 1989; 86:2839-43,.

8. Van Deventer SJH, Buller HR, Ten Cate JW, et al. Experimental endotoxemia in humans: Analysis of cytokine release and coagulation, fibrinolytic and complement pathways. Blood. 1990; 76:2520-27.

9. Franco RF, De Jonge E, Dekkers PEP, et al. The in vivo kinetics of tissue factor mRNA expression during human endotoxemia: relationship with activation of coagulation. Blood. 2000; 96:554-9.

10. Colman RW, Hirsh J, Marder VJ, et al. Overview of coagulation, fibrinolysis, and their regulation. Em: Colman RW, Hirsh J, Marder VJ, et al. Hemostasis and thrombosis. Basic principles and clinical practice. Philadelphia, Williams & Wilkins, 4ª ed. 2001; 3-16.

11. Ferreira CN, Sousa MO, Dusse LMS, et al. Rev Bras Hematol Hemoter. 2010; 32(5):416-21.

12. Collen D. The plasminogen (fibrinolytic) system. Thromb Haemost. 1999; 82:259-70.

13. Oliveira CC. Trombolíticos. Rev SOCERJ. 2001; 14:47-52.

14. Cristália Produtos Químicos Farmacêuticos Ltda. Streptokin® Estreptoquinase 1.500.000 UI (Bula da medicação). Disponível em: http://2cristalia.com.br/takvip/arquivos/bulas/5f87671 8ae072bf353a1f275ff3b1900.pdf. Acessado em 21 de agosto de 2015.

15. Bajzar L. Thrombin activatable fibrinolysis inhibitor and an antifibrinolytic pathway. Arterioscler Thromb Vasc Biol. 2000; 20:2511-18.

16. Connolly SJ, Ezekowitz MD, Yusuf S, et al. Re-Ly study of stroke prevention in atrial fibrillation Dabigatren versus warfarin in patients with atrial fibrillation. N Engl J Med. 2009; 361(12):1139-51.

17. Patel MR, Mahaffey KW, Garg J, et al. Rivaroxaban versus Warfarin in Nonvalvular Atrial Fibrillation. N Engl J Med. 2011; 365:883-91.

18. Granger CB, Alexander JH, McMurray JJ, et al. Apixaban versus warfarin in patients with atrial fibrillation. N Engl J Med. 2011; 365(11):981-92.

19. Gold AM, Crowther M, Levy G, et al. ANNEXATM-R: a phase-3 randomized, double-blind, placebo-controlled trial, demonstrating reversal of rivaroxaban-induced anticoagulation in older subjects by andexanet alfa (PRT064445), a universal antidote for factor Xa (FXa) inhibitors. J Am Coll Cardiol. 2015; 65(10S):A23.

José Fábio Almiro da Silva ■ Fernanda Almeida Andrade
Júlio de Paiva Maia ■ Marcos Franchetti

Ácido Acetilsalicílico

INTRODUÇÃO

O ácido acetilsalicílico (AAS) é uma substância conhecida há mais de 100 anos. Sua história teve início em 1897 com o químico alemão Felix Hoffman, que pesquisava um medicamento para ser usado no tratamento da artrite, doença de seu pai, visando à substituição da droga utilizada na época, o salicilato de sódio, que provocava irritação e fortes dores estomacais. Desde então, o AAS tornou-se rapidamente o medicamento mais utilizado no tratamento dessa doença. Apenas em 1970, o cientista britânico John Vane, ao observar alguns ferimentos, notou que havia extensa liberação de prostaglandinas (PGs), as quais provocavam sinais inflamatórios como febre e eritema. Ao fazer uso do AAS, descobriu que ocorria o bloqueio na síntese dessas prostaglandinas, evitando a formação de plaquetas, que depois transformavam-se em coágulos no corpo humano, e estes bloqueavam o fluxo sanguíneo para o coração, resultando em isquemia miocárdica.

O AAS pertence a uma classe de medicamentos anti-inflamatórios não esteroidais (AINEs), sendo amplamente utilizado para dor, febre e inflamação, e também possui um importante efeito inibitório sobre as plaquetas. O AAS atua no bloqueio irreversível das cicloxigenases (Coxs): ao inibir a Cox-1, reduz a síntese de tromboxano A2 (TxA2) e, consequentemente, a agregação plaquetária; já ao inibir a Cox-2, com seu efeito anti-inflamatório, diminui a inflamação vascular na placa ateromatosa e, por conseguinte, decai a infiltração de células mononucleares no local e em outros sítios. Tanto a Cox-1 quanto a Cox-2 são enzimas que catalisam a produção de mediadores lipídicos, usando como matéria-prima inicial o ácido araquidônico.

Diversos estudos que utilizaram o AAS ao longo dos anos mostraram um amplo benefício tanto na prevenção como no tratamento de doenças cardiovasculares. Além disso, há dados científicos suficientes capazes de suportar o efeito protetor do AAS no surgimento de alguns tumores, tais como: endometrial, esofágico, gástrico, pulmonar e colorretal. Existem também perspectivas da sua utilização na prevenção da Doença de Alzheimer.

FARMACOCINÉTICA

Após administração por via oral, o AAS é facilmente absorvido no ambiente ácido estomacal em decorrência do seu metabólito ativo, o ácido salicílico. Mas, devido à grande área proporcionada pelas vilosidades intestinais, tem a maior parte da sua absorção no íleo. Os níveis plasmáticos máximos de AAS são atingidos após 10 a 20 minutos e os de ácido salicílico após 0,3 a 2 horas, e ambos ligam-se amplamente às proteínas plasmáticas, sendo rapidamente distribuídos pelo organismo. No próprio plasma e nos tecidos – especialmente no fígado (75%) – o ácido é hidrolisado por esterases, produzindo o salicilato. Aproximadamente 25% dos salicilatos são oxidados, dentre os quais uma parte é conjugada, gerando glicuronídio, antes de serem eliminados, e outra parte, cerca de 25%, é excretada de forma inalterada.

A meia-vida plasmática do fármaco varia de 1 a 3 horas em baixas doses e mais de 15 horas em doses consideradas mais elevadas, mas a duração de seu efeito está mais diretamente relacionada ao tempo de meia-vida plaquetária (7 a 10 dias), devido ao fato de as plaquetas, por ausência de estrutura nuclear, se tornarem incapazes de produzir novas moléculas enzimáticas Cox-1 e Cox-2.

ANTIAGREGAÇÃO PLAQUETÁRIA

Os processos que incluem trombose, inflamação, cicatrização de feridas e alergia são modulados por metabólitos oxigenados do araquidonato e por ácidos graxos polinsaturados, denominados, em conjunto, eicosanoides. A interferência na síntese dos eicosanoides constitui a base para os efeitos de alguns agentes terapêuticos, incluindo a ação do AAS sobre as plaquetas, conforme pode ser observado na Figura 2.1.

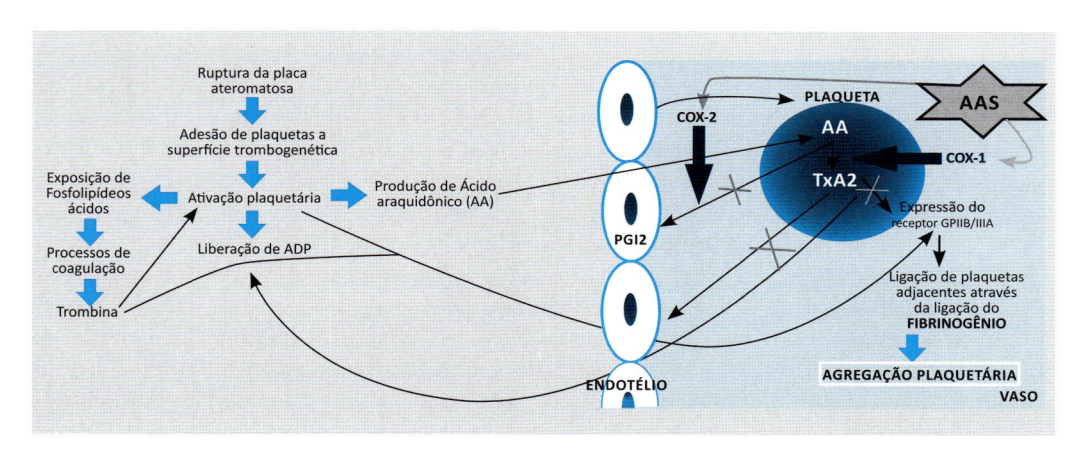

Figura 2.1 Mecanismo de ação do ácido acetilsalicílico. Inibição das ciclo-oxigenases (COX – 1 e COX – 2) com o bloqueio da produção de tromboxano A2 (TxA2) e prostaglandina endotelial (PGI2) e, consequentemente, impossibilitando a agregação plaquetária.

Nas plaquetas, o principal produto da Cox é o TxA2, um indutor da agregação plaquetária e potente vasoconstritor. O AAS atua no bloqueio das Coxs, principalmente na forma constitutiva Cox-1, por meio da acetilação irreversível de um resíduo de serina em seu sítio ativo, o que produz a redução de síntese de TxA2, e também, diminui a síntese de PGs no endotélio vascular. Como as plaquetas são incapazes de sintetizar novas proteínas, conforme citado anteriormente, a ação do AAS sobre a Cox é permanente e dura por toda a meia-vida plaquetária (7-10 dias).

A inativação completa da Cox-1 plaquetária é obtida quando administram-se pequenas doses, em torno de 160 mg de AAS diários; portanto, sua eficácia máxima antitrombótica é atingida com doses muito menores do que as necessárias para outras ações do fármaco. O uso de doses elevadas, além de não aumentar sua eficácia, com maior probabilidade de indução de efeitos indesejados como sangramentos, pode diminuir sua atividade antiplaquetária pela inibição da produção da prostaciclina, um eicosanoide antitrombótico produzido pelo endotélio vascular.

USO TERAPÊUTICO

Prevenção primária

Ainda é, de certa forma, controversa a aplicabilidade do uso do AAS na prevenção primária de eventos cardiovasculares. O estudo *Physicians Health Study* (PHS), publicado em 1989, observou que pacientes tratados com ácido acetilsalicílico (325 mg em dias alternados), tinham 44% menos Infarto Agudo Miocárdio (IAM), embora sem diferença estatística em relação à mortalidade. Entretanto, esse estudo foi interrompido precocemente devido à preocupação com o alto índice de Acidente Vascular Cerebral (AVC).

No estudo *Swedish Angina Pectoris Aspirin* (SAPAT), o uso de Aspirina® foi benéfico na prevenção primária, com redução de IAM e morte súbita, mas com aumento de sangramentos maiores. Uma metanálise publicada em 2006 no *JAMA*, na qual foram analisados 6 ensaios clínicos, concluiu reduções significativas no risco de eventos cardiovasculares com o uso da Aspirina®, embora esses benefícios tenham tido comportamento divergente para os diferentes gêneros. O AAS não mostrou benefício algum na prevenção de morte cardiovascular ou IAM em mulheres, entretanto, reduziu significativamente a incidência de AVC isquêmico (p < 0,008). Em contrapartida, a Aspirina® não foi eficaz na redução de morte cardiovascular ou AVC em homens, mas reduziu de maneira significativa o infarto agudo do miocárdio (p < 0,001).

Por isso, embora a *Preventive Services Task Force* não tenha evidência suficiente para aconselhar ou desaconselhar o uso da Aspirina® na prevenção primária, há a recomendação para o uso do AAS em baixas doses em homens entre 45 e 79 anos, nos quais a redução de IAM supera os riscos de sangramentos, e em mulheres entre 55 e 79 anos nas quais a redução de AVC superam os riscos de sangramentos. A diretriz orienta a utilização do escore de Framingham no estabelecimento do risco cardiovascular em longo prazo e, assim, os potenciais benefícios da utilização do AAS, principalmente nos grupos de alto risco. As diretrizes da *American Diabetes Association* recomendam fortemente o uso do AAS em pacientes diabéticos com mais de 40 anos, pelo risco aumentado de eventos cardiovasculares adversos.

Prevenção secundária

Síndrome Coronariana Aguda (SCA)

A dose ideal de AAS para tromboprofilaxia ainda é amplamente debatida. Desde o início do seu uso para prevenção de doenças cardiovasculares na década de 1960 até hoje, diversos estudos científicos relataram os benefícios antiagregantes plaquetários do AAS, principalmente no cenário das síndromes coronarianas agudas.

O primeiro estudo de impacto com uso do AAS foi feito em 1983, o *VA Cooperative Study*, onde foram analisados os efeitos do AAS *vs.* placebo na Angina Instável (AI), e os resultados provaram a eficácia deste antiagregante na prevenção secundária da SCA. No grupo em que foi administrado AAS houve 51% menos incidência de morte ou IAM.

Após 5 anos, o ISIS-2 evidenciou a redução da mortalidade com a administração de AAS dentro das primeiras 24 horas dos sintomas de IAM, através da análise de 17.187 pacientes, os quais foram subdivididos em 4 grupos: estreptoquinase (SK), AAS, SK em associação com AAS e placebo. Nesse estudo observou-se a significativa redução de mortalidade no IAM de origem coronariana nos grupos AAS e SK isoladamente, mas principalmente na associação de ambos. No mesmo ano, 1988, Théroux *et al.* demonstraram uma diminuição expressiva na incidência de IAM nos pacientes que receberam AAS em vigência de angina instável.

Um dos primeiros ensaios clínicos a comparar o clopidogrel (tienopiridínico da mesma classe da ticlopidina) – supressor da agregação plaquetária através de inibição seletiva e irreversível dos receptores de ADP do tipo P2Y12 da superfície plaquetária - com o AAS foi o estudo CAPRIE, que em 1996 randomizou 19.185 pacientes considerados de alto risco cardiovascular para o uso de 325 mg de Aspirina® ou 75 mg de clopidogrel. Os resultados demonstraram que não houve superioridade do AAS ou do clopidogrel nos indivíduos pós-IAM ou pós-AVC; já nos pacientes com doença arterial periférica (DAP) observou-se maior eficácia do clopidogrel quando comparado ao AAS. E a incidência de hemorragias gastrointestinais foi maior com o uso da Aspirina® (2,66% com uso de AAS e 1,99% com o clopidogrel – p < 0,05). Portanto, conclui-se que na prevenção secundária de pacientes de alto risco cardiovascular e, na impossibilidade de uso do AAS por reações de hipersensibilidade, pode-se optar pelo uso do clopidogrel.

Em 2001, o estudo CURE apontou evidências de que pacientes com SCA sem supradesnível do segmento ST, tratados com a associação de Aspirina® e clopidogrel tiveram redução de 20% na incidência de mortalidade, infarto não fatal ou AVC, em comparação àqueles tratados com aspirina isoladamente. Do mesmo modo, o PCI-CURE mostrou que os pacientes submetidos à angioplastia, tratados com dose de ataque de clopidogrel seguida de terapia dupla por longo prazo, apresentaram redução significativa na mortalidade, na reincidência de eventos isquêmicos e na necessidade de revascularização de urgência em 30 dias. Ao avaliar apenas pacientes com Angina Estável (AE) e sem angioplastia recente, as evidências de metanálises fracassam em provar a melhor eficácia das tienopiridinas, como o clopidogrel, em relação ao AAS ou a superioridade da terapia combinada.

Nos pacientes com SCA com supradesnível do segmento ST, o estudo CLARITY--TIMI 28 demonstrou que a dupla antiagregação com AAS em associação ao clopidogrel aumentou a taxa de patência da artéria relacionada ao infarto sem aumentar as taxas de sangramento, mesmo com o uso concomitante de trombolítico. Em 2007, houve a ratificação de uma nova tienopiridina, com maior ação inibitória da P2Y12, mais rápida, potente e consistente, o prasugrel. O estudo TRITON-TIMI 38,que usou este fármaco em pacientes com SCA de alto risco e com planejamento de intervenção percutânea, mostrou uma redução significativa do desfecho primário (morte por causas cardiovasculares, infarto não fatal ou AVC não fatal), principalmente nos que apresentavam supradesnível do segmento ST, mas com maior incidência de sangramento.

O estudo PLATO evidenciou a superioridade do ticagrelor (não tienopiridínico inibidor do receptor da ADP plaquetário P2Y12) em relação ao clopidogrel na SCA de moderado e alto risco (com ou sem supra desnivelamento do segmento ST), expondo redução na mortalidade sem aumentar incrementos no risco de sangramento, além de diminuir os riscos de trombose de *stent*, independente das variáveis de base, como dose de AAS, tipo de *stent*, presença de diabetes *mellitus* e tipo de SCA.

Em 2010 foi realizado o primeiro estudo em larga escala para avaliar as diferenças de resultados clínicos entre as doses-padrão e dose dupla de clopidogrel. O CURRENT-OASIS 7 apontou que entre os pacientes com SCA, com ou sem supradesnível do segmento ST, a dose dupla de clopidogrel e as doses elevadas de AAS não são superiores às doses convencionais de clopidogrel e doses baixas de AAS, respectivamente, na redução de eventos isquêmicos no período de 30 dias. Sobretudo, houve aumento significativo de sangramentos graves com clopidogrel em dose dobrada, quando comparado à dose padrão. Não foram observadas diferenças na taxa de desfechos primários entre as duas doses de clopidogrel com AAS em baixas doses.

Portanto, a *American Heart Association* e o *American College of Cardiology* (AHA/ACC) recomendam iniciar prontamente o AAS, na dose de 162 mg a 325 mg, para todos os pacientes com apresentação clínica sugestiva de SCA, com ou sem supradesnivelamento do segmento ST, e que não possuam contraindicação absoluta. A terapia deve ser continuada para prevenção secundária em pacientes que sobreviveram ao evento isquêmico miocárdico agudo, inclusive nos que foram submetidos à angioplastia ou à cirurgia cardíaca. A dose de manutenção diária preconizada, conforme a orientação do AHA/ACC, é de 75 mg a 162 mg ao dia.

Raros casos de irresponsividade ao uso do AAS são conhecidos, contudo, não há evidência de que uma pesquisa ativa dessa possível resistência seja uma conduta prática efetiva.

Especificamente, nos pacientes que serão submetidos à angioplastia transluminal coronariana, o AAS deve ser administrado na dose de ataque de 150 mg a 300 mg, pelo menos 2 horas, mas, idealmente, pelo menos 24 horas antes do procedimento. Há recomendação, nesses pacientes, para antiagregação plaquetária dupla.

A terapia antitrombótica tripla (AAS, varfarina e clopidogrel) pode ser utilizada em aproximadamente 5% dos pacientes submetidos à angioplastia, os quais apresentam condições especiais, como a fibrilação atrial (FA) com CHADS2 ≥ 2 (*Congestive Heart Failure, Hypertension, Age ≥ 75 years, Diabetes mellitus, Prior Stroke or TIA*), próteses valvares, tromboembolismo venoso ou pulmonar, quando a anticoagulação oral em longo prazo é imprescindível. A combinação de AAS, clopidogrel e varfarina aumenta o risco de sangramento e deve ser utilizada no menor tempo possível. Alternativas de tratamento devem ser consideradas. Os resultados do estudo WOEST, publicados em 2013, mostraram que, em pacientes em uso de varfarina que são submetidos à intervenção coronariana percutânea, o uso concomitante, apenas do clopidogrel, resultou em menor frequência de sangramento, com taxas similares de eventos trombóticos, quando comparado à terapia tríplice (varfarina × AAS × clopidogrel). Mas, evidências mais consistentes são necessárias para o emprego dessa intervenção na prática diária.

Fibrilação Atrial (FA)

A literatura demonstra o benefício do uso da monoterapia com aspirina (81-300 mg/dia) ou anticoagulação com varfarina, em pacientes com FA paroxística, persistente ou permanente, que possuam um fator de risco clinicamente não maior no escore de CHA2DS2VASC, ou seja, escore de CHA2DS2VASC =1, com intuito de prevenir fenômenos cardioembólico (Tabela 2.1). Em pacientes portadores de valvopatia (valva nativa) e ritmo de FA, com contraindicação ao uso de anticoagulação oral, é razoável a indicação de Aspirina® para profilaxia antitrombótica.

Tabela 2.1 Escore de CHA2DS2VASc.

Sigla	Parâmetro	Pontuação
C	CHF = insuficiência cardíaca crônica	1
H	Hypertension = hipertensão arterial sistêmica	1
A_2	Age = idade (>75 anos)	2
D	Diabetes	1
S_2	Stroke = AVC ou AIT pregresso	2
V	Vascular disease = doença vascular	1
A	Age = idade (entre 65-74 anos)	1
S_c	Sex category = sexo feminino	1

Tabela 2.2 Taxa anual de AVC de acordo com a pontuação assumindo a não utilização de AAS.

Pontuação no escore de CHA2DS2VASc	Taxa anual de AVC (%)
0	0
1	1,3
2	2,2
3	3,2
4	4,0
5	6,7
6	9,8

Acidente Vascular Cerebral Isquêmico

Dois grandes estudos avaliaram a importância do uso de AAS no AVC isquêmico agudo: o IST e o CAST, os quais verificaram o benefício da administração de AAS na dose de 300 mg e 160 mg, respectivamente, até 48 horas do início dos sintomas, tomada diariamente durante 2 a 4 semanas. Os resultados demonstraram redução da mortalidade e recorrência da isquemia. Contudo, o risco de AVC hemorrágico com esta estratégia foi aumentado em 2/1.000 pacientes, fato este que também foi corroborado nos resultados dos estudos CHANCE e MATCH, os quais descreveram também este aumento do risco de sangramento em contraposição à eficácia do uso combinado do AAS com o clopidogrel na prevenção do AVC e do Acidente Isquêmico Transitório (AIT).

Mas, muitos estudos multicêntricos revelaram benefício do AAS na fase aguda do AVC isquêmico, principalmente quando usado nas primeiras 48 horas do evento. A dose inicial recomendada para prevenção secundária é de 81-300 mg/dia.

Efeitos adversos

Os salicilatos podem produzir efeitos indesejados locais e sistêmicos, em similaridade aos demais AINEs, como distúrbios gastrointestinais, erupções leves, urticária e reações de fotossensibilidade, bem como nefrotoxicidade – insuficiência renal aguda pré-renal, nefrite túbulo-intersticial e necrose papilar aguda.

As principais reações adversas do AAS são as gastrointestinais, que podem ser de apresentação leve como dispepsia, diarreia, náuseas e vômitos, até grave, como erosões e úlceras gástricas e duodenais acompanhadas de anemia e/ou hemorragia. Os efeitos são de caráter dose-dependente e ocorrem em 25% a 30% dos pacientes tratados com doses de 75 mg a 325 mg ao dia. A maioria dos pacientes (em torno de 60%) apresenta-se assintomática. Abajo e Rodriguez (2001) constataram que uma dose diária de 75 mg promove um leve, contudo significativo, sangramento gastrintestinal, o qual duplica com a dosagem de 300 mg/dia e quintuplica com 1,8 g a 2,4 g diários. Há sugestão de que doses abaixo de 30 mg diários, provavelmente, não apresentem alterações gastrointestinais, no entanto, infelizmente, não há evidências da sua eficácia na tromboprofilaxia. Não há preconização da utilização de medidas farmacológicas gastroprotetoras indiscriminadamente, exceto em pacientes com histórico de doença gastroduodenal ou de sangramento prévio, com ênfase nos primeiros meses de tratamento.

Outros efeitos incluem reações de hipersensibilidade, como broncoespasmo (em pacientes com a tríade: asma, alergia e pólipos nasais induzidos por AAS), angioedema, urticária ou reação anafilática, sendo estes últimos, menos frequentes.

Também são observados efeitos indesejáveis específicos, como o salicilismo, quando há ingestão repetitiva de doses elevadas. Essa síndrome caracteriza-se por tinido (zumbido alto), vertigem, hipoacusia, e às vezes, acompanha náuseas e vômitos.

Há uma associação entre a ingestão de ácido acetilsalicílico e o desenvolvimento de um distúrbio hepático em combinação com uma encefalopatia que, geralmente, surge após uma infecção viral aguda, definida como Síndrome de Reye, sendo um evento raro e observado com maior frequência em crianças.

A superdosagem do salicilato constitui uma emergência médica, na qual há o aparecimento de sinais e sintomas (náusea, vômito, cefaleia, convulsões e coma), assim como o desenvolvimento de alterações metabólicas. A dose excessiva do medicamento afeta os equilíbrios ácido-básico e eletrolítico (hiponatremia ou hipernatremia), devido à própria sobrecarga ácida do medicamento, causando acidose metabólica com ânion gap elevado, sendo a magnitude das alterações proporcional à dose ingerida.

Interações medicamentosas

Anticoagulantes

O AAS provoca o aumento potencialmente perigoso na ação dos anticoagulantes, principalmente da varfarina, devido a dois mecanismos: por deslocá-la das proteínas plasmáticas, otimizando o efeito da varfarina e por interferir nos mecanismos hemostáticos em outra via da coagulação, a inibição das plaquetas, aumentando de sobremaneira o risco de sangramento.

Uricosúricos

Há a interferência no efeito de agentes uricosúricos, como a probenecida e a sulfinpirazona; logo, o seu uso deve ser evitado na artrite gotosa, pois há competição na eliminação tubular renal, reduzindo a excreção do urato.

Metotrexato

Aumento da toxicidade hematológica do metotrexato, por aumento de sua biodisponibilidade, secundária à diminuição da depuração renal do metotrexato por agentes anti-inflamatórios em geral, devido ao deslocamento do metotrexato de sua ligação proteica plasmática pelos salicilatos.

Barbitúricos e lítio

Aumento das concentrações plasmáticas dos barbitúricos e do lítio.

AINEs

Aumento do risco de úlceras e sangramento intestinal devido a efeito sinérgico, assim como diminuição do efeito terapêutico antiplaquetário do AAS.

Digoxina

Aumento das concentrações plasmáticas devido à diminuição da excreção renal.

Trombolíticos ou outros antiplaquetários

Aumento do risco de sangramento.

Sulfonamidas

Exacerbação dos efeitos.

Diuréticos

Diminuição da filtração glomerular via síntese diminuída de PG renal.

Glicocorticoides sistêmicos

Diminuição dos níveis de salicilato plasmático durante o tratamento com corticosteroide e risco de superdose de salicilato após interrupção do tratamento por aumento da eliminação pelos corticosteroides. Exceto hidrocortisona, usada como terapia de reposição da doença de Addison.

Inibidores da Enzima Conversora de Angiotensina (IECA)

Diminuição da filtração glomerular por inibição das PG vasodilatadoras e redução do efeito anti-hipertensivo.

Ácido valproico

Aumento da toxicidade do ácido valproico devido ao deslocamento dos locais de ligação com as proteínas.

Álcool

Aumento do dano à mucosa gastrointestinal e prolongamento do tempo de sangramento devido aos efeitos aditivos do AAS e do álcool.

Contraindicações

- Úlceras pépticas ativas;
- Diátese hemorrágica (tendência a sangramentos);
- Hipersensibilidade conhecida ao AAS ou a outros salicilatos;
- História de asma induzida pela administração de salicilatos ou substâncias com ação similar, principalmente fármacos anti-inflamatórios não esteroidal;
- Combinação com metotrexato (Miantrex, Biometrox, Reutrexato) em dose de 15 mg/semana ou mais;
- Hepatopatia grave.

Dessensibilização

O AAS pode induzir reações de hipersensibilidade, as quais variam desde broncoespasmo, rinorreia, urticária e angioedema à anafilaxia. Os efeitos respiratórios sensíveis à aspirina provavelmente são causadas por uma falha metabólica do ácido araquidônico, resultando em aumento da produção de leucotrienos, além da ativação de mastócitos por quimiotaxia produzida pela inflamação. O paciente também pode cursar com a "tríade do AAS" constituída pela presença de asma, pólipos nasais e hipersensibilidade ao AAS concomitantes, atualmente nomeada como Doença Respiratória Exacerbada pela Aspirina (DREA).

Os pacientes que apresentam hipersensibilidade respiratória ao AAS geralmente desenvolvem reações dose-dependentes ao mesmo, assim como aos outros tipos de AINEs, que agem inibindo a Cox-1. Em contrapartida, tendem a tolerar fármacos que exercem menos efeito sobre a Cox-1, por exemplo, salsalato, acetaminofeno e salicilato de magnésio. Os inibidores seletivos de Cox-2, em grande parte das vezes, são bem tolerados por estes pacientes.

Devido ao grande acúmulo de evidências com o uso do AAS nas doenças cardiovasculares, tanto na prevenção, como no tratamento, diante das situações de hipersensibilidade ao fármaco adota-se, em muitas ocasiões, a dessensibilização, em regime hospitalar, com doses baixas crescentes de 5, 10, 20 e 40 mg de AAS, administradas em intervalos de 30 minutos, numa tentativa de se beneficiar de seu uso.

Wong *et al.* (2000), sugerem um protocolo de dessensibilização com a diluição de AAS, 100 mg, em 100 ml de soro fisiológico 0,9%, compondo uma solução de 1 mg/mL, e seguindo as doses indicadas na Tabela 2.3.

O manejo da hipersensibilidade em pacientes com coronariopatia deve ser cauteloso. Caso haja necessidade de angioplastia imediata, deve-se considerar o uso de *stent* convencional, visto que a duração mínima da dupla antiagregação é mais curta quando comparada aos *stents* farmacológicos. Deve-se até mesmo cogitar a cirurgia de revascularização do miocárdio como alternativa plausível. E no caso da utilização, isoladamente, dos inibidores do receptor P2Y12, como clopidogrel ou ticagrelor, há possibilidade de executar a dessensibilização após o primeiro mês da angioplastia. Não há evidência sobre a associação de dois tienopiridínicos, sendo esta conduta contraindicada pelas diretrizes vigentes.

Se o paciente apresentar-se estável hemodinamicamente e a reação desenvolvida for mais grave, como anafilaxia, recomenda-se o tratamento de dessensibilização em unidade de terapia intensiva (UTI), com monitorização dos sinais vitais e possibilidade de tratamento imediato das reações. Caso contrário, não é necessário a UTI.

Após a dessensibilização é importante informar que o paciente não pode interromper o uso do AAS, porque intervalos superiores a 7 dias sem o medicamento podem reativar a hipersensibilidade.

Tabela 2.3 Diluição do Ácido Acetilsalicílico (AAS). Adaptada de Wong *et al.*, 2000.

TEMPO (min)	Dose de AAS (mg)
0	0,1
15	0,3
30	10
45	30
60	40
85	81
110	162
135	325

Nível de evidência e grau de recomendação

A seguir, são mostradas as tabelas com o grau de recomendação e o nível de evidência das principais indicações do AAS na prática clínica, bem como a manutenção de seu uso ou a necessidade de sua descontinuação em situações de cirurgia cardíaca e não cardíaca, segundo as diretrizes brasileiras de antiagregantes plaquetários e anticoagulantes em cardiologia, publicadas em 2013 (Tabelas 2.4, 2.5 e 2.6).

Tabela 2.4 Nível de recomendação do uso AAS em diversas situações clínicas.

Recomendação para uso do AAS	Recomendação	Nível de evidência
Síndrome coronariana aguda com ou sem supradesnivelamento do segmento ST.	I	A
Prevenção secundária de acidente vascular cerebral isquêmico ou ataque isquêmico transitório não cardioembólico.	I	A
Paciente com FA paroxística, permanente ou persistente com escore CHA_2DS_2 $VAS_c = 1$.	I	C
Profilaxia antitrombótica em pacientes com doença valvar e ritmo de FA com contraindicações aos anticoagulante oral (ACO).	IIA	B
AAS ou Clopidogrel para pacientes com FA e insuficiência cardíaca em risco de eventos tromboembólicos intermediário e/ou alto ($CHADS_2 \geq 1$) e contraindicação ao uso de ACO por sangramento.	I	A
Pacientes com cardiomiopatia isquêmica com risco moderado ou alto de evento coronariano, com reduzido risco de hospitalização por IC.	I	A

Tabela 2.5 Utilização do AAS no período perioperatório de cirurgia cardíaca.

Recomendação para utilização de AAS em pré-operatório de cirurgia cardíaca	Recomendação	Nível de evidência
Manter o AAS em pacientes com SCA que vão a cirurgia de revascularização do miocárdio.	I	B
Suspender AAS poderia beneficiar pacientes de alto risco para sangramento ou complicações transfusionais, ou ainda aqueles que se recusem receber transfusões, como testemunhas de Jeová.	IIA	B
Pacientes sem SCA que vão para cirurgia eletiva, é razoável suspender AAS para reduzir risco de sangramento.	IIA	A

Tabela 2.6 Recomendação para o uso de AAS no pré-operatório de cirurgia não cardíaca.

Recomendação para utilização de AAS em pré-operatório de cirurgia não cardíaca	Recomendação	Nível de evidência
Pacientes em uso de AAS para prevenção secundária em programação de cirurgias, manter o AAS em baixa dose (75 a 100 mg/dia), exceto nas neurocirurgias e ressecção transuretral de próstata.	I	B
Paciente em uso de AAS para prevenção primária, suspender 7 dias antes.	I	C

REFERÊNCIAS BIBLIOGRÁFICAS

1. Hardman JG, Limbird LE. Goodman & Gilman. As bases farmacológicas da terapêutica, 10ª ed., Rio de Janeiro, McGraw-Hill, 2005.

2. Lee GR, et al. Hematologia Clínica, São Paulo, Manole, 1998.

3. Person TA, et al. AHA Guidelines for primary prevention of cardiovascular disease and stroke: 2002 update: consensus panel guide to comprehensive risk reduction for adult patients without coronary or other atherosclerotic vascular diseases: American Heart Association Science Advisory and Coordinating Committee. Circulation. 2002; 106:388-91.

4. Smith SC, et al. AHA Guidelines for secundary prevention for patients with coronary and other atherosclerotic vascular disease: 2006 update, endorsed by the National Heart, Lung and Blood Institute. J Am Coll Cardiol. 2006; 47:2130-39.

5. Weisman SM, et al. Evaluation of the benefits and risks of low-dose aspirin in the secondary prevention of cardiovascular and cerebrovascular events. Arch Intern Med. 2002; 162:2197-202.

6. Physician's Health Study, Steering Committee of the Physicians Health Study Research Group. Final report of aspirin component of the ongoing Physicians'Health Study. N Engl J Med. 1989; 321:129-35.

7. Juul-Moller S, et al. Double-blind trial of aspirin in primary prevention of myocardial infarction in patients with stable chronic angina pectoris. The Swedish Angina Pectoris Aspirin Trial (SA-PAT) Group. Lancet. 1992; 340(8833):1421-25.

8. Berger JS, et al. Aspirin for the Primary Prevention of Cardiovascular Events in Women and Men: a sex-specific meta-analysis of randomized controlled trials. JAMA. 2006; 295:306-13.

9. Michael P, et al. Aspirin for Primary Prevention of Cardiovascular Events in People with Diabetes. Diabetes Care. 2009; 32:S13-S61.

10. Lewis HD Jr, et al. VA Cooperative Study. Protective effects of aspirin against acute myocardial infarction and death in men with unstable angina. N Engl J Med. 1983; 309:396-403.

11. Second International Study of Infarct Survival (ISIS-2). Randomised trial of intravenously streptokinase, oral, both, or neither among 17,187 cases of suspected acute MI. Lancet. 1988; 332:349-60.

12. Théroux P, et al. Aspirin versus heparin to prevent myocardial infarction during the acute phase of unstable angina. Circulation. 1993; 88:2045-48.

13. Gent M, et al. Clopidogrel versus aspirin in patients at risk of ischaemic events (CAPRIE). A randomised, blinded trial of clopidogrel versus aspirin in patients at risk of ischaemic events (CAPRIE). Lancet. 1996; 348:1329-39.

14. Peters RJG, et al. Effects of aspirin dose when used alone or in combination with clopidogrel in patients with acute coronary syndromes: observations from the clopidogrel in Unstable angina to prevent Recurrent Events (CURE) study. Circulation. 2003;108:1682-87.

15. Mehta SR, et al. Effects of pretreatment with clopidogrel and aspirin followed by long-term therapy in patients undergoing percutaneous coronary intervention: the PCI-CURE study. Lancet. 2001; 358:527-33.

16. Sabatine MS, et al. CLARITY-TIMI 28. Addition of clopidogrel to aspirin and fibrinolytic therapy for myocardial infarction with ST-segment elevation. N Engl J Med. 2005; 652:1179-89.

17. Wiviott SD, et al. TRITON-TIMI 38. Prasugrel versus clopidogrel in patients with acute coronary syndromes. N Engl J Med. 2007; 357:2001-15.

18. Cannon CP, et al. Comparison of ticagrelor with clopidogrel in patients with a planned invasive strategy for acute coronary syndromes (PLATO): a randomised double-blind study. Lancet. 2010; 375:283-93.

19. Mehta SR, et al. Double-dose versus standard-dose clopidogrel and high-dose versus low-dose aspirin in individuals undergoing percutaneous coronary intervention for acute coronary syndromes (CURRENT-OASIS 7): a randomised factorial trial. Lancet. 2010; 376:1233-43.

20. Dewilde WJ, et al. WOEST study investigators. Use of clopidogrel with or without aspirin in patients taking oral anticoagulant therapy and undergoing percutaneous coronary intervention: an open-label, randomised, controlled trial. Lancet. 2013; 381:1107-15.

21. Cannon CP, Steinberg BA. Cardiologia baseada em evidências, 3ª ed., Porto Alegre, Artmed, 2012.

22. Abizaid A, Costa Jr JR. Manual de Cardiologia Intervencionista do Instituto Dante Pazzanese, 1ª ed., Rio de Janeiro, Elsevier, 2013.

23. International Stroke Trial Collaborative Group. The International Stroke Trial (IST): a randomised trial of aspirin, subcutaneous heparin, both, or neither among 19.435 patients with acute ischemic stroke. Lancet. 1997; 349:1569-81.

24. CAST (Chinese Acute Stroke Trial) Collaborative Group. CAST- randomised placebo-controlled trial of early aspirin use in 20000 patients with acute ischemic stroke. Lancet 1997; 349:1641-49.

25. Silberman S, Neukirch-Stoop C, Steg PG. Rapid desensitization procedure for patients with aspirin hypersensitivity undergoing coronary stenting. Am J Cardiol. 2005; 95:509-10.

26. Wong JT, Nagy CS, Krinzman SJ, et al. Rapid oral challenge-desensitization for patients with aspirin-related urticariaangioedema. J Allergy Clin Immunol. 2000; 105:997-1001.

27. Gollapudi RR, et al. Aspirin sensitivity. Implications for patients with coronary artery disease. JAMA. 2004; 292:3017-23.

28. Lorga Filho AM, et al. Diretrizes Brasileiras de Antiagregantes Plaquetários e Anticoagulantes em Cardiologia. SBC. 2013; 101(3):2-63.

Helder José Lima Reis ■ Maurício Soares Carneiro
■ Nelson Monteiro da Silva Neto

Ticlopidina

HISTÓRICO

A gênese do trombo envolve três etapas, quais sejam: exposição do sangue a uma superfície (como endotélio vascular lesado), ativação plaquetária (incluindo a adesão, agregação e liberação de substâncias que promovem vasoconstrição) e, finalmente, ativação de cascata de coagulação ocasionando a formação de fibrina e, consequentemente, o trombo.[1]

A ativação plaquetária é consequência da ação de diversos agonistas. Dentre os que têm maior importância fisiológica, incluem o colágeno, trombina, ADP, tromboxane A2, fator ativador de plaquetas, serotonina e adrenalina.[2,3]

Existem três principais vias de ativação plaquetária que interagem entre si.[4,5] A primeira via tem como mediadores o colágeno e a trombina, que são ativados pela presença de lesão vascular. A segunda via importante da ativação é a agregação plaquetária, mediada pelo ADP e serotonina liberados pelas plaquetas. A terceira via de ativação plaquetária é mediada pelo ácido araquidônico.

O termo "antiagregante plaquetário" conceitua os fármacos que apresentam as seguintes propriedades: inibir a função de adesividade ou agregação da plaqueta, inibição da liberação de substâncias e aumento do tempo de sobrevida das plaquetas.

Os antiagregantes plaquetários são agentes farmacológicos que têm como via final a capacidade de inibir a formação do trombo, sem, no entanto, influenciar de maneira significativa nas demais vias do mecanismo de coagulação. Promovem a inibição das funções plaquetárias como adesividade e agregação, inibem a reação de liberação ou secreção das plaquetas, reduzem os agregados plaquetários circulantes e inibem a formação do trombo, induzido predominantemente por plaquetas.[6]

PROPRIEDADES FARMACOLÓGICAS BÁSICAS

A ticlopidina é um derivado da tienopiridina com ação inibitória potente e irreversível da atividade plaquetária. Atua inibindo a ligação da adenosina difosfato (ADP) a seus receptores plaquetários.[7,8] A ticlopidina inibe também a agregação plaquetária mediada por outras vias além do ADP, como colágeno, trombina, serotonina etc, mas não apresenta efeito direto no metabolismo do ácido araquidônico. Tem efeito antiagregante aditivo com o ácido acetilsalicílico e prolonga o tempo de hemorragia 1,5 a 2 vezes em três a sete dias de tratamento.[1]

A ticlopidina tem absorção completa e rápida por via oral, porém necessita ser previamente metabolizada no fígado (citocromo P450), onde se transforma rapidamente, aparecendo seus metabólitos no plasma em duas a três horas após sua administração.[9,10,11]

O pico da concentração plasmática ocorre entre 1 e 3 horas e a meia vida varia de 24 a 36 horas (após dose única). No entanto, a atividade antiagregante manifesta-se somente 48 horas após o início da administração da droga, com inibição máxima em torno de 5 a 8 dias (50% a 70% da inibição).[12,13]

Esse fato torna-se relevante quando se deseja um rápido efeito antiagregante. Por outro lado, os efeitos perduram por alguns dias após a suspensão da droga, até a recuperação com renovação total das plaquetas circulantes, em torno de dez dias.[7,14] A administração com alimentos (estratégia para evitar intolerância gastrointestinal) parece aumentar os níveis plasmáticos da droga.[14]

A ticlopidina liga-se às proteínas plasmáticas, principalmente albumina e lipoproteínas. É totalmente metabolizada no fígado e os metabólitos são excretados 50% a 60% pelos rins, com o restante pelas fezes.[9,15] Portanto, não é recomendado para pacientes que apresentam disfunção hepática ou renal avançadas.

Logo após a sua ingestão, a ticlopidina interfere na função da membrana plaquetária através da inibição da ligação entre as plaquetas e o fibrinogênio induzido pelo ADP; o efeito sobre a função plaquetária é irreversível durante o tempo de vida das plaquetas.

EFEITOS COLATERAIS[16]

Os dados de segurança e tolerabilidade da ticlopidina foram observados principalmente de dois grandes estudos, CATS e TASS.[17,18]

Apresenta significativos efeitos colaterais, como trombocitopenia, anemia aplásica, púrpura trombocitopênica trombótica (incidência de 0,02% com o uso da droga contra 0,0004% da população em geral, com mortalidade de 20%), neutropenia e hipercolesterolemia.

Durante as duas a três primeiras semanas de tratamento, são frequentes as alterações gastrintestinais (30% a 50%), como diarreia, náuseas, dispepsia e anorexia, assim como erupções cutâneas, todas, no entanto, de pouca gravidade. As hemorragias menores (epistaxe, hematúria, petéquias e púrpura) ocorreram em 8,3%.

Os antiácidos administrados antes da ticlopidina reduzem seus níveis plasmáticos em até 18%. A cimetidina reduz a liberação da ticlopidina e a teofilina aumenta a meia-vida da eliminação desta última de 8 a 12 horas.

CONTRAINDICAÇÕES

A ticlopidina é contraindicada em pacientes com antecedentes de leucopenia, trombocitopenia ou agranulocitose, e naqueles com disfunções hematológicas que prolongam o tempo de hemorragia, úlcera gastroduodenal ativa ou acidente vascular cerebral hemorrágico agudo. Deve-se usar com cautela em pacientes com insuficiência renal, podendo precisar de ajuste da dose ou suspensão do tratamento se aparecerem alterações hematológicas ou hemorrágicas.[13] Hipersensibilidade conhecida à droga também é uma contraindicação formal. Em cirurgia eletiva, a ticlopidina deve ser retirada de 10 a 14 dias antes do procedimento.

USO TERAPÊUTICO

Seu emprego é recomendado para pacientes com acidente vascular cerebral, ictus cerebral transitório, síndromes coronárias agudas sem supradesnível de segmento ST, claudicação intermitente e, também, para pacientes submetidos à revascularização cirúrgica do miocárdio.

Na angina instável e no acidente vascular cerebral tromboembólico, reduz a incidência combinada de morte vascular, acidente vascular cerebral e infarto agudo do miocárdio.

Auxilia na manutenção da patência das pontes aorto-coronárias e na diminuição das complicações vasculares nas doenças arteriais periféricas, aumentando o tempo de caminhada.[3]

Em um estudo com 652 pacientes com angina instável, o tratamento com ticlopidina por seis meses mostrou-se mais eficaz que outros antianginosos convencionais, reduzindo significativamente a mortalidade de origem vascular ou a incidência de infarto do miocárdio.

Sua utilização como antiagregante plaquetário em intervenções coronárias com implante de *stents* foi amplamente avaliada, pelo fato de seu mecanismo de ação ser útil nesse tipo de procedimento, quando a ativação plaquetária se produz principalmente por mediação da ADP.[15]

Dois estudos clínicos (com 517 e 1.653 pacientes, respectivamente) demonstraram que a associação de ticlopidina e ácido acetilsalicílico e/ou outros anticoagulantes (em tratamento de um mês, com seguimento de 6 a 12 meses) reduzia não somente o aparecimento de eventos trombóticos vasculares, mas a necessidade de intervenção de urgência e de revascularização, o risco de hemorragia e a mortalidade decorrentes dos tratamentos anticoagulantes convencionais sem ticlopidina (ácido acetilsalicílico ou ácido acetilsalicílico + anticoagulante). No entanto, não diminuiu a porcentagem de reestenose em longo prazo.[2,9,19]

A dose usual da ticlopidina é de 250 mg a 500 mg ao dia, administrada junto com as refeições.

Apesar de estudos demonstrarem benefícios, a elevada toxicidade associada à ticlopidina em comparação com outros antiagregantes plaquetários e, em particular, com o ácido acetilsalicílico, diminuiu o entusiasmo de seu uso. Por não demonstrar benefício absoluto em relação ao ácido acetilsalicílico, e pela sua maior toxicidade, a administração rotineira em prevenção primária ou secundária não é encorajada.[20] Em caso de ineficácia, intolerância ou contraindicação ao uso do ácido acetilsalicílico, a ticlopidina pode ser utilizada.[15,19] Tem sido também postulada a troca dos esquemas com ticlopidina por clopidogrel, em função da maior segurança deste último.

MONITORIZAÇÃO

Por sua ação na hemostasia, recomenda-se a realização de hemograma e coagulograma a cada duas semanas no início do tratamento e sempre quando o bom senso exigir o controle de qualquer disfunção no processo da coagulação. No caso do aparecimento de efeitos adversos, o fármaco deverá ser suspenso e os controles hematológicos mantidos até a normalização dos valores hematológicos.

REVERSÃO DOS EFEITOS

Os efeitos antiplaquetários e hemorrágicos podem ser revertidos e controlados com transfusões de plaquetas. A prednisolona IV 20 mg normaliza o prolongamento do tempo de sangramento em aproximadamente duas horas após a sua administração.

REFERÊNCIAS BIBLIOGRÁFICAS

1. Farmacologia e Terapêutica Cardiovascular – 1ª edição – Michel Batlouni – Editora Atheneu – São Paulo – 1999.
2. Quinn MJ, Fitzgerald DJ. Ticlopidine and clopidogrel. Circulation. 1999; 100:1667-72.
3. Leon MB, Baim DS, Popma JJ, et al. A clinical trial comparing three antitrombotic drug regimens after coronary artery stenting. N Engl J Med. 1998; 339:1665-71.
4. Kelly JP, Kaufman DW, Jurgelon JM, et al. Risk of aspirin-associated major upper-gastrointestinal bleeding with enteric-coated or buffered product. Lancet. 1996; 348:1413-16.
5. Steinhubl SR, Tan WA, Foody JM, et al. Incidence and clinical course of thrombotic thrombocytopenic purpura due to ticlopidine following coronary stenting: EPISTENT Investigators Evaluation of Platelet II b/III a Inhibitor for Stenting. JAMA. 1999; 281:806-10.
6. Farmacologia Cardiovascular Aplicada à Clínica – 2ª edição – Antonio Alves de Couto. Revinter, Rio de Janeiro, 1998.
7. Defreyn G, Bernard A, Delabasse A, Maffrand JP. Pharmacology of Ticlopidine: A review. Semin Thromb Hemost. 1989; 15:159-66.
8. Mills DCB, Puri R, Hu C-J, et al. Clopidogrel inhibits the binding of ADP analogues to the receptor mediating inhibition of platelet adenylate cyclase. Arterioscleros Thromb, 1992; 12:430-6.
9. Patrono C, Coller B, Dalen JE, et al. Platelet-active drugs: the relationships among dose, effectiveness, and side effects. Chest. 1998; 114(5S):470S-88S.
10. Bertrand ME, Rupprecht HJ, Urban P, et al. Double-blind study of the safety of Clopidogrel with and without a loading dose in combination with aspirin compared with ticlopidine in combination with aspirin after coronary stenting – The Clopidogrel Aspirin Stent International Cooperative Study (CLASSICS). Circulation. 2000; 102:624-9.
11. Bennet CL, Connors JM, Carwile JM, et al. Thrombotic thrombocitopenic purpura associated with clopidogrel. N Engl J Med. 2000; 342(24):1773-7.
12. Baker RI, Hankey GJ. Antiplatelet drugs. Med J Aust. 1999; 170(8):379-82.
13. Gonzalez ER. Antiplatelet therapy in atherosclerotic cardiovascular disease. Clin Ther. 1998; 20(suppl B):B18-B41.

14. Teitelbaun P. Pharmacodynamics and pharmacokinetics of ticlopidine. In: Hass WK, Easton JD. Ticlopidine, Platelets and Vascular Disease. New York, Springer-Verlag. 1993; 41-59.

15. Sharis PJ, Cannon CP, Loscalzo J. The antiplatelet effects of ticlopidine and clopidogrel. Ann Intern Med. 1998; 129(5):394-405.

16. Harbison JW. Ticlopidine hydrochloride. In: Messerli F. Cardiovascular Drug Therapy. Philadelphia, W.B. Saunders Co. 1996; 1465-73.

17. Gent M, Blakely JA, Easton JD, et al. The Canadian American Ticlopidine Study (CATS) in thromboembolic stroke. Lancet. 1989; 1:1215-20.

18. Hass WK, Easton JD, Adams HP Jr, et al. A randomized trial comparing ticlopidine hydrochloride with aspirin for the prevention of stroke in high-risk patients. N Engl J Med. 1989; 321:501-7.

19. Brookes CIO, Sigwart. Taming platelets in coronary stenting: ticlopidine out, clopidogrel in? [editorial]. Heart. 1999; 82(6):651-2.

20. Guilmot JL, Diot E, Gruel Y. Apport des antiagrégants plaquettaires dans la prévention des complications de l'atherothrombose. Presse Méd. 2000; 29(13):709-16.

Ronald de Souza ■ Marcos Antonio Marino
■ Walter Rabelo ■ Roberto Luiz Marino

Clopidogrel

HISTÓRICO E PROPRIEDADES FARMACOLÓGICAS BÁSICAS

O clopidogrel é um derivado tienopiridínico de segunda geração, inativo *in vitro*, e antiagregante *in vivo*, indicando que é um pró-fármaco com no mínimo um metabólito ativo. Após administração por via oral, o clopidogrel é rapidamente absorvido e sofre metabolismo de primeira passagem no fígado por um duplo processo de oxidação, mediado por diferentes isoformas do citocromo P450, para ser transformado em seu metabólito ativo, que bloqueia de forma irreversível e seletiva os receptores de difosfato de adenosina (ADP) P2Y12, presentes na superfície da membrana das plaquetas. Assim, ocorre o bloqueio da ligação induzida pelo ADP, do fibrinogênio ao complexo glicoproteína IIb/IIIa, e da agregação plaquetária.[1]

A administração de clopidogrel com as refeições não altera significativamente sua biodisponibilidade. Quando administrado em uma dose única diária de 75 mg, observa-se início do efeito em duas horas. No segundo dia de tratamento ocorre 25%-30% de inibição de agregação plaquetária, atingindo a inibição estável entre 4 e 7 dias (50%-60% de inibição). Utilizando-se uma dose de ataque de 300 mg, atinge-se inibição plaquetária mais precoce (cerca de 6 horas), sendo que seu efeito antiplaquetário pleno pode ser alcançado de 2 a 4 horas após a utilização de uma dose de ataque de 600 mg. Contudo, a administração de uma dose de ataque de 900 mg proporciona aumento discreto na antiagregação plaquetária, provavelmente por limitações de absorção no trato gastrointestinal.[2]

A farmacocinética do clopidogrel não é linear, ocorrendo diminuição da depuração com a repetição das doses. O metabólito ativo do clopidogrel liga-se de forma irreversível ao seu receptor plaquetário, o que determina que os efeitos do fármaco sobre a agregação plaquetária perdurem por 7 a 10 dias, correspondente ao tempo de vida útil da plaqueta. A meia vida de eliminação do principal metabólito circulante é cerca de 8 horas. O composto é eliminado do organismo 50% pela urina e 50% pelas fezes.[1,2]

USO TERAPÊUTICO

O clopidogrel é um antiplaquetário usado em aproximadamente 40 milhões de pacientes em todo o mundo.[3] A eficácia clínica do clopidogrel foi estabelecida em diversos estudos tanto na prevenção secundária dos eventos ateroscleróticos quanto nas síndromes coronarianas agudas. Todavia, este benefício não foi atestado em pacientes com alto risco cardiovascular ou portadores de doença aterosclerótica estável.[2,3] Na prática, esse fármaco também é utilizado em algumas situações, como nos pacientes com intolerância ao AAS e antes de intervenções percutâneas eletivas. As principais indicações, bem como os estudos clínicos que fundamentam a terapia antiplaquetária dupla com clopidogrel, são abordadas a seguir.

Acidente Vascular Encefálico (AVE)

Não existem estudos comparando o clopidogrel e o placebo na prevenção secundária de Acidente Vascular Cerebral (AVC).[4] O estudo CAPRIE[5] de prevenção secundária, randomizado, duplo-cego, foi concebido para avaliar a eficácia relativa do clopidogrel na dose de 75 mg/dia ao AAS (325 mg/dia), na redução do risco combinado de eventos composto de AVE isquêmico, IAM ou morte cardiovascular. A população estudada (19.185 pacientes) com doença vascular aterosclerótica manifesta como AVE isquêmico recente (< de 6 meses), IAM recente (< 35 dias) ou doença vascular periférica sintomática. O seguimento médio foi de 1,91 anos. O desfecho primário foi uma composição de AVC isquêmico, infarto agudo do miocárdio, hemorragia intracraniana, amputação da perna e morte. Houve uma redução relativa de risco de eventos de 8,7% em favor do clopidogrel. Ao se considerar apenas pacientes com AVE isquêmico, houve uma redução relativa de risco de eventos de 7,3% em favor do clopidogrel, mas sem significância estatística. No entanto, deve-se ressaltar que este estudo não foi desenhado para avaliar eventos apenas em pacientes com AVE isquêmico prévio.

O estudo PROFESS[6] comparou o clopidogrel (75 mg/dia) contra o AAS mais dipiridamol de liberação prolongada (25/200 mg 2×/dia) em mais de 20.000 pacientes com histórico de AVE. Não houve diferença em termos de desfechos (recorrência de AVE) entre os dois grupos (8,8% *versus* 9,0%, respectivamente), demonstrando uma equivalência entre esses dois regimes de prevenção secundária. Por outro lado, que houve mais eventos hemorrágicos nos pacientes que receberam AAS mais dipiridamol do que naqueles que receberam clopidogrel.

Outros estudos testaram a associação de antiplaquetários como o MATCH[7] que selecionou mais de 7.500 pacientes que estavam em uso de clopidogrel e apresentaram um AVE ou AIT para receber AAS (75 mg/dia) ou placebo. A terapia combinada de clopidogrel mais AAS reduziu o risco relativo da incidência combinada de AVE, IAM, morte por causa vascular ou re-hospitalização por isquemia aguda em 9,5%, mas sem significância estatística. Como esperado, a terapia combinada apresentou maior incidência de sangramentos.

Em 2006, o estudo CHARISMA[8] incluiu mais de 15.000 pacientes com doença aterosclerótica manifesta ou com múltiplos fatores de risco para receber AAS mais placebo ou AAS mais clopidogrel para prevenção de eventos cardiovasculares. Os resultados demonstraram uma redução não significativa do risco da incidência combinada de IAM, AVE ou morte de causa cardiovascular com a associação dos antiplaquetários, porém, com aumento importante da taxa de sangramento. Na análise de subgrupo que incluía apenas pacientes com doença aterosclerótica manifesta (excluindo os pacientes que apresentavam apenas fatores de risco para doença aterosclerótica), a redução do desfecho primária foi significativa, o que não se confirmou quando analisados apenas os pacientes com histórico de AVE prévio.

Já o estudo FASTER[9] tinha como objetivo avaliar os possíveis benefícios da adição de clopidogrel ao AAS em relação à redução do desfecho primário (AVC, AIT, IAM ou morte por todas as causas). Todavia, ocorreu falha no recrutamento dos pacientes e o estudo foi interrompido precocemente.

Recentemente o estudo CHANCE[10] randomizou 5.170 pacientes com diagnóstico de AIT ou AVE menor em 24 horas após o *ictus* para receber dose de ataque de 300 mg de clopidogrel seguido de 75 mg de manutenção por 90 dias associado ao AAS 75 mg por 21 dias ou AAS 75 mg por 90 dias associado ao placebo. Ambos os grupos poderiam receber 75 a 300 mg de AAS no primeiro dia de tratamento. Os resultados revelaram incidência de AVE de 8,2% no grupo que recebeu AAS e clopidogrel e 11,7% no controle (p < 0,001). Com incidência de sangramento moderado à grave semelhante em ambos os grupos.

No momento, a recomendação quanto à posologia de clopidogrel na prevenção secundária de AVE isquêmico ou AIT não cardioembólico é (Tabela 4.1)[4,11]:

- 75 mg/dia como alternativa ou quando há contraindicação ao AAS;
- a associação de clopidogrel e AAS é contraindicada;

Tabela 4.1 Recomendações para uso do clopidogrel na prevenção secundária do AVE* ou AIT# não cardioembólico.

Indicação	GR	NE	Fonte
Clopidogrel (75 mg/dia) como alternativa ou contraindicação ao AAS	I	B	5,6,12
A combinação de AAS e Clopidogrel deve ser considerada para início dentro de 24h de um AVC isquêmico menor ou AIT, e continuada por até 90 dias	IIb	B	40

*AVE = Acidente Vascular Encefálico, #AIT= Ataque Isquêmico Transitório

Síndromes Coronarianas Agudas

A utilização do clopidogrel nas síndromes coronarianas agudas teve início com o estudo CURE[13], que incluiu pacientes com SCASEST, e comparou pacientes distribuídos para receberem AAS isolado (75 a 325 mg) ou em associação com clopidogrel (dose de ataque de 300 mg e 75 mg de manutenção). Ao final de nove a 12 meses, o clopidogrel em associação com o AAS promoveu redução do risco relativo (RRR) em até 20% do desfecho primário, composto por morte cardiovascular, IAM, AVE.

Ademais, os subestudos do CURE[13] mostraram a manutenção dos benefícios da associação do clopidogrel ao AAS independentemente do tratamento posterior recebido seja clínico, percutâneo ou cirúrgico. O estudo PCI-CURE[14] evidenciou RRR de 30%

na incidência do desfecho composto de morte cardiovascular, acidente vascular cerebral e infarto agudo do miocárdio não fatal, sem diferença significativa entre os grupos em termos de sangramentos maiores. No subgrupo de pacientes que manteve apenas tratamento clínico exclusivo, o grupo que recebeu clopidogrel apresentou uma RRR de 20% na incidência do desfecho composto de morte cardiovascular, acidente vascular cerebral e infarto agudo do miocárdio não fatal. Já no grupo submetido à cirurgia de revascularização miocárdica, o grupo que recebeu clopidogrel apresentou uma RRR de 11% na incidência do desfecho primário, apesar da diferença não ser estatisticamente significativa.

Além disso, importante notar que o benefício do clopidogrel no estudo CURE[13] em relação à redução de desfecho composto de morte cardiovascular, AVE, IAM não fatal e isquemia refratária pode ser notado nas primeiras 24 horas do seu uso associado ao AAS, com redução de risco relativo de 34%, e mantido por pelo menos 12 meses quando ocorre angioplastia com implante de *stents.*

No contexto do IAMCEST, dois estudos merecem destaque. O estudo CLARITY--TIMI 28[15] que incluiu 3.491 pacientes com diagnóstico de IAMCEST com até 12 horas de evolução e com idade ≤ 75 anos, submetidos à terapia trombolítica para receberem AAS ou AAS associado ao clopidogrel; o planejamento de angioplastia primária ou coronariografia no momento da internação foi critério de exclusão. Neste estudo, a dose de ataque de clopidogrel administrada era de 300 g e de manutenção de 75 mg/dia mantida até o momento da angiografia ou até o oitavo dia (ou alta), caso o paciente não se submetesse à cineangiocoronariografia. Os resultados evidenciaram redução relativa de 21% (absoluta 6,7%) no desfecho principal, oclusão da artéria relacionada ao IAM, morte de qualquer causa e IAM recorrente antes da cineangiocoronariografia; aos 30 dias ocorreu redução do desfecho por morte cardiovascular, IAM recorrente e isquemia com revascularização de 20% (absoluta 2,5%). Não houve diferença em termos de sangramento maior ou intracraniano na comparação dos grupos. O tempo médio de uso do clopidogrel foi de quatro dias.

Também de grande importância, o estudo COMMIT/CCS-2[16] randomizou 45.852 pacientes com suspeita de IAMCEST em 1.250 centros na China, para receberem AAS (162 mg/dia) ou AAS (162 mg/dia) mais clopidogrel (75 mg/dia), sem dose de ataque. Ao todo, 26% dos pacientes apresentavam idade acima de 70 anos, e 50% dos pacientes foram submetidos à trombólise. Após um tempo médio de uso do clopidogrel de 28 dias, houve uma redução de 9% no desfecho combinado no grupo de terapia antiplaquetária dupla (morte, reinfarto ou AVE), sem diferença em termos de sangramento. O benefício do clopidogrel pode ser notado tanto entre os pacientes que receberam terapia trombolítica como naqueles não reperfundidos. A diminuição da mortalidade total foi de 7%.

Apesar da efetividade comprovada nas SCA, alguns pacientes tratados com o clopidogrel persistem com elevada incidência de eventos isquêmicos recorrentes, o que pode ser justificado pela variabilidade da resposta individual ao fármaco. Dessa forma, a fim de se suplantar uma menor resposta ao clopidogrel, uma estratégia utilizada no estudo CURRENT-OASIS-7[17] que avaliou 25.086 pacientes com SCA (sendo 29% com IAMCEST), foi o uso de doses maiores de ataque e manutenção. O estudo testou duas hipóteses: dose de ataque de 600 mg de clopidogrel, seguida de 150 mg ao dia por uma semana, comparada à dose padrão (300 mg de ataque e 75 mg de manutenção). Neste estudo não se observou redução do desfecho primário composto de morte cardiovascular, IAM e AVE em 30 dias para a população geral. Contudo, a análise de subgrupo de pacientes que foram para ICP mostrou que altas doses de ataque de clopidogrel foram associadas à redução de 14% na incidência do desfecho primário em 30 dias, além de redução significativa de trombose de *stent*, (independente do tipo de *stent*, farmacológico ou não farmacológico), à custa de maior incidência significativa de sangramentos maiores.

Corroboram para utilização de doses maiores de ataque de clopidogrel os resultados do estudo ARMYDA-2[18], que utilizou 600 mg do fármaco entre 4 e 8 horas antes da ICP primária, ocorrendo redução dos eventos cardiovasculares composto de morte, IAM e revascularização do vaso-alvo de 12% para 4% em relação ao grupo que utilizou 300 mg de ataque em pacientes com angina estável ou SCASEST. No contexto da IAMCEST, o ARMYDA-6[19] foi o primeiro estudo a avaliar o benefício da dose de 600 mg vs. 300 mg na ICP primária sem comprometer a segurança do fármaco. O desfecho principal foi o tamanho do infarto, definido como a área sob a curva dos marcadores de necrose miocárdica (CKMB e Troponina I). Contudo, o estudo não possui poder estatístico para avaliar desfechos clínicos, e logo, não avaliou o impacto clínico desses achados na sobrevida dos pacientes.

Em relação à dose de manutenção, pode ser administrada dose de 150 mg ao dia nos sete primeiros dias tanto após IAMCEST quanto nas SCASEST nos pacientes pós--ICP e com baixo risco de sangramento. Entretanto, devido aos elevados riscos de sangramento, sem redução de desfecho primário, prefere-se em geral dose de 75 mg de manutenção.[11,12]

Deve-se deixar claro que o clopidogrel nunca foi avaliado em relação ao placebo em pacientes submetidos à ICP primária. A dose dobrada de clopidogrel também não foi avaliada em pacientes que receberam terapia trombolítica ou foram tratados sem reperfusão e não há recomendação do uso nesses pacientes.[11,12]

Quanto ao tempo de uso, o clopidogrel deve ser administrado idealmente por 12 meses após as SCA, sobretudo nos pacientes submetidos à ICP. Nos pacientes com alto risco de sangramento e SCASEST a descontinuação precoce (<12 meses) pode ser considerada.[12] A terapia antiplaquetária dupla por um período superior a 12 meses não foi significativamente mais efetiva que a monoterapia com AAS.[12,20]

Diante do exposto, as doses de clopidogrel nas síndromes coronarianas agudas podem ser sumarizadas a seguir (Tabelas 4.2 e 4.3). [21]

A posologia do clopidogrel para SCASEST:

- **Dose de ataque:** 300 mg para pacientes com programação de ICP a partir de 12h da admissão;
- **Dose de ataque:** 600 mg para pacientes com programação de ICP inferior a 12h da admissão;
- **Dose de manutenção:** 75 mg/dia;
- **Opcional:** dose de manutenção por sete dias de 150 mg/dia para pacientes submetidos à ICP, que apresentem alto risco trombótico e baixo risco de sangramento, seguido de 75 mg/dia.

Tabela 4.2 Recomendações para uso do clopidogrel nas SCASEST*.

Indicação	GR	NE	Fonte
Clopidogrel (300 mg) em dose de ataque com manutenção 75 mg/dia em associação ao AAS por 12 meses.	I	A	13,14,17
Clopidogrel (600 mg) em dose de ataque, seguida por 150 mg/dia por 7 dias e com manutenção 75 mg/dia em associação ao AAS em pacientes submetidos a ICP e baixo risco de sangramento.	IIa	B	12,17
Após CRVM#, assim que seguro.	IIb	B	11,12

*SCASEST = Síndrome Coronariana Aguda sem Elevação do Segmento ST; # CRVM = Cirurgia de Revascularização do Miocárdio

Tabela 4.3 Recomendações para uso do clopidogrel no IAMCEST*.

Indicação	GR	NE	Fonte
Clopidogrel (300 mg) em dose de ataque em associação ao AAS em pacientes submetidos à trombólise < 24h e seguem para estratégia invasiva e ICP.	I	A	12,13,15
Clopidogrel (600 mg) em dose de ataque em associação ao AAS em pacientes submetidos à trombólise > 24h e seguem para estratégia invasiva e ICP.	I	C	12,15
Clopidogrel (600 mg) em dose de ataque em associação ao AAS em pacientes submetidos à ICP primária.	I	C	12,23,24
Clopidogrel 75 mg/dia em pacientes >75 anos submetidos ou não à trombólise.	I	B	12,17
Clopidogrel (600 mg) em dose de ataque, seguida por 150 mg/dia por 7 dias e com manutenção 75 mg/dia em associação ao AAS em pacientes submetidos à ICP primária e baixo risco de sangramento.	IIa	B	12,23
Clopidogrel (300 mg) em dose de ataque em associação ao AAS em pacientes submetidos à trombólise e idade >75 anos.	III	C	12,22

*IAMCEST = Infarto Agudo do Miocárdio com Elevação do Segmento ST

A posologia do clopidogrel para IAMCEST em pacientes submetidos à terapêutica fibrinolítica:[21,22]

- **Idade ≤ 75 anos:** dose inicial oral de 300 mg, seguida manutenção de 75 mg/dia;
- **Idade > 75 anos:** sem dose de ataque, dose inicial e manutenção de 75 mg/dia.

A posologia do clopidogrel para IAMCEST na ICP primária:[21,23]

1. Dose inicial oral de 600 mg, seguida de manutenção de 75 mg/dia;
2. Opcional: dose de manutenção por sete dias de 150mg/dia para pacientes com baixo risco de sangramento, seguido de 75mg/dia.

Intervenções Percutâneas Eletivas

Nos pacientes submetidos à angioplastia coronariana no contexto das doenças ateroscleróticas estáveis, o clopidogrel deve ser utilizado obrigatoriamente com o AAS antes e após o implante de *stent*s farmacológicos ou não farmacológicos. Este medicamento deverá ser administrado na dose de 300 mg pelo menos seis horas antes do procedimento, preferencialmente no dia anterior ao implante do *stent* por meio da ICP. Caso isso não seja possível, uma dose ainda maior (600 mg) poderá ser empregada pelo menos duas horas antes, abreviando o tempo necessário à obtenção de níveis adequados de antiagregação plaquetária.[24]

Pacientes submetidos ao implante de *stent* devem manter o uso de AAS indefinidamente e o uso do clopidogrel por no mínimo 1 mês para *stent* convencional e 12 meses para *stent* farmacológico. A terapia dupla por um período acima de 12 meses não foi mais efetiva que o uso apenas do AAS para reduzir IAM e mortes por causas cardiovasculares.[12,20]

Já nas intervenções percutâneas não coronarianas como angioplastia renal ou carotídea, muitos intervencionistas têm iniciado a dupla antiagregação plaquetária com aspirina 100 mg/dia e clopidogrel 75 mg/dia antes e após a intervenção percutânea arterial. Como a antiagregação plaquetária com clopidogrel atinge a inibição estável entre 4 e 7 dias, inicia-se geralmente a medicação nesse período e a mesma é mantida por 1 mês após a intervenção já que é o período no qual há maior incidência de fenômenos trombóticos. Todavia, os estudos não comprovaram a eficácia desta conduta bem como a dose adequada e o tempo ideal de tratamento.[25]

Doença arterial periférica

Atualmente, o uso do clopidogrel é recomendado como alternativa ao AAS em pacientes com doença arterial periférica sintomática, incluindo aqueles com claudicação intermitente, isquemia crítica dos membros inferiores, antes de revascularização do membro por método cirúrgico ou endovascular, ou ainda, antes de amputação do membro devido à isquemia.[11,12,26]

A posologia do clopidogrel nesta situação é 75 mg/dia.

Já a associação entre AAS e clopidogrel (75 mg/dia) é recomendada para pacientes de alto risco de eventos cardiovasculares e doença vascular periférica nos quais não há risco elevado de sangramento (Tabela 4.4).[11,12,26]

Tabela 4.4 Recomendações para uso do clopidogrel na prevenção secundária de portadores de DAOP*.			
Indicação	GR	NE	Fonte
Clopidogrel (75 mg/dia) como alternativa ao AAS em pacientes com DAOP sintomática	I	B	5,26
Clopidogrel (75 mg/dia) em associação ao AAS em pacientes com DAOP sintomática e baixo risco de sangramento e alto risco cardiovascular	IIb	B	8,26

*DAOP = Doença Arterial Periférica Obliterante Grave

Terapia antitrombótica tripla

O anticoagulante oral é recomendado nos pacientes de alto risco com fibrilação atrial, portadores de próteses valvares mecânicas e tromboembolismo venoso *(vide seção – anticoagulantes)*. Cerca de 30% desses pacientes manifestam cardiopatia isquêmica e uma parcela significativa dessa população irá necessitar de intervenção coronária percutânea e, por conseguinte, de dupla antiagregação plaquetária. Nesta circunstância, recomenda-se o uso do clopidogrel já que os outros bloqueadores dos receptores P2Y12, não foram devidamente testados concomitantemente com anticoagulantes.[11,21]

CORREÇÕES EM SITUAÇÕES ESPECIAIS E REAÇÕES ADVERSAS

O clopidogrel não necessita de ajuste da dose diante de insuficiência renal. O uso deve ser cuidadoso em pacientes com idade acima de 75 anos e com massa < 60 kg. Em pacientes com plaquetopenia o risco de sangramento/benefício deve ser avaliado individualmente.[12]

Deve-se salientar que como o clopidogrel é uma pró-droga intensivamente metabolizada pelo fígado para produzir metabólito ativo, o seu uso deve ser cauteloso também em hepatopatas.[1,2] Nos pacientes com insuficiência hepática grave, o clopidogrel foi testado e a inibição da agregação plaquetária induzida por ADP obtida foi semelhante à observada em indivíduos saudáveis. A média de prolongamento do tempo de sangramento também foi semelhante nos dois grupos. No entanto, a experiência é limitada em pacientes com doença hepática grave que possam apresentar diátese hemorrágica.[21]

As contraindicações ao clopidogrel limitam-se ao uso em pacientes com hipersensibilidade e com sangramento patológico ativo.[2,12]

Com relação às reações adversas relevantes observadas nos estudos, as discussões são abordadas a seguir.

Os distúrbios hemorrágicos são os mais enfatizados nos estudos.

No estudo CAPRIE[5] a incidência global de hemorragia nos pacientes tratados tanto com clopidogrel quanto com AAS foi a mesma (9,3%). A incidência de casos graves foi de 1,4% para o clopidogrel e 1,6% para o AAS. Em pacientes que receberam clopidogrel, as hemorragias gastrintestinais ocorreram a uma taxa de 2,0% e requereram hospitalização em 0,7%. Nos pacientes que receberam AAS, as taxas correspondentes foram 2,7% e 1,1%, respectivamente. A incidência global de outros tipos de hemorragia foi superior no grupo que recebeu clopidogrel em comparação àquele que recebeu AAS (7,3% *vs* 6,5%). No entanto, a incidência de reações adversas graves foi similar para ambos os grupos de tratamento (0,6% *vs* 0,4%). As reações adversas mais frequentemente relatadas foram: púrpura/equimoses e epistaxe. Outras reações adversas menos frequentes foram hematoma, hematúria e hemorragia ocular (principalmente conjuntival). A incidência de hemorragia intracraniana foi de 0,4% com clopidogrel comparada a 0,5% com o AAS.

Já no estudo CURE[13] houve um aumento de sangramentos de maior e menor gravidade entre o grupo que foi medicado com clopidogrel em associação ao AAS, comparado ao que fez uso de AAS e placebo (3,7% de registros de eventos *vs* 2,7%, respectivamente para sangramentos mais graves e 5,1% *vs* 2,4% para sangramentos de menor gravidade). Os principais locais de sangramentos de maior gravidade incluíram também o trato gastrintestinal e os sítios de punção-arterial. O aumento do risco de morte por sangramento no grupo de clopidogrel e AAS, comparado com o placebo e AAS, não foi estatisticamente significativo (2,2% *vs.*

1,8%). Não houve diferença entre os dois grupos nos registros de sangramentos fatais (0,2% em ambos os grupos). A relação de sangramentos de maior gravidade sem risco de morte foi significativamente maior no grupo de clopidogrel e AAS quando comparado com o grupo de placebo e AAS (1,6% *vs.* 1,0%), e a incidência de sangramento intracraniano foi de 0,1% em ambos os grupos. A taxa de sangramentos de maior gravidade no grupo tratado com clopidogrel e AAS foi dose-dependente de AAS. O mesmo ocorreu para os sangramentos de maior gravidade no grupo tratado com placebo e AAS. Não houve um aumento de sangramento dentro dos sete dias após a realização de cirurgias de revascularização em pacientes que interromperam a terapia mais de cinco dias antes da cirurgia (4,4% no grupo tratado com clopidogrel e AAS *vs.* 5,3% no grupo tratado com placebo e AAS). Nos pacientes que permaneceram em uso da terapia dentro de cinco dias para a cirurgia de revascularização, os registros de eventos foram 9,6% para clopidogrel e AAS, e 6,3% para placebo e AAS.

No estudo CLARITY-TIMI 28,[15] a incidência de sangramentos importantes (definidos como sangramento intracraniano ou sangramento associado com uma queda na hemoglobina > 5 g/dL) foi similar entre os grupos (1,8% *vs.* 1,3% no grupo clopidogrel e AAS, e no grupo placebo e AAS, respectivamente). Isso foi consistente através de subgrupos de pacientes definidos pelas características do estado basal e o tipo de fibrinolítico ou terapia com heparina. A incidência de sangramento fatal (0,8% *vs.* 0,6% no grupo tratado com clopidogrel e AAS, e no grupo com placebo e AAS, respectivamente) e de hemorragia intracraniana (0,5% *vs.* 0,7%, respectivamente) foi pequena e similar em ambos os grupos.

Outros distúrbios relatados com o uso do clopidogrel foram os hematológicos. No estudo CAPRIE,[5] foi observada neutropenia grave em quatro pacientes tratados com clopidrogel (0,04%) e em dois pacientes tratados com o AAS (0,02%). Dois dos 9.599 pacientes que receberam clopidrogel e nenhum dos 9.586 pacientes que receberam AAS tiveram contagem de neutrófilos igual à zero. Embora seja mínimo, o risco de mielotoxicidade com o clopidrogel deve ser considerado quando um paciente em uso do medicamento apresentar febre ou outros sinais de infecção. Durante o tratamento com clopidogrel ocorreu um caso de anemia aplásica. A incidência de trombocitopenia grave foi de 0,2% para o grupo tratado com clopidogrel e 0,1% para o grupo com AAS.

Outras reações adversas relatadas[2,5,12,13,15] e comuns são dispepsia, dor abdominal e diarreia. As reações incomuns incluem, dentre outras, *rash* cutâneo, prurido, dispneia, cefaleia, tontura e parestesia. Já as reações muito raras descritas na literatura são: púrpura trombocitopênica trombótica (PTT), alterações psíquicas como *delirium*, reação anafilática, angioedema e a síndrome de hipersensibilidade medicamentosa.

REVERSÃO DOS EFEITOS

O clopidogrel, assim como outros tienopiridínicos, bloqueia irreversivelmente a agregação plaquetária, sem disponibilidade de antídotos.[1,2] Assim, para restaurar a função das plaquetas, deve-se suspendê-lo e aguardar um intervalo de tempo suficiente para renovar a população plaquetária circulante, em geral após 5 a 7 dias.[2] Em casos de sangramento não revertido com a suspensão do medicamento, pode ser necessária a transfusão de plaquetas.[1,2]

Nas cirurgias de alto risco de sangramento, incluindo Cirurgia de Revascularização do Miocárdio (CRVM), o clopidogrel deve ser suspenso por 5 dias. Em análise multicêntrica[27] foi avaliado o impacto da exposição ao clopidogrel por tempo igual ou inferior a 5 dias antes da CRVM, em pacientes com síndromes coronárias agudas (SCA), para os desfechos de reoperação, sangramento maior e tempo de hospitalização. Encontrou-se risco significativamente maior de reoperação no grupo em uso de clopidogrel.

Para pacientes com síndrome coronária aguda (SCA) recente, estabilizados com tratamento medicamentoso, a estratégia preferida é a descontinuação do mesmo também por 5 dias antes da cirurgia.[28,29] Durante esse período, recomenda-se administração de AAS 100 mg/dia e heparina não fracionada como "ponte para a cirurgia". Analogamente, nos pacientes em alto risco de eventos isquêmicos graves, atualmente tem se sugerido a suspensão do clopidogrel e iniciar antiagregação plaquetária com as drogas endovenosas de curta duração, inibidoras da glicoproteína IIb/IIa, como o tirofiban. Todavia, esta prática é pouco adotada e necessita de mais estudos para avaliação de eficácia.[28,29] Ademais, alguns trabalhos sugerem a avaliação da variabilidade individual na resposta ao clopidogrel por meio da avaliação laboratorial, contudo esta conduta não é indicada rotineiramente.[12]

Por outro lado, nas cirurgias não cardíacas, os estudos disponíveis revelaram baixa incidência de eventos como sangramento com necessidade de reoperação e morte relacionada à hemorragia. Nos pacientes submetidos a operações vasculares, apesar de existir um maior número de estudos, estes são com pequeno número de pacientes ou de eventos, ou observacionais e retrospectivos, também não permitindo uma conclusão definitiva.[12] O maior estudo observacional relatado até o momento[30], que incluiu 10.406 pacientes submetidos à endarterectomia de carótidas, revascularização de membros inferiores, correção de aneurisma de aorta abdominal convencional e endovascular, 2.010 (19,3%) não receberam antiagregantes, 7.132 (68,5%) receberam AAS, 229 (2,2%) receberam clopidogrel e 1.017 (9,7%) receberam dupla antiagregação. Não foi observada diferença entre os grupos quanto à reoperação por sangramento ou necessidade de transfusão. Todavia, o número de pacientes que recebeu clopidogrel nos grupos de correção de aneurisma de aorta era pequeno para permitir conclusões sobre o uso de clopidogrel nesta população.

Já nos pacientes submetidos a cirurgias não vasculares, as evidências são exíguas. Nos estudos disponíveis, de um modo geral, não ocorreram diferenças imediatas entre os grupos quanto à mortalidade ou tempo de internação hospitalar.[31] Dessa forma, em pacientes com baixo risco de sangramento opta-se pela manutenção da medicação, e em pacientes com moderado a alto risco de sangramento recomenda-se suspender o clopidogrel 5 dias antes da intervenção cirúrgica.[32] Em um estudo retrospectivo[33], que comparou 142 pacientes que tomavam clopidogrel com 1.243 pacientes-controle submetidos à polipectomia colonoscópica quanto à ocorrência de sangramento imediato e tardio, os pacientes que receberam clopidogrel apresentaram maior número de sangramentos tardios (3,5% *vs.* 1,0%) e maior necessidade de internação, transfusão ou intervenção adicional (2,1% *vs.* 0,4%). Deve-se considerar que os 8 pacientes do grupo clopidogrel que apresentaram sangramento estavam em uso de AAS. Na análise multivariada, as variáveis independentemente relacionadas ao sangramento foram o uso de dupla antiagregação e o número de pólipos ressecados. Por outro lado, Chechik[34] *et al.* avaliaram 60 pacientes com fratura de fêmur que estavam em uso de clopidogrel, sendo que 30 deles operaram na vigência do agente e 30 operaram apenas 5 dias após a suspensão. Não houve diferença entre os grupos quanto à necessidade de transfusão ou mortalidade, e houve uma tendência a um maior número de complicações clínicas relacionadas à imobilidade (tromboembolismo pulmonar, úlceras de pressão, edema pulmonar e sepse) no grupo que retardou a cirurgia por causa do uso do clopidogrel, indicando que a operação precoce em pacientes com fratura de fêmur reduz a mortalidade, e o retardo na cirurgia devido o uso do clopidogrel pode trazer mais malefício que benefício. Além disso, a suspensão do antiagregante em pacientes com doença coronária aumenta o risco de SCA.

A cirurgia não cardíaca precoce após *stent* coronário, com suspensão prematura da dupla antiagregação plaquetária, em particular no primeiro mês após procedimento, está associada ao elevado risco de trombose e óbito.[32] Quando a cirurgia não pode ser adiada, a estratificação do risco de sangramento e de eventos isquêmicos cardíacos é fundamental para ajustar individualmente a terapia antiplaquetária no período perioperatório. Pacientes com idade avançada, *stent* colocado na vigência de SCA, portadores de diabetes *mellitus*, com fração de ejeção do ventrículo esquerdo reduzida, com insuficiência renal crônica e com características angiográficas (lesões ostiais, *stents* longos, bifurcações, vasos pequenos), apresentam maiores riscos de trombose de *stent*.[32]

Pacientes submetidos à angioplastia com *stent* devem manter o uso de AAS indefinidamente e o uso do clopidogrel por no mínimo 1 mês para *stent* convencional e 12 meses para *stent* farmacológico.[12,32] A realização de operações não cardíacas menos de 2 semanas após angioplastia com *stent* convencional apresenta taxas de complicações perioperatórias proibitivas (infarto agudo do miocárdio ou complicações hemorrágicas).[12,24,32] Dessa forma, nos casos em que o clopidogrel foi suspenso, este deve ser reintroduzido o mais precocemente possível, de preferência antes de 10 dias da sua suspensão.[12] Com o advento de *stents* farmacológicos de mais nova geração, com plataformas de cromo-cobalto e polímeros bioabsorvíveis, tem se procurado diminuir o tempo de manutenção de antiagregação dupla para 6 a 12 meses (descontinuação precoce). Contudo, são necessários mais estudos para avaliação da segurança desta medida.[21]

A decisão sobre a manutenção ou suspensão do antiagregante deve sempre ser realizada após discussão multidisciplinar sobre os seus riscos e benefícios. Quando se opta pela suspensão da medicação, a terapia antiagregante plaquetária dupla deve ser iniciada logo que possível (24h após a cirurgia e de preferência com dose de ataque) e as intervenções cirúrgicas devem ser realizadas em hospitais capazes de realizar ICP primária, sobretudo em pacientes com *stent* coronário.

RESISTÊNCIA

Apesar da efetividade comprovada, cerca de 5% a 40% dos pacientes apresentam eventos isquêmicos recorrentes, achado este justificado pela grande variabilidade de resposta individual ao clopidogrel, o que não se observa nos antiplaquetários mais recentes.[11] Os mecanismos de ação possíveis para resistência à medicação são diversos e incluem características extrínsecas e intrínsecas:[21]

- Extrínsecas:
    - Não adesão ao tratamento;
    - Subdose ou dose inapropriada;
    - Interações farmacológicas envolvendo citocromo P450.
- Intrínsecas:
    - Variações genéticas por polimorfismos de receptores e/ou citocromos (ex.: CYP3A4, CYP2C19);
    - Liberação aumentada de ADP;
    - Vias alternativas de ativação plaquetária.

O clopidogrel é um pró-fármaco inativo que depende da oxidação *in vivo* pelas isoenzimas do citocromo P450 (ex.: CYP1A2, CYP2B6, CYP2C9, CYP2C19, CYP3A4), envolvidas na conversão do seu metabólito ativo, o que explica as interações medicamentosas envolvendo o metabolismo hepático.[1,2,35] Os antibióticos macrolídeos podem atenuar os efeitos do clopidogrel devido a uma inibição do CYP3A4. Inversamente, os derivados da rifampicina aumentam a atividade do clopidogrel.[35]

Ademais, algumas interações medicamentosas potenciais do clopidogrel relatadas são a interação com a atorvastatina, que é metabolizada pela isoenzima CYP3A4 do citocromo, levando a uma resposta laboratorial reduzida do antiagregante[2,35], e o uso de inibidores da bomba de prótons metabolizados pelo CYP2C19 como o omeprazol e o esomeprazol, particularmente o primeiro, o que diminuiu a inibição plaquetária produzida pelo clopidogrel em estudos experimentais, embora sem evidências clínicas bem definidas.[2,12,21,35] O estudo randomizado e controlado COGENT[36] mostrou redução de sangramento digestivo alto com omeprazol sem aumento de eventos isquêmicos. Todavia, o número de eventos isquêmicos foi pequeno e não se sabe se o omeprazol pode interferir na eficácia do clopidogrel em pacientes com maior risco de sangramento.

Apesar das evidências serem fracas quando é necessária a utilização de um inibidor da bomba de prótons em combinação com clopidogrel, recomenda-se evitar o omeprazol.[11,12] Deve-se lembrar que o uso rotineiro de inibidores da bomba de prótons (IBP) em pacientes com baixo risco de sangramento gastrointestinal, não é recomendado, uma vez que eles apresentam pouco benefício com a sua utilização. Os IBP devem ser utilizados nos pacientes com história de sangramento gastrointestinal e que necessitam de dupla antiagregação plaquetária e naqueles com alto risco hemorrágico:[12,21,37]

- Idosos (> 65 anos);
- Uso concomitante de anticoagulante oral (terapia tríplice);
- Uso de esteroides;
- Uso de AINES;
- Infecção por *Helicobacter pylori*.

Nestas situações, os bloqueadores de H2 como a ranitidina e a cimetidina podem ser utilizados como alternativa.[35]

Dentre as causas intrínsecas, a associação entre polimorfismos genéticos envolvendo a isoenzima CYP2C19, como a presença de alelos homozigotos ou heterozigotos, levando à perda de função, e a ocorrência de eventos cardiovasculares são descritos.[38] Todavia, em 2012, uma metanálise incluindo 32 estudos, com um total de 42.016 pacientes com dados sobre o metabolismo do clopidogrel, reatividade plaquetária e desfechos clínicos relevantes observou, de fato, uma associação entre o genótipo CYP2C19 e a resposta ao clopidogrel, porém não houve associação significativa entre o genótipo e os eventos cardiovasculares, incluindo mortalidade por qualquer causa, DAC fatal e não fatal, AVE fatal e não fatal, trombose de *stent*, revascularização do vaso-alvo e hospitalização por síndrome coronária aguda.[3] Se a associação entre polimorfismos genéticos e a hiporresponsividade ao clopidogrel, e o seu impacto clínico, é controversa, o uso de testes genéticos é mais controverso ainda, não havendo indicação rotineira na prática clínica, até porque explicaria apenas parcialmente a eventual má resposta ao uso do clopidogrel.[12]

Outro mecanismo que pode justificar a baixa resposta ao clopidogrel está relacionado à expressão da glicoproteína (GP) P nas células do epitélio intestinal e do gene transportador da membrana ABCB1, determinante na absorção gastrointestinal do medicamento.[38]

Desde a publicação de alerta em 2009 pelo FDA *(Food and Drug Administration)*, o órgão regulador de produtos dedicados à alimentação e à saúde no território norte-americano, em relação à variabilidade de resposta ao clopidogrel, tem se buscado um método para prever qual paciente apresentará resistência ao medicamento e para medir seu efeito antiplaquetário. No ensaio GRAVITAS[39], uma dose de ataque de 600 mg de clopidogrel seguida por 150 mg ao dia, por 6 meses, foi comparada à dose-padrão em 2.214 pacientes com reatividade plaquetária elevada, submetidos à ICP com implante de *stent* farmacológico, sem a constatação de benefício na redução de eventos adversos isquêmicos. Dessa forma, o uso de testes de agregabilidade plaquetária para guiar a terapêutica não é recomendado rotineiramente. Algumas situações como pacientes com SCA e que, a despeito do tratamento adequado com AAS e clopidogrel, apresentem eventos isquêmicos recorrentes, podem se beneficiar do teste de agregabilidade.[11,12]

Com as limitações expostas com o uso do clopidogrel, é crescente a utilização de novos agentes antiagregantes plaquetários que apresentem melhor perfil de eficácia; contudo, o clopidogrel continua sendo largamente utilizado em nosso meio devido ao menor custo e bom perfil de segurança. Conforme as palavras do autor principal do ARMYDA-6[19], Giuseppe Patti, "o clopidogrel ainda é uma boa droga, na dose certa, para o paciente certo".

Tabela 4.5 Recomendações para reversão do efeito do clopidogrel no manuseio pré-operatório.			
Indicação	GR	NE	Fonte
Suspensão do clopidogrel por 5 a 7 dias antes de cirurgias de alto risco de sangramento, incluindo CRVM*.	I	B	27,28,29
Suspensão do clopidogrel e manutenção de AAS e HNF na prevenção de eventos isquêmicos.	I	B	27,28,29
Suspensão do clopidogrel (utilizado na prevenção primária) por 5 dias antes de cirurgias não cardíacas.	I	C	12,31,32
Suspensão do clopidogrel (utilizado na prevenção secundária) por 5 dias antes de cirurgias não cardíacas e com alto a moderado risco de sangramento.	I	C	12,32,34
Em pacientes com *stent* coronário recente, suspender o clopidogrel 5 dias antes do procedimento e reintroduzi-lo o mais precoce possível (até 10 dias de suspensão); manter AAS.	I	C	12,32
Manutenção do clopidogrel em cirurgias de baixo risco de sangramento.	IIa	C	12,32,34
Testes de agregação plaquetária para identificar resposta individual ao clopidogrel.	IIb	C	27,28,29

* CRVM = Cirurgia de Revascularização do Miocárdio

REFERÊNCIAS BIBLIOGRÁFICAS

1. Batlouni M. Antiplaquetários, em: Batlouni M, Ramires JAF. Farmacologia e Terapêutica Cardiovascular. São Paulo, Editora Atheneu. 2004; 297-326.

2. Fox KAA, White HD, Gersh BJ, Opie LH. Antithrombotic agents: platelet inhibitors, acute anticoagulants, fibrinolytics, and chronic anticoagulants, em: Opie LH, Gersh BJ. Drugs for the Heart. Philadelphia, Elsevier Saunders. 2013; 332-97.

3. Holmes MV, et al. CYP2C19 genotype, clopidogrel metabolism, platelet function, and cardiovascular events. JAMA. 2012; 306(24):2704-14.

4. Jauch EC, et al. On behalf of the American Heart Association Stroke Council, Council on Cardiovascular Nursing, Council on Peripheral Vascular Disease, and Council on Clinical Cardiology. Guidelines for the early management of patients with acute ischemic stroke: a guideline for healthcare professionals from the American Heart Association/American Stroke Association. Stroke. 2013; 44:870-947.

5. Gent M, Beaumont D, Blanchard J, Bousser MG, Coffman J, Easton JD, et al. CAPRIE Steering Committee. A randomized, blinded, trial of clopidogrel versus aspirin in patients at risk of ischaemic events (CAPRIE). CAPRIE Steering Committee. Lancet. 1996; 348(9038):1329-39.

6. Sacco RL, Diener HC, Yusuf S, Cotton D, Ounpuu S, Lawton WA, et al. PRoFESS Study Group. Aspirin and extended - release dipyridamole versus clopidogrel for recurrent stroke. N Engl J Med. 2008; 359(12):1238-51.

7. Diener HC, Bogousslavsky J, Brass LM, Cimminiello C, Csiba L, Kaste M, et al. MATCH investigators. Aspirin and clopidogrel compared with clopidogrel alone after ischaemic stroke or transient ischaemic attack in high-risk patients (MATCH): randomized, double-blind, placebo-controlled trial. Lancet. 2004; 364(9431):331-7.

8. Bhatt DL, Fox KA, Hacke W, Berger PB, Black HR, Boden WE, et al. CHARISMA investigators. Clopidogrel and aspirin versus aspirin alone for the prevention of atherothrombotic events. N Engl J Med. 2006; 354(16):1706-17.

9. Kennedy J, Hill MD, Ryckborst KJ, Eliasziw M, Demchuk AM, Buchan AM. FASTER Investigators. Fast assessment of stroke and transient ischaemic attack to prevent early recurrence (FASTER): a randomised controlled pilot trial. Lancet Neurol. 2007; 6(11):961-9.

10. Wang Y, Wang Y, Zhao X, Liu L, Wang D, Wang C, et al. Clopidogrel with aspirin in acute minor stroke or transient ischemic attack. N Engl J Med. 2013; 369:11-19.

11. Guyatt GH, et al. Executive Summary: antithrombotic therapy and prevention of thrombosis, 9ª ed.: American College of Chest Physicians Evidence-Based Clinical Practice Guidelines. CHEST. 2012; 141 (suppl 2):7S-47S.

12. Serrano Junior CV, Fenelon G, Soeiro AM, Nicolau JC, Piegas LS, Montenegro ST, et al. Sociedade Brasileira de Cardiologia. Diretrizes Brasileiras de Antiagregantes Plaquetários e Anticoagulantes em Cardiologia. Arq Bras Cardiol. 2013; 101 (3 Supl.3):1-9.

13. Yusuf S, Zhao F, Mehta SR, Chrolavicius S, Tognoni G, Fox KK. Clopidogrel in unstable angina to prevent recurrent events trial investigators. Effects of clopidogrel in addition to aspirin in patients with acute coronary syndromes without ST - segment elevation. N Engl J Med. 2001; 345(7):494-502.

14. Mehta SR, Yusuf S, Peters RJ, Bertrand ME, Lewis BS, Natarajan MK, et al. Clopidogrel in unstable angina to prevent recurrent events trial (CURE) Investigators. Effects of pretreatment with clopidogrel and aspirin followed by long-term therapy in patients undergoing percutaneous coronary intervention: the PCI-CURE study. Lancet. 2001; 358(9281):527-33.

15. Sabatine MS, Cannon CP, Gibson CM, Lopez-Sendon JL, Montalescot G, Theroux P, et al. Addition of clopidogrel to aspirin and fibrinolytic therapy for myocardial infarction with ST--segment elevation. N Engl J Med. 2005; 352(12):1179-89.

16. Chen ZM, Jiang LX, Chen YP, Xie JX, Pan HC, Peto R, et al. Addition of clopidogrel to aspirin in 45.852 patients with acute myocardial infarction: randomised placebo-controlled trial. Lancet. 2005; 366(9497):1607-21.

17. Mehta SR, Tanguay JF, Eikelboom JW, Jolly SS, Joyner CD, Granger CB, et al. Double-dose versus standard-dose clopidogrel and high-dose versus low-dose aspirin in individuals undergoing percutaneous coronary intervention for acute coronary syndromes (CURRENT-OASIS 7): a randomised factorial trial. Lancet. 2010; 376(9748):1233-43.

18. Patti G, Colonna G, Pasceri V, et al. Randomized trial of high loading dose of clopidogrel for reduction of periprocedural myocardial infarction in patients undergoing coronary intervention: results from the ARMYDA-2 (Antiplatelet therapy for Reduction of Myocardial Damage during Angioplasty) study. Circulation. 2005; 111:2099-106.

19. Patti G, Bárczi G, Orlic D, et al. Outcome comparison of 600 mg and 300 mg loading doses of clopidogrel in patients undergoing primary percutaneous coronary intervention for ST-segment elevation myocardial infarction: results from the ARMYDA-6 MI (Antiplatelet therapy for Reduction of Myocardial Damage during Angioplasty-Myocardial Infarction) randomized study. J Am Coll Cardiol. 2011; 58:1592-99.

20. Pfisterer M, et al. Late Clinical Events After Clopidogrel Discontinuation May Limit the Benefit of Drug-Eluting Stents (BASKET LATE Trial). J Am Coll Cardiol. 2006; 48:2584-91.

21. Marino RL- Síndromes Coronarianas Agudas, 2ª Ed., Belo Horizonte, Folium. 2014; 17-104.

22. Koul S, Smith JG, Schersten J, James S, Lagerqvist B, Erlinge D. Effect of upstream clopidogrel treatment in patients with ST-segment elevation myocardial infarction undergoing primary percutaneous coronary intervention. Eur Heart J. 2011; 32(23):2989-97.

23. Antithrombotic Trialists' Collaboration. Collaborative meta-analysis of randomised trials of antiplatelet therapy for prevention of death, myocardial infarction, and stroke in high risk patients. BMJ. 2002; 324(7329):71-86. Erratum in BMJ. 2002; 324(7330):141.

24. Mattos LA, Lemos Neto PA, Rassi A Jr, Marin-Neto JA, Sousa AGMR, Devito FS, et al. Diretrizes da Sociedade Brasileira de Cardiologia – Intervenção Coronária Percutânea e Métodos Adjuntos Diagnósticos em Cardiologia Intervencionista (2ª Edição – 2008). Rev Bras Cardiol Invas. 2008; 16(supl.2):9-88.

25. Visonà A, Tonello D, Zalunardo B, et al. Antithrombotic treatment before and after peripheral artery percutaneous angioplasty. Blood Transfus. 2009; 7(1):18-23.

26. Rooke TW, Hirsch AT, Misra S, et al. 2011 ACCF/AHA Focused Update of the Guideline for the Management of Patients With Peripheral Artery Disease (Updating the 2005 Guideline): A Report of the American College of Cardiology Foundation/American Heart Association Task Force on Practice Guidelines. J Am Coll Cardiol. 2011; 58(19):2020-45.

27. Fitchett D, Eikelboom J, Fremes S, Mazer D, Singh S, Bittira B, et al. Dual antiplatelet therapy in patients requiring urgent coronary artery bypass grafting surgery: a position statement of the Canadian Cardiovascular Society. Can J Cardiol. 2009; 25(12):683-9.

28. Berger JS, Frye CB, Harshaw Q, Edwards FH, Steinhubi SR, Becker RC. Impact of clopidogrel in patients with acute coronary syndromes requiring coronary artery bypass surgery: a multicenter analysis. J Am Coll Cardiol. 2008; 52(21):1693-1701.

29. Nijjer SS, Watson G, Athanasiou T, Malik IS. Safety of clopidogrel being continued until the time of coronary artery bypass grafting in patients with acute coronary syndrome: a meta-analysis of 34 studies. Eur Heart J. 2011; 32(23):2970-88.

30. Stone DH, Goodney PP, Schanzer A, Nolan BW, Adams JE, Powell RJ, et al; Vascular Study Group of New England. Clopidogrel is not associated with major bleeding complications during peripheral arterial surgery. J Vasc Surg. 2011; 54(3):779-84.

31. Ozao-Choy J, Tammaro Y, Fradis M, Weber K, Divino CM. Clopidogrel and bleeding after general surgery procedures. Am Surg. 2008; 74(8):721-5.

32. Gualandro DM, Yu PC, Calderaro D, Marques AC, Pinho C, Caramelli B, et al; Sociedade Brasileira de Cardiologia. II Diretriz de avaliação perioperatória da Sociedade Brasileira de Cardiologia. Arq Bras Cardiol. 2011; 96(3 Suppl. 1):1-68.

33. Singh M, Mehta N, Murthy UK, Kaul V, Arif A, Newman N. Postpolypectomy bleeding in patients undergoing colonoscopy on uninterrupted clopidogrel therapy. Gastrointest Endosc. 2010; 71(6):998-1005.

34. Chechik O, Amar E, Khashan M, Kadar A, Rosenblatt Y, Maman E. Support of early surgery for hip fractures sustained by elderly patients taking clopidogrel: a retrospective study. Drugs Aging. 2012; 29(1):63-8.

35. Bachmann KA, Lewis JD, Fuller MA, Bonfiglio MF. Interações Medicamentosas, 2ª Ed. Barueri, Manole. 2006; 195-8.

36. Bhatt DL, Cryer BL, Contant CF, Cohen M, Lanas A, Schnitzer TJ, et al; COGENT Investigators. Clopidogrel with or without omeprazole in coronary artery disease. N Engl J Med. 2010; 363(20):1909-17.

37. Mehran R, Steg PG, Ariti C, Weisz G, Witzenbichler B, et al. Cessation of dual antiplatelet treatment and cardiac events after percutaneous coronary intervention (paris): 2 year results from a prospective observational study. Lancet. 2013; 382(9906):1714-22.

38. Mega JL, Close SL, Wiviott SD, Shen L, Walker JR, Simon T, Antman EM, Braunwald E, Sabatine MS. Genetic variants in ABCB1 and CYP2C19 and cardiovascular outcomes after treatment with clopidogrel and prasugrel in the TRITON-TIMI 38 trial: a pharmacogenetic analysis. Lancet. 2010; 376(9749):1312-19.

39. Price MJ, Berger PB, Teirstein PS, Tanguay JF, Angiolillo DJ, Spriggs D, et al. GRAVITAS Investigators. Standard – versus high-dose clopidogrel based on platelet function testing after percutaneous coronary intervention: the GRAVITAS randomized trial. JAMA. 2011; 305(11):1097-105.

40. Kernan WN, Ovbiagel B, Black HR, et al. Guidelines for the prevention of stroke in Patients with Stroke and Trnasient Ischemic Attack. Stroke. 2014; 45 (suppl):1093.

Lilia Nigro Maia ■ Marcelo Arruda Nakazone ■ Maurício Nassau Machado

Ticagrelor

HISTÓRICO E PROPRIEDADES FARMACOLÓGICAS BÁSICAS

A dupla terapia antiplaquetária é uma das principais estratégias de tratamento de todas as formas de doença aterotrombótica, incluindo doença arterial coronária aguda e crônica, doença cerebrovascular e doença arterial periférica. Até há pouco tempo, utilizava-se essencialmente a associação de aspirina e clopidogrel para inibir a agregação plaquetária: a aspirina inibindo a cicloxigenase e o tromboxano A2, e o clopidogrel inibindo o receptor $P2Y_{12}$ e, consequentemente, a via do difosfato de adenosina (ADP).[1]

Apesar dos benefícios clínicos já consagrados à dupla terapia antiplaquetária, incluindo a associação de aspirina e clopidogrel em síndrome coronária aguda (SCA), e em pacientes submetidos à intervenção coronária percutânea (ICP), as taxas de eventos aterotrombóticos permaneciam elevadas mesmo em indivíduos sob este regime terapêutico. Na evolução, estudos subsequentes passaram a demonstrar importantes limitações do clopidogrel, incluindo o seu modesto efeito antiplaquetário, o seu lento início de ação e a variabilidade de sua resposta interindividual. Embora os mecanismos que levem à variação desta resposta ao clopidogrel ainda não estejam completamente elucidados, fatores como polimorfismos genéticos e interação medicamentosa foram diversas vezes correlacionados.[2-9]

A hiporresponsividade ao clopidogrel e a hiper-reatividade plaquetária foram associadas em alguns estudos ao elevado risco para eventos cardiovasculares, incluindo duas metanálises.[10-14] Entretanto, existem relatos contraditórios a este respeito e essa questão ainda não foi definitivamente respondida.[15-16]

A elevada morbimortalidade residual em longo prazo, apesar do tratamento com aspirina e clopidogrel, estimulou fortemente a pesquisa de novos bloqueadores do receptor $P2Y_{12}$ em busca de melhores resultados.[17] Assim, houve grande expectativa com o desenvolvimento do ticagrelor, o primeiro antagonista do receptor $P2Y_{12}$, reversível e de administração oral que, por não ser uma pró-droga, não requeria ativação metabólica e surgia consequentemente com a promessa de um maior equilíbrio entre eficácia e segurança no cenário da SCA.

Avaliações iniciais de farmacocinética e farmacodinâmica favoreceram o ticagrelor quanto a sua maior rapidez para atingir níveis séricos adequados e precoce efeito antiplaquetário comparado ao clopidogrel. Além de apresentar baixa variabilidade de resposta interindividual, a real queda do seu efeito antiplaquetário aproximadamente 48 horas após a interrupção do tratamento com ticagrelor permitiria maior flexibilidade para intervenções cirúrgicas.[17,18-21] Análise incluindo segurança, tolerabilidade e eficácia inicial de ticagrelor comparado ao clopidogrel demonstrou tendência ao menor risco de desfechos cardiovasculares, com taxas de sangramento semelhantes entre os grupos[22], permitindo a idealização do estudo PLATO.[23]

Uso terapêutico

Segurança e tolerabilidade de ticagrelor foram testadas em vários estudos de fase I e fase II. Em estudo de fase I, ticagrelor foi testado em voluntários saudáveis em dosagem de 50 a 600 mg uma vez ao dia ou 50 a 300 mg duas vezes ao dia. Achados demonstraram que a farmacocinética de ticagrelor era previsível e estava associada com consistente IAP, principalmente quando administrado duas vezes ao dia.[24]

O estudo de fase II DISPERSE[25] mostrou que as doses de 100 mg e 200 mg de ticagrelor, administradas duas vezes ao dia, permitiam adequado perfil de segurança e tolerabilidade, sendo ambas levadas a avaliações clínicas posteriores. Neste contexto, o estudo DISPERSE-2[22] foi conduzido visando confirmar a dose diária adequada de ticagrelor para tratamento de pacientes com infarto do miocárdio sem supradesnível do segmento ST. Seus resultados demonstraram que a manifestação de sangramento maior e menor, conforme definido pelo protocolo, não diferiu entre os grupos ticagrelor 90 mg duas vezes ao dia, ticagrelor 180 mg duas vezes ao dia e clopidogrel 75 mg uma vez ao dia, num seguimento clínico de 4 semanas. Entretanto, ticagrelor 180 mg duas vezes ao dia foi associado com aumento na ocorrência de sangramentos menores. Baseado no perfil de segurança e eficácia, a dosagem de ticagrelor 90 mg duas vezes ao dia foi selecionada para o subsequente estudo de fase III.

O Estudo Onset-Offset[26] mostrou que a IAP foi maior com a dose de ataque de 180 mg de ticagrelor comparada à dose de ataque de 600 mg de clopidogrel em todos os períodos avaliados. Após exatos 30 minutos da administração desta dose de ataque, a IAP com ticagrelor era de 41% *vs.* 8% com clopidogrel. Ao final de 2 horas, a IAP com ticagrelor foi de 88% *vs.* 38% no grupo clopidogrel. Neste caso, 90% dos pacientes do grupo ticagrelor atingiram níveis acima de 70% da IAP *vs.* somente 16% daqueles pertencentes ao grupo clopidogrel. Níveis mais elevados de IAP com ticagrelor foram mantidos após 6 semanas de seguimento, indicando efeito consistente e sustentado para ticagrelor. Após a última dose, o efeito antiplaquetário de ticagrelor diminuiu muito rapidamente em comparação ao clopidogrel. Assim, 24 horas após a sua última administração, a IAP com ticagrelor foi similar a dos indivíduos em uso de clopidogrel.

O efeito de ticagrelor em casuística de não respondedores ao clopidogrel foi também avaliado no estudo RESPOND, que confirmou IAP maior e mais consistente independentemente do perfil de resposta interindividual. Além disso, este estudo demonstrou que a substituição de clopidogrel para ticagrelor resultou em rápida, elevada e consistente IAP nos indivíduos avaliados.[27]

A mais robusta evidência do uso terapêutico de ticagrelor em pacientes com SCA advém do estudo PLATO (*Study of PLATelet inhibition and patient Outcomes*).[23] Este estudo multicêntrico, duplo-cego e randomizado, foi delineado com o intuito de comparar ticagrelor (dose de ataque de 180 mg seguida de 90 mg 2x/dia) ao clopidogrel (dose de ataque de 300 mg a 600 mg, seguida de 75 mg/dia) na prevenção secundária de eventos cardiovasculares em pacientes admitidos em ambiente hospitalar com SCA. Todos os pacientes receberam aspirina e, quando submetido à ICP, uma dose adicional do fármaco em uso era considerada no ato do procedimento. O tratamento foi continuado por até 12 meses após o evento. Dentre 18.624 pacientes randomizados em 43 países, incluíram-se infarto agudo do miocárdio (IAM) com supradesnível do segmento ST (N = 7.026), IAM sem supradesnível do segmento ST (N = 7.955) e angina instável (N = 3.112). O desfecho primário de eficácia incluiu morte de etiologia vascular, IAM ou acidente vascular encefálico (AVE) não fatais e o desfecho primário de segurança considerou a ocorrência de sangramentos maiores por critérios previamente estabelecidos.

Durante o seguimento clínico de 12 meses, o desfecho primário ocorreu em 9,8% dos pacientes pertencentes ao grupo ticagrelor *vs.* 11,7% dos indivíduos do grupo clopidogrel [HR = 0,84; IC 95% = 0,77-0,92; *p* < 0,001; Figura 5.1], sendo esta diferença evidente desde os primeiros 30 dias das terapêuticas propostas. Tais resultados refletem um NNT = 54, ou seja, para cada 54 pacientes com SCA tratados com ticagrelor evita-se um evento adicional. Análises de outros desfechos secundários pré-definidos, como o desfecho composto por óbito de qualquer etiologia, IAM ou AVE, também se mostraram favoráveis para o grupo tratado com ticagrelor (10,3%) comparado ao grupo clopidogrel (12,3%; *p* <

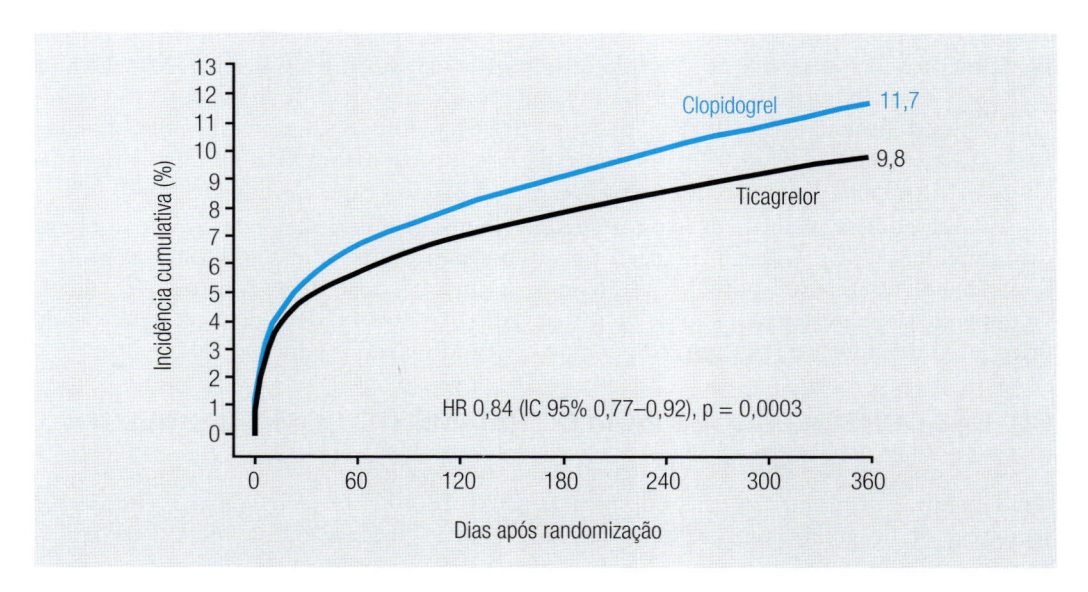

Figura 5.1 Incidência do desfecho composto de morte cardiovascular, infarto do miocárdio não fatal e AVC no estudo PLATO.

0,001), assim como ocorrência de IAM (5,8% no grupo ticagrelor *vs.* 6,9% no grupo clopidogrel; $p = 0,005$). Ainda, dentre os indivíduos que foram submetidos à ICP e receberam *stent*, houve redução significativa de trombose intra-*stent* no grupo ticagrelor comparado ao clopidogrel (1,3% *vs.* 1,9%; $p = 0,009$). Isso refletiu na redução de óbitos de qualquer etiologia no grupo de indivíduos tratados com ticagrelor (4,5% *vs.* 5,9% com clopidogrel; $p < 0,001$), resultando num NNT = 71 na prevenção de um evento adicional.

Entretanto, houve similaridade entre os grupos para ocorrência de AVE, incluindo maior taxa de AVE do tipo hemorrágico, embora sem significância estatística, no grupo ticagrelor comparado ao clopidogrel. O benefício de ticagrelor pareceu ser atenuado em pacientes de baixo peso ($p = 0,04$ para a interação), sem uso de hipolipemiantes ($p = 0,04$ para a interação) e dentre aqueles randomizados na América do Norte ($p = 0,045$ para a interação). Para a aprovação de ticagrelor nos Estados Unidos da América, o *Food and Drug Administration* (FDA) ordenou uma advertência na bula do fármaco, afirmando que o uso de ticagrelor concomitante a doses superiores a 100 mg/dia de aspirina diminui a eficácia da medicação. Assim, a "anomalia norte-americana" foi correlacionada à "teoria da aspirina", onde indivíduos ingerem uma dosagem maior de aspirina, justificando a ausência de benefício para ticagrelor nesta população.

Já em relação ao desfecho de segurança, a evidência de similaridade entre os grupos para ocorrência de sangramentos maiores tanto por critérios pré-definidos no estudo (11,6% no grupo ticagrelor *vs.* 11,2% no grupo clopidogrel; $p = 0,43$) quanto por critérios *Thrombolysis in Myocardial Infarction* (TIMI) (7,9% com ticagrelor *vs.* 7,7% com clopidogrel; $p = 0,57$) é de grande destaque. Importante ressaltar que essa similaridade para taxas de sangramentos foi evidenciada em todos os subgrupos, exceto quando considerado o índice de massa corpórea ($p = 0,05$ para a interação). Ambos os grupos de tratamento também não diferiram quanto aos sangramentos maiores relacionados à cirurgia de revascularização miocárdica (CRM) ou necessidade de transfusão sanguínea. Entretanto, quando excluídos os pacientes submetidos à CRM, o grupo ticagrelor apresentou maior taxa de sangramentos maiores pelos critérios do estudo (4,5% *vs.* 3,8%; $p = 0,03$) e TIMI (2,8% *vs.* 2,2%; $p = 0,03$). No grupo ticagrelor comparado ao clopidogrel houve tendência ao maior sangramento intracraniano (0,3% *vs.* 0,2%; $p = 0,06$) incluindo sangramento intracraniano fatal (0,1% *vs.* 0,01%; $p = 0,02$). Em contrapartida, houve menor taxa de outros tipos de sangramentos fatais no grupo ticagrelor (0,1% *vs.* 0,3% no grupo clopidogrel; $p = 0,03$).

Em relação aos eventos adversos, no grupo ticagrelor houve maior queixa de dispneia, maior incidência de pausas ventriculares oligossintomáticas detectadas ao Holter na primeira semana de tratamento, porém sem diferença em manifestação de síncope ou necessidade de implante de marcapasso, além de maior elevação dos níveis séricos de creatinina e ácido úrico em indivíduos deste grupo, comparado aos randomizados para uso de clopidogrel.

OUTRAS CONSIDERAÇÕES PARA O TRATAMENTO COM TICAGRELOR

A subanálise do estudo PLATO considerando os pacientes com indicação para estratégia invasiva no momento da randomização (N = 13.408) buscou avaliar a eficácia e a segurança de ticagrelor comparado ao clopidogrel nessa população, que incluiu aproximadamente 51% de indivíduos com SCA sem supradesnível do segmento ST.[28] Nesse contexto, 96,9% dos pacientes realizaram coronariografia e, destes, 76,8% foram elegíveis para ICP e 5,8% para CRM. Os resultados desta análise foi muito semelhante à casuística global, mostrando ocorrência do desfecho primário que incluía morte cardiovascular, IAM ou AVE em 9,0% de pacientes do grupo ticagrelor *vs.* 10,7% no grupo clopidogrel [HR = 0,84; IC 95% = 0,75-0,94; *p* = 0,0025]. Em relação aos desfechos secundários, IAM ocorreu isoladamente em 5,3% de indivíduos do grupo ticagrelor *vs.* 6,6% de pacientes do grupo clopidogrel [HR = 0,80; IC 95% = 0,69-0,92; *p* = 0,0023] e óbito cardiovascular em 3,4% e 4,3%, respectivamente [HR = 0,82; IC 95% = 0,68-0,98; *p* = 0,0250], enquanto para AVE houve similaridade entre os grupos (1,2% *vs.* 1,1%; *p* = 0,6460). A incidência de tromboses intra-*stents* definitivas foi significativamente reduzida no grupo ticagrelor comparado ao clopidogrel (1,3% *vs.* 2,0%; *p* = 0,0054). O desfecho primário de segurança não diferiu o grupo ticagrelor do grupo clopidogrel em consideração a sangramentos maiores (11,5% *vs.* 11,6%; *p* = 0,8803), sangramento fatal ou ameaçador à vida (6,0% *vs.* 5,9%; *p* = 0,6095) e sangramento intracraniano (0,3% *vs.* 0,2%; *p* = 0,4364).

Outra subanálise incluindo os pacientes nos quais inicialmente se optou por tratamento não invasivo[29] confirmou que os benefícios de ticagrelor se sobrepõem aos de clopidogrel também nesta população, onde o desfecho composto primário ocorreu em 12% e 14,3%, respectivamente [HR = 0,85; IC 95% = 0,73-1,00; *p* = 0,0450]. De maneira semelhante, houve também redução de óbito por qualquer etiologia e óbito cardiovascular no grupo ticagrelor. Assim como na casuística global do estudo PLATO, houve similaridade entre as taxas de sangramentos maiores no grupo ticagrelor (11,9%) comparado ao grupo clopidogrel (10,3%; *p* = 0,08).

No estudo PLATO, 1.899 pacientes (10%) foram submetidos à CRM. Dentre estes, 782 indivíduos haviam sido inicialmente submetidos à estratégia invasiva e 1.261 haviam ingerido a última dose de ticagrelor no período de 7 dias antes do procedimento cirúrgico. Esta subanálise demonstrou que o desfecho composto primário ocorreu em 10,6% dos pacientes do grupo ticagrelor e em 13,1% dos pertencentes ao grupo clopidogrel [HR = 0,84; IC 95% = 0,60-1,16]. A morte cardiovascular foi significantemente reduzida no grupo ticagrelor comparado ao clopidogrel (4,1% *vs.* 7,9%; *p* = 0,01), assim como a mortalidade por todas as causas (4,7% *vs.* 9,7%; *p* = 0,01). Interessante notar que a redução da mortalidade foi evidente para pacientes com última ingesta de ticagrelor no período de 2 a 5 dias antes da cirurgia cardíaca e as taxas de sangramento foram similares entre os grupos, a despeito da definição utilizada.[30]

Pacientes portadores de diabetes *mellitus*, ou aqueles com controle glicêmico inadequado, foram também considerados em outra subanálise do PLATO.[31] Novamente, os resultados confirmaram que ticagrelor, quando comparado ao clopidogrel, reduz eventos isquêmicos em pacientes com SCA independentemente da presença de diabetes *mellitus* ou do controle glicêmico, sem aumento de sangramentos maiores.

Além disso, a terapia com ticagrelor mostrou 23% de redução para o desfecho primário (17,3% *vs.* 22%, HR = 0,77; IC 95% = 0,65-0,90) comparado com clopidogrel em pacientes com disfunção renal (*clearance* de creatinina < 60 mL/min, N = 3237), enquanto houve somente 10% de redução do risco relativo em indivíduos com função renal preservada (7,9% *vs.* 8,9%, HR = 0,90; IC 95% 0,79-1,02). Além disso, observou-se nos pacientes com disfunção renal, sob terapêutica com ticagrelor, uma redução de 28% da mortalidade global, sem diferença para taxas de sangramento maior, fatal e não relacionado à CRM.[32]

O mecanismo proposto para justificar a segurança e a superioridade de ticagrelor sobre clopidogrel pode estar relacionado ao aumento dos níveis de adenosina com o uso de ticagrelor.[33-35] Adenosina é associada com efeito protetor ao coração, tais como melhoria no pré- e pós-condicionamento, redução do tamanho do infarto e aumento da perfusão de cardiomiócitos.[36] Em adição aos seus atributos antiateroscleróticos, o efeito anti-inflamatório da adenosina em tecidos isquêmicos poderia explicar a menor mortalidade relativa no estudo PLATO. Entretanto, a adenosina é conhecida por provocar dispneia e síncope neurocardiogênica, que pode resultar em arritmias leves e transitórias.[37-38] Um estudo avaliando os efeitos positivos e negativos de ticagrelor acerca da modulação de adenosina, embora com número reduzido de indivíduos avaliados, comparado ao estudo PLATO, teve desfechos similares aos previamente relatados.[39] Embora pareçam efeitos adversos que levem os pacientes a descontinuar a terapia com ticagrelor, devemos reconhecer que o estudo PLATO não demonstrou aumento de mortalidade no grupo ticagrelor. Neste caso, pacientes apresentando dispneia devem ser aconselhados quanto ao risco e benefício do tratamento com ticagrelor, além da condição potencialmente autolimitada para a ocorrência deste sintoma durante a manutenção do referido tratamento.

Recentemente, no contexto de prevenção secundária, o estudo PEGASUS-TIMI 54 randomizou 21.162 pacientes com IAM prévio (53% IAM com supra de ST) entre 1 a 3 anos do evento agudo (tempo médio de 1,7 ano) para uma das duas doses de ticagrelor (90 ou 60 mg duas vezes ao dia) ou placebo[40]. Todos os pacientes continuaram com o ácido acetilsalicílico. O desfecho primário de eficácia (a combinação de morte cardiovascular, infarto do miocárdio ou acidente vascular cerebral) ocorreu em menores taxas com ticagrelor do que com placebo na mediana de três anos (7,85%, 7,77% e 9,04%, respectivamente; p < 0,01). A incidência do desfecho primário de segurança (sangramento maior por critérios TIMI) foi maior também nos grupos sob ticagrelor 90 mg e 60 mg comparados ao placebo (2,6%, 2,3%, e 1,06%, respectivamente; p < 0,001). Importante ressaltar que não houve diferença na taxa de mortalidade por qualquer causa, além de uma tendência para menor taxa de morte cardiovascular. Além disso, o ticagrelor reduziu o risco de qualquer

Tabela 5.1 Dados do estudo PLATO, principais parâmetros de eficácia e segurança no seguimento de 12 meses.

Parâmetro	Grupo Ticagrelor no/total (%)	Grupo Clopidogrel no/total (%)	HR (IC 95%)	Valor P
Desfecho primário				
Óbito de etiologia vascular IAM ou AVC	864/9333 (9,8)	1014/9291 (11,7)	0,84 (0,77 – 0,92)	< 0,001
IAM	504/9333 (5,8)	593/9291 (6,9)	0,84 (075 – 0,95)	0,005
Óbito por qualquer causa	399/9333 (4,5)	506/9291 (5,9)	0,78 (069 – 0,89)	< 0,001
Trombose de *stent*	71/5640 (1,3)	106/5649 (1,9)	0,67 (0,50 – 0,91)	0,009
Hemorragia grave (critérios do estudo)	961/9235 (11,6)	929/9186 (11,2)	1,04 (0,95 – 1,13)	0,43

Adaptado de Antman *et al.*, J. Am Coll Cardiol 2008: 51:2028-33.

AVE na dose mais baixa (60 mg). No que tange à balança de risco × benefício, após esses resultados não há indicação formal de se utilizar terapia antiplaquetária dupla com ticagrelor e ácido acetilsalicílico nesses pacientes com mais de 12 meses pós infarto.

Orientações para o uso do ticagrelor na prática clínica

1. Associado à aspirina na dosagem máxima de 100 mg/dia, com o objetivo de reduzir eventos cardiovasculares em SCA com ou sem supradesnível do segmento ST em pacientes para os quais se planeja tanto o tratamento conservador quanto o tratamento invasivo.

2. Associado à aspirina em pacientes submetidos à ICP com implante de *stent* intracoronário com o objetivo de reduzir a incidência de trombose intra-*stent*.

3. Devido à sua meia-vida curta e ao seu efeito antiplaquetário máximo de 48 horas, pode favorecer o tratamento de indivíduos com expectativa de intervenção cirúrgica. Porém, esta característica do fármaco tem que ser considerada e pode ser vista como uma desvantagem no tratamento de indivíduos pouco aderentes.

4. O uso de ticagrelor deve ser desencorajado em pacientes com alto risco de sangramento, especialmente naqueles com múltiplos fatores de risco para sangramento. Seu uso concomitante com medicações que aumentam a propensão a sangramento, como anticoagulantes ou fibrinolíticos, devem receber grande cautela. Se realmente necessário, deve ser utilizado por um curto período e deve ser evitado em terapias de longo prazo.

5. Em cirurgias eletivas com alto risco de sangramento, o uso de ticagrelor deve ser interrompido cinco dias antes dos procedimentos.

6. O uso concomitante de ticagrelor com inibidores fortes do CYP3A4 (cetoconazol, claritromicina, nefazodona, ritonavir, atazanavir) é contraindicado. Inibidores moderados (diltiazem, verapamil, eritromicina, fluconazol) devem ser utilizados com cautela. Ainda, a administração de ticagrelor pode aumentar a exposição a drogas que são metabolizadas pelo CYP3A4 (estatinas; especialmente a sinvastatina e a lovastatina devem respeitar a máxima dosagem diária de 40 mg quando combinadas com ticagrelor) e aumentar os níveis plasmáticos de substratos da P-glicoproteína (digoxina ou ciclosporina).

7. Dada sua associação com bradiarritmias, recomenda-se precaução no uso de ticagrelor em pacientes com doença do nó sinusal avançada e bloqueio atrioventricular do segundo e terceiro graus, a menos que já tratados com marcapasso permanente.

8. A ocorrência de dispneia induzida por ticagrelor ocorre mais frequentemente na primeira semana de tratamento, podendo ser transitória ou persistir até o final do tratamento. O mecanismo para esta ocorrência é ainda incerto, porém, não parece associar-se com comprometimento cardíaco ou pulmonar. Neste contexto, ticagrelor deve ser prescrito com cautela em pacientes com doença pulmonar obstrutiva crônica significativa.

9. A discreta elevação nos níveis de creatinina sérica é aparentemente transitória, com recuperação a níveis basais em até 1 mês do término do tratamento com ticagrelor.

Doses e modo de utilização do ticagrelor

Os desfechos favoráveis a ticagrelor no estudo PLATO foram vistos em ampla gama de pacientes, incluindo aqueles manejados de maneira invasiva ou conservadora, apresentando SCA com ou sem elevação do segmento ST. A capacidade de ticagrelor em reduzir tanto morte vascular quanto infarto do miocárdio é realmente surpreendente, já que nem estudos envolvendo clopidogrel em altas doses, nem aqueles envolvendo prasugrel, haviam demonstrado redução de mortalidade no manejo de pacientes com SCA.

Aprovado pela EMA em dezembro de 2010 e pelo FDA em julho de 2011, ticagrelor passou a ser recomendado (dose de ataque de 180 mg, seguida da dose de manutenção de 90 mg duas vezes ao dia) para todos os pacientes de moderado a alto risco para eventos isquêmicos, independentemente da estratégia de tratamento inicial, e incluindo aqueles pré-tratados com clopidogrel, que deve ser interrompido quando o ticagrelor for iniciado.

Tabela 5.2 Graus de recomendação e níveis de evidência para o uso de ticagrelor em síndromes coronárias agudas.

Situação clínica	GR	NE	Fontes
Infarto com supradesnível ST	I	B	41,42,43
Angina instável / Infarto sem supradesnível ST	I	B	43,44,45

GR = Grau de Recomendação; NE = Nível de Evidência.

REFERÊNCIAS BIBLIOGRÁFICAS

1. Nakazone MA, Maia LN. Estado da Arte em Evidência. Harmonização das Diretrizes – Antitrombóticos nas SCASEST. Revista Síndromes Coronárias Agudas 2012; 2:19-22.
2. Gurbel PA, Bliden KP, Hiatt BL, O'Connor CM. Clopidogrel for coronary stenting: response variability, drug resistance, and the effect of pretreatment platelet reactivity. Circulation 2003; 107:2908-13.
3. Jernberg T, Payne CD, Winters KJ, et al. Prasugrel achieves greater inhibition of platelet aggregation and a lower rate of non-responders compared with clopidogrel in aspirin-treated patients with stable coronary artery disease. Eur Heart J 2006; 27:1166-73.
4. McColl KE, Kennerley P. Proton pump inhibitors – differences emerge in hepatic metabolism. Dig Liver Dis 2002; 34:461-7.
5. Gilard M, Arnaud B, Cornily JC, et al. Influence of omeprazole on the antiplatelet action of clopidogrel associated with aspirin: the randomized, double-blind OCLA (Omeprazole CLopidogrel Aspirin) study. J Am Coll Cardiol 2008; 51:256-60.
6. O'Donoghue ML, Braunwald E, Antman EM, et al. Pharmacodynamic effect and clinical efficacy of clopidogrel and prasugrel with or without a proton-pump inhibitor: an analysis of two randomised trials. Lancet 2009; 374:989-97.
7. Angiolillo DJ, Alfonso F. Clopidogrel-statin interaction: myth or reality? J Am Coll Cardiol 2007; 50:296-8.
8. Jernberg T, Payne CD, Winters KJ, et al. Prasugrel achieves greater inhibition of platelet aggregation and a lower rate of non-responders compared with clopidogrel in aspirin-treated patients with stable coronary artery disease. Eur Heart J 2006; 27:1166-73.
9. Kuliczkowski W, Witkowski A, Polonski L, et al. Interindividual variability in the response to oral antiplatelet drugs: a position paper of the Working Group on antiplatelet drugs resistance appointed by the Section of Cardiovascular Interventions of the Polish Cardiac Society, endorsed by the Working Group on Thrombosis of the European Society of Cardiology. Eur Heart J 2009; 30:426-35.

10. Cuisset T, Frere C, Quilici J, et al. High post-treatment platelet reactivity identified low re-sponders to dual antiplatelet therapy at increased risk of recurrent cardiovascular events after stenting for acute coronary syndrome. J Thromb Haemost 2006; 4:542-9.

11. Bonello L, Camoin-Jau L, Arques S, et al. Adjusted clopidogrel loading doses according to vasodilator-stimulated phosphoprotein phosphorylation index decrease rate of major adverse cardiovascular events in patients with clopidogrel resistance: a multicenter randomized prospec-tive study. J Am Coll Cardiol 2008; 51:1404-11.

12. Cuisset T, Frere C, Quilici J, et al. High post-treatment platelet reactivity is associated with a high incidence of myonecrosis after stenting for non-ST elevation acute coronary syndromes. Thromb Haemost 2007; 97:282-7.

13. Sofi F, Marcucci R, Gori AM, Giusti B, Abbate R, Gensini GF. Clopidogrel non-responsive-ness and risk of cardiovascular morbidity. An updated meta-analysis. Thromb Haemost 2010; 103:841-8.

14. Matetzky S, Shenkman B, Guetta V, et al. Clopidogrel resistance is associated with increased risk of recurrent atherothrombotic events in patients with acute myocardial infarction. Circulation 2004; 109:3171-5.

15. Mega JL, Close SL, Wiviott SD, et al. Genetic variants in ABCB1 and CYP2C19 and cardiovas-cular outcomes after treatment with clopidogrel and prasugrel in the TRITON-TIMI 38 trial: a pharmacogenetic analysis. Lancet 2010; 376:1312-9.

16. Mega JL, Simon T, Collet JP, et al. Reduced-function CYP2C19 genotype and risk of adverse clinical outcomes among patients treated with clopidogrel predominantly for PCI: a meta-analy-sis. JAMA 2010; 304:1821-30.

17. Wong YW, Prakash R, Chew DP. Antiplatet therapy in percutaneous coronary intervention: recent advances in oral antiplatelets agents. Curr Opin Cardiol 2010; 25:305-11.

18. James S, Akerblom A, Cannon CP, et al. Comparison of ticagrelor, the first reversible oral P2Y(12) receptor antagonist, with clopidogrel in patients with acute coronary syndromes: Ra-tionale, design, and baseline characteristics of the PLATelet inhibition and patient Outcomes (PLATO) trial. Am Heart J 2009; 157:599-605.

19. Peters G, Robbie G. Single dose pharmacokinetics and pharmacodynamics of AZD6140-an oral reversible ADP receptor antagonist. Haematologica 2004; 89:14-5.

20. Husted S, Emanuelsson H, Heptinstall S, et al. Pharmacodynamics, pharmacokinetics, and safety of the oral reversible P2Y12 antagonist AZD6140 with aspirin in patients with atherosclerosis: a double-blind comparison to clopidogrel with aspirin. *Eur Heart J* 2006; 27: 1038-47.

21. Peters G, Butler K, Winter HR, et al. Multiple-dose pharmacokinetics (PK) and pharmacodyna-mics (PD) of the reversible, orally active ADP receptor antagonist AZD6140. Eur Heart J 2006; 27(1):758 [Abstract P4556].

22. Cannon CP, Husted S, Harrington RA, et al. Safety, tolerability, and initial efficacy of AZD6140, the first reversible oral adenosine diphosphate receptor antagonist, compared with clopidogrel, in patients with non-ST-segment elevation acute coronary syndrome: primary results of the DISPERSE-2 trial. J Am Coll Cardiol 2007; 50:1844-51 [Erratum, *J Am Coll Cardiol* 2007; 50: 2196].

23. Wallentin L, Becker RC, Budaj A, et al. Ticagrelor versus clopidogrel in patients with acute co-ronary syndromes. N Engl J Med 2009; 361:1045-57.

24. Butler K, Teng R. Pharmacokinetics, pharmacodynamics, safety and tolerability of multiple as-cending doses of ticagrelor in healthy volunteers. Br J Clin Pharmacol 2010; 70:65-77.

25. Husted S, Emanuelsson H, Heptinstall S, et al. Pharmacodynamics, pharmacokinetics, and safety of the oral reversible P2Y12 antagonist AZD6140 with aspirin in patients with atherosclerosis: a double-blind comparison to clopidogrel with aspirin. Eur Heart J 2006; 27:1038-47.

26. Gurbel PA, Bliden KP, Butler K, et al. Randomized double-blind assessment of the onset and offset of the antiplatelet effects of ticagrelor versus clopidogrel in patients with stable coronary artery disease: the onset/offset study. Circulation 2009; 120:2577-85.

27. Gurbel PA, Bliden KP, Butler K, et al. Response to ticagrelor in clopidogrel nonresponders and responders and effect of switching therapies. The respond study. Circulation 2010; 121:1188-99.

28. Cannon CP, Harrington RA, James S, et al. Comparison of ticagrelor with clopidogrel in patients with a planned invasive strategy for acute coronary syndromes (PLATO): a randomised double-blind study. Lancet 2010; 375:283-93.

29. James SK, Roe MT, Cannon CP, et al. Ticagrelor versus clopidogrel in patients with acute coronary syndromes intended for non-invasive management: substudy from prospective randomised PLATelet inhibition and patient Outcomes (PLATO) trial. BMJ 2011; 342: d3527.

30. Held C, Asenblad N, Bassand JP, et al. Ticagrelor versus clopidogrel in patients with acute coronary syndromes undergoing coronary artery bypass surgery: results from the PLATO (Platelet Inhibition and Patient Outcomes) trial. J Am Coll Cardiol 2011; 57:672–84.

31. James S, Angiolillo DJ, Cornel JH, et al. Ticagrelor vs. clopidogrel in patients with acute coronary syndromes and diabetes: a substudy from the PLATelet inhibition and patient Outcomes (PLATO) trial. Eur Heart J 2010; 31 (24):3006-16.

32. James S, Budaj A, Aylward P, et al. Ticagrelor versus clopidogrel in acute coronary syndromes in relation to renal function: results from the Platelet Inhibition and Patient Outcomes (PLATO) trial. Circulation 2010; 122:1056-67.

33. Storey RF, Bliden KP, Patil SB, et al. Incidence of dyspnea and assessment of cardiac and pulmonary function in patients with stable coronary artery disease receiving ticagrelor, clopidogrel, or placebo in the onset/offset study. J Am Coll Cardiol 2010; 56:185-93.

34. Serebruany VL. Adenosine release: A potential explanation for the benefits of ticagrelor in the platelet inhibition and clinical outcomes trial? Am Heart J 2011; 161:1-4.

35. Huber K, Hamad B, Kirkpatrick P. Fresh from the pipeline. Ticagrelor. Nat Rev Drug Discov 2011; 10:255-6.

36. Gerczuk PZ, Kloner RA. An update on cardioprotection: A review of the latest adjunctive therapies to limit myocardial infarction size in clinical trials. J Am Coll Cardiol 2012; 59: 969-78.

37. Wittfeldt A, Emanuelsson H, Brandrup-Wognsen G, et al. Ticagrelor enhances adenosine-induced coronary vasodilatory responses in humans. J Am Coll Cardiol 2013; 61: 723-7.

38. Scirica BM, Cannon CP, Emanuelsson H, et al. The incidence of bradyarrhythmias and clinical bradyarrhythmic events in patients with acute coronary syndromes treated with ticagrelor or clopidogrel in the PLATO (platelet inhibition and patient outcomes) trial: Results of the continuous electrocardiographic assessment substudy. J Am Coll Cardiol 2011; 57:1908-16.

39. Ohman EM, Roe MT. Explaining the unexpected: Insights from the platelet inhibition and clinical outcomes (PLATO) trial comparing ticagrelor and clopidogrel Editorial on Serebruany 'Viewpoint: Paradoxical excess mortality in the PLATO trial should be independently verified'(Thromb. Haemost. 2011; 105: 5). Thromb Haemost 2011; 105:763-5.

40. Bonaca MP, Bhatt DL, Cohen M, et al. Long-term use of ticagrelor in patients with prior myocardial infarction. N Engl J Med 2015; 372:1791.

41. O'Gara PT, Kushner FG, Ascheim DD, et al. 2013 ACCF/AHA guideline for the management of ST-elevation myocardial infarction: a report of the American College of Cardiology Foundation/American Heart Association Task Force on Practice Guidelines. J Am Coll Cardiol 2013; 61: e78-140.

42. Steg PG, James SK, Atar D, et al. ESC Guidelines for the management of acute myocardial infarction in patients presenting with ST-segment elevation. Eur Heart J 2012; 33:2569-619.

43. Lorga Filho AM, Azmus AD, Soeiro AM, et al. Diretrizes Brasileiras de Antiagregantes Plaquetários e Anticoagulantes em Cardiologia. Arq Bras Cardiol 2013; 201:1-95.

44. Jneid H, Anderson JL, Wright RS, et al. 2012 ACCF/AHA focused update of the guideline for the management of patients with unstable angina/non-ST-elevation myocardial infarction (updating the 2007 guideline and replacing the 2011 focused update): a report of the American College of Cardiology Foundation/American Heart Association Task Force on Practice Guidelines. J Am Coll Cardiol 2012; 60:645-81.

45. Hamm CW, Bassand JP, Agewall S, et al. ESC Committee for Practice Guidelines. ESC Guidelines for the management of acute coronary syndromes in patients presenting without persistent ST-segment elevation: The Task Force for the management of acute coronary syndromes (ACS) in patients presenting without persistent ST-segment elevation of the European Society of Cardiology (ESC). Eur Heart J 2011; 32:2999-3054.

Humberto Graner Moreira

Prasugrel

INTRODUÇÃO

O prasugrel é um tienopiridínico de terceira geração, com o metabolismo mais consistente e eficiente do que o clopidogrel, até então o tienopiridínico de referência. Comparativamente a este, pacientes que tomam prasugrel possuem níveis mais elevados do metabólito ativo e atingem graus de inibição plaquetária maiores e mais consistentes. Além disso, o prasugrel parece menos suscetível à variação genética e interações medicamentosas, fatores limitantes da atividade antiplaquetária e da eficácia clínica do clopidogrel. Está aprovado desde 2009 no Brasil e tem seu uso indicado em cenários específicos da doença arterial coronariana que serão discutidos a seguir.

PROPRIEDADES FARMACOLÓGICAS

Prasugrel é um tienopiridínico, e, como tal, se liga irreversivelmente aos receptores P2Y12 das plaquetas, resultando na inibição da ativação e agregação plaquetária induzida pela adenosina difosfato (ADP).[1]

Assim como o clopidogrel e a ticlopidina, é uma pró-droga e necessita de ativação antes de exercer sua função esperada. Ao ser ingerido, possui rápida absorção e a conversão para seu metabólito ativo envolve duas fases: hidrólise por esterases e oxidação por múltiplos citocromos P450 (predominantemente CYP3A e CYP2B6). Aqui o metabolismo do prasugrel difere do clopidogrel, no qual a hidrólise inicial da molécula original resulta na inativação de uma fração substancial da droga absorvida ($\approx 85\%$), e a ativação subsequente requer dois passos dependentes do citocromo P450 (Figura 6.1).[2]

O metabólito ativo do prasugrel atinge pico de concentração plasmática em 30 minutos, possui tempo de meia-vida de aproximadamente 7 horas quando não se liga às plaquetas, e é predominantemente excretado pelos rins. Ao contrário do clopidogrel, o prasugrel não tem interações clinicamente relevantes com indutores ou inibidores do citocromo P450.[3-5] A concentração do metabólito ativo e a resposta farmacodinâmica do prasugrel não são afetadas na presença de insuficiência renal moderada em comparação com indivíduos saudáveis.[6] Em pacientes com doença renal em estágio terminal, as concentrações do

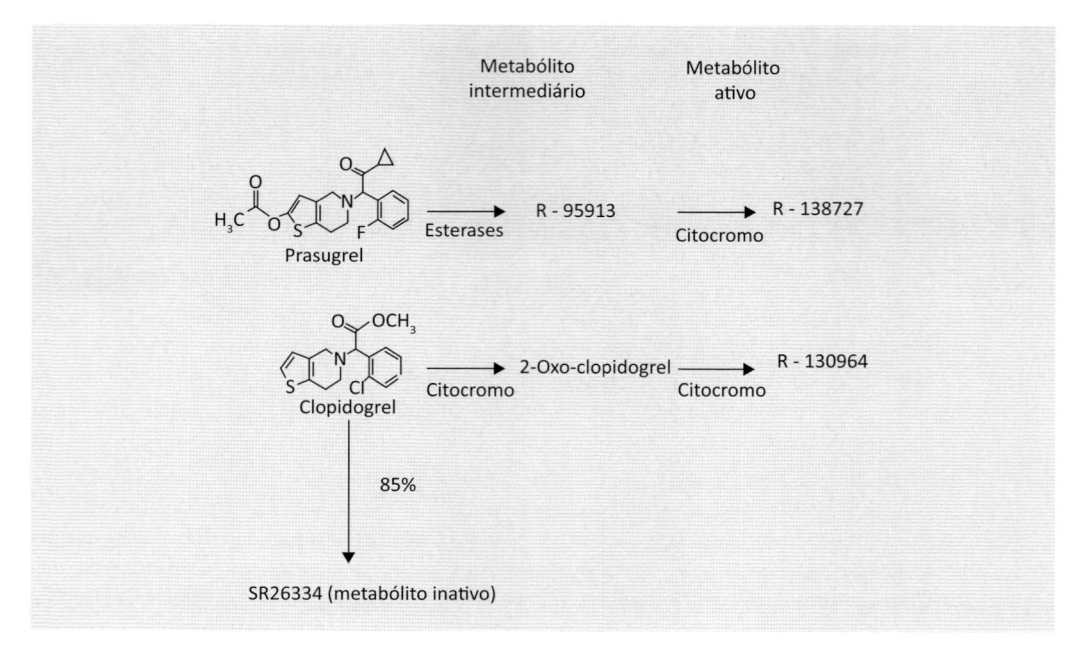

Figura 6.1 Diferenças entre o prasugrel e o clopidogrel no que se refere à transformação de suas moléculas para seus respectivos metabólitos ativos. (Modificada de John & Koshy.)[2]

metabolito ativo foram cerca de 40% menores, mas observou-se inibição semelhante das plaquetas. Em pacientes com doença hepática moderada, não foram observados efeitos sobre a farmacocinética ou farmacodinâmica do prasugrel, mas seu uso em casos de doença hepática grave não está indicado.[7]

Uma dose de ataque de 60 mg de prasugrel, seguida por uma dose de manutenção diária de 10 mg, resultou num maior grau de inibição da agregação plaquetária em 4 horas, em comparação com uma dose de ataque de 300 mg de clopidogrel e manutenção diária de 75 mg (68,4% vs. 30%, respectivamente). Além disso, os não respondedores farmacológicos foram menos frequentes com o prasugrel em comparação com o clopidogrel (3% vs. 52%, respectivamente).[8] Os ensaios clínicos têm demonstrado que o prasugrel reduz a atividade antiplaquetária mais rapidamente e com menor variabilidade quando comparado com clopidogrel.[9]

EVIDÊNCIAS CLÍNICAS

O PRINCIPLE-TIMI 44 (*Prasugrel in Comparison to Clopidogrel for Inhibition of Platelet Activation and Aggregation*) foi um estudo de fase 2 que comparou o prasugrel com as doses de clopidogrel utilizadas no estudo CURRENT OASIS 7 (dose de ataque de 600 mg seguido de 150 mg de manutenção)[10] em pacientes com doença arterial coronária com programação de angioplastia. O prasugrel na dose de ataque de 60 mg apresentou maior inibição plaquetária do que 600 mg de clopidogrel, assim como a dose de manutenção de prasugrel 10 mg comparado à 150 mg de clopidogrel (Figura 6.2). Em 30 minutos, os níveis de inibição com prasugrel foram semelhantes à inibição máxima obtida com clopidogrel.[11]

Foi o ensaio clínico randomizado, multicêntrico, duplo cego, TRITON-TIMI 38 (*Trial to Assess Improvement in Therapeutic Outcomes by Optimizing Platelet Inhibition with Prasugrel*) que demonstrou os benefícios clínicos deste novo agente antiplaquetário em pacientes com síndromes coronárias agudas (SCA).[12] Esse estudo comparou o uso de prasugrel contra clopidogrel em 13.608 pacientes com SCA na estratégia invasiva precoce e com programação de intervenção coronária percutânea. Durante uma mediana de 14,5 meses de tratamento, o desfecho composto primário (morte, infarto agudo do miocárdio não fatal e acidente vascular encefálico) ocorreu em 9,9% do grupo prasugrel *vs.* 12,1% do grupo clopidogrel – redução de 19% (intervalo de confiança 95% [IC95%], 0,73-0,90; p = 0,0004). Esse benefício, no entanto, foi acompanhado do aumento de sangramento maior não relacionado à cirurgia de revascularização do miocárdio (2,4% no grupo prasugrel *vs.* 1,8% no grupo clopidogrel; p = 0,03). A análise pré-especificada de "benefício clínico líquido" com o desfecho composto de morte, infarto do miocárdio, AVC ou hemorragias maiores não relacionadas com cirurgia cardíaca, mostrou que o tratamento com prasugrel é claramente vantajoso, com incidências de 12,2% no grupo prasugrel *vs.* 13,9% no grupo clopidogrel (HR 0,87; IC 95% 0,79 – 0,95; p = 0,004). No entanto, os resultados foram piores (aumento do sangramento) nos pacientes com história de AVC/AIT, e não houve benefício com o uso do prasugrel em pacientes com idade ≥ 75 anos ou naqueles com peso inferior a 60 kg.[12]

Um subestudo do TRITON-TIMI 38, incluindo apenas os pacientes com IAM com supradesnivelamento do segmento ST submetidos à angioplastia primária, também demonstrou superioridade do prasugrel, em relação ao clopidogrel, reduzindo a incidência do desfecho composto de morte, infarto e AVC aos trinta dias (6,5% *vs.* 9,5%, OR = 0,68, p = 0,0017) e aos 15 meses (p = 0,022), com incidências similares de sangramento maior entre os dois grupos.[13]

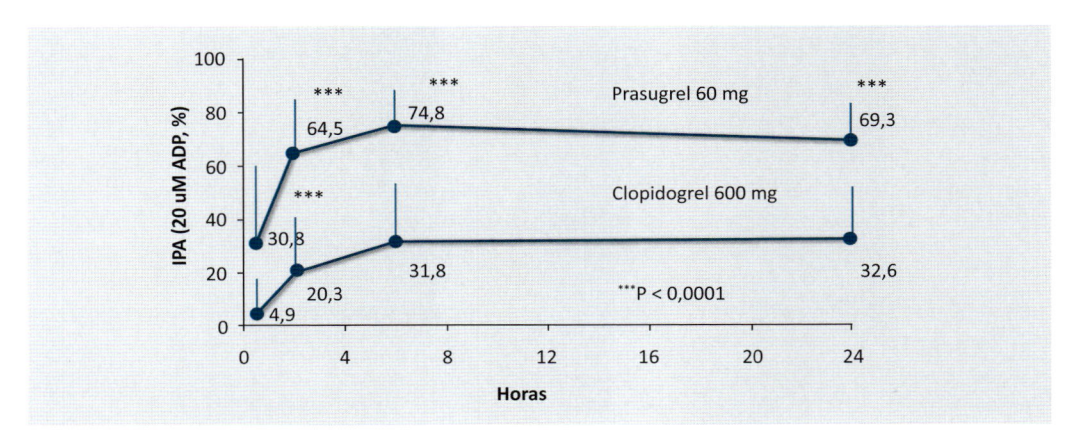

Figura 6.2 Resultados do estudo PRINCIPLE-TIMI 44. Prasugrel 60 mg resultou em níveis mais elevados de inibição plaquetária do que 600 mg de clopidogrel na fase aguda (Modificada de Wiviott e cols).[11]

Uma observação importante do estudo TRITON-TIMI 38 foi a redução da incidência de trombose de *stent* entre os pacientes que receberam prasugrel. Ao todo, 94% dos pacientes (n = 12.844) receberam pelo menos um *stent* (6.461 *stents* metálicos e 5.743 *stents* farmacológicos). Ao longo de todo o seguimento do estudo, o prasugrel diminuiu a incidência de trombose de *stent* em 52% comparado com o clopidogrel, de acordo com as definições de trombose definitiva ou provável do *Academic Research Consortium*[14] (1,1% *vs* 2,4%; HR 0,48; IC95% 0,36 – 0,64, $p < 0,0001$) (Figura 6.3). Quando considerados apenas casos de trombose definitiva (comprovada por autópsia ou angiografia), a redução foi de 58% (0,9% *vs* 2,0%; HR 0,42; IC95% 0,31 – 0,59, $p < 0,0001$). Esse benefício foi consistente entre os diferentes tipos de *stents* e marcadamente observado nos primeiros 30 dias após a angioplastia (HR 0,41; $p < 0,0001$).[15]

Em relação aos pacientes com SCA sem supra de ST e que não foram revascularizados, o prasugrel não se mostrou superior ao clopidogrel após um seguimento de até 2,5 anos. O estudo TRILOGY ACS incluiu 9.326 pacientes com angina instável ou IAM sem supra de ST, que não foram submetidos a nenhum tipo de revascularização e mantidos em tratamento clínico. Os pacientes foram randomizados para prasugrel ou clopidogrel, em média 4 dias após a admissão. O prasugrel foi administrado na dose de ataque de 30 mg e dose de manutenção de 10 mg/dia, ou 5 mg/dia em pacientes com idade acima de 75 anos ou < 60 kg de peso corpóreo. Após uma mediana de seguimento de 17 meses (máximo 30 meses), não houve diferença significativa na ocorrência do desfecho primário (morte cardiovascular, infarto do miocárdio e AVC) entre os pacientes que receberam prasugrel *vs.* clopidogrel na população geral do estudo (18,7 *vs.* 20,3%, respectivamente; $p = 0,45$), assim como nos 7.243 pacientes com idade inferior a 75 anos (13,9% *vs.* 16,0%, respectivamente;

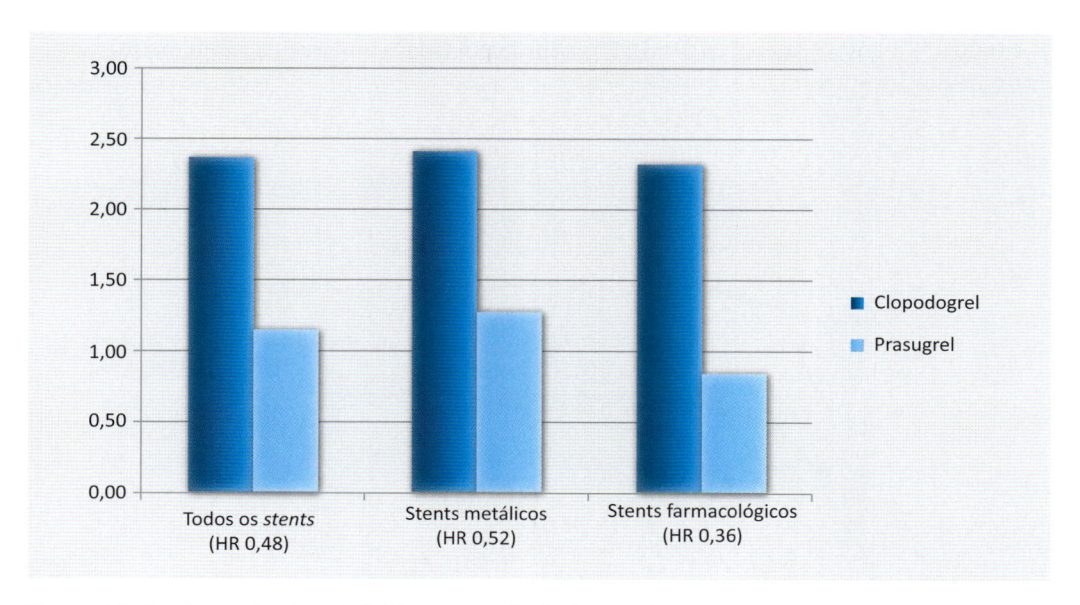

Figura 6.3 Trombose de *stent* definitiva ou provável, de acordo com as definições do *Academic Research Consortium,* no estudo TRITON-TIMI 38 ao final do seguimento de 450 dias. HR: Hazzard Ratio. (Adaptada de Wiviott e cols.)[15]

$p = 0,21$). As taxas de sangramento grave ou hemorragia intracraniana, embora sempre maiores com o prasugrel, também foram semelhantes nos dois grupos em todas as faixas etárias. Como esperado, uma análise dos 2.083 indivíduos com idade ≥ 75 anos descobriu que os riscos de hemorragia grave aumentaram progressivamente com a idade, igualmente sem diferença significativa no desfecho primário entre prasugrel e clopidogrel nesses pacientes mais velhos.[16]

Por fim, a questão sobre o pré-tratamento com prasugrel ou a administração apenas por ocasião da angioplastia, como no estudo TRITON, foi abordada pelo estudo ACCOAST. Este ensaio clínico randomizou 4.033 pacientes com IAM sem supra de ST, com estratégia invasiva programada para receberem prasugrel antes da coronariografia ou apenas por ocasião da angioplastia. O estudo foi interrompido precocemente após a constatação de que os riscos superaram possíveis benefícios. Aos sete dias, a taxa do desfecho primário de eficácia (composto por morte cardiovascular, infarto do miocárdio, AVC, revascularização de urgência, ou necessidade de resgate com inibidor da glicoproteína IIb/IIIa) foi semelhante nos dois grupos (10,0 *vs.* 9,9%, respectivamente). No entanto, os episódios de sangramento foram significativamente maiores no grupo que recebeu pré-tratamento (2,6 *vs.* 1,4%, HR 1,90 IC95% 1,19-3,02).[17]

RECOMENDAÇÕES PARA USO

As diretrizes nacionais e internacionais trazem a indicação para o prasugrel nos seguintes cenários:[18-23]

- **Síndromes coronárias agudas:** está indicado para pacientes com intervenção coronária percutânea programada, em associação ao AAS. A dose de ataque é de 60 mg, a ser administrada na sala de hemodinâmica, e dose de manutenção de 10 mg/dia. Está contraindicado em pacientes com AIT/AVC prévio e a dose de manutenção deve ser diminuída para 5 mg/dia nos pacientes com baixo peso (< 60 kg) e idosos (> 75 anos). Seu uso está recomendado por 12 meses.

  Não deve ser administrado em pacientes com IAMCSST submetidos a fibrinolíticos ou sem terapia de reperfusão. Seu uso nas SCA sem supra de ST não revascularizados também não é recomendado.
- **Doença arterial coronária crônica**: até o momento, não existem evidências consistentes que demonstrem a segurança e eficácia do prasugrel em associação ao AAS na doença coronária crônica após uma intervenção coronária percutânea com implante de *stent*.
- **Cirurgia eletiva após intervenção coronária percutânea**: o prasugrel deve ser suspenso por sete dias antes de cirurgias eletivas.

REFERÊNCIAS BIBLIOGRÁFICAS

1. Wiviott SD, Antman EM, Braunwald E. Prasugrel. Circulation. 2010 Jul 27; 122(4):394–403.
2. John J, Koshy SKG. Current oral antiplatelets: focus update on prasugrel. J Am Board Fam Med. 2012 May; 25(3):343–9.
3. Farid NA, Payne CD, Small DS, Winters KJ, Ernest CS, Brandt JT, et al. Cytochrome P450 3A inhibition by ketoconazole affects prasugrel and clopidogrel pharmacokinetics and pharmacodynamics differently. Clin Pharmacol Ther. 2007 May; 81(5):735–41.

4. Mega JL, Close SL, Wiviott SD, Shen L, Hockett RD, Brandt JT, et al. Cytochrome P450 genetic polymorphisms and the response to prasugrel: relationship to pharmacokinetic, pharmacodynamic, and clinical outcomes. Circulation. 2009 May 19; 119(19):2553–60.

5. Varenhorst C, James S, Erlinge D, Brandt JT, Braun OO, Man M, et al. Genetic variation of CYP2C19 affects both pharmacokinetic and pharmacodynamic responses to clopidogrel but not prasugrel in aspirin-treated patients with coronary artery disease. Eur Heart J. 2009 Jul; 30(14):1744–52.

6. Small DS, Wrishko RE, Ernest CS, Ni L, Winters KJ, Farid NA, et al. Prasugrel pharmacokinetics and pharmacodynamics in subjects with moderate renal impairment and end-stage renal disease. J Clin Pharm Ther. 2009 Oct; 34(5):585–94.

7. Small DS, Farid NA, Li YG, Ernest CS, Winters KJ, Salazar DE, et al. Pharmacokinetics and pharmacodynamics of prasugrel in subjects with moderate liver disease. J Clin Pharm Ther. 2009 Oct; 34(5):575–83.

8. Jernberg T, Payne CD, Winters KJ, Darstein C, Brandt JT, Jakubowski JA, et al. Prasugrel achieves greater inhibition of platelet aggregation and a lower rate of non-responders compared with clopidogrel in aspirin-treated patients with stable coronary artery disease. Eur Heart J. 2006 May; 27(10):1166–73.

9. Brandt JT, Payne CD, Wiviott SD, Weerakkody G, Farid NA, Small DS, et al. A comparison of prasugrel and clopidogrel loading doses on platelet function: magnitude of platelet inhibition is related to active metabolite formation. Am Heart J. 2007 Jan; 153(1):66.e9–16.

10. Mehta SR, Tanguay J-F, Eikelboom JW, Jolly SS, Joyner CD, Granger CB, et al. Double-dose versus standard-dose clopidogrel and high-dose versus low-dose aspirin in individuals undergoing percutaneous coronary intervention for acute coronary syndromes (CURRENT-OASIS 7): a randomised factorial trial. Lancet. 2010 Oct 9; 376(9748):1233–43.

11. Wiviott SD, Trenk D, Frelinger AL, O'Donoghue M, Neumann F-J, Michelson AD, et al. Prasugrel compared with high loading- and maintenance-dose clopidogrel in patients with planned percutaneous coronary intervention: the Prasugrel in Comparison to Clopidogrel for Inhibition of Platelet Activation and Aggregation-Thrombolysis in Myocardial Infarction 44 trial. Circulation. 2007 Dec 18; 116(25):2923–32.

12. Wiviott SD, Braunwald E, McCabe CH, Montalescot G, Ruzyllo W, Gottlieb S, et al. Prasugrel versus clopidogrel in patients with acute coronary syndromes. N Engl J Med. 2007 Nov 15; 357(20):2001–15.

13. Montalescot G, Wiviott SD, Braunwald E, Murphy SA, Gibson CM, McCabe CH, et al. Prasugrel compared with clopidogrel in patients undergoing percutaneous coronary intervention for ST-elevation myocardial infarction (TRITON-TIMI 38): double-blind, randomised controlled trial. Lancet. 2009 Feb 28; 373(9665):723–31.

14. Cutlip DE, Windecker S, Mehran R, Boam A, Cohen DJ, van Es G-A, et al. Clinical end points in coronary stent trials: a case for standardized definitions. 2007; pp. 2344–51.

15. Wiviott SD, Braunwald E, McCabe CH, Horvath I, Keltai M, Herrman J-PR, et al. Intensive oral antiplatelet therapy for reduction of ischaemic events including stent thrombosis in patients with acute coronary syndromes treated with percutaneous coronary intervention and stenting in the TRITON-TIMI 38 trial: a subanalysis of a randomised trial. Lancet. 2008; 371(9621):1353–63.

16. Roe MT, Armstrong PW, Fox KAA, White HD, Prabhakaran D, Goodman SG, et al. Prasugrel versus clopidogrel for acute coronary syndromes without revascularization. New England Journal of Medicine. 2012 Oct 4; 367(14):1297–309.

17. Montalescot G, Bolognese L, Dudek D, Goldstein P, Hamm C, Tanguay J-F, et al. Pretreatment with prasugrel in non-ST-segment elevation acute coronary syndromes. New England Journal of Medicine. 2013 Sep 12; 369(11):999–1010.

18. Steg G, James SK, Atar D, Badano LP, Lundqvist CB, Borger MA, et al. ESC Guidelines for the management of acute myocardial infarction in patients presenting with ST-segment elevation: The Task Force on the management of ST-segment elevation acute myocardial infarction of the European Society of Cardiology (ESC). Eur Heart J. 2012 Oct; 33(20):2569–619.

19. Levine GN, Bates ER, Blankenship JC, Bailey SR, Bittl JA, Cercek B, et al. 2011 ACCF/AHA/SCAI Guideline for Percutaneous Coronary Intervention. J Am Coll Cardiol. Journal of the American College of Cardiology; 2011 Dec; 58(24):e44–e122.

20. Wright RS, Anderson JL, Adams CD. 2011 ACCF/AHA Focused update incorporated into the ACC/AHA 2007 Guidelines for the management of patients with unstable angina/non-ST-Elevation Myocardial Infarction (updating the 2007 guideline): a report of the American College of Cardiology Foundation/American Heart Association Task Force on Practice Guidelines developed in collaboration with the American College of Emergency Physicians, Society for Cardiovascular Angiography and Interventions, and Society of Thoracic Surgeons.. J Am Coll Cardiol. 2011 May 10; 57(19):1920-59. doi: 10.1016/j.jacc.2011.02.009. Epub 2011 Mar 28.

21. Nicolau JC, Timerman A, Marin-Neto JA, Piegas L, Barbosa C, Franci A, et al. Diretrizes da Sociedade Brasileira de Cardiologia sobre Angina Instável e Infarto Agudo do Miocárdio sem Supradesnível do Segmento ST (II Edição, 2007). Arq Bras Cardiol. 2014; 102(Supl 1):1–61.

22. Serrano CV Jr, Soeiro AM, Nicolau J, Piegas L, Montenegro ST. Diretrizes Brasileiras de Antiagregantes Plaquetários e Anticoagulantes em Cardiologia. Arq Bras Cardiol. 2013; 101(Supl3):1–93.

23. American College of Emergency Physicians, Society for Cardiovascular Angiography and Interventions, O'Gara PT, Kushner FG, Ascheim DD, Casey DE, et al. 2013 ACCF/AHA guideline for the management of ST-elevation myocardial infarction: a report of the American College of Cardiology Foundation/American Heart Association Task Force on Practice Guidelines. Journal of the American College of Cardiology. 2013; pp. e78–140.

Cleverson N. Zukowski

Inibidores de Glicoproteína IIBIIIA

INTRODUÇÃO

Desde que se descobriu que a adesão e agregação plaquetária têm um papel central na gênese das síndromes coronárias agudas (SCA) e nas complicações isquêmicas relacionadas à intervenção coronária percutânea (ICP), muitos agentes inibidores plaquetários foram desenvolvidos. Agentes como aspirina e inibidores plaquetários da P2Y12 são atualmente um tratamento classe I em pacientes com síndrome coronária aguda, com e sem supradesnível de segmento ST, e em pacientes submetidos à ICP. Já os inibidores da glicoproteína IIbIIIa (IG IIbIIIa) têm um potencial teórico de abolir a agregação plaquetária, uma vez que, quando ativados, os receptores da glicoproteína IIb/IIIa da superfície plaquetária se ligam ao fibrinogênio, servindo como uma "via final" no processo de agregação (Figura 7.1). Apesar de extremamente eficazes em inibir este processo, papel clínico dos IG IIbIIIa tem se estreitado, desde sua introdução em meados dos anos 1990, até o presente momento, competindo atualmente com o amplo uso dos agentes antiplaquetários inibidores do ADP e novos antitrombóticos. Dessa maneira, sua indicação outrora de classe I, foi realocada para classe II em diretrizes de SCA. O propósito deste capítulo é definir o papel que os IG IIbIIIa ainda desempenham na SCA, como os pacientes e os procedimentos de maior risco podem ser beneficiados, tendo como base seus princípios farmacológicos de ação antiagregante plaquetária.

HISTÓRICO E PRINCÍPIOS FARMACOLÓGICOS

Uma desordem hereditária que leva a um sangramento cutaneomucoso, a trombastenia de Glanzmann[1], foi o ponto de partida para os primeiros estudos sobre os receptores da glicoproteína IIb/IIIa (GIIb/IIIa). Nesta desordem hematológica, duas glicoproteínas, denominadas IIb (αIIb) e IIIa (α3) estão ausentes da superfície plaquetária, impedindo a formação de pontes de fibrinogênio entre duas moléculas de GIIb/IIIa, prejudicando o processo de agregação plaquetária. Tal achado foi particularmente importante na compreensão de que, a partir de injúria endotelial, que ocorre após a ruptura

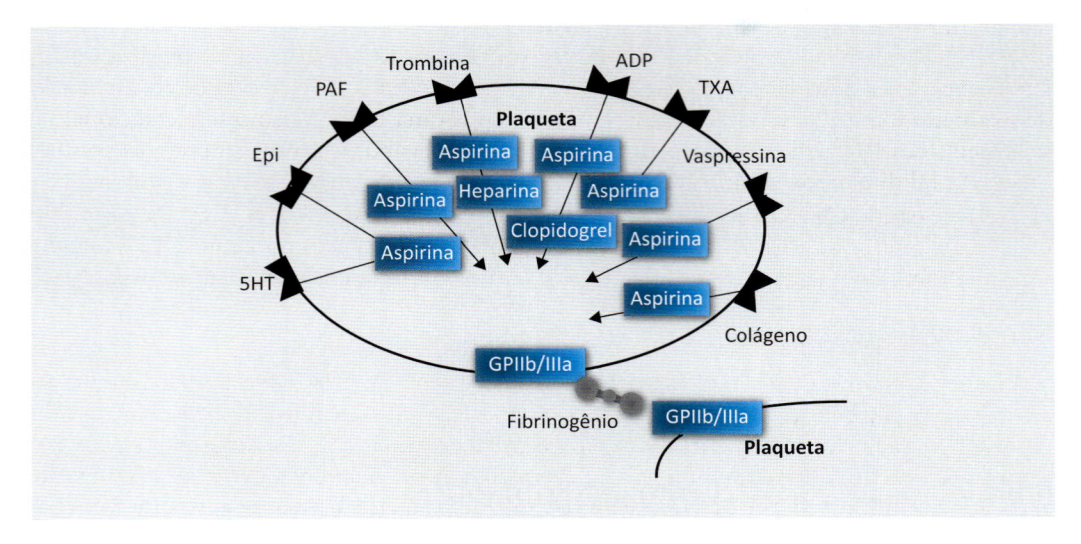

Figura 7.1 Vias da ativação e agregação plaquetária e sítios de ação das drogas antiplaquetárias e antitrombóticas. A via final da agregação depende da formação de pontes de fibrinogênio entre os receptores de GIIb/IIIa.

de uma placa aterosclerótica, se ativam tais glicoproteínas de membrana, levando a um processo de ativação e agregação plaquetária e posterior formação de um trombo. Vinte anos se passaram desde a descoberta das glicoproteínas, à publicação dos primeiros estudos clínicos com os IG IIbIIIa, em meados dos anos 1990. Atualmente, três fármacos têm seu uso aprovado: abciximab, tirofiban e eptifibatide, sendo que os dois primeiros são comercializados no Brasil.

PROPRIEDADES FARMACOLÓGICAS

Abciximab

As características farmacológicas do abciximab (Reopro®) estão diretamente ligadas à sua natureza de anticorpo monoclonal murino produzido para bloquear os receptores de G IIbIIIa.[2] Após aplicação desta droga em *bolus*, ocorre bloqueio efetivo em mais de 80% do *pool* plaquetário, conferindo a maior taxa de afinidade por plaquetas entre os IG IIbIIIa. Por ter uma meia-vida muito curta, o restante da droga que não se liga à superfície plaquetária é rapidamente eliminada do plasma. Além disso, a taxa de associação desta droga também é extremamente rápida, ligando-se às plaquetas em menos de um minuto. Já a taxa de dissociação da droga ocorre após 12 a 36 horas do término da infusão, com um retorno gradativo da função das plaquetas, devido ao *turnover plaquetário*.[3] Uma característica benéfica do abciximab é a possibilidade de reversão do efeito com transfusão plaquetária. Pouca quantidade da droga circula livremente pelo plasma. Deste modo, quando um novo *pool* de plaquetas é transfundido, ocorre uma redistribuição da droga ligada das plaquetas nativas para as transfundidas, diluindo o efeito antiplaquetário do abciximab; outras drogas da classe como o tirofiban e eptifibatide não apresentam esta característica, porque grande parte da droga circula livremente no plasma, ligando-se rapidamente a plaquetas transfundidas. Embora o abciximab tenha um efeito prolongado devido à sua taxa de dissociação lenta, existe um racional para o uso de dose de manutenção, uma vez que um novo *pool* de plaquetas e receptores G IIbIIIa é recrutado após uma ICP.[4] Mesmo sendo racional tal manutenção, não há eficácia comprovada desta estratégia após o advento da terapia antiplaquetária oral dupla nos cenários clínicos indicados.

A dose padrão da infusão do abciximab é um *bolus* endovenoso de 0,25 mg/kg, seguido de infusão contínua de 0,125 mcg/kg/min durante 12 horas, com uma infusão máxima de 10 mcg/min. Não há necessidade de ajuste da dose em pacientes com insuficiência renal.

Tirofiban e eptifibatide

Estes antagonistas sintéticos da G IIbIIIa apresentam características farmacodinâmicas semelhantes entre si, em contraste com o outro membro da família, o anticorpo monoclonal abciximab. Ambos apresentam uma meia-vida plasmática mais longa, por se ligarem de maneira menos intensa às plaquetas, e circularem parcialmente livres no plasma, até serem degradados e eliminados no fígado e rim, com uma meia-vida de aproximadamente 2 horas. A eliminação do tirofiban é predominantemente renal (65%) e biliar (25%), sendo indicada a redução da dose para 50% em pacientes com *clearance* de creatinina < 30 mL/min.[5] Outra diferença fundamental destas pequenas moléculas ao outro membro da família, é a taxa de dissociação plaquetária. Enquanto o abciximab se dissocia das plaquetas após horas do término de sua infusão, o tirofiban (Aggrasttat®) e o eptifibatide apresentam uma taxa de dissociação ao redor de 10 a 15 segundos[6] por atuarem de maneira competitiva e contínua com o fibrinogênio por receptores de G IIbIIIa. Sendo assim, a infusão de manutenção após o *bolus* se torna necessária, se for objetivado a manutenção deste bloqueio após uma ICP.

Embora o tirofiban e o eptifibatide tenham farmacodinâmica semelhante, diferem no grau de afinidade pelo receptor G IIbIIIa. Das três drogas disponíveis para uso comercial, o abciximab tem a maior afinidade, seguido do tirofiban e por fim, o eptifibatide.

Uma implicação clínica da rápida taxa de dissociação destas drogas com seus receptores é de que uma queda na concentração sérica dessas drogas implicará rápida redução da inibição de agregação plaquetária. Desta maneira, o *bolus* já deve ser feito com uma dosagem suficiente, para que se mantenham níveis adequados da droga, até que se adquira um estado de inibição sérica estável. Por exemplo, estudos iniciais com tirofiban utilizavam uma dose de ataque inicial de 10 mcg/kg, alcançando uma taxa de inibição de agregação plaquetária baixa, ao redor de 65%. Quando se testou uma dose de ataque inicial de 25 mcg/kg, a taxa de agregação plaquetária subiu acima de 90%, alcançando um nível de inibição semelhante ao realizado com o abciximab, implicando, assim, diferente impacto clínico, como veremos a seguir.[7]

Desta maneira, a dose atualmente recomendada como mais eficaz é um *bolus* endovenoso de 25 mcg/kg, seguido de infusão contínua de 0,15 mcg/kg/min por 12 a 36 horas.

Como já descrito, os efeitos do tirofiban não podem ser revertidos com transfusão plaquetária. Por outro lado, por apresentar taxa de dissociação plaquetária muito rápida (em segundos), sua capacidade de antiagregação é insuficiente após poucos minutos do término da infusão.

Tabela 7.1 Características farmacológicas dos inibidores de glicoproteína IIb/IIIa.			
Característica	Abciximab	Tirofiban	Eptifibatide
Descrição	anticorpo	molécula não peptídea	peptídeo cíclico
Peso molecular (Daltons)	47600	495	832
Meia-vida plasmática	10-30 minutos	1,2-2 horas	1,0-2,5 horas
Meia-vida biológica	12-24 horas	2-4 horas	2-4 horas
Eliminação	metabolizada em peptídeos e aminoácidos	65% renal 25% biliar	> 90% renal
Ligação ao receptor	irreversível	competitiva	competitiva
Ajuste na insuficiência renal	não	sim	Sim. contraindicado na IR dialítica
Recuperação da função plaquetária	lenta (24-48 horas)	rápida (4-8 horas)	rápida (< 4 horas)
Afinidade plaquetária	alta	baixa	baixa
Dissociação	lenta	rápida	rápida

USO TERAPÊUTICO DOS IG IIB/IIIA BASEADO EM EVIDÊNCIAS

Os IG IIB/IIIA foram amplamente investigados nas últimas duas décadas em diversos estudos robustos que incluíram milhares de pacientes. Todavia, com a adoção de doses de ataque adequadas de clopidogrel em pacientes com SCA, e após o surgimento de novos antiplaquetários mais potentes como o ticagrelor e o prasugrel, houve um decréscimo de cenários clínicos favoráveis ao uso destes fármacos. O benefício outrora evidente do emprego desta classe em reduzir eventos adversos isquêmicos na era pré-dupla antiagregação plaquetária, deve hoje ser balanceado por potenciais riscos de sangramento. Mas, apesar de tais fatos, um nicho favorável ao emprego desta classe ainda pode ser encontrado de acordo com as diretrizes vigentes.

Estudos com IG IIB/IIIA em pacientes sem pré-tratamento com tienopiridínicos submetidos à ICP eletiva

O primeiro estudo clínico randomizado em larga escala a comprovar benefício com o uso de um IG IIB/IIIA foi o estudo EPIC[8], que avaliou o uso de abciximab em pacientes submetidos à ICP de alto risco, seja por angina instável, infarto agudo do miocárdio (IAM) ou anatomia complexa. Os pacientes receberam heparina não fracionada em altas doses e aspirina como tratamento adjuvante à ICP por balão. Houve 35% de redução estatisticamente significativa no desfecho primário composto de morte, IAM não fatal e revascularização de urgência nos pacientes que receberam abciximab, comparado ao placebo. No entanto, os pacientes que receberam o IG IIB/IIIA apresentaram maior taxa de sangramento, com maior necessidade de transfusão sanguínea. Se o estudo EPIC justificou o uso do abciximab em pacientes de alto risco submetidos à ICP, o estudo EPILOG avaliou a eficácia deste fármaco em pacientes de baixo risco submetidos à ICP. Embora este estudo tenha sido interrompido precocemente, demonstrou redução de IAM "não Q" e revascularização de urgência quando comparado ao grupo placebo. Mas, talvez o maior legado do estudo foi demonstrar uma redução de complicações hemorrágicas com o uso de abciximab combinado com dose reduzida de HNF (tempo de coagulação ativado alvo de 200 s) *vs.* abciximab combinado com dose padrão de heparina (tempo de coagulação ativado alvo de 200 s). Deste modo, recomenda-se a redução de HNF durante a ICP para uma dose de 50-70 UI Kg, objetivando um TCA de 200-250, com a meta de redução de complicações hemorrágicas.[9]

O benefício do uso dos IG IIB/IIIA no cenário de ICP com implante de *stent* foi justificado pelo estudo EPISTENT. Foram randomizados 2.399 pacientes em três grupos: *stent* + abcximab, *stent* + placebo e balão + abciximab. O desfecho composto de morte, IAM não fatal e revascularização de urgência em 30 dias, foi reduzido no grupo *stent* + abciximab (5,3%), quando comparado ao grupo balão + abciximab (6,9%) e *stent* + placebo (10,8%) com $p < 0,001$, sem diferenças significativas de sangramento entre os grupos.

Estudos com IG IIB/IIIA em pacientes adequadamente pré-tratados com tienopiridínicos, submetidos à ICP eletiva

Embora os primeiros estudos em ICP eletiva tenham demonstrado benefício na redução de complicações isquêmicas com o uso dos IG IIB/IIIA, uma adequada dupla inibição plaquetária oral não era utilizada, prática não recomendada no presente momento. Haveria algum benefício em utilizar os IG IIB/IIIA na ICP eletiva, em adição ao duplo pré-tratamento antiagregante plaquetário? O estudo ISAR-REACT, com 2.159 pacientes submetidos à ICP eletiva, foi o pioneiro em avaliar essa situação. Os pacientes incluídos eram pré-tratados adequadamente com clopidogrel e aspirina. Não houve benefício com o uso do abciximab *vs.* placebo em reduzir o desfecho composto de morte, IAM não fatal e revascularização de urgência em 30 dias, com incidência de 4% do evento composto em ambos os grupos. Não houve diferença na taxa de complicações hemorrágicas.[11] O mesmo grupo de investigadores avaliou o uso de abciximab *vs.* placebo em semelhante situação clínica eletiva, mas somente com pacientes diabéticos. Com 701 pacientes incluídos, o estudo ISAR-SWEET não demonstrou diferença estatística no desfecho composto de morte e IAM não fatal em um ano (8,3% no grupo abciximab, 8,6% no grupo placebo, com $p = 0,91$). No entanto, houve redução na incidência de nova revascularização da lesão-alvo no grupo de diabéticos tratados com abciximab (23% *vs.* 30% no grupo placebo, $p = 0,03$).[12] Em outros estudos, os resultados foram controversos, sugerindo que o risco de complicações isquêmicas *vs* hemorrágicas devem ser corretamente contrapostos no cenário da ICP eletiva atual. Uma metanálise reuniu 22 estudos clínicos relevantes, incluindo mais de 10.000 pacientes adequadamente pré-tratados com tienopiridínicos, submetidos à ICP com *stent* eletiva. Não houve diferença em relação à mortalidade e sangramentos maiores. Contudo, observou-se redução na incidência de IAM não fatal com o uso de IG IIB/IIIA (5,1 *vs.* 8,3%, $p < 0,0001$), às custas de um aumento na taxa de sangramento menor.[13]

Estudos com IG IIB/IIIA em pacientes com SCA sem supradesnível de segmento ST (SCASSST)

Se na ICP eletiva, o benefício do uso dos IG IIB/IIIA permanece incerto, algumas situações específicas de pacientes com SCA podem indicar uso desta classe, como pacientes com troponina elevada e presença de carga trombótica expressiva à coronariografia.

Ainda na era dos pacientes sem pré-tratamento adequado com tienopiridínicos, diversos estudos avaliaram o uso dos IG IIB/IIIA antes do paciente ser submetido à coronariografia (*upstream use*), ou seja, o fármaco era administrado inicialmente na sala de emergência ou na unidade coronariana após o diagnóstico de uma SCASSST. Uma metanálise com 31.402 pacientes não demonstrou benefício na redução de morte ou IAM não fatal aos 30 dias, mas uma redução absoluta de 9% quando estes desfechos foram combinados. O maior benefício foi encontrado nos pacientes com SCASSST de alto risco, particularmente aqueles com depressão do segmento ST, e, principalmente, com aumento de troponina. Nos pacientes com o biomarcador de necrose miocárdica elevado, houve redução absoluta de morte ou IAM não fatal de 15% aos 30 dias. Já no grupo sem aumento de troponina, não houve diferença significativa no desfecho primário, com uma tendência a maior ocorrência de desfechos nos pacientes que receberam IG IIB/IIIA (OR 1,17, IC 95% 0,94-1,44).[14] Embora os pacientes com SCASST de alto risco pudessem se beneficiar com o uso dos IG IIB/IIIA, particularmente aqueles submetidos à ICP[15], restavam dúvidas em relação ao momento correto da utilização desta classe. Se antes da coronariografia (*upstream use*), ou após o conhecimento angiográfico das lesões coronárias. O estudo EARLY-ACS avaliou esta importante questão incluindo 9.492 pacientes com SCASST que receberam tratamento com eptifibatide precoce ou provisional, isto é, após diagnóstico angiográfico das lesões. A maior parte dos pacientes (75%) foi corretamente pré-tratada com clopidogrel. Não houve diferença na incidência de eventos isquêmicos entre os grupos, porém, houve um aumento significativo de eventos hemorrágicos com o tratamento precoce (*upstream use*). Sendo assim, o uso dos IG IIB/IIIA deve ser preferencialmente reservado para situações específicas na SCASSST, após o conhecimento da anatomia coronária, evitando aumento nas taxas de sangramento.

Nos pacientes com SCASSST adequadamente pré-tratados com tienopiridínicos, a questão do benefício dos IG IIB/IIIA foi avaliada pelo estudo ISAR-REACT 2, que incluiu 2.022 pacientes (52% com troponina positiva) para tratamento com abciximab *vs* placebo. O uso do IG IIB/IIIA reduziu significativamente a incidência do desfecho composto de morte, IAM não fatal e revascularização do vaso-alvo de urgência aos 30 dias (11,9 *vs* 8,9%, $p < 0,05$). Em análise de subgrupos, verificou-se que o benefício encontrado ocorreu somente nos pacientes com troponina positiva (13,1 *vs.* 18,3%, $p = 0,02$), sem diferença significativa de eventos nos pacientes com ausência de elevação deste marcador de necrose miocárdica.[17]

Embora o uso dos IG IIB/IIIA possa ser benéfico, no cenário da SCASST de alto risco, sua utilização foi avaliada em pacientes pré-tratados com aspirina, clopidogrel e heparina. Esta classe ainda deve ser estudada em situações terapêuticas atuais, com a utilização de antiplaquetários mais potentes, como o prasugrel e o ticagrelor, ou ainda, frente aos novos antitrombóticos. O estudo ACUITY comparou o inibidor direto de trombina, a bivalirudina, com ou sem o uso associado de IG IIB/IIIA, *versus* a utilização de HNF ou enoxaparina com uso concomitante de IG IIB/IIIA, em mais de 13.000 pacientes. O grupo que utilizou bivalirudina isoladamente foi não inferior em relação a complicações isquêmicas, quando comparado ao grupo que utilizou IG IIB/IIIA e algum tipo de heparina. Ainda, a utilização isolada do inibidor direto de trombina promoveu redução significativa de complicações hemorrágicas. Nos pacientes submetidos à ICP, que não foram adequadamente tratados com tienopiridínicos, houve uma tendência em haver maior incidência de eventos isquêmicos nos pacientes que utilizaram bivalirudina isoladamente.[18].

Estudos com IG IIB/IIIA em pacientes com IAM com supradesnível de segmento ST (IAMCSST)

O abciximab é o fármaco mais estudado, entre os IG IIB/IIIA, em pacientes com IAMCSST. Inicialmente, considerando os pacientes em estudos sem adequado pré-tratamento com tienopiridínico, o uso deste IG IIB/IIIA resultou em melhor perfusão tecidual, melhor recuperação da função ventricular e redução de desfechos clínicos.[19] Uma metanálise incluindo estudos sem adequado pré-tratamento com tienopiridínico, demonstrou uma redução significativa de mortalidade em 6-12 meses com o uso do abciximab (4,4% *vs.* 6,2% $p = 0,01$), redução de reinfarto em 30 dias (1,0% *vs.* 1,9% $p = 0,03$), sem aumento significativo de complicações hemorrágicas.[20]

Já na era do tratamento do IAMCSST com dupla inibição oral plaquetária, algumas questões novas foram avaliadas em estudos clínicos: existe benefício de uma tripla inibição plaquetária, isto é, adicionando um IG IIB/IIIA? Em que momento se deve iniciar o tratamento com IG IIB/IIIA?A infusão de ataque intracoronária tem maior benefício que a intravenosa? Outros IG IIB/IIIA podem ter o mesmo benefício clínico do abciximab no IAMCSST? O estudo BRAVE-3 avaliou o uso de abciximab *vs.* placebo em 800 pacientes que receberam adequadamente, antes da angioplastia, 600 mg de clopidogrel. Não houve diferença significativa entre os grupos em relação ao desfecho primário (tamanho do infarto pela cintilografia), nem em relação à mortalidade.[21] A média do tempo de isquemia neste estudo era de 4,5 horas, levantando-se a questão de que em pacientes com mais tempo de infarto, ou seja, uma população de pior prognóstico, tais dados não possam ser aplicados.[22] No estudo On-TIME-2, que incluiu 985 pacientes com IAMCSST e adequada dose de ataque de 600 mg de clopidogrel, foi avaliada a administração precoce de uma dose dobrada de tirofiban intravenoso, ou seja, era permitido iniciar o fármaco na fase pré-hospitalar ou na sala de emergência. Houve melhora significativa na resolução de segmento ST pós-ICP primária no grupo que recebeu tirofiban, significando melhor reperfusão microvascular. Houve também redução de reinfarto fatal por trombose precoce de *stent* e uma tendência não significativa à redução de mortalidade (2,3% *vs.* 4%, $p = $ NS).[23] Embora este estudo não tenha sido desenhado para encontrar redução de mortalidade, a melhora de parâmetros de reperfusão pós-ICP primária, como *blush* miocárdico e resolução de supradesnível de segmento ST, se correlaciona a outros estudos com menor mortalidade e redução de necessidade de nova revascularização.[24] A melhora destes parâmetros de reperfusão no On--TIME-2 parece mais estar relacionada com o uso do tirofiban em doses adequadas, do que seu início precoce de administração. Por exemplo, outro importante estudo, o FINESSE[25], falhou em demonstrar redução de mortalidade com a administração pré-coronariografia de abciximab, e ainda, demonstrou aumentar a incidência de sangramento com esta estratégia. Outro estudo que avaliou o uso IG IIB/IIIA no IAMCSST e ICP primária foi o HORIZONS-AMI, que comparou o uso da bivalirudina com HNF+ IG IIB/IIIA.[26,27] O grupo da bivalirudina apresentou redução de mortalidade geral, cardiovascular e sangramento, aos 30 dias, com resultados se mantendo com 3 anos de seguimento.[28] Frente a estes resultados, alguns questionamentos surgem em relação ao benefício dos IG IIB/IIIA e à real melhora do prognóstico dos pacientes com IAMCSST na era da adequada dupla terapia antiagregante plaquetária oral. Como estes últimos estudos realizados apresentaram reduzidas taxas de desfechos clínicos como morte e reinfarto, tais ensaios randomizados merecem ser avaliados em conjunto com alguns registros de mundo real e metanálises. Em uma destas, incluindo 16 estudos com mais de 10.000 pacientes, não encontrou redução de mortalidade com o uso de IG IIB/IIIA na ICP primária aos 30 dias (2,8 *vs.* 2,9%, $p = 0,75$) ou redução de reinfarto (1,5 *vs.* 1,9%, $p = 0,22$), com aumento na incidência de sangramento (4,1 *vs.* 2,7% $p = 0,0004$). No entanto, quando se considerou apenas pacientes com perfil de alto risco trombótico, houve benefício na redução de mortalidade com o uso de IG IIB/IIIA ($p = 0,008$)[22], sugerindo que se utilizem escores de risco, com o TIMI RISK[29], a fim de se balancear risco e benefício, em pacientes com perfil mais favorável a eventos trombóticos ou de sangramento. Em um recente registro que incluiu 21.977 pacientes com IAMCSST na era da dupla inibição plaquetária, no qual mais da metade dos pacientes recebeu IG IIB/IIIA, houve benefício em relação à redução de mortalidade com o uso desta classe de fármaco (*odds ratio* 0,73, 95% CI 0,62-0,87).[30]

Embora o abciximab tenha surgido como o principal IG IIB/IIIA no IAMCSST nos primeiros estudos da era pré-tienopiridínico, outros fármacos da família, como o tirofiban e o eptifibatide, demonstraram não inferioridade quando administrados em doses adequadas. O estudo MULTISTRATEGY, por exemplo, randomizou 745 pacientes, evidenciando que uma dose de ataque adequada de tirofiban (25 mcg/kg), resultou em semelhante resolução do segmento ST pós-ICP primária quando comparado ao abciximab.[31] Outro estudo, o EVA-AMI, demonstrou que uma dose dobrada de *bolus* de eptifibatide também foi não inferior ao abciximab em relação à resolução do segmento ST.[32] Esses achados demonstram não haver superioridade de qualquer representante dos IG IIB/IIIA no cenário clínico do IAMCSST.

Com relação à via de administração da dose de ataque, resultados controversos não demonstram que exista superioridade de uma via em comparação a outra (intracoronária *vs* intravenosa), em relação a desfechos clínicos importantes. O estudo CICERO avaliou 534 pacientes submetidos à ICP primária, comparando a via intracoronária *vs* intravenosa de administração de *bolus* do abciximab. Não houve diferença em relação à resolução do supradesnível do segmento ST (desfecho primário), embora o grupo do *bolus* intracoronário tenha apresentado melhor graduação do *blush* miocárdico.[33] Uma metanálise comparou as duas vias em relação aos desfechos substitutos de reperfusão e sugeriu melhores resultados com a via intracoronária.[34] Essa estratégia é particularmente importante no manejo de artérias ocluídas com alta carga trombótica (Figura 7.2). Já o estudo INFUSE-AMI randomizou 452 pacientes com oclusão proximal de artéria descendente anterior, para receber abciximab intracoronário ou não receber. Houve redução no tamanho do infarto, avaliado por ressonância cardíaca aos 30 dias, no grupo que recebeu abciximab, porém, outros parâmetros, como resolução do segmento ST e perfusão microvascular não apresentaram melhora significativa.[35] Outro estudo, o AINDA-4, o mais robusto a avaliar esta questão, com 2.065 pacientes, não encontrou diferença significativa no desfecho composto de morte, reinfarto e surgimento de insuficiência cardíaca congestiva (ICC) entre os grupos que receberam abciximab por via intravenosa ou intracoronária. No desfecho simples de ICC pós-infarto, encontrou-se um tênue benefício no grupo que recebeu o *bolus* por via intracoronária.[36]

Sumarizando os achados, muitas questões permanecem em aberto a respeito do real benefício dos IG IIB/IIIA no IAMCSST, particularmente com o uso de dose de ataque adequada de clopidogrel (600 mg), ou de novos inibidores do ADP como prasugrel e ticagrelor. Considerando que um pico de agregação plaquetária só é atingido após 3-4 horas da administração de ataque do clopidogrel, bem como o potencial risco de resistência à droga por polimorfismo genético; considerando que mesmo inibidores do ADP mais potentes como o prasugrel, falharam em demonstrar adequada antiagregação plaquetária em 2 horas, como os estudos *in vitro* sugeriam[38]; existe ainda um nicho de aplicação aos IG IIB/IIIA no cenário da SCASSST e IAMCSST. Não devem ser administrados a todos os pacientes, mas sim, naqueles com maior complexidade angiográfica e clínica. Alta carga trombótica, pacientes diabéticos com lesões complexas, retardo na administração de antiagregante oral adequada e IAMCSST de apresentação mais tardia, são possíveis situações clínicas de benefício. Sempre se deve considerar o potencial para sangramento com os IG IIB/IIIA, individualizando o risco de cada paciente, e dando preferência à via radial para realizar a ICP. Esta diminui efetivamente o risco de complicações hemorrágicas na vigência do uso destes fármacos.[39] Eficácia, rápido início de ação e reversão, possibilidade de administração intracoronária e ausência de variabilidade farmacogenômica intracoronária são elementos positivos que tornam esta classe ainda útil em situações específicas de pacientes com SCA.

Uso de IG IIB/IIIA em intervenções percutâneas de enxertos venosos de safena

Não existem estudos prospectivos randomizados dedicados com o uso dos IG IIB/IIIA nesta situação de alta complexidade. Análises retrospectivas de diversos estudos demonstram falha desta classe em reduzir potenciais complicações isquêmicas, como infarto periprocedimento.[40,41]

Uso de IG IIB/IIIA como "ponte" para cirurgia em pacientes que receberam *stent* farmacológico e necessitam de suspensão do tienopiridínico

Alguns estudos avaliaram a situação de pacientes que receberam *stent* farmacológico, ainda necessitam terapia dupla antiplaquetária, porém terão de submeter-se a uma cirurgia não programada, cardíaca ou não cardíaca. Tirofiban e eptifibatide foram estudados observacionalmente em pequenas séries de casos. O protocolo utilizado envolve a suspensão do inibidor de ADP 5 a 7 dias antes da cirurgia; introdução de um IG IIB/IIIA no dia seguinte à suspensão do inibidor do ADP; suspensão do IG IIB/IIIA 4 a 6 horas antes da cirurgia; e reintrodução com dose de ataque do inibidor do ADP, assim que possível no pós-operatório. Embora seja uma estratégia racional, o risco de trombose de *stent* no pós-operatório não foi desprezível, chegando a 3,6%, restando aguardar resultados posteriores de estudos prospectivos randomizados.[42,43]

INDICAÇÕES CLÍNICAS BASEADAS EM DIRETRIZES

Recomendações e nível de evidência

As recomendações atuais consideram que, após o advento da terapia antiplaquetária dupla oral para os pacientes com SCASST e IAMCSST, o uso dos IG IIB/IIIA deixou de ser rotineiro e passou a ser seletivo (Tabela 7.2). Alguns cenários de potenciais benefícios são:

- SCASST e IAMCSST, em pacientes com maior risco clínico, maior potencial trombótico e baixo risco de sangramento;
- Presença de alta carga trombótica na coronariografia de pacientes com SCA;
- Quando o paciente submetido à ICP não foi adequadamente pré-tratado com um antiplaquetário antagonista da P2Y12;
- Em pacientes com SCA de alto risco, que se apresentam em centros sem disponibilidade de estudo coronário invasivo, mas serão transferidos a um centro habilitado.

O uso do acesso radial para realizar ICP e o ajuste de dose de heparina podem mitigar o potencial de incidência de sangramento com essa classe.

Tabela 7.2 Indicações dos IG IIB/IIIA nas diretrizes europeias de IAMCSST[44]

Recomendações	Classe	Nível de evidência
O uso de inibidores de GIIbIIIa deve ser iniciado na sala de hemodinâmica se houver evidência angiográfica de trombo massivo, *no/slow reflow*, ou complicações trombóticas.	IIa	C
Uso rotineiro adjunto em ICP primária, com HNF em pacientes sem contraindicações.	IIb	B
Uso fora da sala de hemodinâmica em pacientes de alto risco que serão transferidos para ICP primária.	IIb	B
Recomendações	**Classe**	**Nível de evidência**
Entre pacientes já previamente tratados com dupla terapia antiplaquetária oral, o uso de IG IIbIIIa deve ser realizado na ICP de alto risco (troponina positiva e/ou evidência angiográfica de trombo), se o risco de sangramento for baixo.	I	B
Tirofiban ou eptifibatide podem ser considerados para uso prévio à angiografia de pacientes que não foram adequadamente pré-tratados com antiplaquetário oral inibidor da P2Y12.	IIa	C
Em pacientes de alto risco, adequadamente pré-tratados com terapia antiplaquetária dupla, o uso de tirofiban ou eptifibatide pode ser indicado previamente à angiografia, se existe evidência de isquemia refratária e o risco de sangramento é baixo.	IIb	C
Os inibidores de GIIbIIIa não devem ser iniciados rotineiramente em pacientes que serão submetidos à estratégia invasiva.	III	A
Os inibidores de GIIbIIIa não devem ser indicados rotineiramente em pacientes com adequado tratamento com terapia antiplaquetária dupla, em estratégia conservadora.	III	A

Exemplo da prática clínica baseada nas evidências científicas

Paciente atendido com IAMCSST inferior. A angiografia de emergência evidenciando oclusão trombótica proximal de artéria coronária direita, realizada a aspiração de alta carga trombótica com cateter dedicado para aspiração intracoronária, após múltiplas aspirações de trombos, visualizado reperfusão coronária com persistência de elevada carga trombótica residual. Após 30 minutos da infusão da dose de ataque de abciximab e o implante de *stent* em segmento proximal, observada resolução completa dos trombos na coronária direita (Figura 7.2).

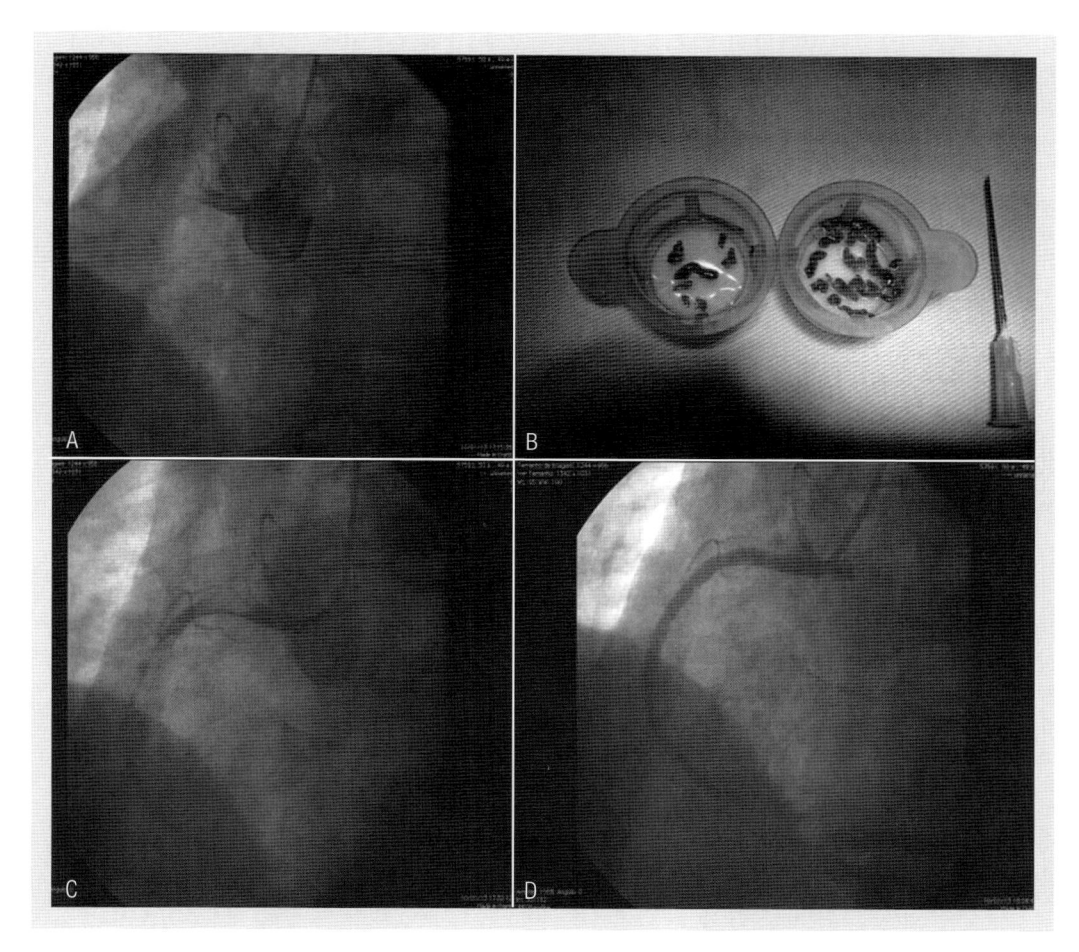

Figura 7.2 Paciente atendido com IAMCSST inferior. (A) Angiografia de emergência evidenciando oclusão trombótica proximal de artéria coronária direita. (B) Aspiração de alta carga trombótica com cateter dedicado. C. Reperfusão coronária com considerável montante de trombo residual. Após 30 minutos da infusão de ataque de abciximab e implante de *stent* evidenciado ausência de trombos na coronária direita.

(Fonte: arquivo pessoal do autor)

DOSES E MONITORIZAÇÃO DA INFUSÃO

Segue abaixo tabela com doses e monitorização dos IG IIB/IIIA disponíveis comercialmente no Brasil.

Tirofiban (Aggrastat®)

A infusão pode ser preparada com solução fisiológica a 0,9% ou em soro glicosado a 5%. Primeiramente se despreza 50 mL de uma solução glicosada ou fisiológica de 250 mL. A seguir, adiciona-se um frasco de Aggrastat® (50 ml) à solução, atingindo uma concentração de 50 mcg/mL. Mistura-se a solução e administra-se de acordo com o peso do paciente. Para pacientes com *clearance* de creatinina < 30 mL/h, fazer metade da dose de ataque e manutenção.

Tabela 7.3 Doses conforme o peso do paciente para o uso do tirofiban no IAMCSST ou SCASST, com dose dobrada de ataque (25 mcg/kg), conforme protocolo do estudo MULTISTRATEGY.[31]

Peso do paciente (kg)	Bolus	Dose de manutenção contínua (mL/h)
30-37	17	6
38-45	21	7
46-54	25	9
55-62	29	11
63-70	33	12
71-79	38	14
80-87	42	15
88-95	46	16
96-104	50	18
105-112	54	20
113-120	58	21
121-128	62	22
129-137	67	24
138-145	71	25
146-153	75	27

Abciximab (Reopro®)

A dose de ataque deve ser realizada sem diluição, por via intravenosa ou intracoronária, retirando-se a quantidade necessária do(s) frasco(s) de Reopro (2 mg/mL). A injeção do *bolus* deve ser feita com o filtro de baixa ligação proteica em pelo menos um minuto. A infusão de manutenção deve ser feita em 250 mL de solução fisiológica a 0,9% ou glicosada a 5%. Retirar do frasco de Reopro (2 mg/mL) a quantidade necessária para a infusão contínua e injetar na solução fisiológica ou glicosada. Ajustar a dose na bomba de infusão contínua. Não há necessidade de ajuste de dose em pacientes com insuficiência renal.

Tabela 7.4 Doses de infusão do abciximab conforme o peso do paciente.

Peso do paciente	Dose de ataque 0,25 mg/kg		Dose de manutenção 0,125 mcg/kg/min (máx dose 10 mcg/ming)
kg	mg	mL	mL/h
38 – 42	10	5	10,4
43 – 47	11,3	5,6	11,7
48 – 52	12.5	6,3	13
53 – 57	13,8	6,9	14,3
58 – 62	15	7,5	15,6
63 – 67	16,3	8,1	16,9
68 – 72	17,5	8,8	18,2
73 – 77	18,8	9,4	19,5
78 – 82	20	10	21
83 – 87	21,3	10,6	21
88 – 92	22,5	11,3	21
93 – 97	23,8	11,9	21
98 – 102	25	12,5	21
103 – 107	26.3	13,1	21
108 – 112	27,5	13,8	21
113 – 117	28,8	14,4	21
118 – 122	30	15	21
123 – 127	31,3	15,6	21
128 – 132	32,5	16,3	21
133 – 137	33,8	16,9	21
138 – 142	35	17,5	21
143 – 147	36,3	18,1	21
148 – 152	37,5	18,8	21

REVERSÃO DOS EFEITOS

A principal indicação de reversão de efeito para os IG IIB/IIIA é a ocorrência de sangramento. O tirofiban, por ser um antagonista plaquetário reversível e apresentar meia-vida curta, apresenta reversão completa do efeito antiagregante após poucos minutos do término da infusão. Não há indicação de transfusão plaquetária, porque grande parte da droga está circulando livremente no plasma.

Já com o abciximab, o raciocínio é inverso. Por ser um inibidor irreversível da agregação plaquetária, pode apresentar resposta de inibição 12 a 36 horas após o término da sua infusão. Portanto, se houver ocorrência de sangramento, está indicada, além da interrupção da infusão, transfusão plaquetária.

A incidência de trombocitopenia com estes fármacos pode chegar a 4%, sendo mais frequente com o abciximab do que com o tirofiban. Recomenda-se, portanto, a dosagem de plaquetas antes da intervenção, 3 a 4 horas após e de 12 em 12 horas, enquanto houver infusão de manutenção. Se houver queda de plaquetas 30% em relação aos valores iniciais, ou de contagem absoluta para menos de 100.000, recomenda-se suspensão da droga.

REFERÊNCIAS BIBLIOGRÁFICAS

1. Nurden AT, Caen JP. An abnormal platelet glycoprotein pattern in threes cases of Glanzmann thrombasthenia. Br J Haematol. 1974; 28:253-60.
2. Jordan RE, Wagner CL, Mascelli MA, et al. Preclinical development of c7E3: a mouse/human chimeric monoclonal antibody fragment that inhibits platelet function by blockade of GP IIb/IIIa receptors with observations on the immunogenicity of c7E3 in humans. In: Adhesion Receptors as Therapeutic Targets, ed. Horton MA. Boca Raton, FL: CRC Press, 1996; 281-305.
3. Mascelli MA, Lance ET, Damaraju L, et al. Pharmacodynamic profile of short-term abciximab treatment demonstrates prolonged platelet inhibition with gradual recovery from GP IIb/IIIa receptor blockade. Circulation. 1998; 97:1680-8.
4. Kleiman NS, Raizner AE, Jordan R, et al. Differential inhibition of platelet aggregation induced by adenosine triphosphate or a thrombin receptor-activating peptide in patients treated with bolus chimeric 7E3 Fab: implications for inhibition of the internal pool of GP IIb/IIIa inhibitors. J Am Coll Cardiol. 1995; 26:1665-71.
5. Restore Investigators. Effects of platelet glycoprotein IIb/IIIa blockade with tirofiban on adverse cardiac events in patients with unstable angina or acute myocardial infarction undergoing coronary angioplasty. Circulation. 1997; 96.5:1445-53.
6. Moussa SA, Bennet JS. Platelets in health and disease: platelet GP IIb/IIIa structure and function: recent advances in antiplatelet therapy. Drugs Future. 1996; 21:1141-54.
7. Schneider DJ, Herrmann HC, Lakkis N, et al. Increased concentrations of tirofiban in blood and their correlation with inhibition of platelet aggregation after greater bolus doses of tirofiban. Am J Cardiol. 2003; 91:334-6.
8. Topol, E. P. I. C., N. E. J. M. Study and EPIC Investigators. Use of a monoclonal antibody directed against the platelet glycoprotein IIb. IIIa receptor in N Engl J Med. 1994; 330:956-61.
9. EPILOG Investigators. Platelet glycoprotein IIb/IIIa receptor blockade and low-dose heparin during percutaneous coronary revascularization. N Engl J Med. 1997; 336:1689-96.
10. EPISTENT Investigators. Evaluation of Platelet IIb/IIIa Inhibitor for Stenting. Randomised placebo-controlled and balloon-angioplasty-controlled trial to assess safety of coronary stenting with use of platelet glycoprotein-IIb/IIIa blockade. Lancet. 1998; 352(9122):87-92.

11. Kastrati A, Mehilli J, Schuhlen H, et al. A clinical trial of abciximab in elective percutaneous coronary intervention after pretreatment with clopidogrel. N Engl J Med. 2004 Jan 15; 350(3):232-8.

12. Mehilli J, Kastrati A, Schuhlen H, et al. Randomized clinical trial of abciximab in diabetic patients undergoing elective percutaneous coronary interventions after treatment with a high loading dose of clopidogrel. Circulation. 2004 Dec 14; 110(24):3627-35.

13. Winchester DE, Wen X, Brearley WD, et al. Efficacy and safety of glycoprotein IIb/IIIa inhibitors during elective coronary revascularization: a meta-analysis of randomized trials performed in the era of stents and thienopyridines. J Am Coll Cardiol. 2011 Mar 8; 57(10):1190-9.

14. Boersma E, Harrington RA, Moliterno DJ, et al. Platelet glycoprotein IIb/IIIa inhibitors in acute coronary syndromes: a meta-analysis of all major randomised clinical trials. Lancet. 2002 Jan 19; 359 (9302):189-98.

15. Roffi M, Chew DP, Mukherjee D, et al. Platelet glycoprotein IIb/IIIa inhibition in acute coronary syndromes: gradient of benefit related to the revascularization strategy. Eur Heart J. 2002 Sep; 23 (18):1441-8.

16. Giugliano RP, White JA, Bode C, et al. Early versus delayed, provisional eptifibatide in acute coronary syndromes. N Engl J Med. 2009 May 21; 360 (21):2176-90.

17. Kastrati A, Mehilli J, Neumann FJ, et al. Abciximab in patients with acute coronary syndromes undergoing percutaneous coronary intervention after clopidogrel pretreatment: the ISAR-REACT 2 randomized trial. JAMA. 2006 Apr 5; 295(13):1531-8.

18. Stone GW, McLaurin BT, Cox DA, et al. Bivalirudin for patients with acute coronary syndromes. N Engl J Med 2006 Nov 23; 355 (21):2203-16.

19. Neumann FJ, Blasini R, Schmitt C, et al. Effect of glycoprotein IIb/IIIa receptor blockade on recovery of coronary flow and left ventricular function after the placement of coronary-artery stents in acute myocardial infarction. Circulation. 1998 Dec 15; 98(24):2695-701.

20. De Luca G, Suryapranata H, Stone GW, et al. Abciximab as adjunctive therapy to reperfusion in acute ST-segment elevation myocardial infarction: a meta-analysis of randomized trials. JAMA. 2005 Apr 13; 293(14):1759-65.

21. Mehilli J, Kastrati A, Schulz S, et al. Abciximab in patients with acute ST-segment-elevation myocardial infarction undergoing primary percutaneous coronary intervention after clopidogrel loading: a randomized double-blind trial. Circulation. 2009 Apr 14; 119(14):1933-40.

22. De Luca G, Navarese E, Marino P. Risk profile and benefits from Gp IIb-IIIa inhibitors among patients with ST-segment elevation myocardial infarction treated with primary angioplasty: a meta-regression analysis of randomized trials. Eur Heart J. 2009; 30:2705-13.

23. en Berg JM, van 't Hof AW, Dill T, et al. Effect of early, pre-hospital initiation of high bolus dose tirofiban in patients with ST-segment elevation myocardial infarction on short- and long-term clinical outcome. J Am Coll Cardiol. 2010; 55:2446-55.

24. Brener S J, Mehran R., Dizon J, et al. Complementary Predictive Value of Myocardial Blush Grade and ST–Segment Resolution After Primary PCI: an analisys from HORIZONS–AMI. J Am Coll Cardiol. 2013; 61(10S).

25. Ellis SG, Tendera M, de Belder MA, et al. Facilitated PCI in patients with ST-elevation myocardial infarction. N Engl J Med. 2008; 358:2205–17.

26. Mehran R, Lansky AJ, Witzenbichler B, et al. Bivalirudin in patients undergoing primary angioplasty for acute myocardial infarction (HORIZONS-AMI): 1-year results of a randomised controlled trial. Lancet. 2009; 374:1149-59.

27. Stone GW, Witzenbichler B, Guagliumi G, et al. Bivalirudin during primary PCI in acute myocardial infarction. N Engl J Med. 2008; 358:2218-30.

28. Stone GW, Witzenbichler B, Guagliumi G, et al. Heparin plus a glycoprotein IIb/IIIa inhibitor vs. bivalirudin monotherapy and paclitaxel-eluting stents vs. bare-metal stents in acute myocar-

dial infarction (HORIZONS-AMI): final 3-year results from a multicentre, randomized control-led trial. Lancet. 2011; 377:2193–2204.

29. Morrow DA, Antman EM, Charlesworth A, et al. TIMI risk score for ST-elevation myocardial infarction: a convenient, bedside, clinical score for risk assessment at presentation: An intrave-nous nPA for treatment of infarcting myocardium early II trial substudy. Circulation. 2000; 102:2031–37.

30. Zeymer U, Hochadel M, Gitt A, et al. GP IIb/IIIa inhibitors improve outcome in patients with primary PCI for STEMI. Results of the prospective ALKK-Registry. Eur Heart J. 2013; 34(suppl 1):P445.

31. Valgimigli M, Campo G, Percoco G, et al. Comparison of angioplasty with infusion of tirofiban or abciximab and with implantation of sirolimus-eluting or uncoated stents for acute myocardial infarction: the MULTISTRATEGY randomized trial. JAMA. 2008 Apr 16; 299 (15):1788-99.

32. Zeymer U, Margenet A, Haude M, et al. Randomized comparison of eptifibatide versus abciximab in primary percutaneous coronary intervention in patients with acute ST-segment elevation myo-cardial infarction: results of the EVA-AMI Trial. J Am Coll Cardiol. 2010 Aug 3; 56(6):463-9.

33. Gu YL, Kampinga MA, Wieringa WG, et al. Intracoronary versus intravenous administration of abciximab in patients with ST-segment elevation myocardial infarction undergoing primary percutaneous coronary intervention with thrombus aspiration: the comparison of intracoronary versus intravenous abciximab administration during emergency reperfusion of ST-segment ele-vation myocardial infarction (CICERO) trial. Circulation. 2010 Dec 21; 122(25):2709-17.

34. Friedland S, Eisenberg MJ, Shimony A. Meta-analysis of randomized controlled trials of intra-coronary versus intravenous administration of glycoprotein IIb/IIIa inhibitors during percuta-neous coronary intervention for acute coronary syndrome. Am J Cardiol. 2011; 108:1244-51.

35. Stone GW, Maehara A, Witzenbichler B, et al. Intracoronary abciximab and aspiration throm-bectomy in patients with large anterior myocardial infarction: the INFUSE-AMI randomized trial. JAMA. 2012; 307:1817-26.

36. Thiele H, Wohrle J, Hambrecht R, et al. Intracoronary versus intravenous bolus abciximab du-ring primary percutaneous coronary intervention in patients with acute ST-elevation myocardial infarction: a randomised trial. Lancet. 2012; 379:923-31.

37. Angiolillo DJ, Ferna´ndez-Ortiz A, Bernardo E, et al. High clopidogrel loading dose during coronary stenting: effects on drug response and interindividual variability. Eur Heart J. 2004; 25:1903-10.

38. Valgimigli M, Tebaldi M, Campo G, et al. Prasugrel versus tirofiban bolus with or without short post-bolus infusion with or without concomitant prasugrel administration in patients with myocardial infarction undergoing coronary stenting: the FABOLUS PRO (Facilitation through Aggrastat by dropping or shortening infusion line in patients with ST-segment elevation myocar-dial infarction compared to or on top of prasugrel given at loading dose) trial. JACC Cardiovasc Interv. 2012; 5(3):268-77.

39. Iqbal Z, Cohen M, Pollack C, et al. Safety and Efficacy of Adjuvant Glycoprotein IIb/IIIa Inhibitors During Primary Percutaneous Coronary Intervention Performed From the Ra-dial Approach for Acute ST Segment Elevation Myocardial Infarction. Am J Cardiol. 2013; 111(12):1727-33.

40. Roffi M, Mukherjee D, Chew DP, et al. Lack of benefit from intravenous platelet glycoprotein IIb/IIIa receptor inhibition as adjunctive treatment for percutaneous interventions of aorto-coronary bypass grafts: a pooled analysis of five randomized clinical trials. Circulation. 2002; 106:3063-7.

41. Ellis SG, Lincoff AM, Miller D, et al. Reduction in complications of angioplasty with abciximab occurs largely independently of baseline lesion morphology. EPIC and EPILOG Investigators. Evaluation of 7E3 for the Prevention of Ischemic Complications. Evaluation of PTCA to Im-

prove Long-Term outcome with Abciximab GPIIb/IIIa Receptor Blockade. J Am Coll Cardiol. 1998; 32:1619-23.

42. Rassi AN, Blackstone E, Militello MA, et al. Safety of "bridging" with eptifibatide for patients with coronary stents before cardiac and non-cardiac surgery. Am J Cardiol. 2012; 110:485-90.

43. Alshawabkeh LI, Prasad A, Lenkovsky F, et al. Outcomes of a preoperative "bridging" strategy with glycoprotein IIb/IIIa inhibitors to prevent perioperative stent thrombosis in patients with drug-eluting stents who undergo surgery necessitating interruption of thienopyridine administration. Euro Intervention. 2013; 9:204-11.

44. Steg PG, James SK, Atar D, et al. ESC Guidelines for the management of acute myocardial infarction in patients presenting with ST-segment elevation. The Task Force on the management of St-segment elevation acute myocardial infarction of the European Society of Cardiology (ESC). Eur Heart J. 2012; 33(20):2569-619.

45. Hamm CW, Bassand JP, Agewall S, et al. ESC Guidelines for the management of acute coronary syndromes in patients presenting without persistent ST-segment elevation. The Task Force for the management of acute coronary syndromes (ACS) in patients presenting without persistent ST-segment elevation of the European Society of Cardiology (ESC). Eur Heart J. 2011; 32(23):2999-3054.

Maria Fernanda Zuliani Mauro ■ Nádia de Mendonça Carnieto
Salvador André Bavaresco Cristóvão ■ José Armando Mangione

Cilostazol

HISTÓRICO E PROPRIEDADES FARMACOLÓGICAS BÁSICAS

Os primeiros estudos com cilostazol datam de 1985 com Kimura, Watanabe e colaboradores demonstrando o efeito experimental do cilostazol na agregação plaquetária e trombose[1] e em 1988 com Tanaka referindo seu efeito inibidor na contração das células musculares lisas vasculares.[2] Porém, apenas na década de 1990 foram descritos seus efeitos clínicos na doença vascular periférica de pacientes portadores de diabetes *mellitus* e a melhora na distância percorrida nos pacientes com claudicação intermitente, sendo aprovado seu uso para este fim em 1999.[3-5] Posteriormente, iniciaram-se os estudos envolvendo-o na prevenção secundária de acidente vascular encefálico (AVE)[6] e na doença arterial coronária, revelando suas ações como antiagregante plaquetário em terapia combinada ao ácido acetilsalicílico e/ou inibidores do receptor ADP P2Y12 (ticlopidina e clopidogrel)[7-10] e também seu impacto na reestenose coronária pós-angioplastia por balão[11] e na inibição da reestenose *intrastent*, como verificado em estudos randomizados com *stents* não farmacológicos[12-19] e *stents* farmacológicos[20-29] (especialmente diabéticos),[21,30-32] e através de metanálises.[33-40] Demonstrou-se, também, benefícios da associação do cilostazol com o ácido acetilsalicílico no pós-operatório imediato de pacientes submetidos à revascularização do miocárdio sem circulação extracorpórea, com diminuição do estado de hipercoagulabilidade produzido pela mesma.[41]

O cilostazol é um derivado da quinolona, sendo inibidor potente e seletivo da fosfodiesterase tipo III (PDE), com supressão da degradação da adenosina cíclica 3',5'-monofosfato e consequente aumento de concentração do AMP cíclico (AMPc) nas células musculares lisas e nas plaquetas, diminuindo o cálcio intracelular, levando ao relaxamento e vasodilatação dos vasos sanguíneos e inativando o tromboxane A2, à inibição da ativação e da agregação plaquetária. (Figura 8.1).[42-44]

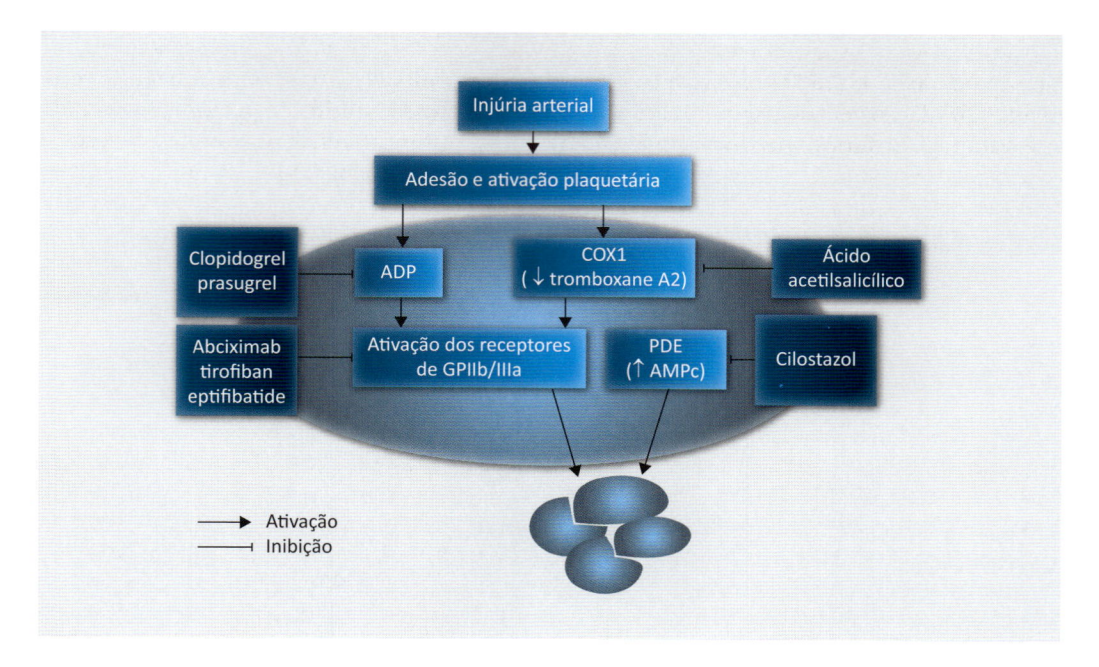

Figura 8.1 Ação do cilostazol na antiagregação plaquetária.
Modificada de: Lazzaro MA.Neurology. 2012 Feb 14;78(7):501-6.

Apresenta também, através do acúmulo de AMPc, efeitos inibitórios da proliferação da musculatura lisa induzida por uma variedade de fatores de crescimento,[42,44] além de uma ação antiaterogênica pelo efeito inibitório na expressão do fator nuclear kappa B (NF-kB), com menor transcrição de genes relacionados com a inflamação[43] e efeitos favoráveis sobre o perfil lipídico plasmático com queda dos níveis de triglicérides e aumento dos níveis de HDL.[44]

É bem absorvido após administração oral. A presença de alimentos gordurosos aumenta sua absorção, podendo elevar sua concentração plasmática máxima em cerca de 90%. Recomenda-se, então, sua administração com um copo de água em jejum e ao menos 30 minutos antes ou duas horas após as refeições (café da manhã e jantar), minimizando os riscos dose-dependentes. É extensivamente metabolizado no fígado pelas enzimas do citocromo P450, primariamente pelas isoenzimas CYP3A4 e CYP2C19, gerando dois metabólitos ativos. Deve-se ter cautela pelo efeito inibitório de alguns fármacos sobre o citocromo CYP3A4 (ex.: antibióticos macrolídeos, antifúngicos como cetoconazol, diltiazem e antidepressivos inibidores da recaptação de serotonina) e o CYP2C19 (ex.: omeprazol). Essas interações podem potencializar seus efeitos terapêuticos e tóxicos. Quando tais associações forem inevitáveis, a dose de cilostazol deve ser reduzida pela metade (de 200 para 100 mg/dia). Sua meia-vida é de aproximadamente 11 a 13 horas. A excreção dos metabólitos ocorre principalmente por via renal (74%) e fecal (20%). Apresenta-se ligado às proteínas plasmáticas a uma taxa de aproximadamente 95%. É contraindicado para portadores de qualquer grau de insuficiência cardíaca congestiva, predisposição a sangramentos (ex.: úlcera péptica ativa, AVC hemorrágico nos 6 meses anteriores, cirurgia nos 3 meses anteriores, retinopatia diabética proliferativa, hipertensão não controlada), história de taquicardia ventricular, fibrilação ventricular e fibrilação ventricular ectópica multifocal, prolongamento do intervalo QT, disfunção hepática moderada ou grave, disfunção renal, gravidez e lactação.[45] Pacientes com insuficiência renal classe III ou mais avançada também devem utilizar a dose de 50 mg duas vezes ao dia como padrão.

Suas propriedades farmacológicas estão resumidas na Tabela 8.1.

Tabela 8.1 Propriedades farmacológicas do cilostazol.

Classificação	Derivado da quinolona
Mecanismo de ação	Inibição da fosfodiesterase III: ↑ AMPc ↓ Inibição da agregação plaquetária; vasodilatação
Forma de aplicação	Oral (evitar refeições)
Meia-vida	11 – 13 horas
Posologia	100 mg a cada 12 horas
Metabolização hepática	Sim (2 metabólitos ativos)
Excreção	Renal (74%)
Contraindicação	Insuficiência Cardíaca Congestiva (ICC) Predisposição a sangramentos Gravidez e lactação
Efeitos colaterais	Cefaleia, palpitações, diarreia, taquicardia
Apresentações	Comprimidos de 50 mg ou 100 mg

USO TERAPÊUTICO

Doença arterial obstrutiva periférica – claudicação intermitente

A doença arterial obstrutiva periférica (DAOP) é a manifestação da aterosclerose que incide sobre os membros inferiores, com limitação da capacidade funcional, piora da qualidade de vida dos pacientes e aumento da morbimortalidade, sendo importante marcador de doença aterosclerótica generalizada, envolvendo principalmente os territórios coronário, aórtico e cerebrovascular. Apresenta maior prevalência a partir da sexta ou sétima década de vida e se associa a fatores de risco cardiovasculares, tais como tabagismo, diabetes *mellitus*, dislipidemia e hipertensão arterial sistêmica.[46] O sintoma característico do paciente com DAOP é a claudicação intermitente, em que o paciente refere dor em membros inferiores relacionada ao exercício e alívio pelo repouso, com reprodução sempre diante do mesmo grau de atividade física. Em geral, a dor nas panturrilhas denuncia a doença aterosclerótica no sistema femoral, e menos frequentemente poplíteo, enquanto dores em coxas ou quadris sugere doença aortoilíaca. Porém, mais de 50% dos pacientes portadores de DAOP não apresentam claudicação e o diagnóstico pode ser feito pelo Índice Tornozelo-Braquial (ITB),[47,48] quociente entre a pressão sistólica de maior valor no tornozelo e pressão sistólica braquial. ITB inferior a 0,90 é considerado indicativo da existência de doença arterial obstrutiva periférica.[48] O tratamento da DAOP abrange o controle dos fatores de risco cardiovasculares (cessação do tabagismo, controle do diabetes *mellitus* e da hipertensão arterial, e a normalização da dislipidemia),[46] associado ao objetivo de melhora do desempenho da marcha com utilização de exercícios físicos, permitindo aumento entre 100% e 150% na distância máxima caminhada (DMC) e o tratamento farmacológico, utilizado como adjuvante para melhora da DMC. Os vasodilatadores não tiveram sua real eficácia confirmada no tratamento da claudicação intermitente devido ao fato de que não existe vasoconstrição nos tecidos isquêmicos. Além da pentoxifilina anteriormente prescrita, o cilostazol foi o primeiro fármaco a demonstrar resultados consistentes no tratamento dos pacientes claudicantes, devido à inibição da proliferação de células musculares lisas vasculares mediada por eritropoetina, por meio do aumento intraendotelial de AMPc, e elevação dos níveis de fator de crescimento endotelial, que seria parcialmente responsável pela melhora da claudicação.[48] Uma metanálise de oito estudos clínicos prospectivos, randomizados, duplo-cegos, placebo-controlados, com 2.702 pacientes portadores de claudicação estável, moderada a grave, observou que o cilostazol aumentou significativamente a DMC e as caminhadas livres de dor em 50% e 65% respectivamente, após 12 a 24 semanas de tratamento. Em análise de subgrupo, o cilostazol aumentou a DMC de modo semelhante em homens e mulheres, idosos (≥ 65 anos) e jovens, e em pacientes com e sem diabetes. Avaliações de qualidade de vida revelaram escores de bem-estar físico elevados,[49] e esta é favorecida principalmente com a administração de cilostazol 100 mg duas vezes ao dia, que foi mais efetiva que a dosagem de 50 mg duas vezes ao dia, como observado na metanálise de Regensteiner e colaboradores.[50]

DOENÇA CEREBROVASCULAR ATEROSCLERÓTICA – PREVENÇÃO SECUNDÁRIA DO AVE

Outra indicação para o uso do cilostazol encontra-se na prevenção secundária do AVE não cardioembólico e isquemia cerebral transitória (AIT). Em metanálise publicada em 2009 por Uchiyama[51] envolvendo 12 estudos randomizados e 5.674 pacientes com doença aterotrombótica (doença arterial periférica, doença cerebrovascular ou *stent* coronário), analisaram-se os eventos cerebrovasculares, cardíacos e hemorrágicos. Observou-se uma redução nos eventos vasculares totais (RR 0,86; IC 95%, 0,74-0,99; p = 0,038) principalmente devido à redução dos eventos cerebrovasculares no grupo do cilostazol (RR 0,58; IC 95%, 0,43-0,78; p < 0,001), sem aumento significativo do risco de sangramentos maiores (RR, 1.00; IC 95%, 0,66-1,51; p = 0,996).

O cilostazol também foi comparado ao ácido acetilsalicílico como antiagregante plaquetário em estudos de prevenção secundária de AVE isquêmico como o CASISP (*Cilostazol vs. Aspirin for Secondary Ischaemic Stroke Prevention*)[52] realizado na China, envolvendo 720 pacientes com AVE isquêmico recente, alocados para receber ácido acetilsalicílico 100 mg/dia ou cilostazol 100 mg, duas vezes ao dia, por um período de aproximadamente 1 ano, com o desfecho primário de recorrência de AVE isquêmico ou hemorrágico. Houve uma redução do risco relativo de eventos de 38,1% a favor do grupo cilostazol, porém, sem diferença estatística. Ressaltou-se a pequena quantidade de pacientes que desenvolveram o desfecho primário: 12 pacientes no grupo cilostazol e 20 no grupo do ácido acetilsalicílico, e a menor ocorrência de hemorragia intracerebral também no grupo cilostazol (8% *vs.* 25%). Os efeitos adversos mais comuns entre os pacientes que usaram cilostazol foram cefaleia, tontura, taquicardia e palpitações. O estudo CSPS-2 foi realizado no Japão, com a finalidade de comparar a eficácia e segurança do cilostazol com o ácido acetilsalicílico em pacientes com AVE isquêmico não cardioembólico. Pacientes com idade entre 20-79 anos que apresentaram AVE em até 26 semanas foram alocados aleatoriamente para receber 100 mg de cilostazol duas vezes ao dia ou ácido acetilsalicílico 81 mg uma vez ao dia durante 1-5 anos. O desfecho primário foi a primeira recorrência de AVE (infarto cerebral, hemorragia cerebral ou hemorragia subaracnoide). Foram incluídos na análise 1.337 pacientes para o grupo cilostazol e 1.335 para o grupo do ácido acetilsalicílico com seguimento médio de 29 meses (DP = 16). O desfecho primário ocorreu em taxas anuais de 2,76% (n = 82) no grupo cilostazol e 3,71% (n = 119) no grupo do ácido acetilsalicílico (RR 0,743, IC 95% 0,564-0,981; *p* = 0,0357). Os desfechos hemorrágicos ocorreram em menor número no grupo cilostazol: 0,77%, n = 23 *vs.* 1,78%, n = 57 para o ácido acetilsalicílico (0,458, 0,296 - 0,711; *p* = 0,0004), demonstrando a não inferioridade do cilostazol em relação ao ácido acetilsalicílico para a prevenção de AVE após um AVE isquêmico, e foi associado com menor taxa de eventos hemorrágicos.[53] Mais recentemente foi publicada uma revisão sistemática e metanálise de estudos randomizados controlados até outubro de 2012.[54] Quatro ensaios, em 3.917 pacientes, comparando cilostazol com o ácido acetilsalicílico, foram identificados. O cilostazol foi associado com uma redução de 73% no AVE hemorrágico (RR 0,27, IC 95% 0,13 – 0,54, *p* = 0,0002), redução de 28% no desfecho composto de AVE, infarto do miocárdio ou morte vascular (RR 0,72, IC 95% 0,57-0,89, *p* = 0,003), e redução de 48% no total de eventos hemorrágicos (RR 0,52, IC 95% 0,34 – 0,79, *p* = 0,002), com tendência a menores taxas de sangramento gastrointestinal (RR 0,60, IC de 95% 0,34 – 1,06, *p* = 0,08). Alguns questionamentos são feitos: limitações metodológicas dos estudos primários que podem ter influenciado nos resultados a favor do cilostazol, falha em demonstrar ou excluir um efeito deste sobre a mortalidade e infarto do miocárdio, e estudos limitados a pacientes asiáticos. Por isso julga-se não se ter evidências suficientes para determinar a superioridade do cilostazol sobre o ácido acetilsalicílico. No entanto, esses estudos adicionam força para a recomendação do cilostazol sobre nenhuma terapia antiplaquetária na prevenção secundária do AVE.[55]

DOENÇA ARTERIAL CORONÁRIA – REESTENOSE

Além dos efeitos na antiagregação plaquetária e vasodilatadora, o cilostazol possui também ação antiproliferativa, adicionalmente reduzindo o crescimento de células musculares lisas[44] e a síntese de matriz extracelular, com redução da hiperplasia intimal (HI). Evidências sinalizam que sua adição poderia promover benefício positivo adicional, reduzindo a HI do vaso-alvo, submetido ao implante de *stents*,[12-40] ação esta estendida para a prevenção da reestenose em pacientes diabéticos.[20-22,30-32]

O acúmulo de AMPc resultante da inibição da fosfodiesterase tipo III, inicia uma cascata de eventos, induzindo apoptose em células de músculo liso vascular, proporcionando esse efeito antiproliferativo. A regulação do fator de crescimento de hepatócito (HGF) estimula a rápida regeneração de células endoteliais, inibindo a formação neointimal através do bloqueio do crescimento anormal de células musculares lisas vasculares e melhora da função endotelial.[56-58] Paralelamente, o cilostazol inibe a expressão da P-selectina, proteína de adesão plaquetária induzida pelo *stent* e a expressão do Mac-1, integrina que promove a adesão e transmigração de leucócitos que, associados aos macrófagos, liberam citocinas e fatores de crescimento com consequente ativação de células musculares lisas da camada média e miofibroblastos presentes na adventícia do vaso e responsáveis pela nova neoíntima.[59] Essas ações associadas levariam à inibição da hiperplasia intimal responsável pela reestenose após o implante de *stents*.

Diversos estudos demonstraram a eficácia do cilostazol na inibição dessa hiperplasia intimal: Douglas e cols.[16] em 2005 no CREST Trial, estudo randomizado, duplo cego controlado por placebo, após implante de *stents* não farmacológicos, encontrou uma redução de risco relativo de 36% na reestenose binária: 22,0% nos pacientes no grupo do cilostazol e 34,5% no grupo do placebo ($p = 0,002$) e que foi também significativamente menor nos diabéticos tratados com cilostazol (17,7% *vs.* 37,7%, $p = 0,01$). O diâmetro luminal mínimo aos 6 meses para os pacientes tratados com cilostazol foi de 1,77 mm para o segmento de análise (bordas do *stent* mais 5 mm) em comparação com 1,62 milímetros no grupo placebo ($p = 0,01$). Não houve diferença em sangramento, re-hospitalização, revascularização do vaso-alvo, infarto do miocárdio ou morte. Em *stents* farmacológicos, Lee e cols.[21] em 2008 no *THE DECLARE-DIABETES Trial*, associando-o ao ácido acetilsalicílico e ao clopidogrel, e comparando-o com o grupo de dupla terapia antiplaquetária, em pacientes diabéticos submetidos à implante de *stent* com liberação de sirolimus ou paclitaxel, demonstrou em análise angiográfica quantitativa uma redução significativa na perda tardia *intrastent* ($0,25 \pm 0,53$ mm vs $0,38 \pm 0,54$ mm, $p = 0,025$) e no segmento ($0,42 \pm 0,50$ mm *vs.* $0,53 \pm 0,49$ mm, $p = 0,031$) para o grupo com cilostazol assim como redução da reestenose: 8,0% *vs.* 15,6%, $p = 0,033$. Na análise multivariada o uso do cilostazol foi forte preditor de redução de reestenose e/ou nova revascularização da lesão-alvo, achados confirmados em metanálises posteriores.[34-40, 60-61] Em análise randomizada, não duplo cega controlada e avaliada por angiografia quantitativa, reduziu a taxa de reestenose binária e a perda tardia do lúmem no segmento de *stents* farmacológicos sem aumento de complicações hemorrágicas.[21] Estudo não duplo cego, com ultrassonografia intracoronária, demonstrou que a adição do cilostazol ao ácido acetilsalicílico e clopidogrel, reduziu a reestenose angiográfica, a perda tardia e o porcentual de volume da hiperplasia intimal em *stents* farmacológicos longos (extensão maior ou igual a 30 mm) com liberação de zotarolimus.[25]

Apesar das evidências, o cilostazol não obteve o seu uso ampliado nas diretrizes atuais e a dupla terapia antiplaquetária com ácido acetilsalicílico ou clopidogrel ainda é indicada em associação ao mesmo na prática clínica da doença coronária.

TABELA DE DOSES

As principais indicações e doses acerca da utilização de cilostazol e seus respectivos graus de recomendação encontram-se sumarizados na Tabela 8.2.

Reversão dos efeitos

Devido à alta taxa de ligação às proteínas plasmáticas é improvável que o **cilostazol** possa ser removido por hemodiálise ou por diálise peritoneal.[63]

Tabela 8.2. Indicações, doses e graus de recomendação da utilização de cilostazol em diferentes cenários clínicos.

Indicação	Esquema posológico	Grau de recomendação	Nível de evidência	Referência
Tratamento da doença arterial obstrutiva periférica – claudicação intermitente	100 mg 2×/dia	I	A	62
Prevenção secundária em pacientes com AVE isquêmico	100 mg 2×/dia	IIb	B	52,53,54
		II	C	55

REFERÊNCIAS BIBLIOGRÁFICAS

1. Kimura Y, Watanabe K, et al. Effect of cilostazol on platelet aggregation and experimental thrombosis. Arzneimittelforschung. 1985; 35(7A):1144-9.

2. Tanaka T, et al. Effects of cilostazol, a selective cAMP phosphodiesterase inhibitor on the contraction of vascular smooth muscle. Pharmacology. 1988; 36(5):313-20.

3. Uchikawa T, et al. Effects of the anti-platelet agent cilostazol on peripheral vascular disease in patients with diabetes mellitus. Arzneimittelforschung.1992 Mar; 42(3):322-4.

4. Money SR, et al. Effect of cilostazol on walking distances in patients with intermittent claudication caused by peripheral vascular disease. J Vasc Surg. 1998 Feb; 27(2):267-74; discussion 274-5.

5. Miller JL. Cilostazol approved for use in intermittent claudication. Am J Health Syst Pharm. 1999 Mar 1; 56(5):404.

6. Gotoh F, Tohgi H, Hirai S, Terashi A, Fukuti Y, Otomo E, et al. Cilostazol stroke prevention study: a placebo controlled double blind trial for secondary prevention of cerebral infarction. J Stroke Cerebrovasc Dis. 2000; 9(4):147-57.

7. Park SW, Lee CW, et al. Comparison of cilostazol versus ticlopidine therapy after stent implantation. Am J Cardiol. 1999 Sep 1; 84(5):511-4.

8. Tanigawa T, et al. Increased platelet aggregability in response to shear stress in acute myocardial infarction and its inhibition by combined therapy with aspirin and cilostazol after coronary intervention. Am J Cardiol. 2000 May 1; 85(9):1054-9.

9. Lee SW, Park SW, et al. Triple versus dual antiplatelet therapy after coronary stenting: impact on stent thrombosis. J Am Coll Cardiol. 2005 Nov 15; 46(10):1833-7. Epub 2005 Oct 19.

10. Lee BK, Lee SW, Park SW, et al. Effects of triple antiplatelet therapy (aspirin, clopidogrel, and cilostazol) on platelet aggregation and P-selectin expression in patients undergoing coronary artery stent implantation. Am J Cardiol. 2007 Aug 15; 100(4):610-4.

11. Tsuchikane E, et al. Impact of cilostazol on restenosis after percutaneous coronary balloon angioplasty. Circulation. 1999 Jul 6; 100(1):21-6.

12. Kunishima T, et al. A randomized trial of aspirin versus cilostazol therapy after successful coronary stent implantation. Clin Ther. 1997; 19:1058-66.

13. Kozuma K, et al. Effects of cilostazol on late lumen loss and repeat revascularization after Palmaz-Schatz coronary stent implantation. Am Heart J. 2001 Jan; 141(1):124-30.

14. El-Beyrouty C, Spinler SA. Cilostazol for prevention of thrombosis and restenosis after intracoronary stenting. Ann Pharmacother. 2001 Sep; 35(9):1108-13. Review.

15. Kamishirado H, Inoue T, et al. Randomized comparison of cilostazol versus ticlopidine hydrochloride for antiplatelet therapy after coronary stent implantation for prevention of late restenosis. Am Heart J. 2002 Aug; 144(2):303-8.

16. Douglas JS Jr, Holmes, DR Jr, Kereiakes JD, Grines CL, Block E, Ghazzal ZMB, Morris DC, Liberman H, Parker K, Jurkovitz C, et al. Coronary stent restenosis in patients treated whit cilostazol. For the Cilostazol for Restenosis Trial (CREST) Investigators. Circulation. 2005; 112:2826-32.

17. Lee SW, Park SW, et al. Comparison of cilostazol and clopidogrel after successful coronary stenting. Am J Cardiol. 2005 Apr 1; 95(7):859-62.

18. Ge J, Han Y, et al. RACTS: a prospective randomized antiplatelet trial of cilostazol versus ticlopidine in patients undergoing coronary stenting: long-term clinical and angiographic outcome. J Cardiovasc Pharmacol. 2005 Aug; 46(2):162-6.

19. Min PK, Jung JH, Ko YG, Choi D, Jang Y, Shim WH. Effect of cilostazol on in-stent neointimal hyperplasia after coronary artery stenting: a quantitative coronary angiography and volumetric intravascular ultrasound study. Circ J. 2007; 71(11):1685-90.

20. Ahn Y, Jeong MH, Jeong JW, Kim KH, Ahn TH, Kang WC, Park CG, Kim JH, Chae IH, Nam CW, Hur SH, Bae JH, Kim KY, Oh SK. Randomized comparison of cilostazol vs clopidogrel after drug-eluting stenting in diabetic patients--cilostazol for diabetic patients in drug-eluting stent (CIDES) trial. Circ J. 2008; 72(1):35-9.

21. Lee SW, Park SW, et al. Drug-eluting stenting followed by cilostazol treatment reduces late restenosis in patients with diabetes mellitus the DECLARE-DIABETES Trial (A Randomized Comparison of Triple Antiplatelet Therapy with Dual Antiplatelet Therapy After Drug-Eluting Stent Implantation in Diabetic Patients). J Am Coll Cardiol. 2008 Mar 25; 51(12):1181-7.

22. Lee SW, et al. Comparison of Triple antiplatelet therapy and dual antiplatelet therapy in patients at high risk of restenosis after drug-eluting stent implantation (from the DECLARE-DIABETES and -LONG Trials). Am J Cardiol. 2010 Jan 15; 105(2):168-73.

23. Lee SW, et al. Triple antiplatelet therapy reduces ischemic events after drug-eluting stent implantation: Drug-Eluting stenting followed by Cilostazol treatment REduces Adverse Serious cardiac Events (DECREASE registry). Am Heart J. 2010 Feb; 159(2):284-91.

24. Suh JW, et al. Multicenter randomized trial evaluating the efficacy of cilostazol on ischemic vascular complications after drug-eluting stent implantation for coronary heart disease: results of the CILON-T (influence of CILostazol-based triple antiplatelet therapy ON ischemic complication after drug-eluting stenT implantation) trial. J Am Coll Cardiol. 2011 Jan 18; 57(3):280-9.

25. Lee SW, Park SW, et al. A randomized, double-blind, multicenter comparison study of triple antiplatelet therapy with dual antiplatelet therapy to reduce restenosis after drug-eluting stent implantation in long coronary lesions: results from the DECLARE-LONG II. Am Coll Cardiol. 2011 Mar 15; 57(11):1264-70.

26. Park KW, et al. The 'Harmonizing Optimal Strategy for Treatment of coronary artery stenosis - sAfety & effectiveneSS of drug-elUting stents & antiplatelet REgimen' (HOST-ASSURE) trial: study protocol for a randomized controlled trial. Trials. 2012 Mar 31; 13:29.

27. Nakao T, et al. The long-term efficacy of cilostazol in addition to dual antiplatelet therapy after sirolimus-eluting stent implantation for Japanese patients: an analysis of the 3-year follow-up outcomes from the j-Cypher registry. Cardiovasc Interv Ther. 2012 Sep; 27(3):161-7.

28. Park KH, et al. The impact of triple anti-platelet therapy for endothelialization and inflammatory response at overlapping bioabsorbable polymer coated drug-eluting stents in a porcine coronary model. Int J Cardiol. 2013; 168:1853-58..

29. Zeller T, Trenk D. Cilostazol: The "Poor Man's" Replacement of Drug-Eluting Stents and Balloons? Circulation. 2013 Jun 11; 127(23):2261-3.

30. Angiolillo DJ, et al. A randomized study assessing the impact of cilostazol on platelet function profiles in patients with diabetes mellitus and coronary artery disease on dual antiplatelet therapy: results of the OPTIMUS-2 study. Eur Heart J. 2008 Sep; 29(18):2202-11.

31. Yang TH, et al. Comparison of triple anti-platelet therapy (aspirin, clopidogrel, and cilostazol) and double anti-platelet therapy (aspirin and clopidogrel) on platelet aggregation in type 2 diabetic patients undergoing drug-eluting stent implantation. Korean Circ J. 2009 Nov; 39(11):462-6.

32. Jeong YH, et al. Pharmacodynamic effect of cilostazol plus standard clopidogrel versus double-dose clopidogrel in patients with type 2 diabetes undergoing percutaneous coronary intervention. Diabetes Care. 2012 Nov; 35(11):2194-7.

33. Singh I, Shafiq N, Pandhi P, Reddy S, Pattanaik S, Sharma Y, Malhotra, S. Triple antiplatelet therapy vs. dual antiplatelet therapy in patients undergoing percutaneous coronary intervention: an evidence-based approach to answering a clinical query. Br J Clin Pharmacol. 2009; 68(1):4-13.

34. Tamhane U, Meier P, Chetcuti S, Chen KY, Rha SW, Grossman MP, Gurm H. Efficacy of cilostazol in reducing restenosis in patients undergoing contemporary stent based PCI: a meta-analysis of randomized controlled trials. Euro Intervention. 2009; 5(3):384-93.

35. Friedland SN, Eisenberg MJ, Shimony A. Meta-analysis of randomized controlled trials on effect of cilostazol on restenosis rates and outcomes after percutaneous coronary intervention. Am J Cardiol. 2012; 109(10):1397-404.

36. Jang JS, Jin HY, Seo JS, Yang TH, Kim DK, Kim DS, Kim DK, Seol SH, Kim DI, Cho KI, Kim BH, Park YH, Je HG, Jeong YH, Kim WJ, Lee JY, Lee SW. A meta-analysis of randomized controlled trials appraising the efficacy and safety of cilostazol after coronary artery stent implantation. Cardiology. 2012; 122(3):133-43.

37. Zhang Y, Tang HQ, Li J, Fu ZX. Efficacy and safety of triple-antiplatelet therapy after percutaneous coronary intervention: a meta-analysis. Chin Med J (Engl). 2013;126(9):1750-4.

38. Ding XL, Xie C, Jiang B, Gao J, Zhang LL, Zhang H, Zhang JJ, Miao LY. Efficacy and safety of adjunctive cilostazol to dual antiplatelet therapy after stent implantation: an updated meta-analysis of randomized controlled trials. J Cardiovasc Pharmacol Ther. 2013; 18(3):222-8.

39. Chen Z, Qian J, Chen Y, Ma J, Ge J. Addition of cilostazol to conventional dual antiplatelet therapy reduces the risk of cardiac events and restenosis after drug-eluting stent implantation: a meta-analysis. J Clin Pharmacol. 2013 May; 53(5):532-9. doi: 10.1002/jcph.64. Epub 2013 Feb 22.

40. Biondi-Zoccai GG, Lotrionte M, Anselmino M, Moretti C, Agostoni P, Testa L, Abbate A, Cosgrave J, Laudito A, Trevi GP, Sheiban I. Systematic review and meta-analysis of randomized clinical trials appraising the impact of cilostazol after percutaneous coronary intervention. Am Heart J. 2008; 155(6):1081-9.

41. Serrano Junior CV, Fenelon G, Soeiro AM, Nicolau JC, Piegas LS, Montenegro ST, et al. Sociedade Brasileira de Cardiologia. Diretrizes Brasileiras de Antiagregantes Plaquetários e Anticoagulantes em Cardiologia. Arq Bras Cardiol 2013; 101(3 Supl.3):1-93.

42. Rosa MP, Baroni GV, Portal VL. Cilostazol, um inibidor da fosfodiesterase III: perspectivas futuras na aterosclerose. Arq Bras Cardiol. 2006; 87(5):e222-e226.

43. Fonseca FAH, Izar MCO. Ações do Cilostazol na aterosclerose, em: Viveiros B, editor. Cilostazol e Aterosclerose em Múltiplos Territórios. 1ª edição, São Paulo, BBS Editora; 2008. p. 22-5.

44. Weintraub WS. The vascular effects of cilostazol. Can J Cardiol. 2006; 22 (Suppl B):1706-17.

45. Cilostazol. Em: Evidência fármaco-terapêutica. Ano II Nº 2 - 2004. Pharmacia Brasileira-Julho/Agosto2004. Acessado em 12/11/2014. http://www.cff.org.br/cebrim.html.

46. Izukawa NM, Prakasan AK. Papel do cilostazol da doença arterial obstrutiva periférica (DAOP), em: Viveiros B, editor. Cilostazol e Aterosclerose em Múltiplos Territórios. 1ª edição, São Paulo, BBS Editora; 2008, p. 29-41.

47. Fonseca FAH. Como diagnosticar e tratar: Doença arterial obstrutiva periférica, em: Moreira Junior. RBM. Out 2003; 60(10):748-54. Acessado em 12/11/2014. http://www.moreirajr.com.br/revistas.asp.

48. Diretrizes da Sociedade Brasileira de Angiologia e Cirurgia Vascular. Diagnóstico da Doença Arterial Obstrutiva Periférica. Tratamento Clínico da Claudicação Intermitente. Tratamento Cirúrgico da Claudicação Intermitente. J Vasc Br. 2005; 4(3)Supl. 4: S222-S238.

49. Thompson PD, et al. Meta-analysis of results from eight randomized, placebo-controlled trials on the effect of cilostazol on patients with intermittent claudication. Am J Cardiol. 2002; 90(12):1314-9.

50. Regensteiner JG, et al. Effect of cilostazol on treadmill walking, community-based walking ability, and health related quality of life in patients with intermittent claudication due to peripheral arterial disease: meta-analysis of six randomized controlled trials. J Am Geriat Soc. 2002; 50(12):1939-46.

51. Uchiyama S, Demaerschalk BM, Goto S, et al. Stroke prevention by cilostazol in patients with atherothrombosis: meta-analysis of placebo-controlled randomized trials. J Stroke Cerebrovasc Dis. 2009; 18(6):482-490.

52. Huang Y, Cheng Y, Wu J, Li Y, Xu E, Hong Z, et al. Cilostazol versus Aspirin for Secondary Ischaemic Stroke Prevention cooperation investigators. Cilostazol as an alternative to aspirin after ischaemic stroke: a randomized, double-blind, pilot study. Lancet Neurol. 2008; 7(6):494-9.

53. Shinohara Y, Katayama Y, Uchiyama S, Yamaguchi T, Handa S, Matsuoka K, et al. CSPS 2 group. Cilostazol for prevention of secondary stroke (CSPS 2): an aspirin-controlled, double-blind, randomized non-inferiority trial. Lancet Neurol. 2010; 9(10):959-68.

54. Dinicolantonio JJ, Lavie CJ, Fares H, et al. Meta-analysis of cilostazol versus aspirin for the secondary prevention of stroke. Am J Cardiol. 2013 Oct 15; 112(8):1230-4.

55. Lansberg MG, O'Donnell MJ, Khatri P, et al. American College of Chest Physicians. Antithrombotic and thrombolytic therapy for ischemic stroke: Antithrombotic Therapy and Prevention of Thrombosis, 9th ed: American College of Chest Physicians Evidence-Based Clinical Practice Guidelines. Chest. 2012 Feb; 141(2 Suppl):e601S-36S.

56. Ishizaka N, et al. Effects of a single local administration of cilostazol on neointimal formation in balloon-injured rat carotid artery. Atherosclerosis 1999; 142:41-6.

57. Brasil DP. Cilostazol após angioplastia coronária. In: Viveiros B, editor. Cilostazol e Aterosclerose em Múltiplos Territórios. São Paulo. BBS Editora; 2008, p. 69-83.

58. Morishita R. A scientific rationale for the CREST trial results: evidence for the mechanism of action of cilostazol in restenosis. Atheroscler Suppl. 2005; 6:41-6.

59. Inoue T, Uchida T, Sakuma M, et al. Cilostazol inhibits leukocyte integrin Mac-1, leading to a potential reduction in restenosis after coronary stent implantation. J Am Coll Cardiol 2004; 44:1408-14.

60. Sakurai R, Koo BK, Kaneda H, Bonneau HN, Nagai R. Cilostazol added to aspirin and clopidogrel reduces revascularization without increases in major adverse events in patients with drug-eluting stents: A meta-analysis of randomized controlled trials. Int J Cardiol. 2013 Sep 1;167(5):2250-8. doi: 10.1016/j.ijcard.2012.06.010. Epub 2012 Jun 22.

61. Geng DF, Liu M, Jin DM, Wu W, Deng J, Wang JF. Cilostazol-based triple antiplatelet therapy compared to dual antiplatelet therapy in patients with coronary stent implantation: a meta-analysis of 5,821 patients. Cardiology. 2012; 122(3):148-57.

62. Hirsch AT, Haskal ZJ, Hertzer NR, et al. ACC/AHA 2005 Practice Guidelines for the management of patients with peripheral arterial disease (lower extremity, renal, mesenteric, and abdomi-

nal aortic): a collaborative report from the American Association for Vascular Surgery/Society for Vascular Surgery, Society for Cardiovascular Angiography and Interventions, Society for Vascular Medicine and Biology, Society of Interventional Radiology, and the ACC/AHA Task Force on Practice Guidelines (Writing Committee to Develop Guidelines for the Management of Patients With Peripheral Arterial Disease): endorsed by the American Association of Cardiovascular and Pulmonary Rehabilitation; National Heart, Lung, and Blood Institute; Society for Vascular Nursing; TransAtlantic Inter-Society Consensus; and Vascular Disease Foundation. Circulation. 2006; 113:e463-654.

63. Bulário cilostazol. Apresentação; Indicações; Contra-indicações; Interações medicamentosas; Reações adversas/Efeitos colaterais; Posologia.13/06/2014.In: http://www.medicinanet.com.br/bula/8081/cilostazol.htm.

Pedro Beraldo de Andrade ■ Fábio Salerno Rinaldi
Igor Ribeiro de Castro Bienert ■ Luiz Alberto Piva e Mattos

Cangrelor

HISTÓRICO E PROPRIEDADES FARMACOLÓGICAS BÁSICAS

O cangrelor é um análogo intravenoso do trifosfato de adenosina (ATP) que inibe rápida e reversivelmente o receptor plaquetário $P2Y_{12}$. Não requer conversão hepática em um metabólito ativo, atuando diretamente no sítio de ação após sua infusão. Isso resulta em concentração plasmática previsível em minutos, com farmacocinética linear dose-dependente. O cangrelor promove inibição plaquetária superior a 80%, sendo rapidamente inativado por um processo de desfosforilação mediado por ectonucleotidases, com meia-vida de 3 a 6 minutos, possibilitando a restauração da função plaquetária basal entre 60 e 90 minutos (Tabela 9.1).

Tabela 9.1 Propriedades farmacológicas do cangrelor.

Classe	Análogo do ATP não tienopiridínico
Administração	Intravenosa
Metabolismo	Metabólito ativo
Início de ação	Segundos
Término de ação	30 a 60 minutos
Bloqueio ao receptor ADP	Reversível
Interação medicamentosa no citocromo P450	Não

ADP = difosfato de adenosina

Estudos pré-clínicos em modelos animais nas fases iniciais de desenvolvimento do cangrelor demonstraram eficácia na inibição da formação de trombo e da agregação plaquetária induzida pelo ADP, motivando sua investigação em humanos.[1] Análise em voluntários sadios comprovou um efeito dose-dependente na inibição plaquetária, com meia-vida de 2,6 minutos e reversão da função plaquetária 20 minutos após descontinuação da infusão.[2] Comparado ao clopidogrel em estudo fase I, o cangrelor promoveu maior inibição plaquetária, sem constatação de variabilidade interindividual de seus efeitos.[3]

USO TERAPÊUTICO

Estudos fase II

A eficácia e a segurança do cangrelor foram avaliadas em diferentes cenários clínicos. Em estudo multicêntrico envolvendo 39 pacientes com síndrome coronária aguda (SCA), sem supradesnivelamento do segmento ST, doses de 2 ou 4 µg/kg/min de cangrelor, em adição ao ácido acetilsalicílico (AAS) e à heparina, promoveram inibição de 100% da agregação plaquetária em 77% e 86% dos pacientes, respectivamente, sem relato de episódio de sangramento grave.[4]

Em estudo randomizado, duplo-cego, placebo controlado, avaliando 91 pacientes com SCA sem supradesnivelamento do segmento ST, a infusão de 4 µg/kg/min de cangrelor por 72 horas, como terapia adjunta ao AAS e à heparina de baixo peso molecular, foi bem tolerada hemodinamicamente, sem ocorrência de evento adverso grave.[5] O ensaio clínico *Safety, Tolerability and Effect on Patency in Acute Myocardial Infarction* (STEP-AMI), com 92 pacientes inclusos, demonstrou que o cangrelor, como terapia adjunta à alteplase no tratamento do infarto agudo do miocárdio (IAM), com supradesnivelamento do segmento ST, se associou a maior resolução do supradesnivelamento do segmento ST > 70% aos 60 minutos, sugerindo um potencial benefício clínico.[6]

O cangrelor também foi avaliado em pacientes submetidos à intervenção coronária percutânea (ICP), em um estudo objetivando determinar sua segurança e farmacodinâmica, sendo o abciximabe o agente comparador.[7] Após uma primeira etapa de determinação de dose envolvendo 200 pacientes, a infusão de 4 µg/kg/min por 18 a 24 horas foi testada em 199 pacientes, com taxas similares de eventos adversos cardíacos e sangramento, mas com restauração mais precoce da função plaquetária favorável ao cangrelor.

O uso concomitante de cangrelor e clopidogrel está sujeito a uma interação competitiva demonstrada em um estudo com 20 voluntários saudáveis.[8] A inibição plaquetária esperada, superior a 80%, só foi atingida no grupo onde a administração de clopidogrel ocorreu após a infusão de cangrelor, sugerindo que na presença de cangrelor, dada sua maior afinidade pelo receptor $P2Y_{12}$, o metabólito ativo do clopidogrel é incapaz de se ligar a este.

Ainda, no estudo *Maintenance of Platelet Inhibition with Cangrelor after Discontinuation of Thienopyridines in Patients Undergoing Surgery* (BRIDGE), o cangrelor foi avaliado como ponte terapêutica em pacientes com SCA ou submetidos à ICP, requerendo tratamento com terapia antiplaquetária dupla, mas em programação de cirurgia de revascularização miocárdica. Após a escolha da dose de 0,75 µg/kg/min, 210 pacientes foram randomizados para cangrelor ou placebo por um intervalo mínimo de 48 horas, com suspensão 1 a 6 horas anteriores ao procedimento. Maior proporção de pacientes no grupo cangrelor exibiu a manutenção almejada da inibição plaquetária (98,8% *vs.* 19,0%, $p < 0,001$), com taxa similar de sangramento cirúrgico (11,8% *vs.* 10,4%, $p = 0,763$).

Estudos fase III

O cangrelor foi avaliado em três grandes ensaios clínicos randomizados pertencentes ao programa *Cangrelor vs. Standard Therapy to Achieve Optimal Management of Platelet Inhibition* (CHAMPION): CHAMPION-PCI, CHAMPION-PLATFORM e no mais recente CHAMPION-PHOENIX (Tabela 9.2). Os dois primeiros foram prematuramente interrompidos pela ausência de eficácia clínica favorável à utilização do cangrelor em pacientes submetidos à ICP, em sua maioria portadores de SCA.[10,11]

O estudo CHAMPION-PCI incluiu 98% dos 9.000 pacientes pretendidos, tendo como objetivo demonstrar a não inferioridade e idealmente a superioridade do cangrelor, administrado na dose de 30 µg/kg em *bolus*, anterior ao início da ICP, seguido de infusão de 4 µg/kg/min por 2 a 4 horas, comparado a 600 mg de ataque, seguido de 75 mg de manutenção de clopidogrel. O estudo CHAMPION-PLATFORM incluiu 83% dos 6.400 pacientes planejados, objetivando demonstrar a superioridade do cangrelor frente ao placebo, seguido de clopidogrel, em mesmo esquema posológico, mas iniciados durante a ICP. O desfecho primário composto de ambas as análises foi constituído por morte, IAM ou revascularização de urgência nas primeiras 48 horas após o procedimento. No primeiro, o cangrelor não foi superior ao clopidogrel na redução de eventos (7,5% *vs.* 7,1%, $p = 0,59$), com maior prevalência de sangramento grave (3,6% *vs.* 2,9%, $p = 0,06$). No segundo, embora tenha reduzido a taxa de trombose de *stent* (0,2% *vs.* 0,6%, $p = 0,02$), o cangrelor não foi superior a placebo seguido de 600 mg de clopidogrel na redução do desfecho primário.

Questionamentos metodológicos relacionados às investigações anteriores motivaram a condução de um terceiro ensaio clínico, englobando 11.145 pacientes submetidos à ICP eletiva ou de urgência, denominado CHAMPION-PHOENIX.[12] Neste, o cangrelor, na dose de 30 µg/kg em *bolus*, seguido de infusão de 4 µg/kg/min, foi comparado a uma dose de ataque de 300 a 600 mg de clopidogrel seguido de 75 mg de manutenção na redução do desfecho de eficácia composto por morte, IAM, revascularização de urgência e trombose de *stent* nas primeiras 48 horas após a randomização. A taxa de ocorrência de eventos foi significativamente menor no grupo cangrelor (4,7% *vs.* 5,9%, $p = 0,005$), sem diferença na taxa de sangramento grave (0,16% *vs.* 0,11%, $p = 0,44$).

Análise conjunta englobando os dados de 24.910 pacientes inclusos nos três estudos demonstrou que o cangrelor reduziu em 19% o risco de morte, IAM, revascularização de urgência e trombose de *stent* nas primeiras 48 horas ($p = 0,0007$) e em 41% o risco de trombose de *stent* ($p = 0,0008$), sem aumento no risco de sangramento grave pelo critério GUSTO.[13] De fato, no estudo CHAMPION-PHOENIX, a ocorrência de trombose de *stent* foi um forte preditor de eventos cardiovasculares adversos subsequentes.[14]

MONITORIZAÇÃO, REVERSÃO DOS EFEITOS E PERSPECTIVAS FUTURAS

Uma vez que o cangrelor não requer conversão hepática em um metabólito ativo, produzindo inibição imediata, previsível e dose-dependente da agregação plaquetária mediada pelo ADP, a monitorização de seus efeitos faz-se desnecessária. Além disso, sua rápida inativação por um processo de desfosforilação, com meia-vida de três a seis minutos, possibilita a restauração da função plaquetária basal entre 30 e 60 minutos, tornando dispensável a existência de um antídoto.

Tabela 9.2. Estudos fase III do programa CHAMPION.

	CHAMPION-PCI	CHAMPION-PLATFORM	CHAMPION-PHOENIX
Ano de publicação	2009	2009	2013
Periódico	NEJM	NEJM	NEJM
Tamanho da amostra	8.877	5.362	11.145
Cenário clínico	Angina estável, SCA sem supra de ST, IAM com supra de ST	Angina estável, SCA sem supra de ST	Angina estável, SCA sem supra de ST, IAM com supra de ST
Agente comparador	Clopidogrel 600 mg de ataque e 75 mg de manutenção	Placebo seguido de 600 mg de clopidogrel de ataque e 75 mg de manutenção	Clopidogrel 300-600 mg de ataque e 75 mg de manutenção
Objetivo primário de eficácia	Morte, IAM, revascularização de urgência em 48 horas	Morte, IAM, revascularização de urgência em 48 horas	Morte, IAM, revascularização de urgência e trombose de *stent* em 48 horas
Resultados	Negativo (não superior ao clopidogrel)	Negativo (não superior ao placebo)	Positivo (redução significativa de eventos favorável ao cangrelor)
Segurança	Maior taxa de sangramento grave (critério ACUITY) no grupo cangrelor	Maior taxa de sangramento grave (critério ACUITY) no grupo cangrelor	Taxa similar de sangramento grave (critério GUSTO)

SCA = síndrome coronária aguda; IAM = infarto agudo do miocárdio; NEJM = *The New England Journal of Medicine*.

Em fevereiro de 2014, o painel consultivo do *Food and Drug Administration* (FDA) votou contra a aprovação do cangrelor nas duas indicações solicitadas, quais sejam, como agente redutor de eventos trombóticos cardiovasculares em pacientes com doença aterosclerótica coronária submetidos à ICP, e como ponte terapêutica em pacientes com SCA ou tratados com implante de *stent* coronário que requeiram cirurgia de revascularização miocárdica (Tabela 9.3). Os revisores consideraram insuficientes as evidências provenientes do programa clínico CHAMPION, sobretudo quanto à relação entre o risco de ocorrência de sangramento grave e o benefício constatado na redução de IAM. Ainda, a metodologia adotada relativa ao momento da administração (antecedendo a ICP) e à dose de ataque (300 a 600 mg) do clopidogrel foi considerada um potencial viés às conclusões dos estudos. Entretanto, em nova votação datada de junho de 2015, a agência regulatória americana emitiu parecer favorável à aprovação do cangrelor em pacientes que serão submetidos à ICP, que não estejam pré-tratados com inibidores plaquetários P2Y$_{12}$ e quando o uso antecipado de inibidores de glicoproteína IIbIIIa não esteja previsto, revertendo assim a decisão anterior.

A premissa da disponibilidade de um antiplaquetário antagonista do receptor P2Y$_{12}$ com rápido início e término de ação fomenta o interesse pelo cangrelor, mas dados consistentes acerca do equilíbrio entre o binômio eficácia e segurança são necessários para que o agente possa ser incorporado na prática clínica.

Tabela 9.3 Possíveis aplicações clínicas do cangrelor.		
Indicação	Dose	Duração da terapia
Redução de eventos trombóticos cardíacos em pacientes submetidos à ICP	30 µg/kg IV em *bolus* seguido por 4 µg/kg/min IV de manutenção	Por duas horas ou até o término do procedimento
Ponte terapêutica em pacientes com indicação de TAD e que requeiram cirurgia cardíaca	0,75 µg/kg/min IV	Iniciado após a suspensão do tienopiridínico e mantido por até 1 a 6 horas antecedendo a cirurgia

ICP = intervenção coronária percutânea; IV = intravenosa; TAD = terapia antiplaquetária dupla.

REFERÊNCIAS BIBLIOGRÁFICAS

1. van Giezen JJ, Humphries RG. Preclinical and clinical studies with selective reversible direct P2Y12 antagonists. Semin Thromb Hemost. 2005; 31:195-204.

2. Nassim MA, Sanderson JB, Clarke C, et al. Investigation of the novel P2T receptor antagonist AR-C69931MX on ex vivo adenosine diphosphate-induced platelet aggregation and bleeding time in healthy volunteers. J Am Coll Cardiol. 1999; 33(2 Suppl. A):A255.

3. Jarvis GE, Nassim MA, Humphries RG, et al. The P2T antagonist Ar-C69931MX is a more effective inhibitor of ADP-induced platelet aggregation than clopidogrel. Blood. 1999; 94(Suppl.1):A22.

4. Storey RF, Oldroyd KG, Wilcox RG. Open multicentre study of the P2T receptor antagonist AR-C69931MX assessing safety, tolerability and activity in patients with acute coronary syndromes. Thromb Haemost. 2001; 85(3):401-7.

5. Jacobsson F, Swahn E, Wallentin L, et al. Safety profile and tolerability of intravenous AR--C69931MX, a new antiplatelet drug, in unstable angina pectoris and non-Q-wave myocardial infarction. Clin Ther. 2002; 24(5):752-65.

6. Greenbaum AB, Grines CL, Bittl JA, et al. Initial experience with an intravenous P2Y12 platelet receptor antagonist in patients undergoing percutaneous coronary intervention: results from a 2-part, phase II, multicenter, randomized, placebo- and active-controlled trial. Am Heart J. 2006; 151(3):689.e1-689.e10.

7. Greenbaum AB, Grines CL, Bittl JA, et al. Initial experience with an intravenous P2Y12 platelet receptor antagonist in patients undergoing percutaneous coronary intervention: results from a 2-part, phase II, multicenter, randomized, placebo- and active-controlled trial. Am Heart J. 2006; 151(3):689.e1-689.e10.

8. Steinhubl SR, Oh JJ, Oestreich JH, et al. Transitioning patients from cangrelor to clopidogrel: pharmacodynamic evidence of a competitive effect. Thromb Res. 2008; 121(4):527-34.

9. Angiolillo DJ, Firstenberg MS, Price MJ, et al. Bridging antiplatelet therapy with cangrelor in patients undergoing cardiac surgery: a randomized controlled trial. JAMA. 2012; 307:265-74.

10. Bhatt DL, Lincoff AM, Gibson CM, et al. Intravenous platelet blockade with cangrelor during PCI. N Engl J Med. 2009; 361:2330-41.

11. Angiolillo DJ, Firstenberg MS, Price MJ, et al. Bridging antiplatelet therapy with cangrelor in patients undergoing cardiac surgery: a randomized controlled trial. JAMA. 2012; 307:265-74.

12. Bhatt DL, Stone GW, Mahaffey KW, et al. Effect of platelet inhibition with cangrelor during PCI on ischemic events. N Engl J Med. 2013; 368:1303-13.

13. Steg PG, Bhatt DL, Hamm CW, et al. Effect of cangrelor on periprocedural outcomes in percutaneous coronary interventions: a pooled analysis of patient-level data. Lancet. 2013; 382:1981-92.

14. Généreux P, Stone GW, Harrington RA, et al. Impact of intraprocedural stent thrombosis during percutaneous coronary intervention. Insights from the CHAMPION-PHOENIX trial (Clinical Trial Comparing Cangrelor to Clopidogrel Standard of Care Therapy in Subjects Who Require Percutaneous Coronary Intervention). J Am Coll Cardiol. 2014; 25;63:619-29.

Patrícia Oliveira Guimarães ■ Giselle Cavali da Costa Raitz ■ Ana Denise Zazula

Heparina Não Fracionada

HISTÓRICO E PROPRIEDADES FARMACOLÓGICAS BÁSICAS

Há décadas, a heparina não fracionada (HNF) vem sendo usada como droga anticoagulante em diversos cenários preventivos e no tratamento de condições tromboembólicas. Devido à limitações farmacocinéticas e dificuldades na manutenção da dose adequada para cada paciente, seu uso foi substituído ao longo dos anos pelas heparinas de baixo peso molecular (HBPM). Enquanto as HBPM podem ser usadas em um cenário extra-hospitalar, a HNF tem seu uso restrito a pacientes internados, devido à necessidade de monitorização do seu efeito com exames de laboratório. Apesar do desenvolvimento e ampla divulgação dos agentes anticoagulantes modernos, a heparina ainda é uma droga muito utilizada em certos cenários clínicos e, portanto, torna-se necessário o conhecimento de suas propriedades farmacológicas, indicações e condutas para reversão do seu efeito.

Em 1916, Mc Lean descobriu as propriedades antitrombóticas da heparina em tecido hepático canino. Após 20 anos, Brinkhous e colaboradores demonstraram que a heparina necessitava de um cofator plasmático para exercer sua atividade anticoagulante e, em 1968, Abildgaard denominou este cofator de antitrombina III, conhecido atualmente apenas como antitrombina. O mecanismo através do qual a heparina interage com a antitrombina foi elucidado em 1970 por Rosenberg, Lindahl e outros. A heparina liga-se à antitrombina através de uma unidade de glucosamina com uma única sequência de pentassacarídeo. Além disso, a ligação da heparina com a antitrombina produz uma mudança na conformação desta proteína, potencializando seu efeito ao transformá-la em uma rápida inibidora das atividades pró-coagulantes da trombina. Após essa reação, a heparina dissocia-se da antitrombina e pode ser novamente reutilizada. Esses conhecimentos foram difundidos na época e serviram como base para os estudos clínicos que definiram o papel da heparina como importante droga de ação anticoagulante.

ESTRUTURA E MECANISMO DE AÇÃO

A heparina é um mucopolissacarídeo sulfatado com peso molecular que varia entre 3.000 a 30.000 daltons (em média, 15.000 daltons), o que corresponde a aproximadamente 45 cadeias de monossacarídeos. Somente 1/3 das moléculas de heparina possui a sequência única de pentassacarídeo que é responsável pela ligação com a antitrombina. As moléculas de heparina que não contêm esta sequência de pentassacarídeo possuem mínimo efeito anticoagulante quando presentes em concentrações terapêuticas. Entretanto, quando administrada em altas doses, mesmo as moléculas que não contêm pentassacarídeos podem catalisar a inibição da trombina através de um segundo cofator plasmático denominado heparina cofator II (HCII). Em concentrações ainda mais as altas, as moléculas de baixa afinidade de heparina podem diminuir a produção de fator Xa independente dos mecanismos da antitrombina e do cofator II.

O complexo heparina e antitrombina age inibindo diversos fatores de coagulação, dentre eles destacam-se a trombina (fator IIa) e os fatores Xa, IXa, XIa e XIIa. Entretanto, seu efeito é mais pronunciado na trombina e no fator Xa. A trombina é responsável pela conversão de fibrinogênio em fibrina, e como consequência, o trombo é formado. Ao inibir a trombina, a heparina exerce seu efeito anticoagulante.

FARMACOCINÉTICA

A heparina não á absorvida pelo trato gastrointestinal, portanto, deve ser administrada pela via parenteral. As opções disponíveis são por via endovenosa em infusão contínua ou através de injeções pela via subcutânea. Quando o tratamento for realizado pela via subcutânea deve-se administrar doses mais altas de heparina que as usuais utilizadas por via endovenosa devido à reduzida biodisponibilidade. Se um efeito anticoagulante de início imediato é necessário, a dose inicial de heparina via subcutânea pode ser complementada com uma injeção em *bolus* por via endovenosa. A administração de heparina por via subcutânea pode ser feita em baixa dose de 5.000U de 12/12h, moderada dose de 12.500U de 12/12h ou em alta dose de 15.000U de 12/12h.

A variabilidade da resposta anticoagulante da heparina em pacientes com doenças tromboembólicas ocorre devido a alta ligação da mesma às proteínas plasmáticas, o que reduz o seu efeito anticoagulante. Além disso, a heparina também se liga a células endoteliais, macrófagos e fator de von Willebrand, reduzindo ainda mais a sua biodisponibilidade.

O início de ação da heparina quando administrada via endovenosa é imediato, ao contrário do uso subcutâneo, quando a droga demora entre uma e duas horas para iniciar seu efeito. A meia-vida média é de 30 a 90 minutos, sendo a mesma aumentada a depender da dose infundida. Após infusão de um *bolus* de 25U/kg, a meia-vida é de cerca de 30 minutos, enquanto se o *bolus* for de 100U/kg, a meia-vida é de aproximadamente 60 minutos. A metabolização da droga é feita principalmente pelo sistema retículo-endotelial. A depuração da heparina ocorre através de dois mecanismos: um saturável rápido e um lento. Acredita-se que a fase rápida da depuração da heparina ocorre devido à internalização da heparina por células endoteliais e macrófagos, e sua despolimerização. Em doses terapêuticas, uma grande parte da heparina é depurada através da fase rápida e saturável. O mecanismo lento não saturável da depuração de heparina é realizado através dos rins.

USO TERAPÊUTICO E INDICAÇÕES CLÍNICAS

A heparina não fracionada vem sendo usada há anos como droga anticoagulante em cenários de trombose venosa profunda, embolia pulmonar, síndromes coronarianas agudas e fibrilação atrial. Um dos grandes desafios do uso deste agente é manter o paciente com adequada dose anticoagulante, já que a infusão contínua requer mensuração frequente do tempo de tromboplastina parcial ativado (TTPa). Após 6h do início da infusão, é recomendado que o TTPa seja medido, adequando a velocidade de infusão de acordo com o resultado do exame. Além disso, a mensuração do TTPa a cada 6 horas é de fundamental importância para a manutenção da dose adequada durante o tratamento. A dose inicial da heparina, assim como a de manutenção, depende da patologia apresentada pelo paciente e do uso concomitante de outras medicações antitrombóticas.

O ajuste da dose de heparina através do peso do paciente foi investigado por Raschke e colaboradores. Pacientes que necessitavam de anticoagulação foram randomizados para receberem heparina em dose fixa (5.000U em *bolus* seguido por infusão de 1.000U/h) ou em doses ajustáveis conforme o peso do paciente (80U/kg em *bolus*, seguido de infusão 18U/kg/h). A taxa de recorrência de tromboembolismo foi significativamente menor nos que receberam o regime de heparina com dose ajustável conforme o peso. Desta forma, é recomendado utilizar um nomograma baseado no peso do paciente para guiar a infusão de heparina, tanto a dose de *bolus* quanto a de manutenção.

TROMBOEMBOLISMO VENOSO

Profilaxia

A HNF pode ser usada com objetivo de prevenir episódios de tromboembolismo venoso e a dose recomendada é de 5.000UI de forma subcutânea a cada 8 ou 12 horas, tanto para pacientes clínicos quanto para cirúrgicos. É importante a monitorização dos níveis de plaquetas, para detecção precoce da plaquetopenia induzida por heparina, principalmente em pacientes cirúrgicos. Em casos de pacientes que foram submetidos à cirurgia não cardíaca, a profilaxia com heparina deve ser utilizada por um período de 5 a 7 dias em cirurgias gerais, e 7 a 10 dias em cirurgias ortopédicas.

Tratamento

A dose inicial de heparina endovenosa para o tratamento do tromboembolismo venoso é através da dose ajustável conforme o peso (80U/kg em *bolus*, seguido de infusão 18U/kg/h) ou administrada em *bolus* de 5.000U seguida por infusão de 1.250U/h nas primeiras 24 horas, com o objetivo de manter o TTPa entre 1,5 a 2,5 vezes o valor basal. Se administrada pela via subcutânea, a dose inicial da heparina recomendada é a de 17.500UI ou 250UI/kg duas vezes ao dia, com a mesma meta de TTPa (medido após 6 horas da administração). A dose de 333UI/kg em *bolus* seguida de 250UI/kg duas vezes ao dia, sem monitorização do TTPa, também se mostrou efetiva. A varfarina pode ser iniciada concomitantemente com a anticoagulação parenteral e a suspensão da heparina deve ser feita quando o INR for maior que 2,0.

SÍNDROMES CORONARIANAS AGUDAS

A anticoagulação associada à dupla antiagregação plaquetária vem sendo utilizada com o objetivo de reduzir a incidência de eventos cardíacos adversos e melhorar o prognóstico de pacientes com síndromes coronarianas agudas (SCA). Apesar de heparina de baixo peso molecular ser o agente mais comumente utilizado, a HNF ainda é uma opção para anticoagulação em SCAs.

As doses iniciais recomendadas de heparina para o tratamento das síndromes coronarianas são mais baixas que as indicadas para o tratamento do tromboembolismo venoso. Para o infarto agudo do miocárdio sem supradesnivelamento do segmento ST, ou angina instável, recomenda-se *bolus* de heparina de 60-70U/kg (dose máxima de 5.000U) seguidos de infusão de 12 a 15U/kg/h (dose máxima de 1.000U/h). Doses ainda mais baixas são recomendadas quando a heparina está associada a fibrinolíticos para o tratamento do infarto agudo miocárdio com supradesnivelamento do segmento ST. Nesta condição, preconiza-se um *bolus* de 60U/kg (dose máxima de 4.000U) seguidos de infusão 12U/kg/h (dose máxima de 1.000U/h). Caso o paciente apresente infarto agudo do miocárdio com supra de ST e seja submetido à angioplastia primária, a dose da heparina deve ser ajustada de acordo com o tempo de coagulação ativado (TCA) no laboratório de hemodinâmica.

A anticoagulação deve ser mantida por 8 dias ou até a alta hospitalar em pacientes com síndrome coronariana aguda e tratamento clínico, ou até a realização da angioplastia nos casos em que a estratégia intervencionista for realizada. Caso o paciente esteja em programação de cirurgia de revascularização miocárdica, recomenda-se suspender o uso de heparina de 4 a 6 horas antes do procedimento com o intuito de evitar sangramento em excesso.

FIBRILAÇÃO ATRIAL

O uso de heparina não fracionada no cenário de fibrilação atrial (FA) tem sido restrito a casos em que a cardioversão é indicada, já que na maioria das vezes é preferido iniciar uma heparina de baixo peso molecular como droga anticoagulante nesses pacientes e, em seguida, tratá-los com varfarina ou um dos novos anticoagulantes orais. Em casos de cardioversão elétrica de emergência, pode-se iniciar o uso de heparina endovenosa concomitantemente com o procedimento. A HNF também pode ser iniciada em casos de pacientes em que a cardioversão é indicada e não há evidências de trombos intracavitários ao ecocardiograma transesofágico. No primeiro e terceiro trimestres de gestação, a HNF pode ser usada para prevenção de fenômenos tromboembólicos em pacientes com FA e fatores de risco, com a meta de manter o TTPa 1,5 a 2 vezes o valor basal.

PRÉ-OPERATÓRIO DE CIRURGIA NÃO CARDÍACA

A HNF vem sendo usada em pré-operatório de cirurgia não cardíaca com o objetivo de reduzir o tempo em que o paciente fica exposto ao risco de eventos tromboembólicos, principalmente em casos de alto risco, como portadores de fibrilação atrial e próteses valvares metálicas, já que a anticoagulação com antagonistas da vitamina k é geralmente suspensa antes do procedimento. É comum o uso de HNF em pacientes considerados de alto risco de fenômenos tromboembólicos, que serão submetidos a cirurgias de risco moderado a alto de sangramentos. Esta terapia "ponte" com heparina deve ser suspensa entre 4 a 6 horas antes da cirurgia proposta.

TABELAS DE MONITORIZAÇÃO

A maior preocupação ao se administrar heparina a um paciente é o risco de sangramento. Já é sabido que episódios de sangramento são mais frequentes em indivíduos que utilizam doses mais altas de heparina, assim como em casos de administração concomitante de fibrinolíticos e inibidores de glicoproteína IIb/IIIa. Como a resposta anticoagulante à heparina depende de uma série de fatores relacionados ao paciente, padronizou-se a monitorização da dose de acordo com os testes de coagulação. O tempo de tromboplastina parcial ativado (TTPa) para manter uma faixa terapêutica entre 1,5 a 2,5 vezes o valor da normalidade é utilizado para ajustar a dose de heparina quando a mesma é administrada em doses terapêuticas, apesar de esta recomendação basear-se em apenas um estudo descritivo realizado nos anos de 1970. Entretanto, os reagentes e instrumentos para mensuração do TTPa evoluíram ao longo dos anos e, dependendo dos métodos utilizados, a medida de TTPa considerada na faixa terapêutica também pode mudar. Diversos monogramas foram desenvolvidos para auxiliar os profissionais de saúde no ajuste da dose de heparina e estes devem ser avaliados conforme o reagente e o coagulômetro utilizado em cada serviço.

Um nomograma é exemplificado na Tabela 10.1 abaixo:

Tabela 10.1 Nomograma das doses e ajustes de acordo com o resultado do TTPa.	
Dose inicial	80U/Kg em *bolus* + 18U/kg/hora
TTPa < 35 segundos	80U/Kg em *bolus* + aumentar 4U/kg/hora
TTPa entre 35 e 45 segundos	40U/Kg em *bolus* + aumentar 2U/kg/hora
TTPa entre 46 e 70 segundos	Manter infusão
TTPa entre 71 e 90 segundos	Reduzir 2U/kg/hora
TTPa > 90 segundos	Suspender infusão por 1 hora + reduzir 3U/kg/hora

TTPa = Tempo de Tromboplastina Parcial ativado. ICP = Intervenção Coronária Percutânea.
Adaptada de Garcia e cols, Chest 2012.

LIMITAÇÕES AO USO DA HEPARINA

A resistência à heparina ocorre quando são necessárias doses maiores que 35.000UI por dia da droga para conseguir atingir um efeito anticoagulante adequado. Esta pode ser justificada por diversos fatores, como o aumento da depuração da droga, a alta ligação proteica da heparina e deficiência de antitrombina apresentada por alguns pacientes.

Dentre os efeitos indesejados do uso da HNF destacam-se: a osteoporose, elevação de transaminases e a ocorrência de plaquetopenia induzida por heparina, além de hemorragias. A influência da heparina no metabolismo ósseo ocorre devido à ligação da droga a osteoblastos com ativação de fatores que estimulam a atividade dos osteoclastos, o que pode causar osteoporose. A elevação de transaminases pode ser observada, porém sem consequências clínicas relevantes.

TROMBOCITOPENIA INDUZIDA POR HEPARINA

A trombocitopenia induzida por heparina (TIH) é uma complicação grave do uso deste agente, que pode culminar em tromboses arteriais e venosas. TIH ocorre devido a uma reação imune com formação de anticorpos IgG que se ligam ao fator plaquetário 4 e este complexo conecta-se a receptores na superfície das plaquetas, resultando em liberação de fatores pró-coagulantes. Posteriormente, estas plaquetas são removidas da circulação, causando a trombocitopenia.

Dentre os fatores de risco para o desenvolvimento de TIH destacam-se: sexo feminino, uso de heparina não fracionada e cirurgias cardíacas ou ortopédicas. A plaquetopenia pode ocorrer em até 90% dos pacientes e é definida como uma contagem de plaquetas menor que 150.000. Geralmente a queda de plaquetas ocorre cerca de 5 a 10 dias após o início do uso da heparina, e pode durar até 3 semanas após a suspensão da droga. Apesar de a plaquetopenia ser comum nesse cenário, alguns pacientes podem desenvolver tromboses antes mesmo desta manifestação laboratorial.

Recomenda-se monitorizar plaquetas a cada 2 a 3 dias entre o quarto dia de uso e o décimo quarto, período suscetível à ocorrência de TIH, ou até a heparina ser suspensa, principalmente em pacientes no período pós-operatório e indívíduos portadores de neoplasias. Como testes de detecção destes anticorpos não são habitualmente disponíveis, o diagnóstico de TIH geralmente é baseado na plaquetopenia e nas características clínicas do paciente. Ao suspeitar de TIH, a heparina deve ser suspensa, assim como o uso deste agente em catéteres. Em diretrizes internacionais recomenda-se o uso de inibidores de trombina como lepirudina, argatroban ou danaparoide nesses casos. O uso de heparinas de baixo peso molecular e antagonistas de vitamina K não são aconselhados. Tranfusão de plaquetas pode ser uma opção em casos de trombocitopenia grave associada a sangramento ou durante a realização de procedimentos invasivos com alto risco de sangramento.

REVERSÃO DOS EFEITOS

Um dos grandes benefícios do uso de heparina não fracionada, quando comparada a outros anticoagulantes, é que seu efeito pode ser rapidamente revertido com sulfato de protamina endovenoso. O sulfato de protamina é uma proteína que se liga à heparina e forma um sal, inibindo seu efeito anticoagulante. Como a meia-vida da protamina é de 7 minutos e a meia-vida da heparina endovenosa é de 60 a 90 minutos, apenas a heparina endovenosa administrada durante as horas precedentes deve ser considerada para calcular a dose de protamina. Já a heparina administrada por via subcutânea necessita de uma administração mais prolongada de protamina. A dose necessária para neutralizar 100U de heparina é de 1 mg de sulfato de protamina. O TTPa pode ser acompanhado para monitorizar a reversão do efeito da heparina. Eventos adversos podem ocorrer com a administração da protamina, como por exemplo hipotensão e bradicardia; no entanto, a redução na sua velocidade de infusão pode minimizar esses efeitos. Para os pacientes que apresentam alergia à protamina, a administração prévia de corticosteroides e anti-histamínicos pode ser necessária.

INDICAÇÕES, GRAUS DE RECOMENDAÇÃO E NÍVEL DE EVIDÊNCIA DO USO DA HEPARINA NÃO FRACIONADA

Tabela 10.2 Anticoagulação nas síndromes coronarianas agudas.

Síndrome coronariana aguda	Dose	Grau de recomendação	Nível de evidência
Com supra ST (trombólise)	60 U/kg EV (máximo de 4.000 UI) Infusão contínua de 12 U/kg/h (máximo de 1.000 U/h) TTPa 1,5 a 2,0	I	C
Com supra ST (Com ICP)	Dose ajustada pelo tempo de coagulação ativado (TCA)	I	C
Sem supra ST	60-70 U/kg EV (máximo de 5.000 UI) Infusão contínua de 12-15 UI/kg/h (máximo de 1.000 U/h) TTPa 1,5 a 2,0	I	A

TTPa: termpo de tromboplastina parcial ativado. ICP: intervenção coronária percutânea.

Tabela 10.3 Anticoagulação na fibrilação atrial.

Fibrilação atrial	Recomendação	Grau de recomendação	Nível de evidência
Gestação	Primeiro trimestre e ultimo mês da gestação se FA + fatores de risco TTPa 1,5 a 2,0	I	B
	SE subcutâneo: 10.000-20.000 U 2 × ao dia para manter TTPa 1,5 (6h após injeção)		
Cardioversão elétrica de emergência	*Bolus* + infusão contínua EV	I	C
Cardioversão elétrica eletiva	*Bolus* + infusão contínua EV até que a anticoagulação oral plena seja atingida	I	B

FA = Fibrilação Atrial. TTPa = Tempo de Tromboplastina Parcial ativado.

Tabela 10.4 Profilaxia de eventos tromboembólicos venosos.

Profilaxia TEV	Recomendação	Grau de recomendação	Nível de evidência
Pacientes clínicos	Uso em baixas doses (5.000 UI SC a cada 8 a 12 horas) em pacientes hospitalizados com pelo menos um fator de risco para TEV e que não tenham risco aumentado de sangramento.	I	A
Pacientes cirúrgicos	Anticoagulação profilática em pacientes cirúrgicos com risco moderado e alto.	I	A

TEV = Tromboembolismo Venoso.

Tabela 10.5 Anticoagulação em eventos tromboembólicos venosos.

Tratamento TEV	Recomendação	Grau de recomendação	Nível de evidência
Traamento	HNF EV ou SC TTPa entre 1,5 e 2,5 ou SC com dose fixa	I	A
Dose SC	HNF SC 17.500 UI ou 250 UI/kg 2x dia	I	A
	TTPa entre 1,5 e 2,5 (6h após)		
Dose EV	HNF EV 80 UI/kg ou 5.000 UI seguido de infusão contínua de 18 UI/kg/h	I	C
	TTPa entre 1,5 e 2,5		
Início da anticoagulação oral	Início simultâneo da HNF e da anticoagulação oral com antagonista da vitamina K	I	C

HNF = Heparina Não Fracionada. TEV = Tromboembolismo Venoso. TTPa = Tempo de Tromboplastina Parcial ativado.

CONCLUSÃO

A heparina não fracionada é uma droga muito antiga, difusamente utilizada como agente anticoagulante em diversos cenários. Nos últimos anos, esta droga veio sendo substituída por heparinas de baixo peso molecular, no entanto, ainda há situações nas quais suas indicações são mantidas. O seu efeito pode ser monitorado através da monitorização do tempo de tromboplastina parcial ativado e ajustes de doses devem ser feitos de acordo com nomogramas. A maior vantagem da HNF é a reversão rápida do seu efeito com protamina, que pode ser utilizada em casos de sangramento.

REFERÊNCIAS BIBLIOGRÁFICAS

1. Hirsh J, Bauer KA, Donati MB, et al. Parenteral anticoagulants: American College of Chest Physicians Evidenced-Based Clinical Practice Guidelines (8th edition). Chest. 2008; 131:141S.

2. Garcia DA, Baglin TP. Weitz JI, et al. Parenteral anticoagulants: Antithrombotic Therapy and Prevention of Thrombosis: American College of Chest Physicians Evidenced-Based Clinical Practice (9 th edition). Chest. 2012; 141:e24S.

3. Hirsh J, Anand SS, Halperin JL, et al. Mechanism of Action and Pharmacology of Unfractionated Heparin. Arterioscler Thromb Vasc Biol. 2001; 21:1094-96.

4. Hirsh J, Warkentin TE, Shaughnessy SG, et al. Heparin and low-molecular-weight heparin: mechanisms of action, pharmacokinetics, dosing, monitoring, efficacy and safety. Chest. 2001; 119:64S-94S.

5. Bick RL, Frenkel EP, Walenga J, et al. Unfractionated heparin, low molecular weight heparins and pentasaccharide: basic mechanism of actions, pharmacology, and clinical use. Hematol Oncol Clin N Am. 2005; 1-51.

6. Raschke RA, Reilly BM, Guidry JR, et al. The weight-based heparin dosing nomogram compared with a "standard care" nomogram. Ann Intern Med. 1993; 119:874-81.

7. Brill-Edwards P, Ginsberg JS, Johnston M, et al. Establishing a therapeutic range for heparin therapy. Ann Intern Med. 1993; 119:104.

8. Krishnaswamy A, Lincoff M, Cannon CP. The use and limitations of Unfractionated heparin. Crit Pathways in Cardiol. 2010; 35-40.

9. Linkins L, Dans AL, Moores LK, et al. Treatment and prevention of heparin-induced thrombocytopenia. American College of Chest Physicians Evidence-Based Clinical Practice Guidelines. Chest. 2012; supplement.

10. Longh F, Laks D, Kalil NGN. Trombocitopenia induzida por heparina. Rev Bras Hematol Hemoter. 2001; 23(2):93-9.

11. Lorga Filho A M, Azmus AD, Soeiro AM, et al. Diretrizes brasileiras de antiagregantes plaquetários e anticoagulantes em cardiologia. Arq Bras Cardiol. 2013; 101:1-93.

12. Baglin T. Barrowcliffe TW, Cohen A, et al. Guidelines on the use and monitoring of heparin. Br J Haematol. 2006; 133:19.

13. Hirsch J. Anan SS. Halperin JL, et al. Guide to anticoagulant therapy: Heparin: a statement for healthcare professionals from the American Heart Association. Circulation. 2001; 103:2994.

Felipe Finoketti ■ Júlio Flávio Marchini
Rogério Sarmento Leite ■ André Manica

Heparinas de Baixo Peso Molecular

HISTÓRICO E PROPRIEDADES FARMACOLÓGICAS BÁSICAS

A heparina, um glicosaminoglicano encontrado nos grânulos secretores dos mastócitos[1], foi descoberta em 1916 na *John Hopkins Medical School*, pelo estudante Jay McLean.[2,3] É sintetizada a partir de precursores de uridina difosfato glicose (UDP-glicose) como polímero de resíduos alternados de ácido D-glicurônico e N-acetil-D-glicosamina[1], e sua principal função é inibir a coagulação do sangue.[3] Por serem comumente extraídas da mucosa intestinal suína, que é rica em mastócitos, essas preparações podem conter pequenas quantidades de outros glicosaminoglicanos.[4] Birnkhous e cols.[5] demonstraram que seu efeito anticoagulante requer um cofator plasmático denominado antitrombina III[6] que, atualmente, é conhecido apenas como antitrombina (AT).

As heparinas de baixo peso molecular (HBPM) são derivadas da heparina e obtidas a partir de um processo de despolimerização química ou enzimática, a qual determina a fragmentação para aproximadamente um terço do seu tamanho original. As HBPM têm um peso molecular médio de 4.500 – 5.000 daltons (Da), com uma distribuição entre 1.000 e 10.000 Da.[7] Uma vez que são preparadas por diferentes métodos de despolimerização, elas têm diferenças nas suas propriedades farmacocinéticas e perfil anticoagulante, podendo não ser clinicamente intercambiáveis.[8] A existência de frações de baixo peso molecular foi conhecida por décadas. No entanto, as preparações sintéticas destas frações só começaram em meados dos anos 1970, quando se descobriu que estas frações tinham uma relação mais elevada de atividade do antifator Xa em comparação à heparina não fracionada.[3] A aprovação do FDA foi concedida ao fragmento enoxaparina no início do ano de 1993.

As HBPM não têm atividade anticoagulante intrínseca, agindo como catalisadores quando se ligam à antitrombina (AT) por meio de uma sequência pentassacarídea específica. Com isso, determinam um aumento da inibição de várias proteases da coagulação envolvidas tanto na via intrínseca quanto na comum.[4] A inibição do fator-IIa (trombina) requer a ligação pentassacarídea da heparina com a AT e a ligação com a própria trombina, por meio de um mínimo de 13 unidades de sacarídeos adicionais. Já a inibição do fator Xa requer apenas a ligação pentassacarídea da heparina com a AT.[8] Consequentemente, como pelo menos metade das moléculas de HBPM (peso molecular médio de 5.000 Da, aproximadamente 17 unidades de sacarídeo) é pequena demais para fazer a ponte entre AT e fator IIa, elas não têm efeito na taxa de inibição da trombina pela antitrombina. Porém, como estas moléculas menores ainda induzem uma mudança conformacional na AT que acelera a inibição do fator Xa, as HBPM possuem maior atividade anti-Xa do que atividade anti--IIa. Esta proporção varia de 3:1 para 2:1, dependendo da preparação.[4] As HBPM possuem menor afinidade pelo fator plaquetário 4, uma proteína catiônica liberada dos grânulos α durante a ativação plaquetária, que se liga à heparina e impede que esta interaja com a AT, podendo reter sua atividade nos arredores dos trombos em um grau maior que as heparinas não fracionadas (HNF).

As HBPM não são absorvidas através da mucosa gastrointestinal e, portanto, devem ser administradas por via parenteral. São absorvidas mais uniformemente após injeção subcutânea[4] e são depuradas, quase exclusivamente, pelo sistema urinário. Apresentam uma meia-vida mais longa (4h-6h) e melhor biodisponibilidade plasmática quando comparadas à HNF, além de uma dose-resposta mais previsível.[8] Como as HBPM exibem ligação reduzida a outras proteínas plasmáticas que não à antitrombina, a resistência à heparina é rara com estes agentes. A incidência de trombocitopenia com HBPM é menor, uma vez que a fisiopatologia para o desenvolvimento desta reação está baseada no desenvolvimento de anticorpos IgG dirigidos contra complexos de heparina com o fator plaquetário 4.[4,8] Além disso, o risco de desenvolvimento de osteoporose é menor com HBPM do que com HNF.[4]

USO TERAPÊUTICO

As HBPM foram avaliadas em um grande número de ensaios clínicos randomizados e demonstraram ser drogas seguras e eficazes em inúmeras condições clínicas. O benefício da utilização das HBPM foi inicialmente demonstrado na prevenção do tromboembolismo venoso (TEV) em pacientes cirúrgicos de alto risco, em meados da década de 1980. Nestes casos, a HBPM administrada pela via subcutânea (SC), 40 mg uma vez ao dia é, pelo menos, tão eficaz e segura quanto uma dose baixa de HNF administrada 2 ou 3 vezes ao dia, devendo ser mantida até a alta hospitalar ou até a recuperação da mobilidade.[9,10] São considerados pacientes de alto risco para o desenvolvimento de TEV aqueles com idade avançada, com expectativa de mobilidade limitada maior que 48 horas, trauma maior ou lesão de membro inferior, imobilidade e/ou paresia de membros inferiores, evidência de veias varicosas, história de neoplasia ativa e/ou terapia oncológica (hormonioterapia, quimioterapia, radioterapia, inibidores de angiogênese), desordens mieloproliferativas, evidência de compressão venosa causada por hematoma, tumor ou anormalidade arterial, gravidez e puerpério, terapia com estrogênio e moduladores do receptor de estrogênio, agentes estimuladores de eritropoiese, insuficiência cardíaca congestiva classe III ou IV, infarto agudo do miocárdio, doença respiratória aguda, acidente vascular cerebral, doença reumática, doença inflamatória intestinal, síndrome nefrótica, insuficiência renal, hemoglobinúria paroxística noturna, obesidade, cateter venoso central, trombofilias herdadas ou adquiridas.[11,12]

Nos pacientes cirúrgicos e, especificamente, nos indivíduos submetidos à artroplastia de quadril ou joelho, a utilização de HBPM, quando comparada à HNF, determinou uma menor incidência de trombose venosa, principalmente nos segmentos venosos proximais, sem que se observasse diferença na incidência de sangramento entre os dois grupos.[13,14] Em alguns subgrupos de pacientes deve-se considerar a profilaxia por um período de tempo estendido após a alta, como nos casos de grande cirurgia oncológica, indivíduos com história prévia de evento tromboembólico, cirurgias de prótese de quadril, de joelho ou por fratura de quadril.[15]

O uso da HBPM na anticoagulação inicial do paciente após o diagnóstico de trombose venosa profunda (TVP) está associado à menor mortalidade, menor recorrência de TVP e menor incidência de sangramentos maiores. Recomenda-se seu uso concomitante à utilização de um antagonista da vitamina K até que o paciente esteja adequadamente anticoagulado pela monitorização do valor do INR.[16]

No tratamento do tromboembolismo pulmonar (TEP), complicação frequentemente causada pelo desenvolvimento inicial de TVP, os estudos THEESE[17] e COLUMBUS[18] demonstraram que o uso de HBPM SC, com dose ajustada pelo peso (1 mg/kg/dia), é tão eficaz e segura quanto o uso de HNF endovenosa (EV) nos pacientes com TEP. À exceção dos pacientes em que se considera a terapia de reperfusão, com *clearance* de creatinina < 30 mL/min e/ou obesos, é preferível o uso de HBPM.[19]

Já nos pacientes com síndrome coronariana aguda sem supra do segmento ST (SCASSST), os estudos ESSENCE e TIMI 11B mostraram, pela primeira vez, a superioridade de uma HBPM em relação à HNF na redução nos desfechos de morte, IAM, angina recorrente/necessidade de revascularização de urgência.[20] Posteriormente, o estudo SYNERGY[21] comparou 10.027 pacientes com SCASSST de alto risco, programados para a estratégia invasiva precoce, para receberem enoxaparina ou HNF. Não houve diferença entre os grupos em relação aos desfechos de morte por todas as causas e IAM não fatal (14% *vs.* 14,5%, RR 0,96). Da mesma maneira, a utilização de enoxaparina não determinou diferença em relação às taxas de fechamento abrupto do vaso (1,3% *vs.* 1,7%), insucesso do procedimento de angioplastia (3,6% *vs.* 3,4%) e necessidade de cirurgia de emergência (0,3% *vs.* 0,3%). Observou-se aumento no risco para o desenvolvimento de sangramento maior pelo critério TIMI (9,1% *vs* 7,6%, $p = 0,008$), porém sem diferença pelo critério GUSTO (2,7% *vs.* 2,2%, $p = 0,08$) e nas taxas de transfusões (17% *vs.* 16%, $p = 0,16$). Entretanto, uma das críticas deste estudo se deve ao fato de que aproximadamente 60% dos pacientes incluídos migraram entre os grupos de tratamento durante a hospitalização e, portanto, acabaram por receber ambos os tipos de tratamento. Quando analisados posteriormente os resultados apenas dos pacientes tratados exclusivamente com a terapia designada pelo estudo, observou-se que a enoxaparina determinou uma significativa redução dos desfechos de óbito e IAM não fatal (12,8% *vs.* 15,6%, $p = 0,003$), quando comparada à terapia com HNF. Corroborando com estes achados, uma metanálise[22] com aproximadamente 22.000 pacientes tratados com enoxaparina ou HNF para SCASSST demonstrou superioridade da enoxaparina na redução do desfecho composto de morte e infarto do miocárdio em 30 dias (10,1% *vs.* 11%, RC 0,91, NNT 107). Estes resultados foram ainda mais significativos quando avaliados os indivíduos que não haviam recebido heparina previamente à randomização (RR 0,81; 95% IC 0,70-0,94). Não se observou diferença significativa na incidência de sangramentos maiores (RC 1,04; IC 0,83-1,30) ou necessidade de transfusões (RC 1,01; IC 0,89-1,14). Em relação às outras duas HBPM disponíveis para o uso clínico no Brasil, a nadroparina e deltaparina, estudos clínicos mostraram que são similares à HNF e que não existe ganho adicional com a utilização mais prolongada, além da fase de hospitalização.[23-25]

No cenário de pacientes com síndrome coronariana com supra do segmento ST (SCACSST), a HBPM também parece ser benéfica. Os estudos ASSENT-3 e ExTRACT TIMI 25[26-28], realizados em pacientes com SCACSST e programação de terapia trombolítica mostraram, respectivamente, uma redução significativa de 26% e 17% nos desfechos de óbito e reinfarto quando comparados à HNF (NNT 25 e 48, respectivamente). Já os indivíduos com SCACSST, e encaminhados para angioplastia primária, foram avaliados no estudo ATOLL, no qual foram divididos entre os grupos enoxaparina (0,5 mg/kg IV) e HNF (50-100 UI/Kg IV conforme uso de inibidores da glicoproteína IIbIIIa). Não foi observada diferença significativa no desfecho composto de óbito, infarto, falha na realização do procedimento ou sangramento maior em 30 dias entre os grupos (p = 0,063).[29] É importante salientar que nos pacientes tratados com enoxaparina e encaminhados para ICP em até 8 horas após a última dose SC, não é necessária anticoagulação adicional; já naqueles que vão à ICP entre 8 e 12 horas, uma dose adicional de 0,3 mg/kg IV deve ser administrada imediatamente antes do procedimento.

Em relação à fibrilação atrial (FA), a HBPM pode ser utilizada como droga de manutenção da anticoagulação durante os períodos em que o ajuste ideal da anticoagulação oral (ACO) ainda não foi alcançado ou quando o seu uso deve ser interrompido temporariamente.[30]

MONITORIZAÇÃO

Em geral as HBPM têm menor risco de sangramento e melhor eficácia que as HNF, não necessitando monitorização. No entanto, devem ser usadas com cautela em pacientes hemodinamicamente instáveis, nos quais existe a possibilidade de intervenções de emergência, e ainda nos indivíduos com alto risco de sangramento. Isto se deve ao fato de que as HNF podem ser efetivamente antagonizadas, podem ter sua administração endovenosa interrompida e tem meia-vida mais curta.

Existem algumas condições clínicas que diminuem a previsibilidade das HBPM. Devido à eliminação renal destas drogas, a insuficiência renal é a principal delas. Pacientes com insuficiência renal e diminuição de *clearance* renal possuem tendência a sangramento e eventos adversos devido ao acúmulo de HBPM nas doses habituais.[31,32] A HBPM com maior peso molecular médio tem menor taxa de eliminação renal; portanto, a eliminação da dalteparina é menos dependente na função renal do que a enoxaparina e a nadroparina.[33]

Para diminuir os riscos de sangramento devem ser utilizadas doses preconizadas dependentes do *clearance* de creatinina do paciente. Uma análise *post-hoc* de pacientes com *clearance* de creatinina menor que 30 mL/min dos estudos ESSENCE e TIMI 11B mostrou que não houve diferença de sangramento menor e maior comparando HNF e HBPM, demonstrando, ainda, uma tendência de maior mortalidade em pacientes em uso de HNF em comparação ao uso de HBPM (p = 0,09).[34] Em complementação a estas doses, pode-se monitorizar o efeito da HBPM. Esta monitorização é recomendada em pacientes com *clearance* < 30 mL/min e sugerida em pacientes com *clearance* entre 30 e 60 mL/min. Se não for possível realizar a monitorização, outra opção é utilizar as HNF. As doses recomendadas iniciais estão na Tabela 11.1.[36]

Exames como tempo de tromboplastina parcialmente ativada (TTPA) e tempo de trombina não são úteis para monitorização do efeito das HBPM. Só é possível através da medição da atividade antifator Xa (Anti-Xa). As dosagens devem ser iniciadas após a droga

Tabela 11.1 Doses iniciais de HBPM em pacientes com insuficiência renal.

Indicação do uso	*Clearance* (mL/min)	Dose	Monitorização atividade anti-Xa
Enoxaparina[5]			
Profilaxia	30-60	40 mg SC 1×/d	Opcional
	< 30	30 mg SC 1×/d	Recomendada
Terapêutico	30-60	1 mg/kg SC 12/12hs	Opcional
	< 30	1 mg/kg SC 1×/d	Recomendada
Dalteparina[6]			
Profilaxia	< 30 e < 10 dias	2.500-5.000 U SC 1×/d	Não
	< 30 e > 10 dias	2.500-5.000 U SC 1×/d	Recomendada
Terapêutico	< 30	100-120 U/kg SC 12/12hs	Recomendada
Nadroparina	< 30	Não recomendada	

atingir a concentração estável (quatro a cinco meia-vidas ou 48 horas). A coleta de sangue deve ser feita 3 a 5 horas após a última injeção subcutânea (valores de pico).

Valores de anti-Xa menores que 0,5 U/mL são associadas à recorrência de IAM e aumento de risco de morte em pacientes com síndrome coronariana aguda.[37] A janela terapêutica recomendada é de 0,5-1,2 U/mL.[38] Não existem evidências para fundamentar a correção da dosagem de HBPM conforme a atividade anti-Xa. A Tabela 11.2 apresenta uma sugestão de correção empírica.[39]

Em pacientes dialíticos a dalteparina é opção que pode ser usada a 5.000U SC 1x/d para profilaxia de TVP.[40] A enoxaparina também atinge níveis de anti-Xa adequados em pacientes dialíticos, utilizando doses não convencionais como 0,6 mg/kg SC antes da diálise[41] ou ainda 0,15 mg/kg EV antes da diálise e 0,05 mg/kg/h durante a diálise.[42]

A obesidade altera as proporções relativas de massa magra, sendo que existe a preocupação que as doses HBPM sejam superestimadas nesses pacientes.[43] No entanto, as doses habituais de HBPM podem ser insuficientes para pacientes obesos. A monitorização é recomendada para pacientes com obesidade mórbida ($\geq$ 40 kg/m^2). A dose recomendada está listada na Tabela 11.3. Estabelecer um teto máximo para a dose incorre no risco de oferecer doses insuficientes para esses pacientes, enquanto doses maiores podem estar associadas a sangramento. Um estudo com 193 pacientes, em que o limite estabelecido pelo fabricante (18.000 U/dia) poderia ser ultrapassado, apresentou apenas dois pacientes com sangramento maior (1%, IC95% 0,1%-3,7%) em três meses.[44] Em pacientes com IMC médio de 50 kg/m^2 o uso profilático de enoxaparina 40 mg SC de 12/12 horas resultou em menor incidência de trombose venosa profunda (5,4% *vs.* 0,6%; $p < 0,01$) sem aumento de sangramento.[45]

A idade também é uma condição clínica que altera a farmacodinâmica das HBPM. Além da diminuição da função renal esperada pela idade, os pacientes idosos têm menos massa magra, aumentando o risco de superdosagem das HBPM.[47] Apenas a enoxaparina possui recomendação de dose para pacientes acima de 75 anos, que é de 0,75 mg/kg SC duas vezes ao dia no uso terapêutico. No tratamento do infarto agudo do miocárdio com supradesnivelamento do segmento ST, pacientes com idade acima de 75 anos não devem receber o *bolus* de 30 mg EV.[35] A dose é de 0,75 mg/kg SC a cada 12 horas.

Tabela 11.2 Correção empírica da dose de enoxaparina segundo a atividade anti-Xa.

Atividade anti-Xa	Adiar próxima dose	Alteração da dose	Próxima dosagem Anti-Xa
Terapêutico			
< 0,25	Não	↑ 50%	48 horas
0,25-0,49	Não	↑ 25%	48 horas
0,5-1,2	Não	Não	1 semana
1,21-1,5	Não	↓ 25%	48 horas
1,5-2	3 horas	↓ 30%	51 horas
> 2	Até que anti-Xa atinja 0,5 U/mL*	↓ 50%	48 horas após a próxima dose**
Profilaxia			
< 0,5	Não	↑ 50%	48 horas
0,51-0,99	Não	↑ 25%	48 horas
1-2	Não	Não	1 semana
2,1-3	Não	↓ 30%	48 horas
> 3	Até que anti-Xa atinja 0,5 U/mL*	↓ 50%	48 horas após a próxima dose**

*Checar a cada 6 horas.
**Considerar o uso de HNF.

Tabela 11.3 Doses de HBPM para pacientes obesos.

Indicação do uso	Dose
Enoxaparina[5]	
Profilaxia	0,5 mg/kg SC 2×/d ou 40 mg SC 12/12hs
Terapêutico	1 mg/kg SC 12/12hs*
Dalteparina[6,38]	
Profilaxia	7.500 UI 1×/d
Terapêutico	200-240 U/kg/dia
Nadroparina	

* Usar o peso atual do paciente.

REVERSÃO DOS EFEITOS

O efeito anticoagulante da enoxaparina é inibido em parte pela protamina. A reversão do efeito da protamina nas HBPM no TTPA é inferior daquela vista da protamina na HNF. Os níveis anti-Xa não são revertidos pela protamina. A dose de protamina recomendada depende do horário da última dose de enoxaparina conforme a Tabela 11.4.

Tabela 11.4 Reversão da HBPM com protamina.

Indicação do uso	Dose		
Enoxaparina[5]			
≤ horas	1 mg de protamina por 1 mg de enoxaparina		
Entre 8 e 12 horas	0,5 mg de protamina por 1 mg de enoxaparina		
>12 horas	Pode não ser necessário		
Dalteparina[6]	1 mg de protamina por 100 U de dalteparina		
Se TTPA prolongado	0,5 mg de protamina adicional por 100 U de dalteparina		
Situação clínica	**GR**	**NE**	**Fonte**
SCACSST submetidos à terapia trombolítica	I	A	28,48
SCACSST submetidos à ICP Primária	IIa	B	29
SCASSST	I	A	20,21,22
TVP profilaxia e tratamento	I	A	12,49,50,51,52
TEP	I	A	17,18,19, 55,56
Fibrilação atrial com necessidade de CVE sem evidência de trombos no AE	I	B	53,54

REFERÊNCIAS BIBLIOGRÁFICAS

1. Sugahara K, Kitagawa H. Heparina and heparan sulfate biosynthesis. IUBMB Life. 2002; 54:163-75.
2. McLean J. The thromboplastic action of cephalin. Am J Physiol. 1916; 41:250-7.
3. Wardrop D, Keeling D. The history of the discovery of heparin and warfarin. British Journal of Hematology., 2008; 141:757-63.
4. Goodman e Gilman. As Bases Farmacológicas da Terapêutica, 12ª Ed, 2012. Cap 30:849-59.
5. Birkhous KM, Smith HP, Warner ED, et al. The inhibition of blood clotting: an unidentified substance wich acts in conjunction with heparin to prevent the conversion of prothrombin into thrombin. Am J Physiol. 1939; 125:683-7.
6. Abildgaard U. Highly purified antithrombin III with heparin cofactor activity prepared by disc electrophoresis. Scand J Clin Lab Invest. 1968; 21:89-91.
7. Hirsh J, Anand SS, Halperin JL, et al. Mechanism of action and pharmacology of unfractionated heparin. Arterioscler Thromb Vasc Biol. 2001; 21:1094-96.

8. Hirsh J, Warkentin TE, Shaughnessy SG, et al. Heparin and low-molecular-weight heparin: mechanisms of action, pharmacokinectis, dosing, monitoring, efficacy, and safety. Chest. 2001; 119:64S-94S.

9. Dentali F, Douketis JD, Gianni M, et al. Meta-analysis: anticoagulant prophylaxis to prevent symptomatic venous thromboembolism in hospitalized medical patients. Ann Intern Med. 2007; 146(4):278-88.

10. Lloyd NS, Douketis JD, Moinuddin I, et al. Anticoagulant prophylaxis to prevent asymptomatic deep vein thrombosis in hospitalized medical patients: a systematic review and meta-analysis. J Thromb Haemost. 2008; 6(3):405-14.

11. Geerts WH, Bergqvist D, Pineo GF, et al. American College of Chest Physicians. Prevention of venous thromboembolism: American College of Chest Physicians. Evidence- Based Clinical Practice Guidelines (8th Edition). Chest. 2008; 133(6 Suppl):381S-453S.

12. Rocha AT, Paiva EF, Bernardo WM. Atualização em tromboembolismo venoso: profilaxia em pacientes clínicos - Parte I. Rev Assoc Med Bras. 2009; 55(3):249-50.

13. Anderson DR, O'Brien BJ, Levine MN, et al. Efficacy and cost of low-molecular-weight heparin compared with standard heparin for the prevention of deep vein thrombosis after total hip arthroplasty. Ann Intern Med. 1993; 119:1105-12.

14. Nurmohamed MT, Rosendaal FR, Buller HR, et al. Low-molecularweight heparin versus standard heparin in general and orthopaedic surgery: a meta-analysis. Lancet. 1992; 340:152-6.

15. Schultz DJ, Brasel KJ, Washington L, et al. Incidence of asymptomatic pulmonary embolism in moderately to severely injured trauma patients. J Trauma. 2004; 56(4):727-31.

16. Gould MK, Dembitzer AD, Doyle RL, et al. Low-molecular weight heparins compared with unfractionated heparin for treatment of acute deep venous thrombosis. A meta-analysis of randomized, controlled trials. Ann Intern Med. 1999; 130(10):800-9.

17. Simonneau G, Sors H, Charbonnier B, et al, for the THESEE Study Group. A comparison of low-molecular-weight heparin with unfractionatedheparin for acute pulmonary embolism: the THESEE StudyGroup: Tinzaparine ou Heparine Standard: Evaulations dans l'Embolic Pulmonaire. N Engl J Med. 1997; 337:663-9.

18. The COLUMBUS Investigators. Low-molecular-weight heparin in the treatment of patients with venous thromboembolism. N Engl J Med. 1997; 337:657-62.

19. Konstantinides SV, Torbicki A, Agnelli G, et al. 2014 ESC Guidelines on the diagnosis and management of acute pulmonary embolism: The Task Force for the Diagnosis and Management of Acute Pulmonary Embolism of the European Society of Cardiology (ESC) Endorsed by the European Respiratory Society (ERS). Eur Heart J. 2014 Aug 29; pii: ehu283

20. Watson RD, Chin BS, Lip GY. Antithrombotic therapy in acute coronary syndromes. BMJ. 2002; 325(7376):1348-51.

21. Ferguson JJ, Califf RM, Antmann EM, et al. SYNERGY Trial Investigators. Enoxaparin versus unfractionated heparin in high-risk patients with non-ST-segment elevation acute coronary syndromes managed with an intended early invasive strategy: primary results of the SINERGY randomized trial. JAMA. 2004; 292(1):45-54.

22. Petersen JL, Mahaffey KW, Hasselblad V, et al. Efficacy and bleeding complications among patients randomized to enoxaparin or unfractionated heparin for antithrombin therapy in non-ST-segment elevation acute coronary syndromes: a systematic overview. JAMA. 2004; 292(1):89-96.

23. Comparison of two treatment durations (6 days and 14 days) of a low molecular weight heparin with a 6-day treatment of unfractionated heparin in the initial management of unstable angina or non-Q wave myocardial infarction: FRAX.I.S. (FRAxiparine in Ischaemic Syndrome). Eur Heart J.1999; 20(21):1553-62.

24. Low-molecular-weight heparin during instability in coronary artery disease, Fragmin during Instability in Coronary Artery Disease (FRISC) study group. Lancet.1996; 347(9001):561-8.

25. Long-term low-molecular-mass heparin in unstable coronary-artery disease: FRISC II prospective randomised multicentre study. FRagmin and Fast Revascularisation during InStability in Coronary artery disease Investigators. Lancet. 1999; 354(9180):701-7. Erratum in Lancet. 1999; 354(9188):1478.

26. Antman EM, Morrow DA, McCabe CH, et al. ExTRACT-TIMI 25 Investigators. Enoxaparin versus unfractionated heparin with fibrinolysis for ST-elevation myocardial infarction. N Engl J Med. 2006; 354(14):1477-88.

27. Giraldez RR, Nicolau JC, Corbalan R, et al. Enoxaparin is superior to unfractionated heparin in patients with ST elevation myocardial infarction undergoing fibrinolysis regardless of the choice of lytic: an ExTRACT-TIMI 25 analysis. Eur Heart J. 2007; 28(13):1566-73.

28. White HD, Braunwald E, Murphy SA, et al. Enoxaparin vs. unfractionated heparin with fibrinolysis for ST-elevation myocardial infarction in elderly and younger patients: results from ExTRACT-TIMI 25. Eur Heart J. 2007; 28(9):1066-71.

29. Montalescot G, Zeymer U, Silvain J, et al. Intravenous enoxaparin or unfractionated heparin in primary percutaneous coronary intervention for ST-elevation myocardial infarction: the international randomised open-label ATOLL trial. Lancet. 2011; 378(9792):693-703.

30. Kim M, Trohman R, Eagle K. Low molecular weight heparin in atrial fibrillation management: facts, fiction, future. Card Electrophysiol Rev. 2003; 7(4):397-400.

31. Schmid A, Fischer AG, Wuillemin WA. Low-molecular-weight heparin in patients with renal insufficiency. Swiss Med Wkly. 2009; 139:438-52.

32. Lim W, Dentali F, Eikelboom JW, Crowther MA. Meta-analysis: Low-molecular-weight heparin and bleeding in patients with severe renal insufficiency. Ann Intern Med. 2006;144:673-84.

33. Frydman A. Low-molecular-weight heparins: An overview of their pharmacodynamics, pharmacokinetics and metabolism in humans. Haemostasis. 1996; 26 Suppl 2:24-38.

34. Spinler SA, Inverso SM, Cohen M, et al. Investigators EaTB. Safety and efficacy of unfractionated heparin versus enoxaparin in patients who are obese and patients with severe renal impairment: Analysis from the essence and timi 11b studies. Am Heart J. 2003; 146:33-41.

35. Sanofi-aventis. Lovenox (enoxaparin) package insert. 2009.

36. Inc. P. Fragmin (dalteparin) package insert. 2007.

37. Montalescot G, Collet JP, Tanguy ML, et al. Anti-xa activity relates to survival and efficacy in unselected acute coronary syndrome patients treated with enoxaparin. Circulation. 2004; 110:392-8.

38. Laposata M, Green D, Van Cott EM, et al. College of american pathologists conference XXXI on laboratory monitoring of anticoagulant therapy: The clinical use and laboratory monitoring of low-molecular-weight heparin, danaparoid, hirudin and related compounds, and argatroban. Arch Pathol Lab Med. 1998; 122:799-807.

39. Young P. Intensive care unit drug manual. Life in the Fast Lane; 2010.

40. Perry SL, O'Shea SI, Byrne S, et al. A multi-dose pharmacokinetic study of dalteparin in haemodialysis patients. Thromb Haemost. 2006; 96:750-5.

41. Guillet B, Simon N, Sampol JJ, et al. Pharmacokinetics of the low molecular weight heparin enoxaparin during 48 h after bolus administration as an anticoagulant in haemodialysis. Nephrol Dial Transplant. 2003; 18:2348-53.

42. Joannidis M, Kountchev J, Rauchenzauner M, et al. Enoxaparin vs. Unfractionated heparin for anticoagulation during continuous veno-venous hemofiltration: A randomized controlled crossover study. Intensive Care Med. 2007; 33:1571-9.

43. Hirsh J, Raschke R. Heparin and low-molecular-weight heparin: The seventh accp conference on antithrombotic and thrombolytic therapy. Chest. 2004; 126:188S-203S.

44. Al-Yaseen E, Wells PS, Anderson J, et al. The safety of dosing dalteparin based on actual body weight for the treatment of acute venous thromboembolism in obese patients. J Thromb Haemost. 2005; 3:100-2.

45. Scholten DJ, Hoedema RM, Scholten SE. A comparison of two different prophylactic dose regimens of low molecular weight heparin in bariatric surgery. Obes Surg. 2002; 12:19-24.

46. Tincani E, Mannucci C, Casolari B, et al. Safety of dalteparin for the prophylaxis of venous thromboembolism in elderly medical patients with renal insufficiency: A pilot study. Haematologica. 2006; 91: 6-979.

47. Clark NP. Low-molecular-weight heparin use in the obese, elderly, and in renal insufficiency. Thromb Res. 2008; 123 Suppl 1:S58-61.

48. Assessment of the Safety and Efficacy of a New Thrombolytic Regimen (ASSENT)-3 Investigators. Efficacy and safety of tenecteplase in combination with enoxaparin, abciximab, or unfractionated heparin: the ASSENT-3 randomised trial in acute myocardial infarction. Lancet. 2001; 358(9282):605-13.

49. Barbar S, Noventa F, Rossetto V, et al. A risk assessment model for the identification of hospitalized medical patients at risk for venous thomboembolism: the Padua Prediction Score. J Thromb Haemost. 2010; 8(11):2450-7.

50. Wheeler AP, Jaquiss RD, Newman JH. Physician practices in the treatment of pulmonary embolism and deep venous thrombosis. Arch Intern Med. 1988; 148(6):1321-5.

51. Prandoni P, Carnovali M, Marchiori A; Galilei Investigators. Subcutaneous adjusted-dose unfractionated heparin versus fixed-dose low-molecular-weight heparin in the initial treatment of venous thromboembolism. Arch Intern Med. 2004; 164(10):1077-83.

52. Kearon C, Ginsberg JS, Julian JA, et al. Fixed-Dose Heparin (FIDO) Investigators. Comparison of fixed-dose weight-adjusted unfractionated heparin and low-molecular-weight heparin for acute treatment of venous thromboembolism. JAMA. 2006; 296(8):935-42.

53. Camm AJ, Kirchhof P, Lip GY, et al. European Heart Rhythm Association; European Association for Cardio-Thoracic Surgery. Guidelines for the management of atrial fibrillation: the Task Force for the Management of Atrial Fibrillation of the European Society of Cardiology (ESC). Eur Heart J. 2010; 31(19):2369-429. Erratum in: Eur Heart J. 2011; 32(9):1172.

54. Kim M, Trohman R, Eagle K. Low molecular weight heparin in atrial fibrillation management: facts, fiction, future. Card Electrophysiol Rev. 2003; 7(4):397-400.

55. Cossette B, Pelletier ME, Carrier N, et al. Evaluation of bleeding risk in patients exposed to therapeutic unfractionated or low-molecular-weight heparin: a cohort study in the context of a quality improvement initiative. Ann Pharmacother. 2010; 44(6):994-1002.

56. van Dongen CJ, van den Belt AG, Prins MH, et al. Fixed dose subcutaneous low molecular weight heparins vs. adjusted dose unfractionated heparin for venous thromboembolism. Cochrane Database Syst Rev. 2004; (4):CD001100.

Pedro Beraldo de Andrade ▪ Fábio Salerno Rinaldi
Igor Ribeiro de Castro Bienert ▪ Luiz Alberto Piva e Mattos

Fondaparinux

HISTÓRICO E PROPRIEDADES FARMACOLÓGICAS BÁSICAS

O fondaparinux, descrito por Lindahl e col. em 1979 e sintetizado por Choay e col. em 1983, é um pentassacarídeo sintético com peso molecular de 1.728 daltons e representa a menor sequência molecular da heparina não fracionada (HNF), capaz de ligar-se à antitrombina. Trata-se assim de um inibidor seletivo do fator Xa de ação indireta, através de ligação não covalente e reversível à antitrombina, sem interação com o fator II ou com as plaquetas, não se associando à ocorrência de trombocitopenia.

Unindo-se à antitrombina, o fondaparinux promove uma alteração conformacional em seu receptor, aumentando a afinidade daquela pelo fator Xa. Após essa ligação, ele desprende-se do complexo, sofrendo um processo de reciclagem e agindo como catalisador da cascata de anticoagulação. Quando a antitrombina plasmática se encontra saturada, moléculas livres de fondaparinux circulante não exercem efeito anticoagulante intrínseco adicional, sendo excretadas por via renal.

O fármaco exibe biodisponibilidade de 100% e concentrações plasmáticas máximas são atingidas duas horas após a administração subcutânea. Sua meia-vida de eliminação ao redor de 17 horas permite que seja aplicado através de injeção única diária. É excretado pelos rins, não sofrendo metabolização hepática, o que exige cautela em pacientes com disfunção renal, sendo contraindicado a pacientes com *clearance* de creatinina menor que 20 mL/min (Tabela 12.1).

Tabela 12.1 Propriedades farmacológicas do fondaparinux.

Classificação	Pentassacarídeo sintético
Peso molecular	1.728 daltons
Mecanismo de ação	Inibição indireta do fator Xa via antitrombina
Forma de aplicação	Subcutânea
Meia-vida	17 – 21 horas
Posologia	Dose única diária
Metabolização hepática	Não
Excreção	Renal
Contraindicação	*Clearance* creatinina < 20 mL/min

USO TERAPÊUTICO

Profilaxia de tromboembolismo venoso

Após a realização de um estudo envolvendo 993 pacientes submetidos à prótese total de quadril, para estabelecer a dose de fondaparinux com a melhor relação entre eficácia e segurança na prevenção de tromboembolismo venoso,[1] definiu-se que a administração de 2,5 mg subcutâneo (SC), seis a nove horas após o término do procedimento cirúrgico, seria testada em um grande programa clínico fase III, com a inclusão de mais de 10.000 pacientes em diferentes cenários, como cirurgia ortopédica, cirurgia abdominal de alto risco e pacientes críticos (Tabela 12.2).

Tabela 12.2. Programa clínico de estudos fase III avaliando a eficácia do fondaparinux na prevenção de tromboembolismo venoso.

Acrônimo	Perfil de pacientes	Agente comparador	Número de pacientes	Redução de risco relativo
EPHESUS	Prótese de quadril	Enoxaparina	1.827	56%
PENTATHLON	Prótese de quadril	Enoxaparina	1.584	26%
PENTHIFRA	Fratura de quadril	Enoxaparina	1.250	56%
PENTAMAKS	Prótese de joelho	Enoxaparina	724	55%
PEGASUS	Cirurgia abdominal	Dalteparina	2.927	25%
APOLLO	Cirurgia abdominal	Compressão pneumática	1.070	68%
PENTHIFRA PLUS	Fratura de quadril (profilaxia estendida)	Placebo	656	96%
ARTEMIS	Paciente crítico	Placebo	849	46%

Metanálise com 7.344 pacientes, englobando os quatro principais estudos ortopédicos, demonstrou que, comparado à enoxaparina, o fondaparinux reduziu em 55% o risco de tromboembolismo venoso (13,7% *vs.* 6,8%, *p* < 0,001).[2] A aplicação de fondaparinux seis a nove horas após a conclusão do procedimento não promoveu perda de eficácia e correlacionou-se ao menor risco de sangramento.

Depreende-se da análise dos diversos ensaios randomizados que a administração de fondaparinux na prevenção de tromboembolismo venoso, na dosagem única de 2,5 mg SC ao dia, é eficaz frente a diversos agentes comparadores, sem aumentar o risco de sangramento desde que respeitado o intervalo mínimo de seis horas após o término do procedimento.

TRATAMENTO DE TROMBOEMBOLISMO VENOSO

Fundamentado pelos resultados de um estudo de escalonamento de dose,[3] o fondaparinux na dose única diária de 7,5 mg SC (pacientes com peso entre 50 a 100 kg) foi testado no tratamento do tromboembolismo venoso em dois ensaios randomizados sob o acrônimo MATISSE.

No estudo duplo-cego MATISSE-DVT, 2.205 pacientes com trombose venosa profunda sintomática foram randomizados para fondaparinux ou enoxaparina por um período mínimo de cinco dias e até a obtenção de um INR terapêutico com a coadministração de antagonistas da vitamina K. Aos três meses, eventos tromboembólicos recorrentes ocorreram em 3,9% dos pacientes que receberam fondaparinux, contra 4,1% no grupo enoxaparina, sem diferença na taxa de mortalidade e sangramento grave.[4]

No estudo aberto MATISSE-EP, dentre 2.213 pacientes alocados para fondaparinux ou HNF intravenosa contínua, a taxa de eventos tromboembólicos recorrentes foi de 3,8% *vs.* 5,0%, respectivamente, representando uma redução não significativa de risco relativo de 25% favorável ao fondaparinux.[5]

Em conjunto, os resultados demonstraram que o fondaparinux representa uma alternativa eficaz e segura na abordagem do tromboembolismo venoso, com a vantagem da aplicação única diária e possibilidade de terapêutica domiciliar.

SÍNDROME CORONÁRIA AGUDA SEM SUPRADESNIVELAMENTO DO SEGMENTO ST

Um programa clínico envolvendo mais de 35.000 pacientes foi conduzido com o objetivo de definir o papel do fondaparinux nos diferentes espectros da síndrome coronária aguda (SCA). Inicialmente, no estudo de determinação de dose PENTUA, quatro diferentes dosagens (2,5; 4; 8 e 12 mg SC uma vez ao dia) de fondaparinux foram comparadas à enoxaparina em 1.138 pacientes com SCA sem supradesnivelamento do segmento ST.[6] O fármaco não exibiu um efeito dose-resposta, sendo que a menor taxa de eventos isquêmicos foi observada no grupo 2,5 mg, sem diferença na taxa de sangramento, definindo assim o esquema posológico a ser avaliado em um grande ensaio fase III.

No estudo clínico duplo-cego OASIS-5, 20.078 pacientes com diagnóstico de SCA sem supradesnivelamento do segmento ST foram randomizados para fondaparinux 2,5 mg SC uma vez ao dia ou enoxaparina 1 mg/kg SC a cada 12 horas.[7] O fondaparinux atingiu o objetivo primário de não inferioridade ao exibir taxa similar do desfecho composto por morte, infarto agudo do miocárdio (IAM) ou isquemia recorrente aos nove dias. Além disso, o fármaco promoveu redução significativa de sangramento grave aos nove dias (2,2% *vs.* 4,1%, *p* < 0,001), atribuindo-se a esse achado o impacto observado na diminuição de mortalidade aos 30 (2,9% *vs.* 3,5%, *p* = 0,02) e 180 dias (5,8% *vs.* 6,5%, *p* = 0,05), favorável ao fondaparinux.

No entanto, dentre os 6.238 pacientes do estudo OASIS-5 submetidos à intervenção coronária percutânea (ICP), constatou-se com maior frequência a formação de trombo no cateter-guia no grupo fondaparinux (0,9% *vs.* 0,4%), complicação esta que, embora rara, se associou a maiores taxas de IAM e acidente vascular encefálico (AVE) aos 30 dias. A observação que a suplementação com HNF, anterior à realização da ICP, reduzira o risco dessa complicação, levou à condução do ensaio randômico FUTURA/OASIS-8, objetivando determinar a dose ideal de HNF a ser administrada no momento do procedimento, bem como se sua adição promoveria diluição dos benefícios alcançados com o fondaparinux na redução de sangramento.[8] Envolvendo 2.026 pacientes, o estudo concluiu que a dose de HNF intravenosa de 85 U/kg, guiada pelo tempo de coagulação ativado (TCA), comparada a uma dose fixa de 50 U/kg, não promoveu aumento de sangramento e complicações vasculares, com taxa virtualmente nula (0,1%) de trombose do cateter-guia, aliada a uma tendência na redução de eventos isquêmicos.

Fundamentado nos resultados desses estudos, o tratamento da SCA sem supradesnivelamento do segmento ST com fondaparinux, acrescido de HNF diante da necessidade de ICP, é considerado atualmente a estratégia anticoagulante com melhor perfil de eficácia e segurança, com classe de recomendação I e nível de evidência A.[9] Corroborando os achados de ensaios clínicos randomizados e preenchendo uma lacuna referente a reprodutibilidade desses dados em uma população de mundo real, o registro sueco *Swedish Web-System for Enhancement and Development of Evidence-Based Care in Heart Disease Evaluated According to Recommended Therapies* (SWEDEHEART), analisando 40.616 pacientes consecutivos com diagnóstico de SCA sem supradesnivelamento do segmento ST, demonstrou que, comparado ao tratamento com enoxaparina, o fondaparinux promoveu redução significativa na ocorrência de sangramento grave e mortalidade hospitalar, com manutenção tardia do benefício até 180 dias.[10]

INFARTO AGUDO DO MIOCÁRDIO COM SUPRADESNIVELAMENTO DO SEGMENTO ST

No estudo PENTALYSE, 326 pacientes com diagnóstico de IAM com supradesnivelamento do segmento ST, tratados com ácido acetilsalicílico (AAS) e alteplase, foram randomizados para a utilização de HNF intravenosa por 48-72 horas ou três regimes experimentais de fondaparinux por 5-7 dias: baixa dose (4 mg, ou 6 mg se peso > 90 kg), dose intermediária (8 mg, ou 6 mg se < 60 kg, ou 10 mg se > 90 kg) ou dose alta (12 mg, ou 10 mg se < 60 kg), sendo a primeira dose intravenosa, prévia à infusão de alteplase, e as demais subcutâneas.[11] A administração de fondaparinux demonstrou eficácia similar à HNF na obtenção de fluxo coronário TIMI 3, desfecho primário analisado, sem constatação de efeito dose-resposta. O grupo fondaparinux apresentou tendência à menor taxa de reoclusão da artéria relacionada ao infarto ou necessidade de nova revascularização, sem incremento no risco de sangramento.

O estudo fase III OASIS-6 comparou fondaparinux à terapia padrão a sua época (HNF ou placebo) em pacientes com IAM com supradesnivelamento do segmento ST, sendo estes elegíveis independentemente da estratégia terapêutica adotada (*v.g.* trombólise, ICP primária ou nenhum tipo de reperfusão).[12] A randomização foi estratificada conforme a indicação ou não de heparinização plena, baseada no julgamento do investigador. Pacientes sem indicação de HNF foram sorteados para receberem fondaparinux (2,5 mg SC uma vez ao dia) ou placebo, por oito dias ou até a alta hospitalar. Pacientes com indicação de heparinização (*v.g.* uso de agente trombolítico fibrino-específico, elegíveis para anticoagulação ou submetidos à ICP primária) foram sorteados para HNF intravenosa por 48-72 horas ou fondaparinux (2,5 a 5 mg, conforme uso programado ou não de inibidores de glicoproteína IIb-IIIa), sendo a primeira dose intravenosa. Um total de 12.092 pacientes foram randomizados, com seguimento médio de 180 dias. A ocorrência do desfecho primário de eficácia (composto por morte ou reinfarto aos 30 dias) foi reduzida em 14% entre pacientes do grupo fondaparinux ($p = 0,008$), sendo o benefício evidente a partir do nono dia e sustentado até seis meses, sobretudo em pacientes tratados com trombolítico ou que não receberam nenhuma estratégia de reperfusão, sendo neutro entre aqueles submetidos à ICP primária. Durante o período de acompanhamento do estudo, o benefício clínico líquido, definido pela análise composta da ocorrência de morte, IAM ou sangramento grave, manteve-se favorável ao fondaparinux.

Tabela de doses

As principais indicações e doses acerca da utilização de fondaparinux na prática clínica, assim como os graus de recomendação baseados nas normativas vigentes, encontram-se sumarizados na Tabela 12.3.

Tabela 12.3 Indicações, doses e graus de recomendação da utilização de fondaparinux em diferentes cenários clínicos.

Indicação	Esquema posológico	Grau de recomendação
Profilaxia de tromboembolismo venoso	2,5 mg subcutâneo 1x/dia	I
Tratamento de trombose venosa profunda ou embolia pulmonar	< 50 kg: 5 mg subcutâneo 1x/dia 50-100 kg: 7,5 mg subcutâneo 1x/dia > 100 kg: 10 mg subcutâneo 1x/dia	I
SCA sem supradesnivelamento do segmento ST	2,5 mg subcutâneo 1x/dia Suplementação com HNF 85 UI/kg intravenosa em caso de ICP ou 60 UI/kg em pacientes em uso de inibidores da GP IIb-IIIa	I
IAM com supradesnivelamento do segmento ST submetido à fibrinólise	Dose inicial intravenosa de 2,5 mg seguida por 2,5 mg subcutâneo por 8 dias ou até a alta hospitalar	IIa
IAM com supradesnivelamento do segmento ST não submetido à estratégia de reperfusão	Dose inicial intravenosa de 2,5 mg seguida por 2,5 mg subcutâneo por 8 dias ou até a alta hospitalar	I
IAM com supradesnivelamento do segmento ST submetido à ICP primária	Fondaparinux não é recomendado como agente anticoagulante para a efetivação da ICP primária	III
ICP eletiva	Fondaparinux não é recomendado como agente anticoagulante para a efetivação da ICP eletiva	III

SCA = Síndrome Coronária Aguda; HNF = Heparina Não Fracionada; ICP = Intervenção Coronária Percutânea; GP = Glicoproteína; IAM = Infarto Agudo do Miocárdio.

Reversão dos efeitos

Uma vez que o fondaparinux possui meia-vida plasmática de 17 horas e é eliminado por excreção renal, torna-se importante o conhecimento de uma estratégia de ação capaz de reverter seus efeitos em caso de sangramento grave ou necessidade de cirurgia de emergência na vigência de seu uso.

Em um ensaio randomizado envolvendo 16 indivíduos saudáveis do sexo masculino, a administração intravenosa do fator VIIa recombinante (Novoseven®, Novo Nordisk), na dose de 90 µg/kg em *bolus,* mostrou-se capaz de reverter a inibição da geração de trombina após a aplicação de 10 mg SC de fondaparinux. Observou-se a normalização do tempo de protrombina e do tempo de tromboplastina parcial ativada, bem como a restauração na geração de trombina.[13]

REFERÊNCIAS BIBLIOGRÁFICAS

1. Turpie AG, Gallus AS, Hoek JA. A synthetic pentasaccharide for the prevention of deep-vein thrombosis after total hip replacement. N Engl J Med. 2001; 344:619-25.
2. Turpie AG, Bauer KA, Eriksson BI, et al. Fondaparinux vs enoxaparin for the prevention of venous thromboembolism in major orthopedic surgery: a meta-analysis of 4 randomized double-blind studies. Arch Intern Med. 2002; 162:1833-40.
3. The Rembrandt Investigators. Treatment of proximal deep vein thrombosis with a novel synthetic compound (SR90107A/ORG31540) with pure anti-factor Xa activity. Circulation. 2000; 102:2726-31.
4. Buller HR, Davidson BL, Decousus H, et al. Fondaparinux or enoxaparin for the initial treatment of symptomatic deep venous thrombosis. Ann Intern Med. 2004; 140:867-73.
5. Buller HR, Davidson BL, Decousus H, et al. Subcutaneous fondaparinux versus intravenous unfractionated heparin in the initial treatment of pulmonary embolism. N Engl J Med. 2003; 349:1695-1702.
6. Simoons ML, Bobbink MS, Boland G, et al. The PENTUA Study: Double-blind dose- ranging study of fondaparinux (pentasaccharide) in unstable angina. Circulation. 2001; 104:1b-4b.
7. Yusuf S, Mehta SR, Bassand JP, et al. Comparison of fondaparinux and enoxaparin in acute coronary syndromes. N Engl J Med. 2006; 354:1464-76.
8. Steg PG, Jolly SS, Mehta SR, et al. Low-dose vs standard-dose unfractionated heparin for percutaneous coronary intervention in acute coronary syndromes treated with fondaparinux. JAMA. 2010; 304:1339-49.
9. Hamm CW, Bassand JP, Agewall S, et al. ESC Guidelines for the management of acute coronary syndromes in patients presenting without persistent ST-segment elevation. Eur Heart J. 2011; 32:2999-3054.
10. Szummer K, Oldgren J, Lindhagen L, et al. Association between the use of fondaparinux vs low-molecular-weight heparin and clinical outcomes in patients with non-ST-segment elevation myocardial infarction. JAMA 2015;313:707-716.
11. Coussement PK, Bassand J-P, Convens C, et al. A synthetic factor-Xa inhibitor (ORG31540/SR90107A) as an adjunct to fibrinolysis in acute myocardial infraction. The PENTALYSE study. Eur Heart J 2001; 22:1716-24.
12. The OASIS-6 Trial Group. Effects of fondaparinux on mortality and reinfarction in patients with acute ST-segment elevation myocardial infarction: The OASIS-6 Randomized Trial. JAMA. 2006; 295:1519-30.
13. Bijsterveld NR, Moons AH, Boekholdt SM, et al. 2002. Ability of recombinant factor VIIa to reverse the anticoagulant effect of the pentasaccharide fondaparinux in healthy volunteers. Circulation. 2002; 106:2550-54.

Rogério Tadeu Tumelero ■ Alexandre Pereira Tognon ■ Júlio Barbiero

Varfarina

INTRODUÇÃO

Por muitas décadas, os antagonistas da vitamina K (VKAs) foram as únicas drogas anticoagulantes orais disponíveis para uso clínico na prevenção primária e secundária de eventos tromboembólicos venosos e arteriais. Os VKAs têm demonstrado ser altamente efetivos, utilizados por milhões de pessoas em todo o mundo. Estudos clínicos e laboratoriais têm contribuído para o entendimento da complexa farmacodinâmica e farmacocinética dos VKAs, suas interações, efeitos antitrombóticos e os riscos associados ao seu uso. Este capítulo tem como objetivo descrever uma revisão geral sobre os antagonistas da vitamina K (VKAs), com suas propriedades específicas, interações e aplicação clínica.

FARMACOLOGIA

Os VKAs produzem seu efeito anticoagulante interferindo na interconversão do ciclo da vitamina K e 2,3 epóxi (vitamina K epóxi), desse modo modulando a g-carboxilação dos resíduos de glutamato (Gla) no N-terminal, que são regiões da vitamina K proteína--dependentes (Figura 13.1).[1-8] A vitamina K é dependendente dos fatores de coagulação II, VII, IX e X e requerem a g-carboxilação para sua atividade pró-coagulante, e o tratamento com VKAs resulta na produção hepática parcialmente carboxilada e proteínas descarboxiladas com redução da atividade coagulante.[9,10] A carboxilação é necessária para as mudanças estruturais cálcio-dependentes nas proteínas de coagulação, que promovem a ligação entre o cofator e a superfície fosfolipídica.[11-13] Adicionalmente, a inibição da carboxilação dos VKAs na regulação das proteínas C, S e Z tem, desse modo, potencial efeito procoagulante.[14] Entretanto, o efeito anticoagulante dos VKAs é dominante, e o efeito procoagulante ocorre quando os níveis basais de proteína C e proteína S são reduzidos devido ao início da terapia com VKAs, na fase aguda de eventos trombóticos e antes da diminuição equilibrada dos níveis do fator K-dependente da coagulação ser atingida.

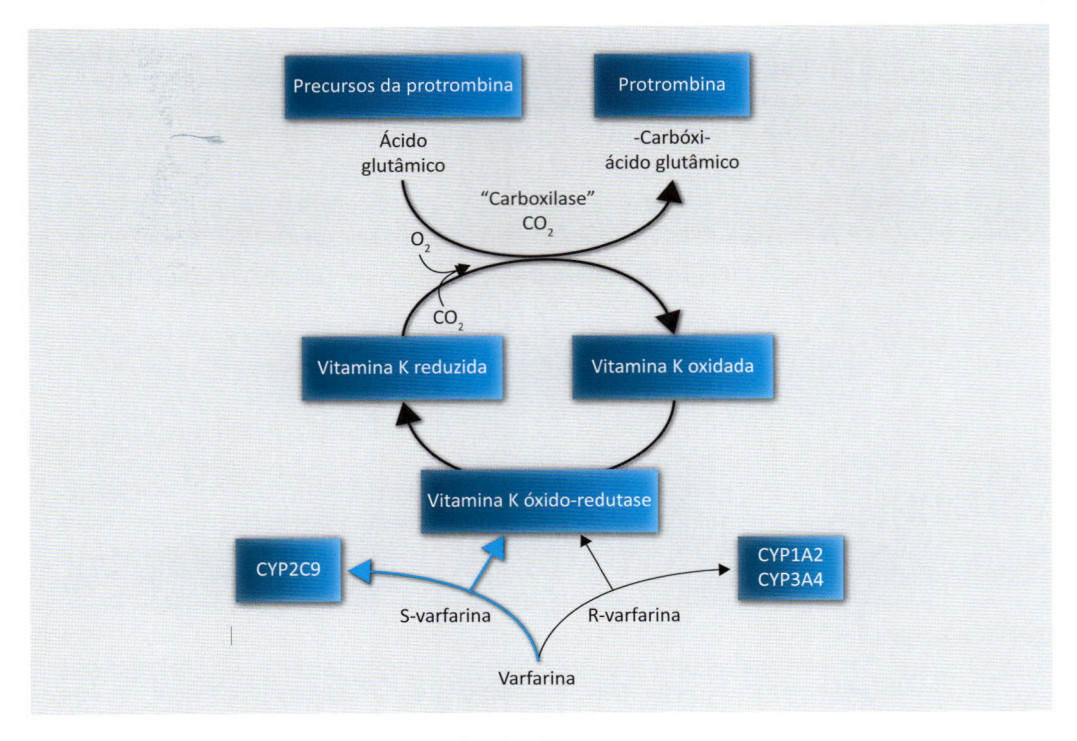

Figura 13.1 Ação da varfarina no ciclo da vitamina K.

FARMACOCINÉTICA E FARMACODINÂMICA

A varfarina é uma mistura de dois isômeros ópticos ativos, o R e S enantiômeros. Altamente solúvel em água, rapidamente absorvida no trato gastrointestinal, tem alta disponibilidade biológica[15,16] e atinge máxima concentração sanguínea após 90 minutos da administração oral.[15,17] A mistura racêmica de varfarina tem uma meia-vida de 36 a 42h (R-varfarina 45h, S-varfarina 29h), circula ligada a proteínas plasmáticas (principalmente a albumina) e se acumula no fígado aonde estão os dois enantiômeros metabolicamente transformados por diferentes vias (Figura 13.1).[18] O S-enantiômero da varfarina (2,7 – 3,8 vezes mais potente que o R- enantiômero) sofre aproximadamente 90% do metabolismo oxidativo, primariamente pela enzima CYP2C9 do sistema do citocromo P450 e, secundariamente, pelo CYP3A4.[19] O R-enantiômero, de menor potência, sofre 60% do metabolismo oxidativo em primeiro lugar por duas enzimas do citocromo P450, CYP1A2 e CYP3A4, e intensidade, em segundo lugar, pelo CYP2C19. O restante do metabolismo de ambos enantiômeros envolve redução a álcoois diastereômicos. A relação entre a dose de varfarina e a resposta é modificada por fatores genéticos e ambientais que podem influenciar sua absorção, sua farmacocinética e sua farmacodinâmica. Outros VKAs disponíveis são o acenocoumarol, femprocoumona e fluindiona. Igualmente à varfarina, o acenocoumarol e a femprocoumona também existem como isômeros ópticos, mas com diferentes características estereoquímicas. O R-acenocoumarol tem meia-vida de eliminação de 9h, é inicialmente metabolizado pelo CYP2C9 e CYP2C19 e é mais potente que o S-acenocoumarol devido à depuração deste ser mais acelerada, com meia-vida de eliminação de 30 minutos e metabolismo principal pelo CYP2C9.[20] A femprocoumona tem uma meia vida mais longa, 5,5 dias para ambos os isômeros R e S (Tabela 13.1).[21] Ambos são metabolizados pelo CYP2C9 e a S-femprocoumona é 1,5 a 2,0 vezes mais potente que a R-femprocoumona.[22] A fluidiona é uma indadiona com meia-vida de 31h.[23] Ao contrário da varfarina, a fluidiona não é um composto quiral.

Tabela 13.1 Características dos anticoagulantes orais.

Medicamento	Varfarina amorfa	Femprocumona
Nome comercial	Marevan®	Marcoumar®
Via de administração	Oral	Oral
Meia-vida de eliminação	20 a 60 horas	160 horas
Pico de resposta	3 a 4 dias	5 a 7 dias
Eliminação	92% renal	40%-60% renal, restante: fezes
Apresentação comercial	5 mg e 7,5 mg	3,0 mg

INTERAÇÕES

Fatores genéticos

Uma série de mutações pontuais no gene que codifica o CYP2C9 foram identificadas.[24] Destes polimorfismos, os mais comuns são CYP2C9*2 e CYP2C9*3, associados com a diminuição da capacidade para metabolizar S-varfarina, resultando numa redução na depuração da S-varfarina e tendo como consequência um aumento da sua meia-vida de eliminação.[25] Mutações neste gene ocorrem com diferentes frequências em vários grupos étnicos.[26, 27] Quando comparados com pacientes que são homozigotos para o alelo "selvagem" (CYP2C9*1*1), pacientes com expressão em alelo variante heterozigótica (CYP2C9*1*2, CYP2C9*1*3, CYP2C9*2*3) ou homozigótica (CYP2C9*2*2, CYP2C9*3*3) requerem doses mais baixas de varfarina, conforme determinado por uma revisão sistemática da literatura e metanálise de estudos que avaliaram a influência do polimorfismo do CYP2C9 nas doses necessárias de varfarina.[28] Diversos estudos têm demonstrado que essas mutações, assim como outras,[29-31] estão associadas com aumento das complicações hemorrágicas associadas ao uso da varfarina. Os efeitos do polimorfismo do CYP2C9 são menos intensos com o uso de femprocoumona.[32, 33]

O alvo do efeito inibitório da varfarina sobre o ciclo da vitamina K é a vitamina K óxido-redutase (VKOR), inicialmente descrita em 1974.[34] O gene que codifica a proteína VKOR está localizado no braço curto do cromossomo 16.[35, 36] As mutações ocorrem com diferentes frequências em vários grupos étnicos e são responsáveis, em parte, pela diferença nas doses necessárias para manter uma razão normalizada internacional (RNI) terapêutica.

A dose de manutenção varia de um mínimo de 2,7 mg de varfarina por dia para os haplótipos sensíveis até 6,2 mg por dia para os haplótipos resistentes. Asiáticos americanos têm a maior proporção de haplótipos sensíveis, enquanto os afro-americanos mais frequentemente exibem haplótipos resistentes.

Drogas

Os VKAs são altamente suscetíveis às interações medicamentosas. Para a varfarina, por exemplo, o fabricante informa uma lista com 200 agentes específicos que podem interferir com esse medicamento. Uma grande limitação em relação a esse tópico é que a literatura é baseada, predominantemente, em relatos de casos isolados e não bem documentados. Existe, ainda, pouca concordância entre compêndios de drogas comumente utilizados entre si e com as bulas dos medicamentos a respeito de interações envolvendo a varfarina. Anthony e cols. revisaram[37] três compêndios sobre informações de medicamentos: *Clinical Pharmacology*, *ePocrates* e *Micromedex* e a bula da varfarina sódica (coumadin), aprovada pelo *Food and Drug Administration*, em buscas de listas de interações entre varfarina e outros medicamentos, produtos biológicos, alimentos e suplementos dietéticos, e verificaram que de um total de 648 registros das quatro fontes, somente 50 eram comuns a todas. As Tabelas 13.2 e 13.3 apresentam um resumo sobre a interação da varfarina com outras medicações como sua potencialização ou inibição, baseado nos resultados de uma revisão sistemática de 2005.[38]

Drogas como a colestiramina podem reduzir o efeito anticoagulante da varfarina, reduzindo sua absorção. Outras drogas potencializam o efeito anticoagulante da varfarina inibindo sua depuração, enquanto algumas drogas podem inibir o efeito anticoagulante, aumentando sua depuração.[39] Esses efeitos tardios podem ocorrer através das vias esteroseletivas ou não seletivas (as interações seletivas podem ter efeito no metabolismo oxidativo do S-enantiômero ou R-enantiômero da varfarina). A inibição do metabolismo da S-varfarina é mais importante clinicamente porque esse enantiômero é mais potente que o R-enantiômero dos VKA.[40, 41] Fenilbutazona,[42] sulfinpirazona,[43] metronidazol,[44] e sulfametoxazol-trimetropim[42] inibem o *clearance* da S-varfarina, potencializando o efeito da varfarina e o tempo de protrombina (PT). Ao contrário, drogas como cimetidina e omeprazol, com inibição do *clearance* do R-isômero, potencializa o TP moderadamente em pacientes que são tratados com varfarina.[41,44,45] A amiodarona é um potente inibidor do metabolismo do *clearance* de ambos os enantiômeros (S-enantiômero e R-enantiômero), potencializando o efeito anticoagulante da varfarina.[46] O efeito anticoagulante da varfarina é inibido por drogas como barbitúricos, rifampicina, azatioprina e carbamazepina, aumentando seu *clearance* e induzindo o metabolismo hepático.[47] Azatioprina também reduz o efeito anticoagulante da varfarina, provavelmente pela potencialização do efeito do *clearance* hepático.[48] O consumo prolongado de álcool tem um potencial similar para aumentar o *clearance* da varfarina, mas a ingestão de quantidades relativamente importantes de vinho teve pouca influência no TP em voluntários que receberam varfarina.[49]

O efeito da indução enzimática na terapia com varfarina foi avaliado em revisão crítica. Dez enzimas microssomais hepáticas foram relacionadas. A indução enzimática do metabolismo da varfarina pela rifampicina e barbitúricos foi considerada possível, e sua interação com carbamazepina, griseofulvina, aminoglutetimida, nafcilina e dicloxacilina foi considerada provável. O efeito anticoagulante da varfarina é aumentado com as cefalosporinas de segunda e terceira gerações, que inibem o ciclo de interconversão da vitamin K,[50, 51] pela tiroxina, que aumenta o metabolismo dos fatores de coagulação[52] e pelo clofibrato com mecanismos desconhecidos.[53] Doses de salicilatos de 1,5 gramas por dia[54] podem aumentar o efeito da anticoagulação da varfarina. Paracetamol potencializa o efeito da varfarina quando do usado por períodos prolongados de tempo, conforme demonstrado em recente estudo randomizado cego.[55-57]

CAPÍTULO 13

Tabela 13.2 Potencialização do efeito da varfarina com medicamentos, alimentos e fitoterápicos.

Probabilidade de interação	Antimicrobianos	Cardiovascular	Analgésicos, anti-inflamatórios, imunológicos	Sistema nervoso	Gastrointestinais e alimentos	Fitoterápicos	Outros
Altamente provável	Ciprofloxacino Cotrimoxazol Eritromicina Fluconazol Isoniazida Metronidazol Miconazol gel oral Miconazol supositório vaginal Voriconazol	Amiodarona Clofibrato Diltiazem Fenofibrato Propafenona Propanolol Sulfinpyrazona (bifásico, com inibição tardia)	Fenilbutazona Piroxicam	Álcool (se concomitante com doença hepática Citalopram Estacapona Sertralina	Cimetidina Óleo de peixe Manga Omeprazol	Boldo	Esteroides anabolizantes Zileuton
Provável	Amoxicilina/ clavulanato Azitromicina Claritromicina Itraconazol Levofloxacino Ritornavir Tetraciclina	Aspirina Fluvastatina Quinidina Ropinirol Sinvastatina	Paracetamol Aspirina Celecoxib Dextropropoxifeno Interferon Tramadol	Disulfiram Hidrato de cloral Fluvoxamina Fenitoína (bifásico, com inibição tardia)	Suco de pomelo	*Lycium barbarum L*	Fluorouracil Gemcitabina Levamisol Paclitaxel Tamoxifeno Tolterodina
Possível	Amoxicilina Cloramfenicol Gatifloxacina Miconazol gel tópico Ácido nalidíxico Norfloxacino Ofloxacino Saquinavir Terbinafina	Toxicose induzida por amiodarona Disopiramida Gemfribrozil Metolazona	Celecoxib Indometacina Leflunomida Propoxifeno Rofecoxib Sulindac Tomletina Salicilatos tópicos	Felbamato	Orlistat		Acarbose Ciclofosfamida/ metotrexato/fluoracil Daptomicina Danazol Ifosfamida Trastuzumab
Altamente improvável	Cefamandol Cefazolina Sulfisoxazol	Bezafibrato Heparina	Levamisol Metilprednisolona Nabumetona	Fluoxetina/ Diazepam Quetiapina			Etoposídeo/ carboplatina Levonorgestrel

Holbrook *et al.*

Tabela 13.3. Inibição do efeito da varfarina com medicamentos, alimentos e fitoterápicos.

Probabilidade de interação	Antimicrobianos	Cardiovascular	Analgésicos, anti-inflamatórios, imunológicos	Sistema nervoso	Gastrointestinais e alimentos	Fitoterápicos	Outros
Altamente provável	Griseofulvina Nafcicilina Ribavirina Rifampicina	Colestiramina	Mesalamina	Barbitúricos Carbamazepina	Alimentos ricos em vitamina K Abacate em grandes quantidades		Mercaptopurina
Provável	Dicloxacilina Ritornavir	Bosentana	Azatioprina	Clordiazepóxido	Leite de soja Sucralfato	Ginseng	Quelantes Vacina contra influenza Suplementos multivitamínicos Raloxifeno
Possível	Terbinafina	Telmisartana	Sulfasalazina		Sushi com alga		Ciclosporina Etretinato Ubidecarenona
Altamente improvável	Cloxacilina Nafcilina/ dicloxacilina Teiclopamina	Furosemida		Propofol		Chá verde	

Holbrook *et al.*

O efeito potencializador da anticoagulação da varfarina pelo paracetamol se dá através da inibição da VKOR por um metabólito tóxico da droga[58], entretanto, o acúmulo desse metabólito pode variar individualmente, representando um potencializador variável.[59] A heparina potencializa o efeito anticoagulante da varfarina, mas o uso em dose terapêutica produz apenas um discreto aumento no prolongamento do TP. Os mecanismos da eritromicina[60] e alguns esteroides anabolizantes[61] que potencializam o efeito anticoagulante da varfarina são desconhecidos.

Sulfonamidas e vários compostos antibióticos de largo espectro podem aumentar o efeito anticoagulante da varfarina em pacientes que consomem dietas deficientes em vitamina K, eliminando as bactérias da flora e agravando a deficiência da vitamina K.[62]

Drogas como a aspirina,[63] anti-inflamatórios não esteroidais,[64,65] penicilinas em doses elevadas,[66,67] e moxalactama[51] aumentam o risco de hemorragia associada à varfarina por inibição da função das plaquetas. Destes, a aspirina é a mais importante por causa da sua utilização generalizada e efeito prolongado.[66,68] A aspirina e drogas anti-inflamatórias não esteroidais também podem produzir erosões gástricas, que aumentam o risco de hemorragia gastrointestinal. Isso pode ocorrer mesmo com inibidores COX-2, que foram originalmente atribuídos à menor probabilidade de predispor ao sangramento gástrico do que drogas como anti-inflamatórios não esteroidais.[64] Em uma análise de caso-controle com 98.821 pacientes em uso de varfarina identificados em bancos de dados, demonstrou que o uso de celecoxib e rofecoxib foram associados com um risco de 1,7 a 2,4 vezes maior de hemorragia gastrintestinal, respectivamente.[64] No entanto, doses baixas de aspirina (ou seja, 75 a 100 mg por dia), combinados com doses baixas ou moderadas de terapia anticoagulante com varfarina, também estão associadas com o aumento das taxas de sangramento.[69,70] O efeito das estatinas ou fibratos sobre o risco de sangramento em pacientes em VKAs é controverso. Por outro lado, outros autores relataram que o uso de estatinas em longo prazo está associada a uma diminuição do risco de complicações hemorrágicas em pacientes com fibrilação atrial (FA) em tratamento com varfarina.[71]

Fatores ambientais

Suplementos nutricionais e produtos à base de plantas são particularmente problemáticos nos pacientes tratados com varfarina. Muitas vezes os pacientes não informam os médicos que estão utilizando tais produtos e os médicos raramente os questionam. Em um inquérito de 1.200 pacientes de quatro grandes clínicas de anticoagulação dos Estados Unidos, um terço dos pacientes usava suplementos dietéticos e um terço de todos os pacientes entrevistados indicou que o seu prescritor não discutiu as possíveis interações. Produtos com alto teor de vitamina K, como o chá verde por exemplo, demonstraram reduzir o efeito anticoagulante da varfarina.[38] Indivíduos que recebem tratamento de longo prazo com varfarina são sensíveis às flutuações nos níveis de vitamina K na dieta[72,73], derivada predominantemente de filoquinonas dos vegetais. Variações importantes na ingestão de vitamina K podem ocorrer tanto em indivíduos saudáveis como doentes.[74] Os pacientes devem ser informados sobre possíveis alterações no RNI, em particular, em resposta ao uso de suplementos alimentares ou ervas e álcool utilizado cronicamente ou ingerido em grandes quantidades.[75,76] A monitorização mais frequente do RNI deve ser proposta se os hábitos alimentares mudarem substancialmente em resposta a dietas de redução de peso, períodos após hospitalização, tratamento com quimioterapia, diarreia ou vômitos persistentes, ou em caso de anorexia.[77]

Estados hipermetabólicos produzidos por febre ou hipertireoidismo aumentam a capacidade de resposta à varfarina, provavelmente através do aumento do catabolismo dos fatores de coagulação dependentes da vitamina K.[59,78] Alguns componentes da fumaça do cigarro podem induzir CYP1A2, e a dosagem de varfarina requerida diminuiu após a cessação do tabagismo.[79,80] Mascar tabaco também libera grandes quantidades de vitamina K, podendo aumentar as doses necessárias de varfarina.[81] Exacerbações de insuficiência cardíaca podem aumentar a capacidade de resposta à terapia com varfarina, provavelmente em resposta ao efeito da congestão hepática no metabolismo da varfarina.[82] A doença renal terminal está associada a uma redução da atividade do CYP2C9, levando à redução das doses necessárias de varfarina nestes pacientes.[83]

EFEITO ANTITROMBÓTICO

O efeito antitrombótico dos VKAs é atribuído ao seu efeito anticoagulante, mediado pela redução de quatro fatores de coagulação dependentes da vitamina K. Os experimentos de Wessler e Gitel,[84] há 40 anos, utilizando um modelo de estase de trombose em coelhos, mostraram que o efeito antitrombótico da varfarina necessita de 6 dias de tratamento e requer a redução da protrombina (fator II), o qual tem uma meia-vida relativamente longa, de cerca de 60 a 72 horas, em comparação com 6 a 24 horas dos demais fatores dependentes de vitamina K. A sugestão de que o efeito antitrombótico das VKAs é refletido em níveis mais baixos de protrombina, forma a base para sobrepor a administração de um anticoagulante parenteral com varfarina até que o PT ou RNI atinja a faixa terapêutica durante o tratamento de pacientes com trombose. Uma vez que a meia-vida da protrombina é de cerca de 60 para 72 horas, pelo menos 5 dias de sobreposição são necessários.

MONITORIZAÇÃO DA ANTICOAGULAÇÃO: RNI

O teste de PT[85] é o teste mais comum utilizado para monitorar a terapia com VKA. O PT responde a uma redução de três dos quatro fatores procoagulantes dependentes de vitamina K (por exemplo II, VII e X) que são reduzidos por varfarina a uma taxa proporcional às suas respectivas meias-vidas. Assim, durante os primeiros dias de tratamento com varfarina, o PT reflete principalmente uma redução do fator VII, cuja meia-vida é de aproximadamente 6 horas. A capacidade de resposta de uma tromboplastina pode ser medida pela avaliação do seu índice de sensibilidade internacional (ISI). Tromboplastinas altamente sensíveis (indicados por um ISI de aproximadamente 1,0) estão agora disponíveis, e são compostos de fator de tecido humano produzido por tecnologia recombinante e preparações definidas de fosfolípides.

Os ISI refletem a capacidade de resposta de uma determinada tromboplastina de redução dos fatores de coagulação dependentes da vitamina K, em comparação com as preparações de referência internacionais primárias da Organização Mundial de Saúde (OMS), de modo que quanto mais sensível o reagente, menor será o valor do ISI.[86]

Assim, foi proposto um novo RNI, específico para doenças hepáticas, usando plasma de pacientes com doenças do fígado para calibrar tromboplastinas ao invés de plasma de pacientes em tratamento com anticoagulante oral com VKAs.[87,88] A acurácia do RNI pode ser influenciada por reagentes com diferentes sensibilidades.[89]

QUESTÕES PRÁTICAS RELACIONADAS À INICIAÇÃO E MANUTENÇÃO

Abordagens para a indução de VKAs

Após a administração de VKAs, um efeito inicial no RNI geralmente ocorre dentro dos primeiros dois ou três dias, dependendo da dose administrada, e um efeito antitrombótico ocorre dentro de vários dias.[90,91] Há espaço para flexibilidade na seleção da dose inicial da varfarina. Os resultados dos estudos clínicos sugerem que doses iniciais entre 5 e 10 mg são efetivas,[90,92] com as respostas individuais variando de acordo com o regime de internação ou ambulatorial, idade, tratamentos concomitantes e comorbidades. Desta forma, doses iniciais de 5 mg podem ser apropriadas em idosos, pacientes com nutrição deficiente, doença hepática, insuficiência cardíaca congestiva, e pacientes com alto risco de hemorragia.[93-96]

Quando o efeito anticoagulante rápido for necessário, um anticoagulante parenteral de ação rápida deve ser iniciado em conjunto com o VKA e interrompido após pelo menos 5 dias de tratamento concomitante e uma vez que o RNI esteja na faixa terapêutica em pelo menos duas medições com, aproximadamente, 24 horas de intervalo.

Avaliação da qualidade de monitoramento

A relação entre a intensidade do tratamento e o risco de um evento adverso foi avaliada examinando a frequência de eventos em função do tempo na faixa terapêutica.[97-99] Foi observada uma forte relação entre o tempo na faixa terapêutica e as taxas de sangramento ou de eventos tromboembólicos entre estudos[97-109] com diferentes populações de pacientes, de diferentes faixas-alvo, diferentes escalas de medição da intensidade da anticoagulação (ou seja, TP, taxa de TP, e RNI), diferentes métodos de medição do tempo na faixa terapêutica, e diferentes modelos de gerenciamento da dose. Em uma grande análise retrospectiva de pacientes com válvulas cardíacas mecânicas, Cannegieter et al.[102] observaram que os riscos de sangramento maior ou tromboembolismo foram bastante aumentados nos momentos em que os pacientes estavam acima ou abaixo da faixa terapêutica do RNI em comparação com momentos em que eles estavam dentro da faixa. Uma relação semelhante foi demonstrada para outros grupos de pacientes.[101,110]

Frequência de monitoramento

Em pacientes hospitalizados, a monitorização do RNI é geralmente realizada diariamente até que o nível terapêutico seja alcançado e mantido durante pelo menos 2 dias consecutivos. Em pacientes ambulatoriais que iniciam a terapia com VKA, o monitoramento inicial pode ser reduzido para uma vez a cada alguns dias até que uma resposta estável seja alcançada. Quando a resposta do RNI for estável, a frequência dos testes pode ser reduzida a intervalos, desde que a cada 4 a 6 semanas (ou possivelmente mais tempo nos pacientes particularmente estáveis). Quando necessário ajustar a dose, deve ser feito controle mais frequente até que uma resposta estável seja atingida novamente. A Tabela 13.4 descreve o esquema de alteração da dose da varfarina segundo o valor do RNI, de acordo com o tempo desde o início do tratamento.[111]

Em um estudo retrospectivo de 4.000 pacientes com fibrilação atrial crônica e 250.000 RNIs, Shalev et al.[113] observaram que o tempo na faixa terapêutica aumentou à medida que o intervalo entre as avaliações reduziu de uma vez a cada 5 semanas ou mais para cada 3 semanas (41% a 48%, $p = 0,0005$). Os investigadores sugeriram que os pacientes devem ser

Tabela 13.4 Esquema de alteração da dose para a varfarina segundo o valor do RNI.[112]		
Dia de coleta	RNI	Dose de varfarina
1	1-1,3	1 cp (5 mg)
4	1-1,3	1 cp (5 mg)
	1,4-1,9	3/4 cp (3,75 mg)
	2,0-2,5	1/2 cp (2,5 mg)
	2,6-3,0	1/4 cp (1,25 mg)
	3,1-4,0	Suspender dose do dia. Após, 1/4 cp até o sexto dia
7		Avaliar a alteração de dose segundo valores do RNI no primeiro e quarto dias. Quando houver redução da dose no quarto dia, pode haver necessidade de nova redução no sétimo dia

monitorados a intervalos de tempo não superiores a três semanas. No entanto, a força da recomendação é reduzida pelo baixo tempo na faixa terapêutica, relatada em ambos os grupos do estudo. Mais recentemente, Witt *et al.*[114,115] demonstraram que em pacientes com níveis de RNI muito estáveis, definidos por altíssimas taxas de tempo na faixa terapêutica, necessitaram menos visitas para controle do RNI e tiveram significativamente menos eventos hemorrágicos e tromboembólicos do que os pacientes com RNI menos estável, sugerindo que muitos pacientes tratados com varfarina, cujos valores do RNI permanecem dentro da faixa terapêutica ao longo do tempo, podem ser tratados com segurança em intervalos de 4 semanas. Neste estudo, a idade avançada foi preditor de anticoagulação estável.

Fatores associados à estabilidade de RNI em longo prazo

Dois estudos recentes avaliaram os fatores associados ao controle muito estável do RNI durante o tratamento com VKA.[114,115] No primeiro estudo, 2.504 pacientes com valores de RNI inteiramente dentro da faixa terapêutica durante 6 meses, foram comparados com 3.569 pacientes com pelo menos um valor de RNI fora da faixa.[114] No segundo estudo, 533 pacientes com valores de RNI dentro da faixa terapêutica por 12 meses, foram comparados com 2.555 controles.[115] Os preditores independentes de estabilidade foram idade > 70 anos, ausência de doenças crônicas, e (em apenas um estudo) sexo masculino. Insuficiência cardíaca congestiva, diabetes e uma faixa-alvo para RNI > 3,0 foram associados com instabilidade. A atividade física também parece desempenhar um papel importante na estabilidade da resposta à varfarina. Uma redução no efeito anticoagulante foi correlacionada com um aumento repentino da atividade física. Um aumento na necessidade de varfarina associado a um aumento na atividade física (representado por um exercício diário, como a caminhada) tem sido descrito tanto em pacientes como em indivíduos saudáveis.[116,177]

Mudanças na ingestão dietética de vitamina K podem influenciar na estabilidade do RNI em pacientes em uso de VKAs. Alguns estudos têm avaliado o seu impacto na estabilidade terapêutica.

Como esperado, o RNI inicialmente diminuiu em pacientes que receberam vitamina K, e foi necessário um aumento da dose de varfarina para reestabelecer o RNI dentro da faixa terapêutica, o que levou entre 2 e 35 dias.

FAIXAS TERAPÊUTICAS-ALVO

A terapia com os VKAs foi avaliada em diferentes intensidades nos valores do RNI para definição das faixas terapêuticas. Os investigadores usaram várias abordagens metodológicas para estabelecer o intervalo mais apropriado para as diferentes indicações, que são as seguintes: (1) ensaios randomizados em que os pacientes são designados para uma de duas diferentes faixas alvo,[118-122] (2) comparações indiretas, em que os desfechos são comparados entre ensaios randomizados separados de terapia com VKA que aplicaram diferentes faixas--alvo de RNI, e em que os pacientes controle não receberam nenhuma terapia ou receberam outro agente antitrombótico (usualmente aspirina).[123-126] Quando a anticoagulação oral com moderada intensidade do RNI (aproximadamente 2,0-3,0) foi comparada com uma ajustada, de maior intensidade,[118,121-123,125-127] o tratamento de intensidade moderada mostrou reduzir o risco de hemorragia clinicamente importante sem reduzir a eficácia. Por outro lado, um tratamento de menor intensidade (faixa do RNI 1,5-2,0), parece ser menos eficaz do que a terapia de intensidade moderada. Por exemplo, um ensaio clínico randomizado demonstrou que RNI < 2,0 (RNI alvo 1,5-2,0)[120] reduziu a recorrência de trombose venosa depois de um período inicial de 3 a 6 meses de tratamento padrão, quando comparado com placebo. Um outro ensaio clínico subsequente,[119] no entanto, demonstrou que a manutenção de uma intensidade do RNI entre 2,0 e 3,0 em pacientes com as mesmas características clínicas foi mais efetiva que manter RNI entre 1,5 e 2,0 e não foi associada a um maior risco de hemorragia. Da mesma forma, em pacientes com fibrilação atrial, um ensaio clínico randomizado[128] relatou que a terapia de varfarina em dose ajustada para RNI entre 2,0-3,0 foi mais efetiva do que a combinação de varfarina em dose fixa (3 mg/dia) e aspirina. Outros estudos mostraram que a eficácia de agentes anticoagulantes orais é reduzida quando o RNI é reduzido para < 2,0.[110,129-133]

SIGNIFICADO DOS RNIs NÃO TERAPÊUTICOS

As flutuações no RNI podem ocorrer devido a qualquer uma ou mais das seguintes condições: imprecisão no teste do RNI, alterações na ingestão e na absorção da vitamina K ou dos VKAs, alterações no metabolismo dos VKAs, na síntese ou metabolismo do fator de coagulação dependente da vitamina-K, outros efeitos de drogas concomitantemente ou não adesão do paciente ao tratamento proposto. Uma série de estudos tem demonstrado que as taxas de eventos adversos se elevam acentuadamente com a variação do RNI acima ou abaixo do intervalo alvo.[99,102,110] Uma análise retrospectiva recente com mais de 3.000 pacientes com fibrilação atrial demonstrou que o terço com o pior controle de RNI (48% do tempo na faixa terapêutica) apresentou o dobro da taxa de acidente vascular cerebral, infarto do miocárdio, sangramento maior e morte quando comparados ao terço com melhor controle do RNI (83% do tempo na faixa terapêutica).[99]

EVENTOS ADVERSOS

Eventos hemorrágicos

Fatores preditores de sangramento

O principal fator que influencia o risco de sangramento é a intensidade da anticoagulação.[101, 102, 106, 108, 110, 118, 121, 122, 127, 129-131, 133-135] A probabilidade de sangramento está relacionada de maneira direta com o aumento do RNI acima de 5.[101,102,108,134] Quando ocorrem sangramentos, especialmente dos tratos gastrointestinal ou urinário, a presença de uma lesão oculta subjacente deve sempre ser considerada. Isto é importante porque o fator que mais consistentemente prediz eventos maiores é a história prévia de sangramento gastrointestinal.[132]

Outros fatores associados com alto risco de sangramento incluem: idade avançada, presença de comorbidade grave (neoplasia, insuficiência renal, doença hepática, hipertensão arterial, acidente vascular cerebral [AVC] prévio, abuso de álcool e uso de antiagregantes plaquetários).[106, 132, 136-138] Vários modelos para predição de risco de sangramento têm sido propostos. Dahri e Loewen realizaram uma revisão qualitativa das regras de predição clínica publicadas, que estimou o risco de sangramento em pacientes iniciando o uso de varfarina.[139] Os autores encontraram sete estudos, dos quais quatro apresentavam regras de predição distintas. Uma vez que nenhum desses escores apresentava acurácia suficiente ou avaliava o impacto do seu uso em desfechos, os autores concluíram que não existem modelos que possam ser recomendados para uso na prática clínica.

Um modelo de predição que foi validado de maneira prospectiva em diferentes populações identificou quatro fatores independentes associados ao aumento de risco de sangramento: idade maior que 65 anos, história de sangramento gastrointestinal, história de AVC e uma das seguintes variáveis: infarto do miocárdio, hematócrito menor que 30%, creatinina maior que 1,5 mg/dL e diabetes.[136]

Outro modelo baseado em dados de pacientes com fibrilação atrial identificou sangramento prévio, presença de doenças renal ou hepática, abuso de álcool, neoplasia, idade maior que 75 anos, disfunção ou diminuição da contagem de plaquetas, hipertensão arterial sistêmica não controlada, anemia, alterações genéticas (polimorfismo CYP2C9), risco excessivo de quedas e história de AVC como fatores de risco para sangramento.[140]

Assim, como descrito antes, os pacientes mais suscetíveis aos eventos hemorrágicos são aqueles com idade avançada, sangramentos ou AVC prévios, disfunção renal e/ou hepática e presença de neoplasia.

A varfarina é com ferequência usada concomitantemente com outros agentes antitrombóticos. Uma metanálise que avaliou estudos que compararam varfarina isolada e em associação com aspirina concluiu que a combinação dessas duas medicações aumentou o risco de sangramento em quase 50% quando comparada com a varfarina isoladamente (OR 1,43; IC 95% 1,0-2,02).[141] Uma análise combinada dos estudos SPORTIF (*Stroke Prevention Using an Oral Thrombin Inhibitor in Atrial Fibrillation*) III e V envolvendo 481 pacientes que receberam aspirina e varfarina comparados com 3.171 pacientes que receberam apenas varfarina demonstrou um aumento significativo de 1,6% ao ano de sangramentos maiores nos pacientes que usaram as duas medicações.[142] Embora não existam ensaios clínicos randomizados comparando taxas de sangramento em pacientes recebendo terapia tripla (geralmente aspirina, varfarina e clopidogrel) com varfarina ou terapia dupla, uma revisão sistemática identificou 12 relatos envolvendo 3.413 pacientes tratados com anticoagulantes orais que foram submetidos à intervenção coronária percutânea com implante de *stent* e receberam, posteriormente, uma combinação de aspirina, varfarina e clopidogrel. A ocorrência de sangramento maior em pacientes recebendo terapia tripla variou de zero a 21% (média de 7,4%) durante um seguimento de até 21 meses, e zero a 5,9% (média de 2,6%) durante seguimento de 30 dias.[143] Em um registro dinamarquês de pacientes com fibrilação atrial, todas as combinações de varfarina, aspirina e clopidogrel associaram-se a um aumento no risco de sangramento fatal e não fatal e a terapia dupla ou tripla aumentou esse risco em mais de 3 vezes comparado com a varfarina isoladamente.[144]

O tratamento com VKAs demanda ajustes periódicos da dose guiados por exame de laboratório, pois o efeito é influenciado por alterações com alimentos e outros medicamentos.[145-147] O menor risco de AVC e sangramento é obtido otimizando-se o tempo na faixa terapêutica ideal, com RNI entre 2,0 e 3,0 para pacientes com fibrilação atrial não valvar. No entanto, existem amplas variações na faixa terapêutica ideal entre indivíduos e locais, podendo influenciar nos desfechos destes pacientes.[99,105,148]

No estudo RE-LY (*Concomitant use of antiplatelet therapy with dabigatran or varfarina in the randomized evolution of long-term anticoagulation therapy*), que comparou dabigatran e varfarina em pacientes com fibrilação atrial não valvar, a taxa de sangramento maior foi de 3,57% ao ano nos usuários de varfarina e 2,87% ao ano nos usuários de 110 mg de dabigatran, e 3,32% ao ano para dabigatran 150 mg.[149] Estas análises enfatizam a importância do controle do RNI no desfecho dos pacientes tratados com varfarina.

Estratégias de reversão

As estratégias para reverter os antagonistas da vitamina K (VKAs) em pacientes que serão submetidos a procedimentos invasivos urgentes, em indivíduos assintomáticos com elevação excessiva do RNI e em pacientes apresentando sangramento incluem interrupção do tratamento, bem como a administração de vitamina K (fitonadiona) e hemoderivados como plasma fresco congelado, concentrados de complexo protrombínico e fator VII ativado recombinante.[137,150]

A interrupção dos VKAs pode ser suficiente em pacientes que irão a procedimentos invasivos eletivos ou em pacientes assintomáticos com RNI elevado e baixo risco de sangramento. É importante ressaltar que são necessários aproximadamente 2,5 dias para que um RNI entre 6,0 e 10,0 reduza para valores abaixo de 4,0.

A fitonadiona foi usada em ensaios clínicos que avaliaram a utilidade da vitamina K oral no tratamento de coagulopatias associadas a varfarina.[151] Baixas doses de fitonadiona podem ser administradas oralmente no momento da interrupção da varfarina a pacientes que não exijam reversão urgente e, nestes casos, são necessários aproximadamente 1,4 dias para que o RNI entre 6,0 e 10,0 reduza para valores abaixo de 4,0.[152] Quando administrada por via intravenosa, a fitonadiona em baixas doses produz efeito similar ao do fármaco por via oral, enquanto a via subcutânea parece ser menos efetiva.[153,154] Quando administrada em doses mais altas para o controle de sangramento, a via intravenosa tem efeito mais rápido e a redução do RNI inicia em duas horas, com correção para a faixa normal dentro de 24 horas se a função hepática for normal.[151,154-156] Em 24 horas, 5 mg de fitonadiona por via oral e 1 mg por via intravenosa produzem efeitos similares no RNI.[154] É válido ressaltar que a administração endovenosa pode causar reações anafilactoides.

O plasma fresco congelado é a estratégia mais amplamente utilizada para a reversão urgente da anticoagulação por cumarínicos.[150] Pode ser um carreador potencial de agentes infecciosos e seu uso está associado com risco aumentado de sobrecarga volêmica. Urticária ocorre frequentemente na transfusão e anafilaxia é menos comum, ocorrendo em aproximadamente 1 a cada 20.000 transfusões.[157] A lesão pulmonar aguda (*Transfusion-Related Acute Lung Injury* – TRALI) relacionada à transfusão permanece sendo a complicação mais temida e estima-se que ocorra em 1 a cada 5.000 transfusões de hemoderivados contendo plasma.[158]

Os concentrados de complexo protrombínico são provavelmente mais efetivos que o plasma em corrigir o RNI, não exigem prova cruzada de compatibilidade, são estéreis, não determinam risco de sobrecarga volêmica e podem ser infundidos de 15 a 30 minutos. São classificados em produtos com 3 fatores (níveis adequados de fatores II, IX e X e baixos níveis de fator VII) e com 4 fatores (níveis adequados de fatores II, VII, IX e X e proteínas C e S).[144,158] Em pacientes com sangramento grave, fator VII recombinante ativado tem sido usado para controle do sangramento e é capaz de gerar trombina através de mecanismos dependentes e independentes do fator tecidual, mesmo na presença de disfunção plaquetária significativa.[150] A Tabela 13.5 descreve a conduta frente ao paciente com RNI acima da faixa terapêutica.[159]

Tabela 13.5 Manejo do paciente com níveis elevados de RNI.

Condição clínica	Conduta
RNI acima da faixa terapêutica, porém menor que 5,0 e sem evidência de sangramento	Suspender a dose de 1 dia e avaliar: • causas associadas (medicação, dieta): reduzir a dose até cessar a causa • sem fatores associados: reduzir a dose
RNI entre 5,0 e 9,0, sem sangramento ou com sangramento menor	Suspender a dose de 1 ou 2 dias e avaliar: • baixo risco de sangramento + causa associada: reduzir a dose até cessar a causa e monitorar com maior frequência o RNI • sem fatores associados: reduzir a dose e monitorar com maior frequência o RNI • risco de sangramento: administrar vitamina K via oral (1,0 a 2,5 mg)
RNI > 9, sem sangramento ou com sangramento menor	• Suspender ACO e monitorar RNI • Administrar vitamina K via oral (3,0 a 5,0 mg)
RNI > 9 e com sangramento maior (ou RNI > 20)	• Suspender ACO • Administrar vitamina K endovenosa (10 mg) • Se necessário (urgência), plasma fresco e concentrados protrombínicos
Sangramento com risco de vida	• Suspender ACO • Administrar plasma fresco, concentrado de complexos protrombínicos e vitamina K endovenosa (10 mg)

ACO: anticoagulante oral.

Eventos adversos não hemorrágicos

Os eventos não hemorrágicos mais importantes secundários ao uso da varfarina são a gangrena de membros (síndrome do dedo azul) e a necrose cutânea. A patogênese destas complicações e a predileção por localizações específicas ainda não são bem compreendidas. Existe associação entre necrose cutânea induzida por varfarina e deficiência de proteínas C e, menos comumente, deficiência da proteína S.[160-163] Porém, esses eventos também podem ocorrer em pacientes sem deficiência de proteínas C ou S.

A síndrome do dedo azul pode ocorrer muito raramente em usuários de anticoagulação com VKAs. É um quadro cutâneo e não hemorrágico secundário à embolização de colesterol que geralmente se desenvolve entre 3 e 8 semanas após o início do tratamento com varfarina, e é caracterizado pelo aparecimento súbito de lesões dolorosas e púrpuras bilateralmente nos dedos e na face lateral dos pés.[164,165]

A necrose cutânea é uma complicação rara do uso da varfarina que ocorre de 2 a 5 dias após o uso da terapia. Constitui lesões eritematosas bem demarcadas, predominantemente das coxas, nádegas, mamas e artelhos. O centro da lesão é tipicamente necrótico, com presença de trombos microvasculares na periferia da lesão à biópsia. Ocorre em pacientes com deficiência congênita ou adquirida da proteínas C ou S.[1] Inicialmente, nesses indivíduos, ocorre uma queda inicial dos níveis séricos das proteínas C e S, eliminando esta via anticoagulante antes que o efeito antitrombótico da varfarina reduza os níveis funcionais do fator X e da protrombina.

O tratamento envolve a descontinuação da varfarina e a reversão com vitamina K se necessário. Um anticoagulante alternativo pode ser administrado nos pacientes com trombose, como a heparina de baixo peso molecular. Os concentrados de proteína C ou recombinantes de proteína C ativada podem acelerar a cicatrização das lesões de pele nos pacientes com deficiência de proteína C. Plasma pode ser utilizado para pacientes com deficiência de proteína S. Ocasionalmente, enxerto de pele pode ser necessário quando houver perda extensa.

Devido ao potencial para necrose cutânea, pacientes sabidamente com deficiência de proteína C e S necessitam tratamento inicial com um anticoagulante parenteral quando da iniciação do tratamento com varfarina, a qual deve ser iniciada em baixas doses. A associação com o anticoagulante parenteral deve ser mantida até que o RNI terapêutico seja atingido, por pelo menos 2 a 3 dias consecutivos.

ANTICOAGULAÇÃO EM CONDIÇÕES CLÍNICAS

Fibrilação atrial

Os VKAs reduzem o risco de AVC e morte, porém aumentam o risco de sangramento em pacientes com fibrilação atrial quando comparados ao tratamento de controle com antiplaquetários.[147] Dessa forma, a varfarina é recomendada para pacientes com fibrilação atrial e risco elevado de eventos isquêmicos neurológicos.[146]

A fibrilação atrial está associada a um maior risco de AVC isquêmico, da ordem de quatro a cinco vezes, sendo responsável por aproximadamente 15% dos AVCs em qualquer idade e de até 30% dos AVCs em idosos acima de 80 anos.[166,167]

O uso de VKAs é altamente efetivo para a prevenção de AVC isquêmico em pacientes com fibrilação atrial não valvar e é recomendado para aqueles com alto risco de eventos isquêmicos.[125,168] No entanto, as interações com alimentos e drogas necessitam de controles laboratoriais frequentes e variabilidade na faixa terapêutica, tornando mais difícil a obtenção do benefício clínico. Devido a todas essas limitações, apenas metade dos pacientes realmente se beneficiam do uso da varfarina para diminuir eventos embólicos.[169] A associação de clopidogrel e aspirina foi mais efetiva que aspirina isoladamente, porém menos efetiva quando comparada à varfarina.

A complicação mais temida no tratamento com a varfarina é o sangramento intracraniano, especialmente o AVC hemorrágico. Quando comparada à aspirina, a varfarina dobra o risco de sangramento.

A varfarina foi recentemente comparada com rivaroxaban e apixaban em ensaios clínicos. Comparado ao rivaroxaban, as taxas de sangramentos menores e maiores foram semelhantes e quando se analisam apenas eventos fatais houve mais eventos com varfarina.[170] A conclusão do estudo foi que o rivaroxaban é não inferior à varfarina em pacientes com fibrilação atrial de etiologia não valvar e que o desfecho de segurança para sangramentos maiores e menores não demonstra diferença estatística entre as duas drogas.

Na comparação com apixaban em pacientes com fibrilação atrial de etiologia não valvar, houve menor incidência de eventos isquêmicos no grupo apixaban (1,27% ao ano) do que no grupo varfarina (1,60% ao ano) (OR no grupo apixaban, 0,79; IC 95%, 0,66 a 0,95; *p* < 0,001 para não inferioridade e *p* = 0,001 para superioridade). A taxa de AVC hemorrágico foi 49% menor no grupo apixaban. O desfecho morte por qualquer causa também foi menor para o grupo apixaban em relação ao grupo varfarina (3,52% ao ano contra 3,94% ao ano, OR, 0,89; IC 95%, 0,80 a 0,99; *p* = 0,047).[171] Para cada 1.000 pacientes com fibrilação atrial de etiologia não valvar, tratados com apixaban por 1,8 anos, foram prevenidos 6 AVCs isquêmicos, 15 sangramentos maiores e 8 mortes.

Síndrome coronariana aguda

As Diretrizes da Sociedade Europeia de Cardiologia (ESC)[172, 173] e do *American Heart Association/American College of Cardiology* (AHA/ACC)[174,175] recomendam a manutenção da terapia antiplaquetária dupla (ácido acetil salicílico – AAS e clopidogrel) por até um ano após as síndromes coronarianas agudas. Estudos clássicos que adicionaram VKAs ao tratamento com AAS demonstraram eficácia superior comparado com o tratamento antiplaquetário isolado na prevenção secundária de síndromes isquêmicas agudas,[176,177] embora isso tenha ocorrido às custas de um aumento no risco de sangramento maior.[178] Uso de terapia antitrombótica tripla crônica com AAS, tienopiridinas e VKAs além da fase aguda associa-se com um alto risco de sangramento.[179,180] Este risco pode ser relacionado, em parte, à geração excessiva de trombina que persiste além da apresentação aguda nestes pacientes.[177]

Como resultado, têm havido interesse em avaliar o uso de anticoagulantes orais após um evento coronariano agudo. A redução em desfechos cardiovasculares foi relatada em pacientes tratados com varfarina em combinação com AAS.[181]

Acidente Vascular Cerebral (AVC)

Os pacientes portadores de fibrilação atrial e que não têm história prévia de AVC ou ataque isquêmico transitório (AIT), têm um risco entre 2% e 4% por ano de desenvolverem AVC isquêmico.[182,183] Os anticoagulantes estão indicados há aproximadamente 50 anos em pacientes que sofrem isquemia cerebral aguda e ainda são bastante comuns na prática clínica atual.[184] Há consenso que o uso crônico é benéfico, porém o uso dos anticoagulantes no evento agudo ainda é motivo de discussão.[185,186] As opiniões divergentes existem quanto à escolha do melhor fármaco, sua via de administração, dosagem de *bolus* no início do tratamento, nível-alvo da anticoagulação e duração do tratamento.

Ensaios clínicos randomizados têm demonstrado de maneira consistente o valor do uso de agentes antitrombóticos para a prevenção do risco AVC isquêmico em pacientes com fibrilação atrial. Este risco é diminuído em 60% com varfarina na faixa terapêutica e em 20% com AAS. Ao comparar com AAS, a varfarina em dose terapêutica reduz 45% a incidência de isquemia cerebral em pacientes com fibrilação atrial.[183] A administração de anticoagulantes ou antiplaquetários atualmente é contraindicada nas primeiras 24 horas após trombólise com rtPA intravenoso, devido ao risco elevado de sangramentos fatais.

Apesar de ser bastante efetivo na prevenção de eventos isquêmicos, vários estudos demonstram que aproximadamente metade dos pacientes com fibrilação atrial, candidatos à anticoagulação oral acabam, efetivamente, recebendo o tratamento com varfarina.[187,188] A anticoagulação é menos indicada em pacientes idosos com fibrilação atrial pelo risco de sangramento grave ser aproximadamente duas vezes maior naqueles com mais de 75 anos,[189] a despeito de o risco de AVC isquêmico aumentar com a idade. Este é o paradoxo que o clínico normalmente enfrenta ao indicar anticoagulação para pacientes acima de 75 anos.

A faixa terapêutica ótima para prevenção de AVC isquêmico em pacientes com fibrilação atrial não valvar é um RNI entre 2,0 e 2,5.[190] Para prevenção primária em pacientes muito idosos, um alvo de RNI de 2,0 (variando entre 1,6 e 2,5) é recomendado com o objetivo de diminuir os eventos hemorrágicos.[190,191]

Atualmente não há dados de ensaios clínicos que suportem o uso de terapia antiplaquetária dupla com AAS e clopidogrel como estratégia de prevenção de AVC isquêmico em pacientes com fibrilação atrial.[192,193]

Próteses valvares

A terapia antitrombótica em pacientes com substituição de valvas cardíacas depende do tipo de prótese implantada (biológica ou mecânica), a posição do implante, idade do paciente e comorbidades associadas, tais como a presença de fibrilação atrial, aumento das câmaras cardíacas esquerdas, anormalidades regionais da contração ventricular, disfunção sistólica do ventrículo esquerdo e hipercoagulabilidade.[194,195]

A opção pela prótese deve ser realizada após uma análise cuidadosa da aderência do paciente e manejo adequado do anticoagulante oral. Isso porque mais de 75% de todas as complicações relacionadas às próteses valvares são secundárias ao uso inadequado desse medicamento. Essas complicações são o tromboembolismo, a hemorragia e, mais raramente, a trombose da prótese.[84] Elas ocorrem com mais frequência nos primeiros 6 meses após a cirurgia, sendo o sangramento a complicação mais prevalente.[196,197] Além disso, o risco de formação de trombo é cerca de sete vezes maior no primeiro mês após o implante protético quando comparado com os meses e anos seguintes, e isso é independente da posição da prótese.[198]

Os estudos de seguimento clínico em longo prazo têm relatado que a sobrevida após uma troca valvar está mais relacionada ao estado funcional do paciente (fatores de risco associados) do que à presença da prótese.[194,197,199]

Próteses mecânicas

Os pacientes com próteses mecânicas apresentam alto risco para trombose e embolia sistêmica, predominantemente acidente vascular cerebral. Por isso, o tratamento antitrombótico é de extrema importância para a prevenção dessas complicações. A incidência de embolia ou trombose de prótese, sem anticoagulação, varia entre 15% na posição aórtica e 22% na mitral[88 89,112,200,201] Um tratamento com anticoagulante oral eficiente tem demonstrado uma taxa de eventos tromboembólicos de 0,7% a 1,1% para a posição aórtica e 1,2% a 2,2% para a posição mitral.[202]

Os consensos do *American Heart Association/American College of Cardiology* (AHA/ACC) e do *American College of Chest Physicians* (ACCP)[196,202] recomendam RNI de 2,5 a 3,5 para a maioria dos pacientes com próteses mecânicas e de 2,0 a 3,0 para os pacientes com valvas protéticas aórticas de duplo disco sem fatores de risco para tromboembolismo.[112]

O consenso da Sociedade Europeia de Cardiologia (ESC)[203] orienta o uso de anticoagulante de acordo com o tipo de prótese utilizada: de primeira geração RNI de 3,0 a 4,5, para próteses de segunda geração em posição mitral de 3,0 a 4,5 e em posição aórtica de 3,0 a 3,5. Entretanto, os riscos de sangramento aumentam consideravelmente com um RNI > 4,0.

Na vigência de um evento tromboembólico em pacientes com RNI na faixa terapêutica recomenda-se adição de AAS (50 a 100 mg/dia) e ou elevação dos níveis de anticoagulação oral.[196,202]

Bioproteses

As bioproteses são menos trombogênicas que as próteses mecânicas e, em geral, não requerem terapia antitrombótica em longo prazo,[203] exceto em pacientes com fatores de risco para tromboembolismo. Entretanto, a incidência de eventos embólicos nos primeiros três meses de implante é elevada. Sem a terapia anticoagulante atinge 5,9% e é maior em pacientes com prótese em posição mitral, idade avançada e história de tromboembolismo prévio.[204] Na posição aórtica, a terapia antitrombótica é controversa. Algumas pesquisas não evidenciam superioridade do anticoagulante oral em relação aos antiagregantes plaquetários no que diz respeito à incidência de eventos isquêmicos cerebrais, sangramento e sobrevida.[205]

As sociedades *American Heart Association/American College of Cardiology* (AHA/ACC) recomendam o uso de AAS (75 a 100 mg/dia) nos três primeiros meses de implante de bioproteses em posição aórtica ou mitral em pacientes sem fatores de risco. Naqueles com fatores de risco, preconizam o uso de anticoagulantes orais com RNI entre 2,0 e 3,0 para posição aórtica e entre 2,5 e 3,5 para posição mitral.[196]

O consenso do *American College of Chest Physicians* (ACCP) preconiza o uso de anticoagulantes orais nos três primeiros meses de implante de prótese mitral (RNI 2,0 a 3,0). Em posição aórtica sugerem o uso de AAS (50 a 100 mg/dia) ou anticoagulantes orais (RNI 2,0 a 3,0).[202]

Os consensos concordam que, após esse período, o uso de anticoagulantes orais só é necessário se o paciente apresentar fatores de risco para tromboembolismo. Na ausência destes, a indicação é de manter AAS em longo prazo.[196,202]

Tromboembolismo pulmonar

A duração do período de anticoagulação é determinada de acordo com o risco de tromboembolismo venoso recorrente após a suspensão do tratamento e do risco de sangramento relacionado à anticoagulação. Fatores clínicos aparecem como sendo importantes na predição do risco de recorrência, ao passo que testes bioquímicos e morfológicos têm papel incerto nesta predição.[206]

O risco de recorrência é baixo quando há um fator externo associado, como perioperatório. Portanto, nestes casos, 3 meses de anticoagulação com VKAs é suficiente. Quando há um fator não modificável associado, como neoplasias, o risco de recorrência é maior e a anticoagulação deve ser mantida por um período mínimo de 6 meses e sua indicação deve ser reavaliada periodicamente. Após esta primeira estimativa, a duração da anticoagulação deve ser ajustada de acordo com a presença ou a ausência de certos fatores de risco adicionais (trombofilia, hipertensão arterial pulmonar, tromboembolismo pulmonar maciço):

6 meses se há um fator direto e externo associado e 12 a 24 meses se não for identificado fator externo (Tabela 13.6).[206]

Tabela 13.6 Recomendações para a duração da tromboprofilaxia secundária ao tromboembolismo venoso (TEV).

Condição clínica	Tempo de anticoagulação recomendado
Primeiro episódio de TEV associado a fatores de risco transitórios	3 meses
Primeiro episódio de TEV não provocada	Pelo menos 3 meses Se há baixo risco de sangramento, considerar anticoagulação de longa duração
Segundo episódio de TEV não provocada	Em longo prazo
TEV associada ao câncer	Em longo prazo ou enquanto câncer ativo
TEV associada a trombofilias de alto risco	Em longo prazo
TEV associada à heterozigose para fator V de Leiden, heterozigose para mutação do gene da protrombina ou hiper-homocisteinemia	Essas trombofilias isoladamente não modificam a conduta

Quando o risco de sangramento relacionado ao anticoagulante é alto, a duração do tratamento deve ser reduzida (3 meses com fator externo identificado e 3 a 6 meses se não houver fator externo associado). Em caso de neoplasia, o anticoagulante deve ser mantido por 6 meses ou enquanto a doença permanecer ativa.[206]

Apesar do aumento no conhecimento e identificação dos fatores de risco de tromboembolismo pulmonar (TEP) recorrente, vários tópicos permanecem em discussão e estudos randomizados comparando a duração do tratamento com anticoagulante são necessários.[206]

Forame oval patente

Forame oval patente (FOP) é a persistência de um defeito embrionário no septo interatrial e está presente em até 27% da população em geral. Aneurismas do septo atrial, definidos como excursões da parede do septo interatrial maiores que 10 milímetros afetam aproximadamente 2% da população. A prevalência de FOP e de aneurismas do septo atrial não parece variar de acordo com raça e etnia.[207] A presença de um aneurisma do septo atrial ou um grande *shunt* da direita para a esquerda tem sido relatada como fator de aumento do risco de AVC em pacientes com FOP.[208-216]

Estudos evidenciaram uma associação entre FOP e AVC criptogênico.[217-221] Em um estudo com 581 pacientes com menos de 55 anos de idade e AVC criptogênico, a prevalência de FOP foi relatada como sendo 46%.[222] No Estudo Forame Oval Patente em AVC criptogênico (PICSS), um subestudo do WARSS (*Warfarin-Aspirin Recurrent Stroke Study*), que randomizou pacientes entre 30 e 85 anos de idade com AVC não cardioembólico para receberem varfarina ou aspirina, a prevalência de FOP foi de 34%.[211] FOPs foram identificados em 39% dos pacientes com AVC criptogênico em comparação com 29% naqueles com um mecanismo definido ($p < 0,02$).[211]

Em um estudo francês, o risco de AVC recorrente foi avaliado entre os pacientes com 18 a 55 anos de idade, com acidente vascular cerebral isquêmico e FOP criptogênico em ecocardiografia transesofágico, tratados com aspirina.[212] Após 4 anos, as taxas de recorrência do AVC foram de 2,3% para FOP exclusivamente, 15,2% para FOP com aneurisma do septo atrial, e de 4,2% para nenhum dos dois. Embora o aumento do risco associado ao FOP e aneurisma do septo atrial seja apoiado por alguns estudos, este achado permanece controverso, pois outros estudos não conseguiram demonstrar risco superior. [208, 213, 217, 220]

Terapia medicamentosa

No Estudo Lausanne,[217] a taxa de infarto anual em terapias convencionais (66% aspirina, 26% anticoagulação, 8% fechamento do FOP) foi de 1,9%. A taxa de acidente vascular cerebral e morte foi de 2,4%. Não houve ICHs. Cujec *et al.*[223] analisaram uma coorte de 90 pacientes com AVC criptogênico com menos de 60 anos de idade, mais da metade dos quais tinha FOP, e relatou que a varfarina foi mais eficaz do que a terapia antiplaquetária para a prevenção de acidente vascular cerebral secundário. O PICSS[220] fornece a única comparação randomizada de varfarina e aspirina em pacientes com FOP. Por ser um subestudo do WARSS, não foi desenhado para avaliar a superioridade de uma estratégia antitrombótica entre aqueles com acidente vascular cerebral e FOP. No PICSS, 33,8% dos 630 pacientes identificados com FOP em ecocardiografia transesofágico e randomizados para aspirina 325 mg ou varfarina (faixa-alvo do RNI de 1,4 a 2,8) foram acompanhados por 2 anos. Não houve diferença significativa nas taxas de recorrência do AVC ou morte em pacientes com FOP comparados aos sem FOP. A diferença entre as taxas de eventos entre os pacientes com AVC criptogênico com FOP, tratados com aspirina (17,9%, n = 56) e varfarina (9,5%, n = 42), não foi estatisticamente significativa (HR 0,52, 95% CI, 0,16-1,67, $p = 0,28$) e semelhante a esses pacientes com AVC criptogênico sem FOP (HR 0,50, 95% CI, 0,19-1,31, $p = 0,16$).

As seguintes recomendações são consistentes com as de outras organizações, que também publicaram recomendações no que diz respeito ao manejo de doentes com AVC e AIT com FOP:[224] para os pacientes com acidente vascular cerebral isquêmico ou AIT e FOP, a terapia antiplaquetária é razoável para prevenir um evento recorrente (Classe IIa, nível de evidência B). A varfarina é razoável para pacientes de alto risco que tenham outras indicações para a anticoagulação oral, tais como aqueles com hipercoagulabilidade subjacente ou evidência de trombose venosa (Classe IIa, nível de evidência C). A Tabela 13.7 sumariza o RNI-alvo para cada uma das situações clínicas descritas.

Manejo perioperatório

Para a recomendação do manejo perioperatório de pacientes em uso de anticoagulantes orais, deve-se primeiro classificá-los em risco alto, médio ou baixo para tromboembolismo.[225,226]

Pacientes com alto risco para tromboembolismo

- Próteses mecânicas;
- Doença valvar reumática mitral associada à fibrilação atrial e/ou tromboembolismo pulmonar prévio e/ou átrio esquerdo grande;
- Tromboembolismo venoso na fase aguda (1 a 3 meses);
- Trombos intracavitários;
- Trombofilias.

Tabela 13.7 Alvos terapêuticos.

Condição clínica	Alvo	Observações
AVC	2,0 a 2,5	2,0 (1,6 - 2,5) em idosos > 80 anos
SCA	1,6 a 2,0	Às custas de aumento de sangramento maior
Fibrilação atrial não valvar	2,0 a 3,0	Em pacientes com fatores de risco associados
Prótese mitral mecânica	2,5 a 3,5	
Prótese aórtica mecânica	2,0 a 3,0	
Próteses mitral ou aórtica e biológicas com fibrilação atrial	2,5 a 3,5	
Próteses mitral ou aórtica e biológicas sem fibrilação atrial	AAS 75 – 100 mg/dia	2,0 a 3,0 no primeiro ano após prótese mitral biológica
TEP	2,0 a 3,0	
FOP	2,0 a 3,0	

Manejo dos pacientes de alto risco para tromboembolismo[159]

- Suspender o anticoagulante oral 5 dias antes do procedimento;
- Iniciar com heparina não fracionada (HNF) em doses terapêuticas quando RNI menor que 2,0 ou heparina de baixo peso molecular (HBPM) 1 mg/kg 12/12 horas;
- Suspender heparina 24 horas antes do procedimento;
- Reiniciar a heparina 12-24 horas após o procedimento;
- Reiniciar o anticoagulante oral no mesmo dia ou no primeiro pós-operatório (se não houver risco aumentado de sangramento);
- Manter a heparina até 48 horas após o RNI retornar à faixa terapêutica.

Em casos especiais, em que a manutenção de uma terapia anticoagulante é estritamente necessária no pré-operatório, pode-se administrar heparina em dose plena (16 U/kg/hora) intravenosa e contínua, controlada pelo TTPa. Esta deve ser suspensa 5 horas antes do procedimento, permitindo o retorno do TTPa para níveis normais.

Pacientes com risco moderado de tromboembolismo

- Bioproteses nos 3 primeiros meses de pós-operatório;
- Bioproteses após 3 meses do pós-operatório em pacientes com risco aumentado de tromboembolismo;
- Fibrilação atrial não valvar em pacientes com fatores de risco;
- Tromboembolismo venoso após o terceiro mês em pacientes com fatores de risco.

Manejo dos pacientes com risco moderado de tromboembolismo[159]

Estabelecer as mesmas condutas adotadas para os pacientes de alto risco de tromboembolismo, com exceção da dose de heparina não fracionada (HNF) 5.000 U subcutâneas a cada 12 horas ou HBPM 0,5 mg/kg subcutâneas a cada 12 horas.

Pacientes com baixo risco de tromboembolismo

Fibrilação atrial isolada.

Manejo dos pacientes com baixo risco de tromboembolismo[159]

Não há necessidade da utilização de heparina no pré-operatório, devendo-se interromper o uso do anticoagulante oral 5 dias antes do procedimento e reiniciar o uso assim que o risco de sangramento estiver reduzido.

Os níveis seguros de RNI para a prevenção de sangramentos variam de acordo com o tipo de procedimento que o paciente irá realizar. Em grandes cirurgias, por exemplo, o RNI deve estar próximo do normal (1,3 a 1,5); em intervenções percutâneas, tais como estudo hemodinâmico, o RNI pode permanecer abaixo de 2,0; nas extrações dentárias, está comprovado que o RNI pode permanecer nas faixas terapêuticas (entre 2,0 e 3,5), realizando uma hemostasia local mais rigorosa.[112]

A Tabela 13.8 descreve os níveis de RNI seguro para determinados tipos de procedimentos.

Tabela 13.8 Níveis seguros de RNI.

Procedimento	RNI
Cirurgia de grande porte	1,3 a 1,5
Estudo hemodinâmico ou ACTP	< 2,0
Extrações dentárias	2,0 a 3,5

Gravidez

A varfarina atravessa a barreira placentária e pode causar anormalidade ou sangramento fetal. As anormalidades incluem uma característica embriopática, a qual consiste em hiploplasia nasal e epífises puntiformes. O risco de embriopatia é maior com a administração de varfarina no primeiro trimestre de gestação.[227] Anormalidades do sistema nervoso central também podem estar presentes com a exposição à varfarina em qualquer fase do período gestacional. O uso materno de varfarina produz um efeito anticoagulante no feto e pode causar sangramentos, o que é especialmente relevante no parto, como traumas na cabeça durante a passagem pelo canal de parto, podendo ocasionar sangramento intracraniano. Devido a esses problemas potenciais, a varfarina é contraindicada na gestação, particularmente no primeiro e terceiro trimestres. Como alternativa, a heparina (não fracionada ou de baixo peso molecular) pode ser utilizada durante a gestação para prevenção ou tratamento de trombose. A varfarina não passa para o leite materno, sendo seguro seu uso por lactantes.

GRAUS DE RECOMENDAÇÃO PARA USO DE VKAs EM CONDIÇÕES CLÍNICAS ESPECÍFICAS

Fibrilação atrial

Classe	Grau	Recomendação
I	A	Terapia antitrombótica para prevenir tromboembolismo é recomendada para todos os pacientes com fibrilação atrial, exceto naqueles de baixo risco (fibriliação atrial isolada com menos de 65 anos).
I	B	Pacientes com fibrilação atrial e válvulas mecânicas, direcionar o alvo da anticoagulação de acordo com a posição da prótese. RNI de, pelo menos, 2,5 para posição mitral e de, pelo menos, 2,0 para posição aórtica.
IIa	B	AAS e clopidogrel naqueles pacientes com recusa ou contraindicação médica ou social de manter alvo de anticoagulação com VKAs.
IIa	C	Suspender anticoagulação oral 48 horas antes de procedimento cirúrgico eletivo sem ponte com heparina para pacientes com fibrilação atrial e que não têm válvulas cardíacas protéticas mecânicas.
IIa	C	Suspender anticoagulação oral antes de procedimentos cirúrgicos eletivos com ponte com heparina para pacientes com fibrilação atrial e válvulas cardíacas protéticas mecânicas.
IIa	C	Pacientes com acidente isquêmico transitório e fibrilação atrial, a anticoagulação com VKAs deve ser iniciada tão logo quanto possível.
IIb	B	AAS e clopidogrel para diminuir o risco de evento cardiovascular maior em pacientes com fibrilação atrial, quando o uso de VKAs é considerado contraindicado por impossibilidade de manter RNI no alvo.
IIb	C	Pacientes com fibrilação atrial e acidente vascular cerebral recorrente, aumentar o alvo do RNI de 2,0 - 3,0 para 3,0 - 3,5.

Síndrome coronariana aguda

Classe	Grau	Recomendação
IIa	C	Síndromes coronarianas agudas, com ou sem angioplastia, em pacientes com fibrilação atrial, deve-se manter terapia tripla (AAS + clopidogrel + VKA) por período curto (3 meses), seguido por VKA + clopidogrel por 1 ano.
IIa	C	Acesso radial para cateterismo cardíaco ou angioplastia naqueles pacientes com fibrilação atrial e alto risco de tromboembolismo e quando a anticoagulação não pode ser suspensa.
IIb	C	Manter alvo de RNI entre 2,0 e 2,5 enquanto for necessário o uso de terapia tripla.
IIb	C	VKA + antiplaquetário único nos 12 primeiros meses em pacientes com fibrilação atrial submetidos à cirurgia de revascularização do miocárdio.

Angioplastia coronária

Classe	Grau	Recomendação
IIa	C	Preferir *stents* convencionais a *stents* farmacológicos (exceto quando a condição anatômica assim exigir) para manter a terapia tripla o menor tempo possível.
IIa	C	Terapia tripla por 30 dias, seguida de VKA + clopidogrel após angioplastias eletivas.
IIa	C	Para *stents* farmacológicos, manter terapia tripla por 3 meses para *stents* da família – limus e por 6 meses para stents com paclitaxel. Após, VKA + clopidogrel por 1 ano.

Próteses valvares

Classe	Grau	Recomendação
I	B	Anticoagulação oral está indicada para todos os pacientes com próteses valvares cardíacas mecânicas.
I	C	Anticoagulação oral está indicada para pacientes com bioproteses valvares e que tenham outras indicações para anticoagulação.
IIa	C	Adição de baixa dose de AAS nos pacientes com prótese valvar mecânica e doença arterial coronária.
IIa	C	Anticoagulação oral nos 3 primeiros meses após implante de bioproteses mitral ou tricúspide.
IIa	C	Anticoagulação oral nos 3 primeiros meses após reparo cirúrgico mitral.
IIa	C	Dose baixa de AAS após implante de bioprótese aórtica.
IIb	C	Anticoagulação oral pode ser utilizada nos 3 primeiros meses após o implante de bioprótese aórtica.
IIb	C	Anticoagulação oral pode ser utilizada após implante de valva aórtica biológica percutânea – TAVI.

Tromboembolismo pulmonar

Classe	Grau	Recomendação
IIa	C	Preferir *stents* convencionais a *stents* farmacológicos (exceto quando a condição anatômica assim exigir) para manter a terapia tripla o menor tempo possível.
IIa	C	Terapia tripla por 30 dias, seguida de VKA + clopidogrel após angioplastias eletivas.
IIa	C	Para *stents* farmacológicos, manter terapia tripla por 3 meses para *stents* da família – limus e por 6 meses para *stents* com paclitaxel. Após, VKA + clopidogrel por 1 ano.

Forame oval patente

Classe	Grau	Recomendação
IIa	B	Terapia antiplaquetária para prevenção de recorrência de AIT em pacientes com FOP.
IIa	C	Varfarina para pacientes de alto risco que tenham outras indicações para anticoagulação oral (hipercoagulabilidade ou evidência de trombose venosa).

REFERÊNCIAS BIBLIOGRÁFICAS

1. Ansell J, Hirsh J, Hylek E, Jacobson A, Crowther M, Palareti G. Pharmacology and management of the vitamin K antagonists: American College of Chest Physicians Evidence-Based Clinical Practice Guidelines (8th Edition). Chest. 2008 Jun;133(6 Suppl):160s-98s. PubMed PMID: 18574265. Epub 2008/07/24. eng.

2. Choonara IA, Malia RG, Haynes BP, Hay CR, Cholerton S, Breckenridge AM, et al. The relationship between inhibition of vitamin K1 2,3-epoxide reductase and reduction of clotting factor activity with warfarin. British journal of clinical pharmacology. 1988 Jan;25(1):1-7. PubMed PMID: 3370190. Pubmed Central PMCID: Pmc1386607. Epub 1988/01/01. eng.

3. Fasco MJ, Hildebrandt EF, Suttie JW. Evidence that warfarin anticoagulant action involves two distinct reductase activities. The Journal of biological chemistry. 1982 Oct 10;257(19):11210-2. PubMed PMID: 6811577. Epub 1982/10/10. eng.

4. Nelsestuen GL, Zytkovicz TH, Howard JB. The mode of action of vitamin K. Identification of gamma-carboxyglutamic acid as a component of prothrombin. The Journal of Biological Chemistry. 1974 Oct 10;249(19):6347-50. PubMed PMID: 4214105. Epub 1974/10/10. eng.

5. Stafford DW. The vitamin K cycle. Journal of thrombosis and haemostasis : JTH. 2005 Aug;3(8):1873-8. PubMed PMID: 16102054. Epub 2005/08/17. eng.

6. Stenflo J, Fernlund P, Egan W, Roepstorff P. Vitamin K dependent modifications of glutamic acid residues in prothrombin. Proceedings of the National Academy of Sciences of the United States of America. 1974 Jul;71(7):2730-3. PubMed PMID: 4528109. Pubmed Central PMCID: Pmc388542. Epub 1974/07/01. eng.

7. Trivedi LS, Rhee M, Galivan JH, Fasco MJ. Normal and warfarin-resistant rat hepatocyte metabolism of vitamin K 2,3-epoxide: evidence for multiple pathways of hydroxyvitamin K formation. Archives of biochemistry and biophysics. 1988 Jul;264(1):67-73. PubMed PMID: 3395132. Epub 1988/07/01. eng.

8. Whitlon DS, Sadowski JA, Suttie JW. Mechanism of coumarin action: significance of vitamin K epoxide reductase inhibition. Biochemistry. 1978 Apr 18;17(8):1371-7. PubMed PMID: 646989. Epub 1978/04/18. eng.

9. Friedman PA, Rosenberg RD, Hauschka PV, Fitz-James A. A spectrum of partially carboxylated prothrombins in the plasmas of coumarin-treated patients. Biochimica et Biophysica Acta. 1977 Sep 27;494(1):271-6. PubMed PMID: 901810. Epub 1977/09/27. eng.

10. Malhotra OP, Nesheim ME, Mann KG. The kinetics of activation of normal and gamma-carboxyglutamic acid-deficient prothrombins. The Journal of Biological Chemistry. 1985 Jan 10;260(1):279-87. PubMed PMID: 2578125. Epub 1985/01/10. eng.

11. Borowski M, Furie BC, Bauminger S, Furie B. Prothrombin requires two sequential metal-dependent conformational transitions to bind phospholipid. Conformation-specific antibodies directed against the phospholipid-binding site on prothrombin. The Journal of Biological Chemistry. 1986 Nov 15;261(32):14969-75. PubMed PMID: 2429962. Epub 1986/11/15. eng.

12. Nelsestuen GL. Role of gamma-carboxyglutamic acid. An unusual protein transition required for the calcium-dependent binding of prothrombin to phospholipid. The Journal of Biological Chemistry. 1976 Sep 25;251(18):5648-56. PubMed PMID: 965381. Epub 1976/09/25. eng.

13. Prendergast FG, Mann KG. Differentiation of metal ion-induced transitions of prothrombin fragment 1. The Journal of Biological Chemistry. 1977 Feb 10;252(3):840-50. PubMed PMID: 838700. Epub 1977/02/10. eng.

14. Becker RC. The importance of factor Xa regulatory pathways in vascular thromboresistance: focus on protein Z. Journal of Thrombosis and Thrombolysis. 2005 Apr;19(2):135-7. PubMed PMID: 16052306. Epub 2005/07/30. eng.

15. Breckenridge A. Oral anticoagulant drugs: pharmacokinetic aspects. Seminars in hematology. 1978 Jan;15(1):19-26. PubMed PMID: 341326. Epub 1978/01/01. eng.

16. O'Reilly RA. Vitamin K and the oral anticoagulant drugs. Annual Review of Medicine. 1976;27:245-61. PubMed PMID: 779597. Epub 1976/01/01. eng.

17. Kelly JG, O'Malley K. Clinical pharmacokinetics of oral anticoagulants. Clinical Pharmacokinetics. 1979 Jan-Feb;4(1):1-15. PubMed PMID: 369763. Epub 1979/01/01. eng.

18. O'Reilly RA. Warfarin metabolism and drug-drug interactions. In: Wessler SB, C. G., Nemerson Y, editors. The New Dimensions of Warfarin Prophylaxis: Advances in Experimental Medicine and Biology. New York, NY: Plenum; 1986. p. 205-12.

19. Miners JO, Birkett DJ. Cytochrome P4502C9: an enzyme of major importance in human drug metabolism. British Journal of Clinical Pharmacology. 1998 Jun;45(6):525-38. PubMed PMID: 9663807. Pubmed Central PMCID: Pmc1873650. Epub 1998/07/15. eng.

20. Godbillon J, Richard J, Gerardin A, Meinertz T, Kasper W, Jahnchen E. Pharmacokinetics of the enantiomers of acenocoumarol in man. British Journal of Clinical Pharmacology. 1981 Nov;12(5):621-9. PubMed PMID: 7332726. Pubmed Central PMCID: Pmc1401957. Epub 1981/11/01. eng.

21. Kitteringham NR, Bustgens L, Brundert E, Mineshita S, Ohnhaus EE. The effect of liver cirrhosis on the pharmacokinetics of phenprocoumon. European journal of clinical pharmacology. 1984;26(1):65-70. PubMed PMID: 6714293. Epub 1984/01/01. eng.

22. Haustein KO. Pharmacokinetic and pharmacodynamic properties of oral anticoagulants, especially phenprocoumon. Seminars in thrombosis and hemostasis. 1999;25(1):5-11. PubMed PMID: 10327214. Epub 1999/05/18. eng.

23. Mentre F, Pousset F, Comets E, Plaud B, Diquet B, Montalescot G, et al. Population pharmacokinetic-pharmacodynamic analysis of fluindione in patients. Clinical Pharmacology and Therapeutics. 1998 Jan;63(1):64-78. PubMed PMID: 9465843. Epub 1998/02/18. eng.

24. Home page of the Human Cytochrome P450 (CYP) Allele Nomenclature Committee Web site. [August 31, 2010]. Available from: http://www.CYPalleles.ki.se.

25. Scordo MG, Pengo V, Spina E, Dahl ML, Gusella M, Padrini R. Influence of CYP2C9 and CYP2C19 genetic polymorphisms on warfarin maintenance dose and metabolic clearance. Clinical Pharmacology and Therapeutics. 2002 Dec;72(6):702-10. PubMed PMID: 12496751. Epub 2002/12/24. eng.

26. Loebstein R, Yonath H, Peleg D, Almog S, Rotenberg M, Lubetsky A, et al. Interindividual variability in sensitivity to warfarin--Nature or nurture? Clinical Pharmacology and Therapeutics. 2001 Aug;70(2):159-64. PubMed PMID: 11503010. Epub 2001/08/15. eng.

27. Wittkowsky AK. Pharmacology of warfarin and related anticoagulants. In: Ansell JO, L. Wittkowsky, A. K., editor. Managing Oral Anticoagulation Therapy: Clinical and Operational Guidelines. 1. St. Louis, MO: Facts and Comparisons; 2003. p. 1-29.

28. Lindh JD, Holm L, Andersson ML, Rane A. Influence of CYP2C9 genotype on warfarin dose requirements--a systematic review and meta-analysis. European Journal of Clinical Pharmacology. 2009 Apr;65(4):365-75. PubMed PMID: 19031075. Epub 2008/11/26. eng.

154

29. Herman D, Peternel P, Stegnar M, Breskvar K, Dolzan V. A novel sequence variant in exon 7 of CYP2C9 gene (CYP2C9*24) in a patient on warfarin therapy. Thrombosis and Haemostasis. 2006 Jan;95(1):192-4. PubMed PMID: 16543980. Epub 2006/03/18. eng.

30. Veenstra DL, Blough DK, Higashi MK, Farin FM, Srinouanprachan S, Rieder MJ, et al. CYP2C9 haplotype structure in European American warfarin patients and association with clinical outcomes. Clinical Pharmacology and Therapeutics. 2005 May;77(5):353-64. PubMed PMID: 15900281. Epub 2005/05/19. eng.

31. Chern HD, Ueng TH, Fu YP, Cheng CW. CYP2C9 polymorphism and warfarin sensitivity in Taiwan Chinese. Clinica chimica acta; International Journal of Clinical Chemistry. 2006 May;367(1-2):108-13. PubMed PMID: 16413010.

32. Beinema M, Brouwers JR, Schalekamp T, Wilffert B. Pharmacogenetic differences between warfarin, acenocoumarol and phenprocoumon. Thrombosis and Haemostasis. 2008 Dec;100(6):1052-7. PubMed PMID: 19132230. Epub 2009/01/10. eng.

33. Visser LE, van Schaik RH, van Vliet M, Trienekens PH, De Smet PA, Vulto AG, et al. The risk of bleeding complications in patients with cytochrome P450 CYP2C9*2 or CYP2C9*3 alleles on acenocoumarol or phenprocoumon. Thrombosis and Haemostasis. 2004 Jul;92(1):61-6. PubMed PMID: 15213846. Epub 2004/06/24. eng.

34. Zimmermann A, Matschiner JT. Biochemical basis of hereditary resistance to warfarin in the rat. Biochemical Pharmacology. 1974 Mar 15;23(6):1033-40. PubMed PMID: 4824903. Epub 1974/03/15. eng.

35. Li T, Chang CY, Jin DY, Lin PJ, Khvorova A, Stafford DW. Identification of the gene for vitamin K epoxide reductase. Nature. 2004 Feb 5;427(6974):541-4. PubMed PMID: 14765195. Epub 2004/02/07. eng.

36. Rost S, Fregin A, Ivaskevicius V, Conzelmann E, Hortnagel K, Pelz HJ, et al. Mutations in VKORC1 cause warfarin resistance and multiple coagulation factor deficiency type 2. Nature. 2004 Feb 5;427(6974):537-41. PubMed PMID: 14765194. Epub 2004/02/07. eng.

37. Anthony M, Romero K, Malone DC, Hines LE, Higgins L, Woosley RL. Warfarin interactions with substances listed in drug information compendia and in the FDA-approved label for warfarin sodium. Clinical Pharmacology and Therapeutics. 2009 Oct;86(4):425-9. PubMed PMID: 19587643. Epub 2009/07/10. eng.

38. Holbrook AM, Pereira JA, Labiris R, McDonald H, Douketis JD, Crowther M, et al. Systematic overview of warfarin and its drug and food interactions. Archives of Internal Medicine. 2005 May 23;165(10):1095-106. PubMed PMID: 15911722. Epub 2005/05/25. eng.

39. Orme M, Breckenridge A. Enantiomers of warfarin and phenobarbital. The New England Journal of Medicine. 1976 Dec 23;295(26):1482-3. PubMed PMID: 995149. Epub 1976/12/23. eng.

40. Breckenridge A, Orme M, Wesseling H, Lewis RJ, Gibbons R. Pharmacokinetics and pharmacodynamics of the enantiomers of warfarin in man. Clinical Pharmacology and Therapeutics. 1974 Apr;15(4):424-30. PubMed PMID: 4821443. Epub 1974/04/01. eng.

41. O'Reilly RA. Studies on the optical enantiomorphs of warfarin in man. Clinical Pharmacology and Therapeutics. 1974 Aug;16(2):348-54. PubMed PMID: 4605176. Epub 1974/08/01. eng.

42. O'Reilly RA. Stereoselective interaction of trimethoprim-sulfamethoxazole with the separated enantiomorphs of racemic warfarin in man. The New England Journal of Medicine. 1980 Jan 3;302(1):33-5. PubMed PMID: 7350395. Epub 1980/01/03. eng.

43. Toon S, Low LK, Gibaldi M, Trager WF, O'Reilly RA, Motley CH, et al. The warfarin-sulfinpyrazone interaction: stereochemical considerations. Clinical Pharmacology and Therapeutics. 1986 Jan;39(1):15-24. PubMed PMID: 3943265. Epub 1986/01/01. eng.

44. O'Reilly RA. The stereoselective interaction of warfarin and metronidazole in man. The New England Journal of Medicine. 1976 Aug 12;295(7):354-7. PubMed PMID: 934223. Epub 1976/08/12. eng.

45. Lewis RJ, Trager WF, Chan KK, Breckenridge A, Orme M, Roland M, et al. Warfarin. Stereochemical aspects of its metabolism and the interaction with phenylbutazone. The Journal of Clinical Investigation. 1974 Jun;53(6):1607-17. PubMed PMID: 4830225. Pubmed Central PMCID: Pmc302656. Epub 1974/06/01. eng.

46. O'Reilly RA, Trager WF, Rettie AE, Goulart DA. Interaction of amiodarone with racemic warfarin and its separated enantiomorphs in humans. Clinical Pharmacology and Therapeutics. 1987 Sep;42(3):290-4. PubMed PMID: 3621782. Epub 1987/09/01. eng.

47. Cropp JS, Bussey HI. A review of enzyme induction of warfarin metabolism with recommendations for patient management. Pharmacotherapy. 1997 Sep-Oct;17(5):917-28. PubMed PMID: 9324181. Epub 1997/11/05. eng.

48. Ng HJ, Crowther MA. Azathioprine and inhibition of the anticoagulant effect of warfarin: evidence from a case report and a literature review. The American Journal of Geriatric Pharmacotherapy. 2006 Mar;4(1):75-7. PubMed PMID: 16730624. Epub 2006/05/30. eng.

49. O'Reilly RA. Lack of effect of fortified wine ingested during fasting and anticoagulant therapy. Archives of Internal Medicine. 1981 Mar;141(4):458-9. PubMed PMID: 7212888. Epub 1981/03/01. eng.

50. Bechtold H, Andrassy K, Jahnchen E, Koderisch J, Koderisch H, Weilemann LS, et al. Evidence for impaired hepatic vitamin K1 metabolism in patients treated with N-methyl-thiotetrazole cephalosporins. Thrombosis and Haemostasis. 1984 Jul 29;51(3):358-61. PubMed PMID: 6548584. Epub 1984/07/29. eng.

51. Weitekamp MR, Aber RC. Prolonged bleeding times and bleeding diathesis associated with moxalactam administration. JAMA : The Journal of the American Medical Association. 1983 Jan 7;249(1):69-71. PubMed PMID: 6217353. Epub 1983/01/07. eng.

52. Owens JC, Neely WB, Owen WR. Effect of sodium dextrothyroxine in patients receiving anticoagulants. The New England Journal of Medicine. 1962 Jan 11;266:76-9. PubMed PMID: 14482918. Epub 1962/01/11. eng.

53. O'Reilly RA, Sahud MA, Robinson AJ. Studies on the interaction of warfarin and clofibrate in man. Thrombosis et Diathesis Haemorrhagica. 1972 Apr 30;27(2):309-18. PubMed PMID: 4340370. Epub 1972/04/30. eng.

54. Rothschild BM. Hematologic perturbations associated with salicylate. Clinical Pharmacology and Therapeutics. 1979 Aug;26(2):145-52. PubMed PMID: 378508. Epub 1979/08/01. eng.

55. Bell WR. Acetaminophen and warfarin: undesirable synergy. JAMA : the journal of the American Medical Association. 1998 Mar 4;279(9):702-3. PubMed PMID: 9496990. Epub 1998/03/13. eng.

56. Hylek EM, Heiman H, Skates SJ, Sheehan MA, Singer DE. Acetaminophen and other risk factors for excessive warfarin anticoagulation. JAMA : the Journal of the American Medical Association. 1998 Mar 4;279(9):657-62. PubMed PMID: 9496982. Epub 1998/03/13. eng.

57. Mahe I, Bertrand N, Drouet L, Bal Dit Sollier C, Simoneau G, Mazoyer E, et al. Interaction between paracetamol and warfarin in patients: a double-blind, placebo-controlled, randomized study. Haematologica. 2006 Dec;91(12):1621-7. PubMed PMID: 17145598. Epub 2006/12/06. eng.

58. Thijssen HH, Soute BA, Vervoort LM, Claessens JG. Paracetamol (acetaminophen) warfarin interaction: NAPQI, the toxic metabolite of paracetamol, is an inhibitor of enzymes in the vitamin K cycle. Thrombosis and Haemostasis. 2004 Oct;92(4):797-802. PubMed PMID: 15467911. Epub 2004/10/07. eng.

59. Hylek EM. Paracetamol (acetaminophen) and warfarin interaction: unraveling the pivotal role of the vitamin K cycle. Thrombosis and Haemostasis. 2004 Oct;92(4):672-3. PubMed PMID: 15467892. Epub 2004/10/07. eng.

60. Weibert RT, Lorentz SM, Townsend RJ, Cook CE, Klauber MR, Jagger PI. Effect of erythromycin in patients receiving long-term warfarin therapy. Clinical Pharmacy. 1989 Mar;8(3):210-4. PubMed PMID: 2706893. Epub 1989/03/01. eng.

61. Lorentz SM, Weibert RT. Potentiation of warfarin anticoagulation by topical testosterone ointment. Clinical Pharmacy. 1985 May-Jun;4(3):332-4. PubMed PMID: 4006400. Epub 1985/05/01. eng.

62. Udall JA. Human sources and absorption of vitamin K in relation to anticoagulation stability. JAMA : The Journal of the American Medical Association. 1965 Oct 11;194(2):127-9. PubMed PMID: 5897315. Epub 1965/10/11. eng.

63. Dale J, Myhre E, Loew D. Bleeding during acetylsalicylic acid and anticoagulant therapy in patients with reduced platelet reactivity after aortic valve replacement. American Heart Journal. 1980 Jun;99(6):746-52. PubMed PMID: 6966467. Epub 1980/06/01. eng.

64. Battistella M, Mamdami MM, Juurlink DN, Rabeneck L, Laupacis A. Risk of upper gastrointestinal hemorrhage in warfarin users treated with nonselective NSAIDs or COX-2 inhibitors. Archives of Internal Medicine. 2005 Jan 24;165(2):189-92. PubMed PMID: 15668365. Epub 2005/01/26. eng.

65. Schulman S, Henriksson K. Interaction of ibuprofen and warfarin on primary haemostasis. British Journal of Rheumatology. 1989 Feb;28(1):46-9. PubMed PMID: 2783873. Epub 1989/02/01. eng.

66. Brown CH, 3rd, Natelson EA, Bradshaw W, Williams TW, Jr., Alfrey CP, Jr. The hemostatic defect produced by carbenicillin. The New England Journal of Medicine. 1974 Aug 8;291(6):265-70. PubMed PMID: 4407110. Epub 1974/08/08. eng.

67. Cazenave JP, Packham MA, Guccione MA, Mustard JF. Effects of penicillin G on platelet aggregation, release, and adherence to collagen. Proceedings of the Society for Experimental Biology and Medicine Society for Experimental Biology and Medicine (New York, NY). 1973 Jan;142(1):159-66. PubMed PMID: 4683235. Epub 1973/01/01. eng.

68. Roth GJ, Majerus PW. The mechanism of the effect of aspirin on human platelets. I. Acetylation of a particulate fraction protein. The Journal of Clinical Investigation. 1975 Sep;56(3):624-32. PubMed PMID: 1159076. Pubmed Central PMCID: Pmc301910. Epub 1975/09/01. eng.

69. Framework TMRCsGPR. Thrombosis prevention trial: randomised trial of low-intensity oral anticoagulation with warfarin and low-dose aspirin in the primary prevention of ischaemic heart disease in men at increased risk. Lancet. 1998 Jan 24;351(9098):233-41. PubMed PMID: 9457092. Epub 1998/02/11. eng.

70. Turpie AG, Gent M, Laupacis A, Latour Y, Gunstensen J, Basile F, et al. A comparison of aspirin with placebo in patients treated with warfarin after heart-valve replacement. The New England Journal of Medicine. 1993 Aug 19;329(8):524-9. PubMed PMID: 8336751. Epub 1993/08/19. eng.

71. Douketis JD, Melo M, Bell CM, Mamdani MM. Does statin therapy decrease the risk for bleeding in patients who are receiving warfarin? The American Journal of Medicine. 2007 Apr;120(4):369.e9-.e14. PubMed PMID: 17398234. Epub 2007/04/03. eng.

72. O'Reilly RA, Rytand DA. "Resistance" to warfarin due to unrecognized vitamin K supplementation. The New England Journal of Medicine. 1980 Jul 17;303(3):160-1. PubMed PMID: 7383081. Epub 1980/07/17. eng.

73. Suttie JW, Mummah-Schendel LL, Shah DV, Lyle BJ, Greger JL. Vitamin K deficiency from dietary vitamin K restriction in humans. The American Journal of Clinical Nutrition. 1988 Mar;47(3):475-80. PubMed PMID: 3348159. Epub 1988/03/01. eng.

74. Booth SL, Charnley JM, Sadowski JA, Saltzman E, Bovill EG, Cushman M. Dietary vitamin K1 and stability of oral anticoagulation: proposal of a diet with constant vitamin K1 content. Thrombosis and Haemostasis. 1997 Mar;77(3):504-9. PubMed PMID: 9066002. Epub 1997/03/01. eng.

75. Harris JE. Interaction of dietary factors with oral anticoagulants: review and applications. Journal of the American Dietetic Association. 1995 May;95(5):580-4. PubMed PMID: 7722194. Epub 1995/05/01. eng.

76. Wittkowsky AK. Dietary supplements, herbs and oral anticoagulants: the nature of the evidence. Journal of Thrombosis and Thrombolysis. 2008 Feb;25(1):72-7. PubMed PMID: 17906915. Epub 2007/10/02. eng.

77. Barcellona D, Contu P, Marongiu F. Patient education and oral anticoagulant therapy. Haematologica. 2002 Oct;87(10):1081-6. PubMed PMID: 12368164. Epub 2002/10/09. eng.

78. Richards RK. INFLUENCE OF FEVER UPON THE ACTION OF 3,3'-METHYLENE--BIS-(4-HYDROXYCOUMARIN) (DICUMAROL). Science (New York, NY). 1943 Apr 2;97(2518):313. PubMed PMID: 17748101. Epub 1943/04/02. eng.

79. Evans M, Lewis GM. Increase in international normalized ratio after smoking cessation in a patient receiving warfarin. Pharmacotherapy. 2005 Nov;25(11):1656-9. PubMed PMID: 16232028. Epub 2005/10/20. eng.

80. Zevin S, Benowitz NL. Drug interactions with tobacco smoking. An update. Clinical Pharmacokinetics. 1999 Jun;36(6):425-38. PubMed PMID: 10427467. Epub 1999/07/31. eng.

81. Kuykendall JR, Houle MD, Rhodes RS. Possible warfarin failure due to interaction with smokeless tobacco. The Annals of Pharmacotherapy. 2004 Apr;38(4):595-7. PubMed PMID: 14766993. Epub 2004/02/10. eng.

82. Self TH, Reaves AB, Oliphant CS, Sands C. Does heart failure exacerbation increase response to warfarin? A critical review of the literature. Current medical research and opinion. 2006 Nov;22(11):2089-94. PubMed PMID: 17076968. Epub 2006/11/02. eng.

83. Dreisbach AW, Japa S, Gebrekal AB, Mowry SE, Lertora JJ, Kamath BL, et al. Cytochrome P4502C9 activity in end-stage renal disease. Clinical Pharmacology and Therapeutics. 2003 May;73(5):475-7. PubMed PMID: 12732848. Epub 2003/05/07. eng.

84. Wessler S, Gitel SN. Warfarin. From bedside to bench. The New England journal of medicine. 1984 Sep 6;311(10):645-52. PubMed PMID: 6472343. Epub 1984/09/06. eng.

85. Quick A. The prothrombin time in haemophilia and in obstructive jaundice. The Journal of Biological Chemistry. 1935;109:73-4.

86. Kirkwood TB. Calibration of reference thromboplastins and standardisation of the prothrombin time ratio. Thrombosis and Haemostasis. 1983 Jun 28;49(3):238-44. PubMed PMID: 6879511. Epub 1983/06/28. eng.

87. Bellest L, Eschwege V, Poupon R, Chazouilleres O, Robert A. A modified international normalized ratio as an effective way of prothrombin time standardization in hepatology. Hepatology (Baltimore, Md). 2007 Aug;46(2):528-34. PubMed PMID: 17654598. Epub 2007/07/27. eng.

88. Tripodi A, Chantarangkul V, Primignani M, Fabris F, Dell'Era A, Sei C, et al. The international normalized ratio calibrated for cirrhosis (INR(liver)) normalizes prothrombin time results for model for end-stage liver disease calculation. Hepatology (Baltimore, Md). 2007 Aug;46(2):520-7. PubMed PMID: 17659574. Epub 2007/07/31. eng.

89. Lind SE, Pearce LA, Feinberg WM, Bovill EG. Clinically significant differences in the International Normalized Ratio measured with reagents of different sensitivities. SPAF Investigators. Stroke Prevention in Atrial Fibrillation. Blood Coagulation & Fibrinolysis : an International Journal in Haemostasis and Thrombosis. 1999 Jul;10(5):215-27. PubMed PMID: 10456611. Epub 1999/08/24. eng.

90. Harrison L, Johnston M, Massicotte MP, Crowther M, Moffat K, Hirsh J. Comparison of 5-mg and 10-mg loading doses in initiation of warfarin therapy. Annals of Internal Medicine. 1997 Jan 15;126(2):133-6. PubMed PMID: 9005747. Epub 1997/01/15. eng.

91. O'Reilly RA, Aggeler PM. Studies on coumarin anticoagulant drugs. Initiation of warfarin therapy without a loading dose. Circulation. 1968 Jul;38(1):169-77. PubMed PMID: 11712286. Epub 1968/07/01. eng.

92. Kovacs MJ, Rodger M, Anderson DR, Morrow B, Kells G, Kovacs J, et al. Comparison of 10-mg and 5-mg warfarin initiation nomograms together with low-molecular-weight heparin for outpatient treatment of acute venous thromboembolism. A randomized, double-blind, controlled trial. Annals of Internal Medicine. 2003 May 6;138(9):714-9. PubMed PMID: 12729425. Epub 2003/05/06. eng.

93. Garcia D, Regan S, Crowther M, Hughes RA, Hylek EM. Warfarin maintenance dosing patterns in clinical practice: implications for safer anticoagulation in the elderly population. Chest. 2005 Jun;127(6):2049-56. PubMed PMID: 15947319. Epub 2005/06/11. eng.

94. Gurwitz JH, Avorn J, Ross-Degnan D, Choodnovskiy I, Ansell J. Aging and the anticoagulant response to warfarin therapy. Annals of Internal Medicine. 1992 Jun 1;116(11):901-4. PubMed PMID: 1580446. Epub 1992/06/01. eng.

95. O'Connell MB, Kowal PR, Allivato CJ, Repka TL. Evaluation of warfarin initiation regimens in elderly inpatients. Pharmacotherapy. 2000 Aug;20(8):923-30. PubMed PMID: 10939553. Epub 2000/08/12. eng.

96. Siguret V, Gouin I, Debray M, Perret-Guillaume C, Boddaert J, Mahe I, et al. Initiation of warfarin therapy in elderly medical inpatients: a safe and accurate regimen. The American Journal of Medicine. 2005 Feb;118(2):137-42. PubMed PMID: 15694897. Epub 2005/02/08. eng.

97. Ezekowitz MD, Bridgers SL, James KE, Carliner NH, Colling CL, Gornick CC, et al. Warfarin in the prevention of stroke associated with nonrheumatic atrial fibrillation. Veterans Affairs Stroke Prevention in Nonrheumatic Atrial Fibrillation Investigators. The New England Journal of Medicine. 1992 Nov 12;327(20):1406-12. PubMed PMID: 1406859. Epub 1992/11/12. eng.

98. Palareti G, Legnani C, Guazzaloca G, Lelia V, Cosmi B, Lunghi B, et al. Risks factors for highly unstable response to oral anticoagulation: a case-control study. British Journal of Haematology. 2005 Apr;129(1):72-8. PubMed PMID: 15801958. Epub 2005/04/02. eng.

99. White HD, Gruber M, Feyzi J, Kaatz S, Tse HF, Husted S, et al. Comparison of outcomes among patients randomized to warfarin therapy according to anticoagulant control: results from SPORTIF III and V. Archives of Internal Medicine. 2007 Feb 12;167(3):239-45. PubMed PMID: 17296878. Epub 2007/02/14. eng.

100. The effect of low-dose warfarin on the risk of stroke in patients with nonrheumatic atrial fibrillation. The Boston Area Anticoagulation Trial for Atrial Fibrillation Investigators. The New England Journal of Medicine. 1990 Nov 29;323(22):1505-11. PubMed PMID: 2233931. Epub 1990/11/29. eng.

101. Optimal oral anticoagulant therapy in patients with nonrheumatic atrial fibrillation and recent cerebral ischemia. The European Atrial Fibrillation Trial Study Group. The New England Journal of Medicine. 1995 Jul 6;333(1):5-10. PubMed PMID: 7776995. Epub 1995/07/06. eng.

102. Cannegieter SC, Rosendaal FR, Wintzen AR, van der Meer FJ, Vandenbroucke JP, Briet E. Optimal oral anticoagulant therapy in patients with mechanical heart valves. The New England Journal of Medicine. 1995 Jul 6;333(1):11-7. PubMed PMID: 7776988. Epub 1995/07/06. eng.

103. Charney R, Leddomado E, Rose DN, Fuster V. Anticoagulation clinics and the monitoring of anticoagulant therapy. International Journal of Cardiology. 1988 Feb;18(2):197-206. PubMed PMID: 3125115. Epub 1988/02/01. eng.

104. Connolly SJ, Laupacis A, Gent M, Roberts RS, Cairns JA, Joyner C. Canadian Atrial Fibrillation Anticoagulation (CAFA) Study. Journal of the American College of Cardiology. 1991 Aug;18(2):349-55. PubMed PMID: 1856403. Epub 1991/08/01. eng.

105. Connolly SJ, Pogue J, Eikelboom J, Flaker G, Commerford P, Franzosi MG, et al. Benefit of oral anticoagulant over antiplatelet therapy in atrial fibrillation depends on the quality of international normalized ratio control achieved by centers and countries as measured by time in therapeutic range. Circulation. 2008 Nov 11;118(20):2029-37. PubMed PMID: 18955670. Epub 2008/10/29. eng.

106. Forfar JC. Prediction of hemorrhage during long-term oral coumarin anticoagulation by excessive prothrombin ratio. American Heart Journal. 1982 Mar;103(3):445-6. PubMed PMID: 7064784. Epub 1982/03/01. eng.

107. Petersen P, Boysen G, Godtfredsen J, Andersen ED, Andersen B. Placebo-controlled, randomised trial of warfarin and aspirin for prevention of thromboembolic complications in chronic atrial fibrillation. The Copenhagen AFASAK study. Lancet. 1989 Jan 28;1(8631):175-9. PubMed PMID: 2563096. Epub 1989/01/28. eng.

108. van der Meer FJ, Rosendaal FR, Vandenbroucke JP, Briet E. Bleeding complications in oral anticoagulant therapy. An analysis of risk factors. Archives of Internal Medicine. 1993 Jul 12;153(13):1557-62. PubMed PMID: 8323419. Epub 1993/07/12. eng.

109. Wilson DB, Dunn MI, Hassanein K. Low-intensity anticoagulation in mechanical cardiac prosthetic valves. Chest. 1991 Dec;100(6):1553-7. PubMed PMID: 1959394. Epub 1991/12/01. eng.

110. Hylek EM, Skates SJ, Sheehan MA, Singer DE. An analysis of the lowest effective intensity of prophylactic anticoagulation for patients with nonrheumatic atrial fibrillation. The New England Journal of Medicine. 1996 Aug 22;335(8):540-6. PubMed PMID: 8678931. Epub 1996/08/22. eng.

111. The use of oral anticoagulants (warfarin) in older people. AGS Clinical Practices Committee. American Geriatric Society. Journal of the American Geriatrics Society. 2000 Feb;48(2):224-7. PubMed PMID: 10682955. Epub 2000/02/22. eng.

112. Serrano Jr. CV, Timerman A, Stefanini E. Tratado de Cardiologia da SOCESP. Barueri. SP: Manole; 2009.

113. Shalev V, Rogowski O, Shimron O, Sheinberg B, Shapira I, Seligsohn U, et al. The interval between prothrombin time tests and the quality of oral anticoagulants treatment in patients with chronic atrial fibrillation. Thrombosis Research. 2007;120(2):201-6. PubMed PMID: 17118431. Epub 2006/11/23. eng.

114. Witt DM, Delate T, Clark NP, Martell C, Tran T, Crowther MA, et al. Outcomes and predictors of very stable INR control during chronic anticoagulation therapy. Blood. 2009 Jul 30;114(5):952-6. PubMed PMID: 19439733. Epub 2009/05/15. eng.

115. Witt DM, Delate T, Clark NP, Martell C, Tran T, Crowther MA, et al. Twelve-month outcomes and predictors of very stable INR control in prevalent warfarin users. Journal of Thrombosis and Haemostasis : JTH. 2010 Apr;8(4):744-9. PubMed PMID: 20398186. Epub 2010/04/20. eng.

116. Lenz TL, Lenz NJ, Faulkner MA. Potential interactions between exercise and drug therapy. Sports Medicine (Auckland, NZ). 2004;34(5):293-306. PubMed PMID: 15107008. Epub 2004/04/27. eng.

117. Shibata Y, Hashimoto H, Kurata C, Ohno R, Kazui T, Takinami M. Influence of physical activity on warfarin therapy. Thrombosis and Haemostasis. 1998 Jul;80(1):203-4. PubMed PMID: 9684814. Epub 1998/07/31. eng.

118. Altman R, Rouvier J, Gurfinkel E, D'Ortencio O, Manzanel R, de La Fuente L, et al. Comparison of two levels of anticoagulant therapy in patients with substitute heart valves. The Journal

of Thoracic and Cardiovascular Surgery. 1991 Mar;101(3):427-31. PubMed PMID: 1999935. Epub 1991/03/01. eng.

119. Kearon C, Ginsberg JS, Kovacs MJ, Anderson DR, Wells P, Julian JA, et al. Comparison of low-intensity warfarin therapy with conventional-intensity warfarin therapy for long-term prevention of recurrent venous thromboembolism. The New England Journal of Medicine. 2003 Aug 14;349(7):631-9. PubMed PMID: 12917299. Epub 2003/08/15. eng.

120. Ridker PM, Goldhaber SZ, Danielson E, Rosenberg Y, Eby CS, Deitcher SR, et al. Long-term, low-intensity warfarin therapy for the prevention of recurrent venous thromboembolism. The New England Journal of Medicine. 2003 Apr 10;348(15):1425-34. PubMed PMID: 12601075. Epub 2003/02/26. eng.

121. Saour JN, Sieck JO, Mamo LA, Gallus AS. Trial of different intensities of anticoagulation in patients with prosthetic heart valves. The New England Journal of Medicine. 1990 Feb 15;322(7):428-32. PubMed PMID: 2300106. Epub 1990/02/15. eng.

122. Turpie AG, Gunstensen J, Hirsh J, Nelson H, Gent M. Randomised comparison of two intensities of oral anticoagulant therapy after tissue heart valve replacement. Lancet. 1988 Jun 4;1(8597):1242-5. PubMed PMID: 2897516. Epub 1988/06/04. eng.

123. Risk factors for stroke and efficacy of antithrombotic therapy in atrial fibrillation. Analysis of pooled data from five randomized controlled trials. Archives of Internal Medicine. 1994 Jul 11;154(13):1449-57. PubMed PMID: 8018000. Epub 1994/07/11. eng.

124. Anand SS, Yusuf S. Oral anticoagulant therapy in patients with coronary artery disease: a meta--analysis. JAMA : the journal of the American Medical Association. 1999 Dec 1;282(21):2058-67. PubMed PMID: 10591389. Epub 1999/12/11. eng.

125. Hart RG, Benavente O, McBride R, Pearce LA. Antithrombotic therapy to prevent stroke in patients with atrial fibrillation: a meta-analysis. Annals of Internal Medicine. 1999 Oct 5;131(7):492-501. PubMed PMID: 10507957. Epub 1999/10/03. eng.

126. Segal JB, McNamara RL, Miller MR, Kim N, Goodman SN, Powe NR, et al. Prevention of thromboembolism in atrial fibrillation. A meta-analysis of trials of anticoagulants and antiplatelet drugs. Journal of General Internal Medicine. 2000 Jan;15(1):56-67. PubMed PMID: 10632835. Pubmed Central PMCID: Pmc1495320. Epub 2000/01/13. eng.

127. Hull R, Hirsh J, Jay R, Carter C, England C, Gent M, et al. Different intensities of oral anti-coagulant therapy in the treatment of proximal-vein thrombosis. The New England Journal of Medicine. 1982 Dec 30;307(27):1676-81. PubMed PMID: 6755255. Epub 1982/12/30. eng.

128. Adjusted-dose warfarin versus low-intensity, fixed-dose warfarin plus aspirin for high-risk patients with atrial fibrillation: Stroke Prevention in Atrial Fibrillation III randomised clinical trial. Lancet. 1996 Sep 7;348(9028):633-8. PubMed PMID: 8782752. Epub 1996/09/07. eng.

129. Hylek EM, Go AS, Chang Y, Jensvold NG, Henault LE, Selby JV, et al. Effect of intensity of oral anticoagulation on stroke severity and mortality in atrial fibrillation. The New England Journal of Medicine. 2003 Sep 11;349(11):1019-26. PubMed PMID: 12968085. Epub 2003/09/12. eng.

130. Indredavik B, Rohweder G, Lydersen S. Frequency and effect of optimal anticoagulation before onset of ischaemic stroke in patients with known atrial fibrillation. Journal of Internal Medicine. 2005 Aug;258(2):133-44. PubMed PMID: 16018790. Epub 2005/07/16. eng.

131. O'Donnell M, Oczkowski W, Fang J, Kearon C, Silva J, Bradley C, et al. Preadmission antithrombotic treatment and stroke severity in patients with atrial fibrillation and acute ischaemic stroke: an observational study. Lancet Neurology. 2006 Sep;5(9):749-54. PubMed PMID: 16914403. Epub 2006/08/18. eng.

132. Palareti G, Leali N, Coccheri S, Poggi M, Manotti C, D'Angelo A, et al. Bleeding complications of oral anticoagulant treatment: an inception-cohort, prospective collaborative study

(ISCOAT). Italian Study on Complications of Oral Anticoagulant Therapy. Lancet. 1996 Aug 17;348(9025):423-8. PubMed PMID: 8709780. Epub 1996/08/17. eng.

133. Palareti G, Manotti C, A DA, Pengo V, Erba N, Moia M, et al. Thrombotic events during oral anticoagulant treatment: results of the inception-cohort, prospective, collaborative ISCOAT study: ISCOAT study group (Italian Study on Complications of Oral Anticoagulant Therapy). Thrombosis and Haemostasis. 1997 Dec;78(6):1438-43. PubMed PMID: 9423791. Epub 1998/01/10. eng.

134. Hylek EM, Singer DE. Risk factors for intracranial hemorrhage in outpatients taking warfarin. Annals of Internal Medicine. 1994 Jun 1;120(11):897-902. PubMed PMID: 8172435. Epub 1994/06/01. eng.

135. Landefeld CS, Rosenblatt MW, Goldman L. Bleeding in outpatients treated with warfarin: relation to the prothrombin time and important remediable lesions. The American Journal of Medicine. 1989 Aug;87(2):153-9. PubMed PMID: 2757055. Epub 1989/08/01. eng.

136. Beyth RJ, Quinn LM, Landefeld CS. Prospective evaluation of an index for predicting the risk of major bleeding in outpatients treated with warfarin. The American Journal of Medicine. 1998 Aug;105(2):91-9. PubMed PMID: 9727814. Epub 1998/09/04. eng.

137. Garcia D, Ageno W, Bussey H, Eikelboom J, Margaglione M, Marongiu F, et al. Prevention and treatment of bleeding complications in patients receiving vitamin K antagonists, Part 1: Prevention. American Journal of Hematology. 2009 Sep;84(9):579-83. PubMed PMID: 19610022. Epub 2009/07/18. eng.

138. Gitter MJ, Jaeger TM, Petterson TM, Gersh BJ, Silverstein MD. Bleeding and thromboembolism during anticoagulant therapy: a population-based study in Rochester, Minnesota. Mayo Clinic Proceedings. 1995 Aug;70(8):725-33. PubMed PMID: 7630209. Epub 1995/08/01. eng.

139. Dahri K, Loewen P. The risk of bleeding with warfarin: a systematic review and performance analysis of clinical prediction rules. Thrombosis and Haemostasis. 2007 Nov;98(5):980-7. PubMed PMID: 18000602. Epub 2007/11/15. eng.

140. Gage BF, Yan Y, Milligan PE, Waterman AD, Culverhouse R, Rich MW, et al. Clinical classification schemes for predicting hemorrhage: results from the National Registry of Atrial Fibrillation (NRAF). American Heart Journal. 2006 Mar;151(3):713-9. PubMed PMID: 16504638. Epub 2006/03/01. eng.

141. Dentali F, Douketis JD, Lim W, Crowther M. Combined aspirin-oral anticoagulant therapy compared with oral anticoagulant therapy alone among patients at risk for cardiovascular disease: a meta-analysis of randomized trials. Archives of Internal Medicine. 2007 Jan 22;167(2):117-24. PubMed PMID: 17242311. Epub 2007/01/24. eng.

142. Flaker GC, Gruber M, Connolly SJ, Goldman S, Chaparro S, Vahanian A, et al. Risks and benefits of combining aspirin with anticoagulant therapy in patients with atrial fibrillation: an exploratory analysis of stroke prevention using an oral thrombin inhibitor in atrial fibrillation (SPORTIF) trials. American Heart Journal. 2006 Nov;152(5):967-73. PubMed PMID: 17070169. Epub 2006/10/31. eng.

143. Rubboli A, Halperin JL, Airaksinen KE, Buerke M, Eeckhout E, Freedman SB, et al. Antithrombotic therapy in patients treated with oral anticoagulation undergoing coronary artery stenting. An expert consensus document with focus on atrial fibrillation. Annals of Medicine. 2008;40(6):428-36. PubMed PMID: 18608125. Epub 2008/07/09. eng.

144. Hansen ML, Sorensen R, Clausen MT, Fog-Petersen ML, Raunso J, Gadsboll N, et al. Risk of bleeding with single, dual, or triple therapy with warfarin, aspirin, and clopidogrel in patients with atrial fibrillation. Archives of Internal Medicine. 2010 Sep 13;170(16):1433-41. PubMed PMID: 20837828. Epub 2010/09/15. eng.

145. Aguilar MI, Hart R. Oral anticoagulants for preventing stroke in patients with non-valvular atrial fibrillation and no previous history of stroke or transient ischemic attacks. The Cochrane

Database of Systematic Reviews. 2005 (3):CD001927. PubMed PMID: 16034869. Epub 2005/07/22. eng.

146. Fuster V, Ryden LE, Cannom DS, Crijns HJ, Curtis AB, Ellenbogen KA, et al. ACC/AHA/ESC 2006 Guidelines for the Management of Patients with Atrial Fibrillation: a report of the American College of Cardiology/American Heart Association Task Force on Practice Guidelines and the European Society of Cardiology Committee for Practice Guidelines (Writing Committee to Revise the 2001 Guidelines for the Management of Patients With Atrial Fibrillation): developed in collaboration with the European Heart Rhythm Association and the Heart Rhythm Society. Circulation. 2006 Aug 15;114(7):e257-354. PubMed PMID: 16908781. Epub 2006/08/16. eng.

147. Hart RG, Pearce LA, Aguilar MI. Meta-analysis: antithrombotic therapy to prevent stroke in patients who have nonvalvular atrial fibrillation. Annals of Internal Medicine. 2007 Jun 19;146(12):857-67. PubMed PMID: 17577005. Epub 2007/06/20. eng.

148. Pengo V, Pegoraro C, Cucchini U, Iliceto S. Worldwide management of oral anticoagulant therapy: the ISAM study. Journal of Thrombosis and Thrombolysis. 2006 Feb;21(1):73-7. PubMed PMID: 16475046. Epub 2006/02/14. eng.

149. Wallentin L, Yusuf S, Ezekowitz MD, Alings M, Flather M, Franzosi MG, et al. Efficacy and safety of dabigatran compared with warfarin at different levels of international normalised ratio control for stroke prevention in atrial fibrillation: an analysis of the RE-LY trial. Lancet. 2010 Sep 18;376(9745):975-83. PubMed PMID: 20801496. Epub 2010/08/31. eng.

150. Ageno W, Garcia D, Aguilar MI, Douketis J, Finazzi G, Imberti D, et al. Prevention and treatment of bleeding complications in patients receiving vitamin K antagonists, part 2: Treatment. American Journal of Hematology. 2009 Sep;84(9):584-8. PubMed PMID: 19610020. Epub 2009/07/18. eng.

151. Dentali F, Ageno W, Crowther M. Treatment of coumarin-associated coagulopathy: a systematic review and proposed treatment algorithms. Journal of Thrombosis and Haemostasis : JTH. 2006 Sep;4(9):1853-63. PubMed PMID: 16961594. Epub 2006/09/12. eng.

152. Patel RJ, Witt DM, Saseen JJ, Tillman DJ, Wilkinson DS. Randomized, placebo-controlled trial of oral phytonadione for excessive anticoagulation. Pharmacotherapy. 2000 Oct;20(10):1159-66. PubMed PMID: 11034038. Epub 2000/10/18. eng.

153. Crowther MA, Douketis JD, Schnurr T, Steidl L, Mera V, Ultori C, et al. Oral vitamin K lowers the international normalized ratio more rapidly than subcutaneous vitamin K in the treatment of warfarin-associated coagulopathy. A randomized, controlled trial. Annals of Internal Medicine. 2002 Aug 20;137(4):251-4. PubMed PMID: 12186515. Epub 2002/08/21. eng.

154. Lubetsky A, Yonath H, Olchovsky D, Loebstein R, Halkin H, Ezra D. Comparison of oral vs intravenous phytonadione (vitamin K1) in patients with excessive anticoagulation: a prospective randomized controlled study. Archives of Internal Medicine. 2003 Nov 10;163(20):2469-73. PubMed PMID: 14609783. Epub 2003/11/12. eng.

155. Nee R, Doppenschmidt D, Donovan DJ, Andrews TC. Intravenous versus subcutaneous vitamin K1 in reversing excessive oral anticoagulation. The American Journal of Cardiology. 1999 Jan 15;83(2):286-8, a6-7. PubMed PMID: 10073841. Epub 1999/03/12. eng.

156. Raj G, Kumar R, McKinney WP. Time course of reversal of anticoagulant effect of warfarin by intravenous and subcutaneous phytonadione. Archives of Internal Medicine. 1999 Dec 13-27;159(22):2721-4. PubMed PMID: 10597763. Epub 1999/12/22. eng.

157. Contreras M, Ala FA, Greaves M, Jones J, Levin M, Machin SJ, et al. Guidelines for the use of fresh frozen plasma. British Committee for Standards in Haematology, Working Party of the Blood Transfusion Task Force. Transfusion Medicine (Oxford, England). 1992 Mar;2(1):57-63. PubMed PMID: 1308464. Epub 1992/03/01. eng.

158. Popovsky MA. Transfusion-Related Acute Lung Injury: Incidence, Pathogenesis and the Role of Multicomponent Apheresis in Its Prevention. Transfusion medicine and hemotherapy: of-

fizielles Organ der Deutschen Gesellschaft fur Transfusionsmedizin und Immunhamatologie. 2008;35(2):76-9. PubMed PMID: 21512631. Pubmed Central PMCID: Pmc3076338. Epub 2008/01/01. Eng.

159. Hirsh J, Fuster V, Ansell J, Halperin JL. American Heart Association/American College of Cardiology Foundation guide to warfarin therapy. Circulation. 2003 Apr 1;107(12):1692-711. PubMed PMID: 12668507. Epub 2003/04/02. eng.

160. Broekmans AW, Bertina RM, Loeliger EA, Hofmann V, Klingemann HG. Protein C and the development of skin necrosis during anticoagulant therapy. Thrombosis and Haemostasis. 1983 Jun 28;49(3):251. PubMed PMID: 6688309. Epub 1983/06/28. eng.

161. Grimaudo V, Gueissaz F, Hauert J, Sarraj A, Kruithof EK, Bachmann F. Necrosis of skin induced by coumarin in a patient deficient in protein S. BMJ (Clinical research ed). 1989 Jan 28;298(6668):233-4. PubMed PMID: 2522326. Pubmed Central PMCID: Pmc1835547. Epub 1989/01/28. eng.

162. Samama M, Horellou MH, Soria J, Conard J, Nicolas G. Successful progressive anticoagulation in a severe protein C deficiency and previous skin necrosis at the initiation of oral anticoagulant treatment. Thrombosis and Haemostasis. 1984 Feb 28;51(1):132-3. PubMed PMID: 6547009. Epub 1984/02/28. eng.

163. Zauber NP, Stark MW. Successful warfarin anticoagulation despite protein C deficiency and a history of warfarin necrosis. Annals of Internal Medicine. 1986 May;104(5):659-60. PubMed PMID: 3754407. Epub 1986/05/01. eng.

164. Raj K, Collins B, Rangarajan S. Purple toe syndrome following anticoagulant therapy. British Journal of Haematology. 2001 Sep;114(4):740. PubMed PMID: 11564060. Epub 2001/09/21. eng.

165. Talmadge DB, Spyropoulos AC. Purple toes syndrome associated with warfarin therapy in a patient with antiphospholipid syndrome. Pharmacotherapy. 2003 May;23(5):674-7. PubMed PMID: 12741443. Epub 2003/05/14. eng.

166. Wolf PA, Abbott RD, Kannel WB. Atrial fibrillation: a major contributor to stroke in the elderly. The Framingham Study. Archives of Internal Medicine. 1987 Sep;147(9):1561-4. PubMed PMID: 3632164.

167. Wolf PA, Abbott RD, Kannel WB. Atrial fibrillation as an independent risk factor for stroke: the Framingham Study. Stroke; a Journal of Cerebral Circulation. 1991 Aug;22(8):983-8. PubMed PMID: 1866765.

168. Singer DE, Albers GW, Dalen JE, Go AS, Halperin JL, Manning WJ. Antithrombotic therapy in atrial fibrillation: the Seventh ACCP Conference on Antithrombotic and Thrombolytic Therapy. Chest. 2004 Sep;126(3 Suppl):429S-56S. PubMed PMID: 15383480.

169. Go AS, Hylek EM, Borowsky LH, Phillips KA, Selby JV, Singer DE. Warfarin use among ambulatory patients with nonvalvular atrial fibrillation: the anticoagulation and risk factors in atrial fibrillation (ATRIA) study. Annals of Internal Medicine. 1999 Dec 21;131(12):927-34. PubMed PMID: 10610643.

170. Patel MR, Mahaffey KW, Garg J, Pan G, Singer DE, Hacke W, et al. Rivaroxaban versus warfarin in nonvalvular atrial fibrillation. The New England Journal of Medicine. 2011 Sep 8;365(10):883-91. PubMed PMID: 21830957.

171. Granger CB, Alexander JH, McMurray JJ, Lopes RD, Hylek EM, Hanna M, et al. Apixaban versus warfarin in patients with atrial fibrillation. The New England Journal of Medicine. 2011 Sep 15;365(11):981-92. PubMed PMID: 21870978.

172. Bassand JP, Hamm CW, Ardissino D, Boersma E, Budaj A, Fernandez-Aviles F, et al. Guidelines for the diagnosis and treatment of non-ST-segment elevation acute coronary syndromes. European Heart Journal. 2007 Jul;28(13):1598-660. PubMed PMID: 17569677. Epub 2007/06/16. eng.

164

173. Van de Werf F, Bax J, Betriu A, Blomstrom-Lundqvist C, Crea F, Falk V, et al. Management of acute myocardial infarction in patients presenting with persistent ST-segment elevation: the Task Force on the Management of ST-Segment Elevation Acute Myocardial Infarction of the European Society of Cardiology. European Heart Journal. 2008 Dec;29(23):2909-45. PubMed PMID: 19004841. Epub 2008/11/14. eng.

174. Anderson JL, Adams CD, Antman EM, Bridges CR, Califf RM, Casey DE, Jr., et al. 2011 ACCF/AHA Focused Update Incorporated Into the ACC/AHA 2007 Guidelines for the Management of Patients With Unstable Angina/Non-ST-Elevation Myocardial Infarction: a report of the American College of Cardiology Foundation/American Heart Association Task Force on Practice Guidelines. Circulation. 2011 May 10;123(18):e426-579. PubMed PMID: 21444888. Epub 2011/03/30. eng.

175. Antman EM, Anbe DT, Armstrong PW, Bates ER, Green LA, Hand M, et al. ACC/AHA guidelines for the management of patients with ST-elevation myocardial infarction; A report of the American College of Cardiology/American Heart Association Task Force on Practice Guidelines (Committee to Revise the 1999 Guidelines for the Management of patients with acute myocardial infarction). Journal of the American College of Cardiology. 2004 Aug 4;44(3):E1-E211. PubMed PMID: 15358047. Epub 2004/09/11. Eng.

176. Hurlen M, Abdelnoor M, Smith P, Erikssen J, Arnesen H. Warfarin, aspirin, or both after myocardial infarction. The New England Journal of Medicine. 2002 Sep 26;347(13):969-74. PubMed PMID: 12324552. Epub 2002/09/27. eng.

177. Merlini PA, Bauer KA, Oltrona L, Ardissino D, Cattaneo M, Belli C, et al. Persistent activation of coagulation mechanism in unstable angina and myocardial infarction. Circulation. 1994 Jul;90(1):61-8. PubMed PMID: 8026047. Epub 1994/07/01. eng.

178. Andreotti F, Testa L, Biondi-Zoccai GG, Crea F. Aspirin plus warfarin compared to aspirin alone after acute coronary syndromes: an updated and comprehensive meta-analysis of 25,307 patients. European Heart Journal. 2006 Mar;27(5):519-26. PubMed PMID: 16143706. Epub 2005/09/07. eng.

179. Karjalainen PP, Porela P, Ylitalo A, Vikman S, Nyman K, Vaittinen MA, et al. Safety and efficacy of combined antiplatelet-warfarin therapy after coronary stenting. European Heart Journal. 2007 Mar;28(6):726-32. PubMed PMID: 17267456. Epub 2007/02/03. eng.

180. Sorensen R, Hansen ML, Abildstrom SZ, Hvelplund A, Andersson C, Jorgensen C, et al. Risk of bleeding in patients with acute myocardial infarction treated with different combinations of aspirin, clopidogrel, and vitamin K antagonists in Denmark: a retrospective analysis of nationwide registry data. Lancet. 2009 Dec 12;374(9706):1967-74. PubMed PMID: 20006130. Epub 2009/12/17. eng.

181. Rothberg MB, Celestin C, Fiore LD, Lawler E, Cook JR. Warfarin plus aspirin after myocardial infarction or the acute coronary syndrome: meta-analysis with estimates of risk and benefit. Annals of Internal Medicine. 2005 Aug 16;143(4):241-50. PubMed PMID: 16103468. Epub 2005/08/17. eng.

182. Go AS, Hylek EM, Chang Y, Phillips KA, Henault LE, Capra AM, et al. Anticoagulation therapy for stroke prevention in atrial fibrillation: how well do randomized trials translate into clinical practice? JAMA : The Journal of the American Medical Association. 2003 Nov 26;290(20):2685-92. PubMed PMID: 14645310. Epub 2003/12/04. eng.

183. van Walraven C, Hart RG, Singer DE, Laupacis A, Connolly S, Petersen P, et al. Oral anticoagulants vs aspirin in nonvalvular atrial fibrillation: an individual patient meta-analysis. JAMA : The Journal of the American Medical Association. 2002 Nov 20;288(19):2441-8. PubMed PMID: 12435257. Epub 2002/11/19. eng.

184. Al-Sadat A, Sunbulli M, Chaturvedi S. Use of intravenous heparin by North American neurologists: do the data matter? Stroke; A Journal of Cerebral Circulation. 2002 Jun;33(6):1574-7. PubMed PMID: 12052993. Epub 2002/06/08. eng.

185. Adams HP, Jr. Emergent use of anticoagulation for treatment of patients with ischemic stroke. Stroke; A Journal of Cerebral Circulation. 2002 Mar;33(3):856-61. PubMed PMID: 11872915. Epub 2002/03/02. eng.

186. Sandercock P. Full heparin anticoagulation should not be used in acute ischemic stroke. Stroke; A Journal of Cerebral Circulation. 2003 Jan;34(1):231-2. PubMed PMID: 12511780. Epub 2003/01/04. eng.

187. Gage BF, Boechler M, Doggette AL, Fortune G, Flaker GC, Rich MW, et al. Adverse outcomes and predictors of underuse of antithrombotic therapy in medicare beneficiaries with chronic atrial fibrillation. Stroke; A Journal of Cerebral Circulation. 2000 Apr;31(4):822-7. PubMed PMID: 10753982. Epub 2001/02/07. eng.

188. Stafford RS, Singer DE. National patterns of warfarin use in atrial fibrillation. Archives of Internal Medicine. 1996 Dec 9-23;156(22):2537-41. PubMed PMID: 8951296. Epub 1996/12/09. eng.

189. Bleeding during antithrombotic therapy in patients with atrial fibrillation. The Stroke Prevention in Atrial Fibrillation Investigators. Archives of Internal Medicine. 1996 Feb 26;156(4):409-16. PubMed PMID: 8607726. Epub 1996/02/26. eng.

190. Oden A, Fahlen M, Hart RG. Optimal INR for prevention of stroke and death in atrial fibrillation: a critical appraisal. Thrombosis Research. 2006;117(5):493-9. PubMed PMID: 16517250. Epub 2006/03/07. eng.

191. Fuster V, Ryden LE, Asinger RW, Cannom DS, Crijns HJ, Frye RL, et al. ACC/AHA/ESC guidelines for the management of patients with atrial fibrillation: executive summary. A Report of the American College of Cardiology/ American Heart Association Task Force on Practice Guidelines and the European Society of Cardiology Committee for Practice Guidelines and Policy Conferences (Committee to Develop Guidelines for the Management of Patients With Atrial Fibrillation): developed in Collaboration With the North American Society of Pacing and Electrophysiology. Journal of the American College of Cardiology. 2001 Oct;38(4):1231-66. PubMed PMID: 11583910. Epub 2001/10/05. eng.

192. Aichner FT, Fazekas F, Brainin M, Polz W, Mamoli B, Zeiler K. Hypervolemic hemodilution in acute ischemic stroke: the Multicenter Austrian Hemodilution Stroke Trial (MAHST). Stroke; a Journal of Cerebral Circulation. 1998 Apr;29(4):743-9. PubMed PMID: 9550505. Epub 1998/04/29. eng.

193. McCormick PW, Spetzler RF, Bailes JE, Zabramski JM, Frey JL. Thromboendarterectomy of the symptomatic occluded internal carotid artery. Journal of Neurosurgery. 1992 May;76(5):752-8. PubMed PMID: 1564537. Epub 1992/05/01. eng.

194. Butchart EG, Ionescu A, Payne N, Giddings J, Grunkemeier GL, Fraser AG. A new scoring system to determine thromboembolic risk after heart valve replacement. Circulation. 2003 Sep 9;108 Suppl 1:II68-74. PubMed PMID: 12970211. Epub 2003/09/13. eng.

195. Butchart EG, Moreno de la Santa P, Rooney SJ, Lewis PA. Arterial risk factors and ischemic cerebrovascular events after aortic valve replacement. The Journal of Heart Valve Disease. 1995 Jan;4(1):1-8. PubMed PMID: 7742979. Epub 1995/01/01. eng.

196. Bonow RO, Carabello BA, Kanu C, de Leon AC, Jr., Faxon DP, Freed MD, et al. ACC/AHA 2006 guidelines for the management of patients with valvular heart disease: a report of the American College of Cardiology/American Heart Association Task Force on Practice Guidelines (writing committee to revise the 1998 Guidelines for the Management of Patients With Valvular Heart Disease): developed in collaboration with the Society of Cardiovascular Anesthesiologists: endorsed by the Society for Cardiovascular Angiography and Interventions and the Society of Thoracic Surgeons. Circulation. 2006 Aug 1;114(5):e84-231. PubMed PMID: 16880336. Epub 2006/08/02. eng.

197. Emery RW, Krogh CC, Arom KV, Emery AM, Benyo-Albrecht K, Joyce LD, et al. The St. Jude Medical cardiac valve prosthesis: a 25-year experience with single valve replacement. The Annals

of Thoracic Surgery. 2005 Mar;79(3):776-82; discussion 82-3. PubMed PMID: 15734375. Epub 2005/03/01. eng.

198. [Recommendations of the French Society of Cardiology concerning the indications and surveillance of oral anticoagulant therapy]. Archives des Maladies du Coeur et des Vaisseaux. 1998 Jan(1 Suppl):63-79. PubMed PMID: 9749292. Epub 1998/09/28. Recommandations de la Societe Francaise de Cardiologie concernant les indications et la surveillance du traitement anticoagulant oral. fre.

199. Khan SS, Trento A, DeRobertis M, Kass RM, Sandhu M, Czer LS, et al. Twenty-year comparison of tissue and mechanical valve replacement. The Journal of Thoracic and Cardiovascular Surgery. 2001 Aug;122(2):257-69. PubMed PMID: 11479498. Epub 2001/08/02. eng.

200. Baudet EM, Puel V, McBride JT, Grimaud JP, Roques F, Clerc F, et al. Long-term results of valve replacement with the St. Jude Medical prosthesis. The Journal of Thoracic and Cardiovascular Surgery. 1995 May;109(5):858-70. PubMed PMID: 7739245. Epub 1995/05/01. eng.

201. Douketis JD. Perioperative anticoagulation management in patients who are receiving oral anticoagulant therapy: a practical guide for clinicians. Thrombosis Research. 2002 Oct 1;108(1):3-13. PubMed PMID: 12586125. Epub 2003/02/15. eng.

202. Salem DN, O'Gara PT, Madias C, Pauker SG. Valvular and structural heart disease: American College of Chest Physicians Evidence-Based Clinical Practice Guidelines (8th Edition). Chest. 2008 Jun;133(6 Suppl):593S-629S. PubMed PMID: 18574274. Epub 2008/07/24. eng.

203. Vahanian A, Baumgartner H, Bax J, Butchart E, Dion R, Filippatos G, et al. Guidelines on the management of valvular heart disease: The Task Force on the Management of Valvular Heart Disease of the European Society of Cardiology. European Heart Journal. 2007 Jan;28(2):230-68. PubMed PMID: 17259184. Epub 2007/01/30. eng.

204. Ionescu MI, Smith DR, Hasan SS, Chidambaram M, Tandon AP. Clinical durability of the pericardial xenograft valve: ten years experience with mitral replacement. The Annals of Thoracic Surgery. 1982 Sep;34(3):265-77. PubMed PMID: 7114945. Epub 1982/09/01. eng.

205. Gherli T, Colli A, Fragnito C, Nicolini F, Borrello B, Saccani S, et al. Comparing warfarin with aspirin after biological aortic valve replacement: a prospective study. Circulation. 2004 Aug 3;110(5):496-500. PubMed PMID: 15289387. Epub 2004/08/04. eng.

206. Couturaud F. [The optimal duration of anticoagulant treatment following pulmonary embolism]. Revue des maladies respiratoires. 2011 Dec;28(10):1265-77. PubMed PMID: 22152935. Duree optimale du traitement anticoagulant au decours d'une embolie pulmonaire.

207. Rodriguez CJ, Homma S, Sacco RL, Di Tullio MR, Sciacca RR, Mohr JP. Race-ethnic differences in patent foramen ovale, atrial septal aneurysm, and right atrial anatomy among ischemic stroke patients. Stroke; A Journal of Cerebral Circulation. 2003 Sep;34(9):2097-102. PubMed PMID: 12920255. Epub 2003/08/16. eng.

208. Cabanes L, Mas JL, Cohen A, Amarenco P, Cabanes PA, Oubary P, et al. Atrial septal aneurysm and patent foramen ovale as risk factors for cryptogenic stroke in patients less than 55 years of age. A study using transesophageal echocardiography. Stroke; A Journal of Cerebral Circulation. 1993 Dec;24(12):1865-73. PubMed PMID: 8248969. Epub 1993/12/01. eng.

209. De Castro S, Cartoni D, Fiorelli M, Rasura M, Anzini A, Zanette EM, et al. Morphological and functional characteristics of patent foramen ovale and their embolic implications. Stroke; A Journal of Cerebral Circulation. 2000 Oct;31(10):2407-13. PubMed PMID: 11022072. Epub 2000/10/07. eng.

210. Hausmann D, Mugge A, Becht I, Daniel WG. Diagnosis of patent foramen ovale by transesophageal echocardiography and association with cerebral and peripheral embolic events. The American Journal of Cardiology. 1992 Sep 1;70(6):668-72. PubMed PMID: 1510018. Epub 1992/09/01. eng.

211. Homma S, Di Tullio MR, Sacco RL, Mihalatos D, Li Mandri G, Mohr JP. Characteristics of patent foramen ovale associated with cryptogenic stroke. A biplane transesophageal echocardiographic study. Stroke; A Journal of Cerebral Circulation. 1994 Mar;25(3):582-6. PubMed PMID: 8128511. Epub 1994/03/01. eng.

212. Mas JL, Arquizan C, Lamy C, Zuber M, Cabanes L, Derumeaux G, et al. Recurrent cerebrovascular events associated with patent foramen ovale, atrial septal aneurysm, or both. The New England Journal of Medicine. 2001 Dec 13;345(24):1740-6. PubMed PMID: 11742048. Epub 2001/12/14. eng.

213. Mas JL, Zuber M. Recurrent cerebrovascular events in patients with patent foramen ovale, atrial septal aneurysm, or both and cryptogenic stroke or transient ischemic attack. French Study Group on Patent Foramen Ovale and Atrial Septal Aneurysm. American Heart Journal. 1995 Nov;130(5):1083-8. PubMed PMID: 7484740. Epub 1995/11/01. eng.

214. Serena J, Davalos A. [Patent foramen ovale and cryptogenic stroke: where to go from here]. Revista Espanola de Cardiologia. 2003 Jul;56(7):649-51. PubMed PMID: 12855145. Epub 2003/07/12. Ictus de causa desconocida y foramen oval permeable: una nueva encrucijada. spa.

215. Steiner MM, Di Tullio MR, Rundek T, Gan R, Chen X, Liguori C, et al. Patent foramen ovale size and embolic brain imaging findings among patients with ischemic stroke. Stroke; a journal of Cerebral Circulation. 1998 May;29(5):944-8. PubMed PMID: 9596240. Epub 1998/05/22. eng.

216. Van Camp G, Schulze D, Cosyns B, Vandenbossche JL. Relation between patent foramen ovale and unexplained stroke. The American Journal of Cardiology. 1993 Mar 1;71(7):596-8. PubMed PMID: 8438748. Epub 1993/03/01. eng.

217. Bogousslavsky J, Garazi S, Jeanrenaud X, Aebischer N, Van Melle G. Stroke recurrence in patients with patent foramen ovale: the Lausanne Study. Lausanne Stroke with Paradoxal Embolism Study Group. Neurology. 1996 May;46(5):1301-5. PubMed PMID: 8628471. Epub 1996/05/01. eng.

218. de Belder MA, Tourikis L, Leech G, Camm AJ. Risk of patent foramen ovale for thromboembolic events in all age groups. The American Journal of Cardiology. 1992 May 15;69(16):1316-20. PubMed PMID: 1585866. Epub 1992/05/15. eng.

219. Di Tullio M, Sacco RL, Gopal A, Mohr JP, Homma S. Patent foramen ovale as a risk factor for cryptogenic stroke. Annals of Internal Medicine. 1992 Sep 15;117(6):461-5. PubMed PMID: 1503349. Epub 1992/09/15. eng.

220. Homma S, Sacco RL, Di Tullio MR, Sciacca RR, Mohr JP. Effect of medical treatment in stroke patients with patent foramen ovale: patent foramen ovale in Cryptogenic Stroke Study. Circulation. 2002 Jun 4;105(22):2625-31. PubMed PMID: 12045168. Epub 2002/06/05. eng.

221. Webster MW, Chancellor AM, Smith HJ, Swift DL, Sharpe DN, Bass NM, et al. Patent foramen ovale in young stroke patients. Lancet. 1988 Jul 2;2(8601):11-2. PubMed PMID: 2898621. Epub 1988/07/02. eng.

222. Lamy C, Giannesini C, Zuber M, Arquizan C, Meder JF, Trystram D, et al. Clinical and imaging findings in cryptogenic stroke patients with and without patent foramen ovale: the PFO-ASA Study. Atrial Septal Aneurysm. Stroke; a Journal of Cerebral Circulation. 2002 Mar;33(3):706-11. PubMed PMID: 11872892.

223. Cujec B, Mainra R, Johnson DH. Prevention of recurrent cerebral ischemic events in patients with patent foramen ovale and cryptogenic strokes or transient ischemic attacks. The Canadian Journal of Cardiology. 1999 Jan;15(1):57-64. PubMed PMID: 10024860. Epub 1999/02/20. eng.

224. Messe SR, Silverman IE, Kizer JR, Homma S, Zahn C, Gronseth G, et al. Practice parameter: recurrent stroke with patent foramen ovale and atrial septal aneurysm: report of the Qua-

lity Standards Subcommittee of the American Academy of Neurology. Neurology. 2004 Apr 13;62(7):1042-50. PubMed PMID: 15078999. Epub 2004/04/14. eng.

225. Jaffer AK, Brotman DJ, Chukwumerije N. When patients on warfarin need surgery. Cleveland Clinic Journal of Medicine. 2003 Nov;70(11):973-84. PubMed PMID: 14650471. Epub 2003/12/03. eng.

226. Schussheim AE, Fuster V. Thrombosis, antithrombotic agents, and the antithrombotic approach in cardiac disease. Progress in cardiovascular diseases. 1997 Nov-Dec;40(3):205-38. PubMed PMID: 9406677. Epub 1997/12/24. eng.

227. Bates SM, Greer IA, Pabinger I, Sofaer S, Hirsh J. Venous thromboembolism, thrombophilia, antithrombotic therapy, and pregnancy: American College of Chest Physicians Evidence-Based Clinical Practice Guidelines (8th Edition). Chest. 2008 Jun;133(6 Suppl):844S-86S. PubMed PMID: 18574280. Epub 2008/07/24. eng.

Ronaldo Peixoto de Mello ■ Hebert D. Salerno ■ José Silveira Lage

Apixabana, Rivaroxabana e Edoxabana

HISTÓRICO E PROPRIEDADES FARMACOLÓGICAS BÁSICAS

Desde a primeira metade do século XX com a descoberta da heparina por Jay MacLean *et al.* em 1916, de observações na década de 1920 pelo patologista veterinário Frank Shofield ao observar distúrbios hemorrágicos no gado após a ingesta da planta trevo doce (*Melilotus officinallis*), o isolamento do dicumarol pelo químico Karl Paul Gehardt Link, em 1933, e sua síntese em 1939, o tratamento das doenças embólicas ganharam um potente aliado: a varfarina (acrônimo de *Winsconsin Alumni Research Foundation*, instituição patrocinadora da pesquisa). A experiência com a heparina após cerca de 50 anos, demonstrou eficácia e vantagens em diversas condições clínicas, mas limitações: trombocitopenia, alopecia, osteoporose, controle laboratorial frequente, forma de administração por via parenteral, síntese por material biológico com risco de contaminação.[1, 2, 3] Já os AVK, apesar da vantagem de serem administrados por via oral, também apresentam suas desvantagens: necessitam controle laboratorial frequente, interação com dieta e medicamentos, polimorfismo genético, fatores que influenciam na farmacocinética (isoenzimas do CYP450) e farmacodinâmica (enzima Vitamina K epóxido redutase), janela terapêutica estreita, etc.[3, 4]

Na década de 1980, surgiram as heparinas de baixo peso molecular (HPBM), que têm ação inibitória indireta via antitrombina sobre o FXa e dispensa monitoramento laboratorial.[5] Posteriormente a hirudina foi isolada da saliva de sanguessugas (*Hirudo medicinalis*), deu origem à síntese de formas recombinantes da mesma, cuja inibição é direta ao sítio catalítico da trombina, porém, são de uso somente parenteral. Isso levou, mais tarde, ao desenvolvimento para uso crônico dos inibidores diretos como etoxilato de dabigatrana.[3, 6, 7]

A busca por um anticoagulante ideal (uso oral, baixa interação com drogas e alimentos, início e término de ação rápidos, boa biodisponibilidade, inibição seletiva de um fator de coagulação específico, doses fixas e previsibilidade de resposta, perfil de altamente eficácia e segurança, ampla janela terapêutica, ausência da necessidade de controle laboratorial, efeitos adversos aceitáveis, baixo custo e fácil reversão de efeitos) fez com que vários laboratórios de pesquisa se dedicassem ao desenvolvimento de novas drogas que pudessem satisfazer tais critérios.[2, 3]

Muitos pesquisadores advogam que a inibição do fator X (fase de propagação), pode ser alvo estratégico por tratar-se principalmente de ponto de intersecção das vias intrínseca e extrínseca.[3, 8]

Assim, a rivaroxabana,[9] a apixabana[10,11] e a edoxabana[12] foram moléculas idealizadas para bloquear seletivamente o fator Xa. Todas são moléculas pequenas, de baixo peso molecular, com alta biodisponibilidade, metabolismo hepático duplo tanto pela CYP450 quanto pela via da glicoproteína-P, e com algum grau de eliminação renal. Têm início de ação rápido e são administradas em doses fixas, sem necessidade de monitoramento laboratorial de rotina. Além disso, têm meia-vida curta, o que facilita o manejo do paciente quando há necessidade de suspensão dessas drogas para realização de um procedimento diagnóstico, cirúrgico ou em caso de complicações hemorrágicas. A Tabela 14.1 apresenta, de forma resumida, tais propriedades.[13]

Tabela 14.1 Características farmacocinéticas e farmacodinâmicas dos inibidores do fator Xa.[13]

	Rivaroxabana	Apixabana	Edoxabana
Contraindicação na disfunção renal	Sim, CrCl < 30 mL/min	Sim, CrCl < 25 mL/min ou Scr > 2,5 mg/dL	Redução 50% se CrCl < 50 mL/min
$T_{máx}$	2-4	3-4	1-2
VD (L)	50	Cerca de 23*	> 300
Meia vida	5-9	9-14	10-14
Biodisponibilidade	> 80%	> 50%	62%
Ligação a proteínas	92-95%	87%	40-59%
Metabolismo	CYP3A4, CYP2J2	CYP3A4	CYP3A4
Eliminação	33% renal	25% renal	35% renal
Interação com alimentos	$C_{máx}$ e ACC aumentam; tomar com alimentos	$C_{máx}$ e ACC não mudam	$C_{máx}$ e ACC não mudam
Via de metabolismo CYP3A4	Sim	Sim	Sim
Via de metabolismo glicoproteína-P	Sim	Sim	sim

Notas: *VD = 0,3 L/kg e assumindo paciente com 75 kg. O estudo HOKUSAI-VTE reduziu a dose em 50% para pacientes com CrCl entre 30 e 50 mL/min, ou peso corporal menor que 60 kg, ou pacientes recebendo inibidores potentes da glicoproteína-P.

Abreviações: ACC, área da curva de concentração; $C_{máx}$, pico de concentração máximo; CrCl, *clearance* de creatinina; CYP, citocromo P450; h, horas; min, minutos; P-gp, glicoproteína-P; Scr, creatinina sérica; $T_{máx}$, tempo máximo para concentração; VD, volume de distribuição.

Apesar dos inibidores do fator Xa orais apresentarem uma boa tolerabilidade e segurança clínica comprovadas na pratica diária, alguns cuidados devem ser tomados na prescrição dos medicamentos. A Tabela 14.2 elenca os critérios que identificam os pacientes que não são candidatos a receber esses medicamentos.[14]

Tabela 14.2 Pacientes que não são candidatos a receber os novos anticoagulantes.[14]
• Sangramento ativo significante
• Desordem hemostática
• Prótese valvar cardíaca
• Disfunção renal grave (rivaroxabana e edoxabana CrCl < 30 mL/min, apixabana CrCl < 25 mL/min)
• Hipersensibilidade conhecida à droga
• Gravidez e amamentação
• Doença hepática com ALT > 2 vezes acima do valor limite ou Child-Pugh B ou C
• Estabilidade da anticoagulação com varfarina (tempo de variação em tratamento > 65% em um período de 3 meses)

USO TERAPÊUTICO

Prevenção de evento embólico na fibrilação atrial

Múltiplos estudos clínicos têm demonstrado a superioridade da varfarina na prevenção de eventos tromboembólicos quando comparados ao placebo ou ao ácido acetilsalicílico. Entretanto, a estreita margem terapêutica, interação medicamentosa ampla, incluindo interação alimentar, necessidade de monitorização constante, longo tempo de latência entre o início das tomadas e início do efeito, além do longo período para normalização do RNI após sua suspensão, reduzem sua eficiência e em algumas condições aumentam o risco de complicações hemorrágicas.

Os inibidores seletivos do fator Xa se apresentam nesse cenário como alternativa interessante pela menor interação medicamentosa, menor necessidade de monitorização de efeitos, rápido início de ação e rápida suspensão dos feitos, se apresentando como alternativa à varfarina. Assim, os inibidores do fator Xa foram testados em vários estudos na prevenção de eventos tromboembólicos em pacientes com fibrilação atrial.

A ribaroxabana foi avaliada no estudo ROCKET AF,[9] em 14.265 pacientes com fibrilação atrial não valvar e risco para AVC, sendo comparada à prescrição de 20 mg em dose diária única ou dose ajustada de varfarina para RNI-alvo entre 2-3. Pacientes com *clearance* entre 30-49 mL/min receberam dose reduzida de 15 mg enquanto aqueles com < 30 mL/min foram excluídos do estudo. Ao final do estudo, a rivaroxabana foi não inferior à varfarina na redução de AVC ou embolia sistêmica, com similar taxa de sangramento e menor sangramento intracraniano, embora com aumento de sangramento gastrointestinal.

A apixabana por sua vez foi testada em dois estudos clínicos. No estudo AVER-ROES,[10,11] 5.599 pacientes com fibrilação atrial não valvar e risco para AVC inelegíveis para varfarina foram randomizados para apixabana 5 mg 2x ao dia ou aspirina. Nele, indivíduos com pelo menos dois dos critérios (idade maior que 80 anos, peso < 60 Kg ou creatinina > 1,5) receberam dose reduzida de 2,5 mg. Este estudo foi interrompido precocemente por critérios de segurança e eficácia muito superiores ao apixabana, apresentando menor incidência de AVC e taxa de sangramento semelhantes, incluindo sangramento gastrointestinal. Por outro lado, o estudo ARISTOTLE avaliou 18.201 pacientes com fibrilação atrial não valvar e risco para AVC candidatos à anticoagulação, comparando apixabana 5 mg 2x ao dia com varfarina em dose ajustada para RNI 2-3. Também houve ajuste de dose da apixabana para 2,5 mg 2x ao dia de acordo com os critérios anteriores. Ao final do estudo a apixabana demonstrou superioridade à varfarina com significativa redução de AVC isquêmico, AVC hemorrágico ou embolia sistêmica. Além disso, houve significativa redução de hemorragia intracraniana com similar sangramento gastrointestinal.

A edoxabana por sua fez foi testada no estudo ENGAGE AF-TIMI,[12] que arrolou 21.026 pacientes com fibrilação atrial não valvar e CHADS2 $\geq$ 2. Os pacientes foram randomizados para receber edoxabana 60 mg (7.035 pacientes) ou dose reduzida de 30 mg (7.034 pacientes) ou ainda dose ajustada de varfarina com RNI 2-3 (7.036 pacientes). Ao final do estudo, edoxabana na dose de 60 mg apresentou menor taxa de AVC e embolia sistêmica quando comparada à varfarina, com menor taxa de sangramento intracraniano e sangramento sistêmico, embora com maior sangramento gastrointestinal. Os resultados da dose reduzida de 30 mg ao dia foi semelhante à varfarina, com menores taxas de sangramento intracraniano e sangramento maior.

Dessa forma, os resultados dos estudos para prevenção em pacientes com fibrilação atrial não valvar e risco para AVC demonstraram perfil de segurança e eficácia no mínimo comparável à varfarina, corroborando sua utilidade na prática clínica.

No tromboembolismo venoso

Tratamento da fase aguda do tromboembolismo venoso

Os inibidores seletivos do fator Xa foram testados no tratamento da fase aguda de tromboembolismo venoso com e sem TEP. A rivaroxabana foi testada em dois estudos. O primeiro, Einstein-DVT,[15] foi um estudo aberto randomizado de não inferioridade, comparando rivaroxabana 15 mg 2x ao dia por 3 semanas, seguido de 20 mg uma vez ao dia, ao tratamento convencional com heparina seguido de varfarina prescrito a pacientes na fase aguda de trombose venosa profunda sem TEP. Esses pacientes foram tratados por 6 a 12 meses. Ao final do estudo a rivaroxabana mostrou-se tão eficaz quanto o tratamento padrão na prevenção de recorrência de trombose venosa, incluindo embolia pulmonar fatal e com similar taxa de sangramento. Já no estudo Einstein-PE,[16] de não inferioridade e com desenho semelhante ao estudo anterior, envolvendo pacientes com sinais agudos de TEP com e sem trombose venosa, a rivaroxabana se mostrou ser tão efetiva e segura quanto à terapia padrão na prevenção tromboembolismo venoso.

A apixabana, outro inibidor seletivo, foi testada no estudo AMPLIFY,[17] que foi randomizado para apixabana 10 mg 2x ao dia por 7 dias, seguido de 5 mg 2x ao dia, comparado à terapia padrão por 6 meses em pacientes com trombose venosa profunda e/ou embolia pulmonar. A apixabana demonstrou ser tão eficaz quanto a terapia padrão, com significante menor taxa de sangramento.

O estudo Hokusai-VTE[18] foi randomizado, com alvo em não inferioridade para a edoxabana 60 mg uma vez ao dia ou dose reduzida de 30 mg ao dia para pacientes com *clearance* entre 30-50 mL/min ou peso menor que 60 kg, comparado à varfarina em pacientes com tromboembolismo venoso agudo. Todos os pacientes receberam terapia padrão com heparina por 5 dias antes do início da fase ativa. Nesse estudo, a edoxabana foi não inferior à varfarina na recorrência de tromboembolismo venoso e foi superior na redução de risco para sangramento clinicamente relevante.

Tais estudos demonstraram a segurança e eficácia dos inibidores do fator Xa no tratamento da fase aguda do tromboembolismo venoso.

Tratamento estendido na prevenção de tromboembolismo venoso

Apenas dois inibidores seletivos do fator Xa, a rivaroxabana e a apixabana, foram testados para a prevenção de recorrência de tromboembolismo venoso. Esses medicamentos em geral foram avaliados em pacientes com diagnóstico prévio de tromboembolismo venoso, que receberam tratamento por pelo menos 6 meses com anticoagulantes, seja na forma de varfarina ou com enxoparina ou ainda seguimento de estudo prévio com a própria droga em teste. Dessa forma, a rivaroxabana foi testada no Einstein Extension,[16] um estudo duplo-cego, randomizado, com pacientes com trombose venosa ou embolia pulmonar tratados por pelo menos 6 meses com terapia padrão ou rivaroxabana. Neste, os pacientes foram randomizados para prolongar o tratamento com rivaroxabana 20 mg ao dia ou placebo. Esse estudo demonstrou superioridade da rivaroxabana com redução de 82% na recorrência de tromboembolismo venoso sem aumento significativo de sangramento maior. Por outro lado, a apixabana foi avaliada no AMPLIFY-Extention.[19] Neste estudo, a apixabana foi testada em pacientes que receberam pelo menos 6 meses de anticoagulação com terapia padrão ou apixabana para tromboembolismo venoso. Estes foram randomizados para receber 2,5 mg ou 5 mg duas vezes ao dia, comparado com placebo. Ao final do estudo, as duas doses de apixabana foram superiores ao placebo na redução de recorrência de tromboembolismo venoso ou morte sem aumento significativo na ocorrência de sangramento maior.

Estes dois estudos demonstraram que os dois inibidores seletivos do fator Xa são eficazes e seguros na prevenção da recorrência de tromboembolismo venoso e podem ser utilizados na pratica diária em pacientes candidatos ao tratamento preventivo estendido.

Manejo dos pacientes em uso de inibidores seletivos do fator Xa em preparação para cirurgia eletiva

Pacientes em uso de anticoagulantes, assim como a população geral, permanecem em risco para intercorrências outras que podem submetê-los à necessidade de tratamento cirúrgico. Assim como aqueles em uso de varfarina, é fundamental a suspensão do anticoagulante previamente ao procedimento cirúrgico destinado à redução de complicações hemorrágicas. Por outro lado, a prolongada anticoagulação em pacientes com alto risco pode representar risco inaceitável para eventos embólicos. Assim, em termos de risco/benefício a supressão do anticoagulante deve envolver um período intermediário destinado à redução da taxa de sangramentos operatórios sem o aumento de eventos embólicos. Para tanto, o período de suspensão deve levar em consideração o porte cirúrgico, o anticoagulante em uso e a função renal do paciente. Assim, a Tabela 14.3, abaixo, elenca o porte cirúrgico enquanto correlaciona-o à qualidade da função renal ao tempo de suspensão do tratamento.[20, 21]

Quando o procedimento não representa risco relevante de sangramento, tais como procedimentos dentários ou tratamento cirúrgico de glaucoma ou catarata, não há necessidade de suspensão prolongada do anticoagulante. Entretanto, recomenda-se que o procedimento seja realizado com 12h (apixabana) a 24h (edoxabana e rivaroxabana) da última dose do medicamento. Portanto, deve-se evitar a realização do procedimento durante o período de concentração sérica máxima do medicamento. Para os demais procedimentos, com risco menor de sangramento, o medicamento deve ser suspenso por pelo menos 24h

Tabela 14.3 Classificação de intervenções cirúrgicas eletivas de acordo com o porte e risco de sangramento.[20]

Intervenções não necessariamente requerem descontinuidade de anticoagulação:

- Intervenções dentárias: extração de 1–3 dentes; cirurgia periodontal; drenagem de abscessos; posicionamento de implantes;
- Oftalmológicas: catarata ou glaucoma;
- Endoscopia sem biopsia.

Intervenções com baixo risco de sangramento:

- Endoscopia com biópsia;
- Biópsia de próstata ou bexiga;
- Estudo eletrofisiológico ou ablação de taquicardia supraventricular por cateter de radiofrequência (incluindo ablação do lado esquerdo via transeptal);
- Angiografia;
- Implante de marcapasso ou CDI (exceto em caso de variação anatômica complexa, por ex. cardiopatia congênita).

Intervenções com alto risco de sangramento:

- Ablação complexa do lado esquerdo (isolamento de veia pulmonar, ablação de taquicardia ventricular);
- Anestesia peridural ou raqui, punção lombar;
- Biópsia renal;
- Cirurgia torácica;
- Cirurgia abdominal;
- Cirurgia ortopédica de grande porte;
- Biópsia hepática;
- Ressecção da próstata transuretral.

na dependência da função renal (Tabela 14.4). Já para os casos de procedimentos com maior risco de sangramento, o anticoagulante deverá ser suspenso por pelo menos 48h.

Após o procedimento cirúrgico, a anticoagulação poderá ser reiniciada com 6h-8h para intervenção com completa hemostasia. Entretanto, para procedimentos com alto risco de sangramento pós-operatório, em especial para intervenções que envolvem a imobilização prolongada do paciente, alguns autores têm recomendado ponte com heparina fracionada para profilaxia de tromboembolismo iniciada com 6-8h de pós-operatório e reintrodução da anticoagulação oral com 48h-72h. Possivelmente, com a evolução da experiência médica com estes medicamentos, a reintrodução mais precoce será a primeira escolha. Este exemplo tem ocorrido especialmente após intervenções vasculares, como no caso da eletrofisiologia para os quais a reintrodução precoce dos anticoagulantes tem se mostrado segura.

Em caso de cirurgias de emergência, se possível protelar o procedimento 12 a 24h da última dose do medicamento para evitar concentrações sanguíneas elevadas do fármaco e consequente aumento da taxa de sangramento. Infelizmente na prática diária não existem testes disponíveis para avaliar a intensidade da anticoagulação oferecida pelos inibidores do fator Xa. Entretanto, o tempo de protrombina pode ser útil.

Tabela 14.4 Períodos de suspensão da droga antes da intervenção cirúrgica de acordo com o risco de sangramento e a função renal.[20,21]

	Apixabana		Edoxabana		Rivaroxabana	
	BR	AR	BR	AR	BR	AR
CrCl ≥ 80 mL/min	≥24h	≥48h	ND	ND	≥24h	≥48h
CrCl 50-80 mL/min	≥24h	≥48h	ND	ND	≥24h	≥48h
CrCl 30-50 mL/min	≥24h	≥48h	ND	ND	≥24h	≥48h
CrCl 25-30 mL/min	≥36h	≥48h	ND	ND	Sem indicação para uso no Brasil nesta faixa de função renal	

Notas: BR = baixo risco; AR = alto risco; ND = não há dados.

Manejo dos inibidores do fator Xa durante intervenções percutâneas

Os inibidores orais do fator Xa não estão liberados até o momento para tratamento coadjuvante de pacientes vítimas de insuficiência coronariana em tratamento percutâneo, nem na doença estável, nem na síndrome coronariana aguda. Entretanto, pacientes com fibrilação atrial e risco para AVC estão sujeitos a essas intervenções e risco de sangramento ou eventos embólicos se subtratados. Assim, em geral, o período de terapia tripla deve ser tão curto quanto possível em decorrência do risco de sangramento, seguidos por um período de terapia dupla, e finalmente somente a anticoagulação. Porém, em alguns casos há a necessidade de terapia dupla envolvendo um anticoagulante e um antiagregante, preferencialmente clopidogrel ou, em casos selecionados, ácido acetilsalicílico 75-100 mg como alternativa, em especial quando o risco de sangramento for muito alto. A duração da terapia tripla deverá levar em consideração a natureza da doença isquêmica (se aguda ou crônica), o risco de AVC pelo CHA2DSVAC, o tipo de *stent* e o risco de sangramento avaliado pelo HASBLED.[21,22]

De um modo geral, pacientes com alto risco para AVC (CHADS2VASC ≥ 2) deverão receber terapia tripla convencional envolvendo ácido acetilsalicílico em baixa dose, clopidogrel e um anticoagulante. Esse anticoagulante deve ser prescrito na menor dose comprovada para prevenção de AVC possível: rivaroxaban 15 mg ou apixaban 2,5 mg. Edoxaban não se enquadra pela carência de informações a respeito. Por outro lado, pacientes com alto risco para sangramento, HASBLED ≥ 3, terão como alternativa a terapia dupla com anticoagulante oral, preferencialmente associado ao clopidrogrel. Tais medidas podem reduzir o risco de sangramento, mantendo níveis aceitáveis de complicação *intrastent*. A Figura 14.1, a seguir, orienta os passos úteis na definição da melhor alternativa terapêutica em pacientes com fibrilação atrial não valvar, submetidos à intervenção percutânea.

A Figura 14.2 oferece um fluxograma contendo passos úteis na seleção da melhor estratégia de associação entre anticoagulantes e antiagregantes de acordo com os riscos envolvidos.[22]

TABELA DE DOSES

A seguir, a Tabela 14.5, com as doses para prevenção de evento embólico na FA e na trombose venosa.

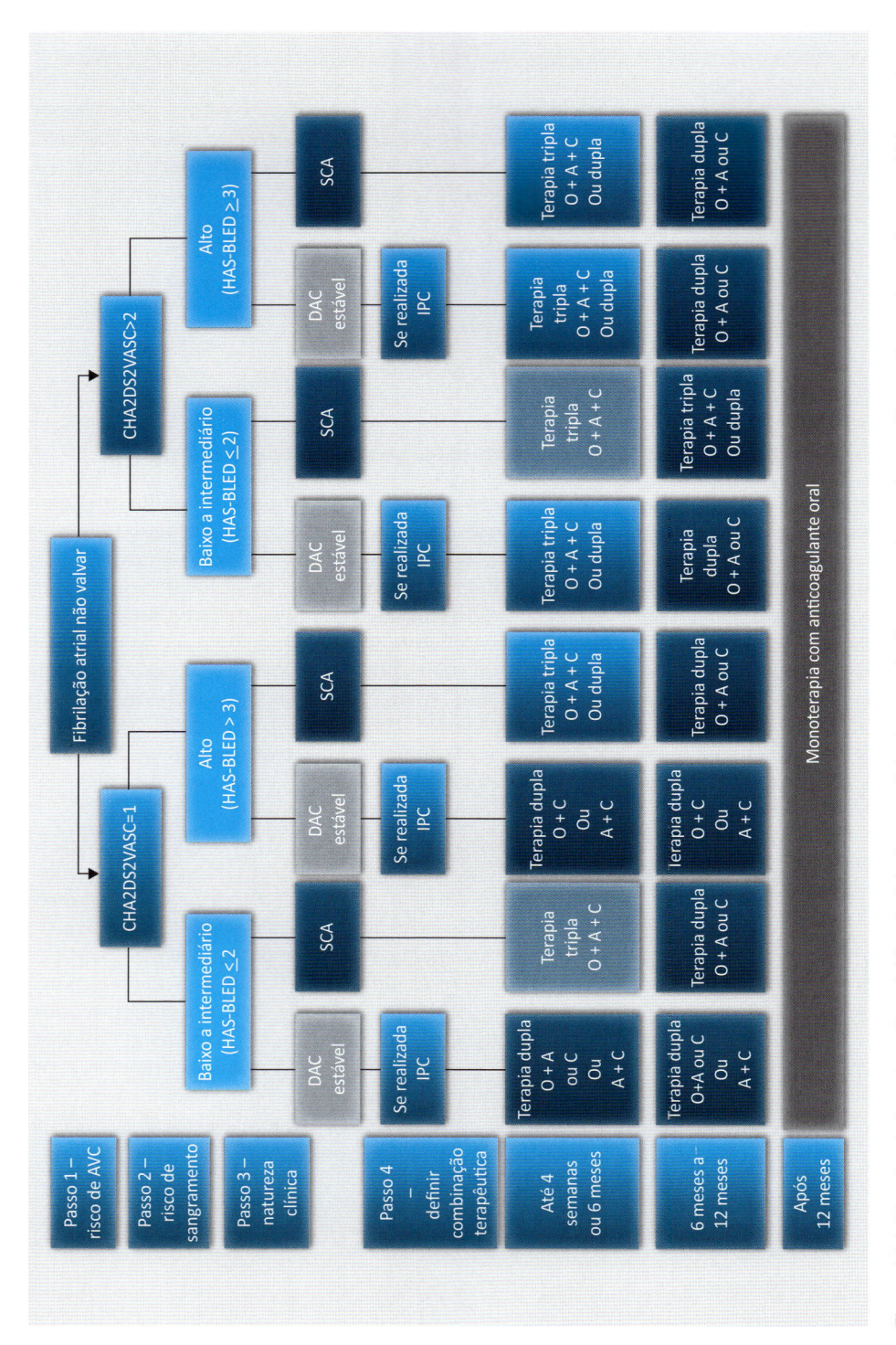

Figura 14.1 Escolha da terapia antitrombótica, incluindo estratégia de associação com anticoagulantes. Notas: O = anticoagulante oral (rivaroxabana 15 mg; apixabana 2,5 mg; edoxabana 60 mg); A = aspirina 75-100 mg; C = clopidogrel 75 mg.

Fonte: Adaptado de Lip GY.[22]

Tabela 14.5 Doses de uso clínico dos inibidores do fator Xa.

	Rivaroxabana	Apixabana	Edoxabana
FA	20 mg ao dia 15 mg ao dia para CrCl 30-50 mL min	5 mg 2× dia 2,5 mg 2× ao dia se 2 dos critérios: > 80 anos, peso < 60 kg ou creatinina > 1,5 (CrCl > 2,5 mg/min)	60 mg ao dia 30 mg ao dia se CrCl 30-50 mL min, peso ≤ 60 kg, ou uso de inibidores potentes da glicoproteína-P (verapamil ou quinidina)
VTE	15 mg 2× dia / 3 semanas, seguido 20 mg/dia	10 mg 2× dia/ 7 dias, seguido 5 mg 2× dia	60 mg dia após 7-10 dias de heparina plena

Notas: FA = fibrilação atrial; VTE = tromboembolismo venoso.

REVERSÃO DOS EFEITOS

Pacientes em uso de anticoagulantes estão expostos a riscos de sangramento. Até o momento não existem antídotos aprovados para uso comercial destinados à reversão dos efeitos anticoagulantes. Assim, em caso de sangramento prevalece as medidas básicas para controle do evento, que não diferem das medidas habitualmente utilizadas. Tais medidas envolvem a suspensão do medicamento, a administração de fluidos, sangue e plasma fresco ou fatores de coagulação. A utilização de ácido tranexâmico pode ser útil em casos selecionados, além da administração de desmopressina. Em casos de sangramento que oferecem risco à vida, a utilização de complexos protrombínicos deve ser considerada. Por outro lado, em contraste à dabigatrana, a concentração sérica dos inibidores FXa não respondem à hemodiálise. Assim, o foco do tratamento visa a estabilização clínica. Vale lembrar que em caso de intoxicação medicamentosa a administração de carvão ativado até 2-3h da ingesta deve ser considerada. A Figura 14.2 apresenta um fluxograma útil na identificação das medidas de intervenção cabíveis de acordo com o risco envolvido e a intensidade do sangramento.[20,21]

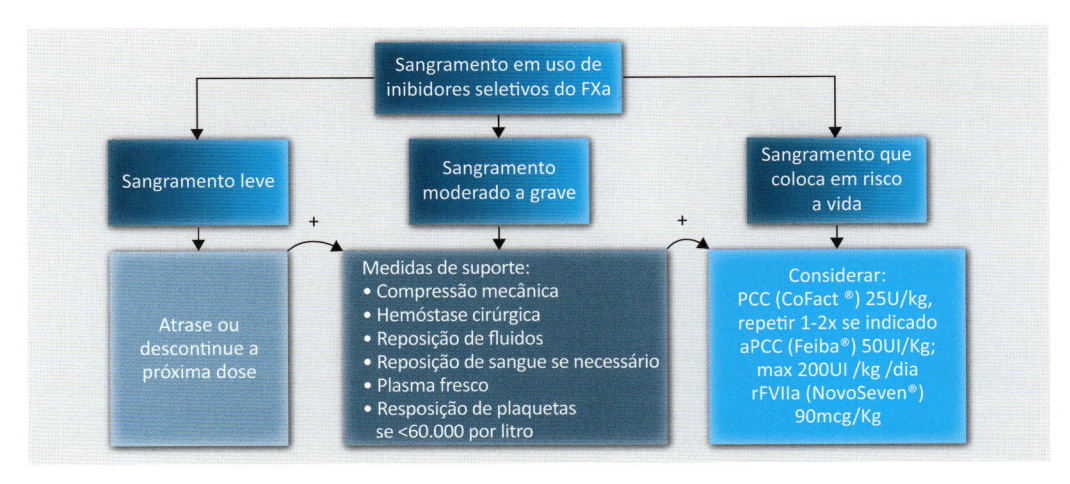

Figura 14.2 Manejo de pacientes com sangramento recebendo inibidores FXa; Abreviações: PCC = complexo protrombínico; aPCC = complexo protrombínico ativado; rFVIIa = fator VIIa recombinante.
Fonte: Adaptada de Heidbuchel H.[20]

GRAUS DE RECOMENDAÇÃO E NÍVEL DE EVIDÊNCIA

As Tabelas 14.6 a 14.8 elencam os graus de recomendação e nível de evidência para o uso terapêutico dos inibidores seletivos orais do fator Xa.

Tabela 14.6 Graus de recomendação e nível de evidência para o uso terapêutico da rivaroxabana.[23,24]

Situação clínica	GR	NE	Fonte
FA não valvar (20 mg ao dia ou 15 mg ao dia para CrCl 30-50 mL min).	I	B	9
Tromboembolismo venoso agudo (15 mg 2× ao dia por 3 semanas, seguido por 20 mg ao dia.	I	B	15
Tromboembolismo venoso extensão do tratamento 20 mg ao dia após 3-6 meses tratamento convencional.	I	B	16

Tabela 14.7 Graus de recomendação e nível de evidência para o uso terapêutico da apixabana.

Situação clínica	GR	NE	Fonte
FA não valvar (5 mg 2× dia 2,5 mg 2× ao dia se 2 dos critérios: > 80 anos, peso < 60 kg ou creatinina > 1,5 - CrC > 2,5 mg/min).	I	B	10,11
Tromboembolismo venoso agudo (10 mg 2× ao dia por 7 dias, seguido por 5 mg 2× ao dia).	I	B	17
Tromboembolismo venoso extensão do tratamento (2,5 mg 2× ao dia) após 3-6 meses tratamento convencional.	I	B	19

Tabela 14.8 Graus de recomendação e nível de evidência para o uso terapêutico da edoxabana.

Situação clínica	GR	NE	Fonte
FA não valvar (60 mg ao dia ou 30 mg ao dia se CrCl 30-50 mL min, peso < 60 kg, ou uso de inibidores potentes da glicoproteína-P - verapamil ou quinidina).	I	Sem recomendação até o momento pelas agências reguladoras	12
Tromboembolismo venoso agudo (60 mg dia após 7-10 dias de heparina plena).	I	B	18

REFERÊNCIAS BIBLIOGRÁFICAS

1. Shapiro SS. Treating thrombosis in the 21st century. N Engl J Med. 2003 Oct 30; 349(18):1762-4.
2. Haas S. New anticoagulants - towards the development of an "ideal" anticoagulant. Vasa. 2009; 38:13-29.

3. Yoshida RA, Yoshida WB, Rollo HA et al. Novos anticoagulantes na profilaxia do tromboembo-lismo venoso em cirurgias ortopédicas. Vasc Bras. 2011, 10(2): 145-153.

4. Takahashi H, Wilkinson GR, Nutescu EA, Moritu T, Ritchie MD, Scordo MG, Pengo V, Barban M, Padrini R, Leiri I, et al. Different contributions of polymorphisms in VKORC1 and CYP2C9 to intra- and interpopulation differences in maintenance dose of warfarin in Japanese, Caucasians and African-Americans. Pharmacogenet Genomics. 2006; 16(2):101-110.

5. Buller HR, Agnelli G, Hull RD, Hyers TM, Prins MH, Raskob GE. Antithrombotic Therapy for venous Thromboembolic disease: The Seventh ACCP Conference on Antitrombotic and Thrombolytic Therapy. Chest. 2004; 126:401 S-428 S.

6. Oliveira L, Franco R. Novas drogas anticoagulants. Medicina Ribeirão Preto. 2001; 342:276-81.

7. Haas S. New Xa and IIa inhibitors: update on clinic trial results. J Thromb Thrombolysis. 2008; 25:52-60.

8. Alexander J, Singh K. Inhibition of factor Xa : a potential target for the development of new anticoagulants. Am J Cardiovasc Drugs 2005; 5:279-90.

9. Patel MR, Mahaffey KW, Garg J, Pan G, Singer DE, Hacke W, Breithardt G, Halperin JL, Hankey GJ, Piccini JP, Becker RC, Nessel CC, Paolini JF, Berkowitz SD, Fox KA, Califf RM; ROCKET AF Investigators. Rivaroxaban versus warfarin in nonvalvular atrial fibrillation. N Engl J Med. 2011 Sep 8; 365(10):883-91.

10. Granger CB, Alexander JH, McMurray JJ, et al. Apixaban versus warfarin in patients withatrial fibrillation. N Engl J Med. 2011; 365(11):981-92.

11. Connolly SJ, Eikelboom J, Joyner C, Diener HC, Hart R, Golitsyn S, Flaker G, Avezum A, Hohnloser SH, Diaz R, Talajic M, Zhu J, Pais P, Budaj A, Parkhomenko A, Jansky P, Commerford P, Tan RS, Sim KH, Lewis BS, Van Mieghem W, Lip GY, Kim JH, Lanas-Zanetti F, Gonzalez-Hermosillo A, Dans AL, Munawar M, O'Donnell M, Lawrence J, Lewis G, Afzal R, Yusuf S; AVERROES Steering Committee and Investigators. Apixaban in patients with atrial fibrillation. N Engl J Med. 2011 Mar 3; 364(9):806-17.

12. Giugliano RP, Ruff CT, Braunwald E, Murphy SA, Wiviott SD, Halperin JL, Waldo AL, Eze-kowitz MD, Weitz JI, Špinar J, Ruzyllo W, Ruda M, Koretsune Y, Betcher J, Shi M, Grip LT, Patel SP, Patel I, Hanyok JJ, Mercuri M, Antman EM; ENGAGE AF-TIMI 48 Investigators. Edoxaban versus warfarin in patients with atrial fibrillation. N Engl J Med. 2013 Nov 28; 369(22):2093-104.

13. Cabral KP, Ansell JE. The role of factor Xa inhibitors in venous thromboembolism treatment. Vasc Health Risk Manag. 2015 Jan 30; 11:117-23.

14. Tran H, Joseph J, Young L, McRae S, Curnow J, Nandurkar H, Wood P, McLintock C. New oral anticoagulants: a practical guide on prescription, laboratory testing and peri-procedural/ bleeding management. Australasian Society of Thrombosis and Haemostasis. Intern Med J. 2014 Jun; 44(6):525-36.

15. Bauersachs R, Berkowitz SD, Brenner B, Buller HR, Decousus H. The EINSTEIN Investiga-tors, et al. Oral rivaroxaban for symptomatic venous thromboembolism. N Engl J Med. 2010; 363:2499-510.

16. Buller HR, Prins MH, Lensin AW, Decousus H, Jacobson BF. The EINSTEIN-PE Investigators, et al. Oral rivaroxaban for the treatment of symptomatic pulmonary embolism. N Engl J Med. 2012; 366:1287-97.

17. Agnelli G, Buller HR, Cohen A, Curto M, Gallus AS, Johnson M, et al. Oral apixaban for the treatment of acute venous thromboembolism. N Engl J Med. 2013 Aug 29; 369(9):799-808.

18. Buller HR, Decousus H, Grosso MA, Mercuri M, Middeldorp S, The Hokusai-VTE Investiga-tors, et al. Edoxaban versus warfarin for the treatment of symptomatic venous thromboembo-lism. N Engl J Med. 2013; 369:1406-15.

19. Agnelli G, Buller HR, Cohen A, Curto M, Gallus AS, Johnson M, et al. Apixaban for extended treatment of venous thromboembolism. N Engl J Med. 2013 Feb 21; 368(8):699-708.

20. Heidbuchel H, Verhamme P, Alings M, Antz M, Hacke W, Oldgren J, Sinnaeve P, Camm AJ, Kirchhof P. European Heart Rhythm Association. European Heart Rhythm Association Practical Guide on the use of new oral anticoagulants in patients with non-valvular atrial fibrillation. Europace. 2013 May; 15(5):625-51.

21. Heidbuchel H, Verhamme P, Alings M, Antz M, Hacke W, Oldgren J, Sinnaeve P, Camm AJ, Kirchhof P. EHRA practical guide on the use of new oral anticoagulants in patients with non--valvular atrial fibrillation: executive summary. Eur Heart J. 2013 Jul; 34(27):2094-106.

22. Lip GY, Windecker S, Huber K, Kirchhof P, Marin F, Ten Berg JM, Haeusler KG, Boriani G, Capodanno D, Gilard M, Zeymer U, Lane D; Document Reviewers, Storey RF, Bueno H, Collet JP, Fauchier L, Halvorsen S, Lettino M, Morais J, Mueller C, Potpara TS, Rasmussen LH, Rubboli A, Tamargo J, Valgimigli M, Zamorano JL. Management of antithrombotic therapy in atrial fibrillation patients presenting with acute coronary syndrome and/or undergoing percutaneous coronary or valve interventions: a joint consensus document of the European Society of Cardiology Working Group on Thrombosis, European Heart Rhythm Association (EHRA), European Association of Percutaneous Cardiovascular Interventions (EAPCI) and European Association of Acute Cardiac Care (ACCA) endorsed by the Heart Rhythm Society (HRS) and Asia-Pacific Heart Rhythm Society (APHRS). Eur Heart J. 2014 Dec 1; 35(45):3155-79.

23. Konstantinides SV, Torbicki A, Agnelli G, Danchin N, Fitzmaurice D, Galiè N, Gibbs JS, Huisman MV, Humbert M, Kucher N, Lang I, Lankeit M, Lekakis J, Maack C, Mayer E, Meneveau N, Perrier A, Pruszczyk P, Rasmussen LH, Schindler TH, Svitil P, Vonk Noordegraaf A, Zamorano JL, Zompatori M. Task Force for the Diagnosis and Management of Acute Pulmonary Embolism of the European Society of Cardiology (ESC). 2014 ESC guidelines on the diagnosis and management of acute pulmonary embolism. Eur Heart J. 2014 Nov 14; 35(43):3033-69,

24. January CT, Wann LS, Alpert JS, Calkins H, Cigarroa JE, Cleveland JC Jr, Conti JB, Ellinor PT, Ezekowitz MD, Field ME, Murray KT, Sacco RL, Stevenson WG, Tchou PJ, Tracy CM, Yancy CW. American College of Cardiology/American Heart Association Task Force on Practice Guidelines. 2014 AHA/ACC/HRS guideline for the management of patients with atrial fibrillation: a report of the American College of Cardiology/American Heart Association Task Force on Practice Guidelines and the Heart Rhythm Society. J Am Coll Cardiol. 2014 Dec 2; 64(21):e1-76.

Henrique Soares Assis ■ Daniel Batista Munhoz ■
Andrei Carvalho Sposito ■ Otávio Rizzi Coelho

Dabigatrana

HISTÓRICO

Apesar dos seus mais de 60 anos de uso na prática clínica, com efeitos já conhecidos e com antídotos amplamente disponíveis, a varfarina vem perdendo espaço nos últimos anos com o desenvolvimento dos novos anticoagulantes orais (NOACs), sejam eles inibidores diretos da trombina ou do fator Xa.

Essas drogas apresentam diversas características desejáveis a um anticoagulante oral, tais como a ausência de necessidade de ajuste de dose conforme exames laboratoriais, segurança e baixa interação com alimentos e outras drogas. Desse modo, contribuem para a melhor adesão terapêutica ao tratamento proposto.

O primeiro anticoagulante inibidor da trombina desenvolvido, a ximelagatrana já havia mostrado benefícios clínicos, porém apresentou toxicidade hepática em longo prazo, não sendo aprovada para uso.

A dabigatrana foi o primeiro NOAC aprovado em 2008 pela Agência Europeia de Medicamentos e logo depois pelo FDA e Anvisa para o uso em pacientes com fibrilação atrial (FA).

FARMACODINÂMICA E FARMACOCINÉTICA

A etexilato de dabigatrana é uma pró-droga, cujo metabólito ativo, a dabigatrana, é um inibidor competitivo direto, específico e reversível da trombina (fator IIa). Essa conversão não depende do citocromo P450, por isso a dabigatrana tem pouca interação medicamentosa e com alimentos. A medicação atua nas formas livre e ligada à fibrina da trombina, prevenindo os efeitos mediados pela mesma. Esses efeitos incluem a clivagem de fibrinogênio em fibrina, ativação dos fatores V, VIII, XI e XIII e inibição da agregação plaquetária induzida pela trombina, portanto, com efeito anticoagulante em vários níveis da cascata de coagulação.

Sua concentração máxima é atingida 30 minutos a 2 horas após a ingestão, sendo que a ingestão concomitante de alimentos retarda a absorção da pró-droga. Isso, no entanto, não diminui a biodisponibilidade da droga, que é de 3% a 7%. Sua meia-vida é de 12 a 17 horas (14-17 horas no idoso, 15-18 horas na insuficiência renal leve a moderada e 28 horas na insuficiência renal grave).

Esterases plasmáticas hepáticas são responsáveis pela conversão da pró-droga na sua forma ativa, sem participação do citocromo P450, portanto, com baixa interação com outras drogas que se utilizam dessa via de metabolização. Tem excreção predominantemente renal (80%).

INTERAÇÕES MEDICAMENTOSAS SIGNIFICATIVAS

As principais drogas de uso frequente que aumentam a concentração plasmática são: amiodarona, verapamil, cetoconazol, quinidina e claritromicina. O uso sistêmico de cetoconazol é contraindicação para o uso da dabigatrana.

Carbamazepina, fenitoína, rifampicina e pantoprazol diminuem a concentração plasmática do metabólito ativo.

USO NA GESTAÇÃO

Durante a gestação é considerada droga categoria C, portanto, deve-se considerar sua prescrição como de risco nessa população. Seu uso não é recomendado durante a amamentação.

USO TERAPÊUTICO

Fibrilação atrial

Vantagens

Assim como os outros NOACs – rivaroxabana e apixabana – a dabigatrana não requer monitoração da anticoagulação e possui pouca interação com medicamentos e alimentos. Estas são características que aumentam a adesão medicamentosa em relação à varfarina. Também possui elevada eficácia e segurança.

Evidência de benefício

O RE-LY foi o estudo fase III realizado para aprovação da droga em FA pelo FDA. Foram randomizados 18.113 pacientes em 951 centros e 44 países portadores de FA paroxística ou permanente não valvar, com mais algum fator de risco para acidente vascular cerebral (AVC). Isso permite a validação da droga em diferentes centros de tratamento e populações de diversas etnias de FA paroxística, persistente ou permanente – porém, apenas naqueles de etiologia não valvar.

O desenho deste estudo foi de não inferioridade, portanto, este não tem poder para afirmar que a dabigatrana é superior ao tratamento com a varfarina em termos do desfecho primário, sendo o mesmo caracterizado por AVC ou embolia sistêmica. A comparação foi entre o tratamento clássico com varfarina ajustada conforme o RNI ou dabigatrana nas doses de 110 mg e 150 mg duas vezes ao dia. O estudo não foi cego o que diminui sua validade interna, porém, sem maior prejuízo para seu resultado final.

Na avaliação do desfecho primário, a taxa anual de AVC ou embolia sistêmica no grupo dabigatrana 110 mg caiu dentro da margem de não inferioridade em relação ao grupo varfarina (respectivamente, 1,54% e 1,71%), enquanto o grupo dabigatrana 150 mg teve 1,11% (risco relativo 0,65; IC 95% 0,52-0,81).

Quanto à avaliação dos desfechos de segurança, a taxa de AVC hemorrágico foi significativamente mais baixa com as duas doses da dabigatrana quando comparada com a varfarina. Apesar de superior em análise *post-hoc* na prevenção de AVC, a dose de 150 mg de dabigatrana teve incidência de sangramento semelhante à varfarina.

INSUFICIÊNCIA CARDÍACA

A única evidência disponível para este subgrupo de pacientes é uma análise *post-hoc* do estudo RE-LY. Em pacientes portadores de FA com insuficiência cardíaca sintomática a dabigatrana, em ambas doses de 110 mg e 150 mg, também não foi inferior à varfarina para prevenção do desfecho primário, e não houve diferença na mortalidade. Não há dados do uso da medicação em pacientes com Doença de Chagas.

Efeitos colaterais

Houve maior taxa de dispepsia no grupo dabigatrana, com aumento de sangramento gastrointestinal com a dose de 150 mg. Houve uma tendência maior de infarto do miocárdio em pacientes que usaram a dabigatrana, porém esse achado não tem plausibilidade biológica e não foi confirmado em estudo Fase IV.

Uso na cardioversão elétrica

É importante destacar a possibilidade de uso da dabigatrana na cardioversão elétrica da FA, com um nível de evidência semelhante à apixabana. O estudo X-VeRT, apresentado no Congresso Europeu de Cardiologia de 2014, mostrou a segurança do uso da rivaroxabana 20 mg em dose única diária, inclusive em estratégia mais precoce.

A validação da dabigatrana para cardioversão é baseada em estudo observacional, portanto, recomenda-se anticoagulação por 3 semanas antes da cardioversão, seguidas por mais 4 semanas, à exceção de estratégia com ecocardiograma transesofágico.

PROFILAXIA DE TROMBOEMBOLISMO VENOSO

Evidências de profilaxia

A dabigatrana foi testada em duas doses na profilaxia de tromboembolismo venoso (TEV) em cirurgias de prótese de quadril e joelho: 150 mg e 220 mg 1 vez ao dia. Em todos os estudos, foi comparada com a enoxaparina, mostrando-se não inferior e com risco de sangramento semelhante, com dados mais robustos sustentando a dose de 220 mg/dia. Entretanto, devido à falta de antídotos e à pequena quantidade de estudos que suportam o seu uso, a dabigatrana ainda é recomendada como alternativa à enoxaparina na profilaxia de TEV em cirurgias de quadril e joelho em todas as diretrizes, sendo a evidência classificada como B nas mesmas.

Posologia na profilaxia TEV

Recomenda-se que o tratamento se inicie com uma dose de 110 mg no primeiro dia, 1 a 4 horas após o procedimento cirúrgico e com a hemostasia estabelecida, e 220 mg uma vez ao dia nos demais, com duração de 10 dias para cirurgias de joelho e 28-35 dias para cirurgias de quadril. A dabigatrana não foi estudada na profilaxia de outras cirurgias.

A recomendação atual é que pacientes submetidos à artroplastia total de quadril e artroplastia de joelho recebam profilaxia antitrombótica por, no mínimo, 10 a 14 dias, preferencialmente por até 35 dias, idealmente com heparina de baixo peso molecular; mas, há diversas outras opções, como a dabigatrana. Entretanto, assim como os outros NOACs, não existem dados de longo prazo.

TRATAMENTO DO TROMBOEMBOLISMO VENOSO PERIFÉRICO E PULMONAR

Evidências de tratamento TEV/TVP

A dabigatrana teve eficácia em TVP sintomática de membros inferiores ou TEP confirmada e semelhante à varfarina, sem aumento do risco hemorrágico.

O estudo RE-COVER I randomizou 2.539 pacientes para dabigatrana 150 mg duas vezes ao dia ou varfarina ajustada conforme o valor de RNI. O desenho foi de não inferioridade, com seguimento de 6 meses. O desfecho primário foi a combinação de TEV sintomático e mortes relacionadas em 6 meses. A ocorrência do desfecho primário foi semelhante em ambos os grupos, sendo atingida a margem de não inferioridade dentro do intervalo de confiança.

O desfecho de segurança de sangramentos maiores e menores também foi não inferior. O grupo que recebeu dabigatrana apresentou menos sangramentos menores, mas houve maior incidência de dispepsia e tendência de maior incidência de sangramento gastrointestinal nesse grupo.

Manutenção do tratamento

Estudos posteriores avaliaram a eficácia e segurança do uso da dabigatrana em profilaxia de longo prazo após TEV, tanto em comparação com varfarina (RE-MEDY), demonstrando não inferioridade, quanto com placebo (RE-SONATE), demonstrando superioridade. No entanto, no estudo RE-MEDY foi observado aumento da incidência de eventos coronarianos agudos nos pacientes que usaram a dabigatrana.

Valva mecânica

A dabigatrana já foi testada como alternativa à varfarina em pacientes com prótese valvar mecânica. O ensaio clínico multicêntrico fase 2 RE-ALIGN incluiu pacientes submetidos à troca de valva aórtica ou mitral nos últimos sete dias e aqueles que haviam feito esta troca há mais de três meses, e os distribuiu aleatoriamente numa proporção de 2:1 para receber dabigatrana ou varfarina.

A seleção da dose inicial de dabigatrana (150, 220 ou 300 mg, duas vezes ao dia) foi baseada na função renal. A dose de varfarina foi ajustada para se obter um RNI de 2 a 3, ou 2,5 a 3,5 com base no risco de tromboembolismo. O desfecho primário foi o nível plasmático de dabigatrana.

O estudo foi interrompido precocemente após a inclusão de 252 pacientes porque houve aumento de eventos tromboembólicos e sangramentos nos pacientes que usaram dabigatrana. Houve 5 pacientes com trombose de prótese, todos no grupo que recebia dabigatrana. AVC isquêmico ou indeterminado ocorreu em 9 pacientes do grupo dabigatrana e em nenhum do grupo varfarina. Houve hemorragia grave, respectivamente, em 7 e 2 pacientes, todos com hemopericárdio.

Esta é uma evidência forte de que a dabigatrana, assim como outros NOACs, é contraindicada em pacientes com próteses valvares mecânicas. Não há até o momento estudos com próteses valvares biológicas.

PERIOPERATÓRIO DE CIRURGIA CARDÍACA E NÃO CARDÍACA

Em pacientes com função renal normal, a dabigatrana deve ser suspensa 48 horas antes de cirurgias não cardíacas. Em procedimentos considerados de baixo risco de sangramento (cateterismo, ablação, endoscopia, colonoscopia sem remoção de pólipos, laparoscopia não complicada e pequenos procedimentos cirúrgicos ortopédicos), a dabigatrana deve ser suspensa 24 horas antes. Para procedimentos cirúrgicos maiores, eletivos em pacientes com função renal normal, recomenda-se a suspensão do agente por 1 a 2 dias.

Em pacientes com comprometimento da função renal, o período de interrupção deve ser mais longo (3 a 5 dias). Em pacientes com disfunção renal moderada (Clcr 30-50 mL/min), aqueles com mais de 75 anos e naqueles recebendo amiodarona, preconiza-se reduzir a dose padrão para 150 mg/dia (dose inicial de 75 mg, seguida da dose padrão de 150 mg, 1x/dia).

Se a cirurgia não puder ser adiada, considerar os riscos de hemorragia, que devem ser ponderados em relação à urgência da intervenção.

A reintrodução da medicação depende exclusivamente dos riscos de sangramento no pós-operatório. Em casos de cirurgias abdominais, urológicas com hemostasia incompleta, o agente só deverá ser reintroduzido quando não houver sinais de sangramento ativo. Em casos de pequenos procedimentos, com boa hemostasia, o agente poderá ser iniciado de 4 a 6 horas após o procedimento, com sugestão de reiniciar meia dose (75 mg) no primeiro dia e depois manter a dose habitual.

Manejo de sangramento

O principal desafio atual no manejo dos NOACs é como reverter sua ação, por exemplo, necessidade de cirurgia ou procedimento invasivo de urgência ou como manejar um sangramento ativo em paciente usando o medicamento.

Não há até o momento antídoto específico para a dabigatrana, cuja meia-vida é curta, entre 12 e 17 horas. Em caso de sangramento, o tratamento pode variar de simples suporte (sangramento menor), até em caso de sangramento importante com transfusão de hemoderivados, administração oral de carvão ativado, hemodiálise e intervenção cirúrgica.

No caso da dabigatrana, existe a possibilidade de reversão do efeito com hemodiálise, com a redução da concentração plasmática da droga (cerca de 60%), o que não ocorre com a rivaroxabana e a apixabana. Concentrados de complexo protrombínico e fator VII ativado recombinante parecem ter um efeito discreto, mas podem aumentar o risco de trombose.

No caso de sangramentos menores, a simples interrupção da dose por 12 a 24 horas pode ser suficiente, bem como, se pertinente, a redução da dose subsequente (por exemplo, 150 mg para 110 mg). Embora não seja antídoto específico, o complexo protrombínico pode ser utilizado para reverter a anticoagulação dos agentes inibidores do fator Xa.

Não há teste laboratorial específico e amplamente disponível para se avaliar o efeito da dabigatrana. Os exames mais comuns são pouco sensíveis para a presença da dabigatrana, uma vez que há grande variabilidade entre os reagentes utilizados. Dentre estes, o tempo de trombina (TT) é o mais efetivo pois rapidamente se torna incoagulável na presença da droga, sendo apenas útil para saber se o paciente adere à medicação, porém, sem informar o nível de anticoagulação.

Algumas situações específicas estão particularmente associadas ao maior risco de sangramento: insuficiência renal moderada a grave, idade avançada, extremos de peso e interação medicamentosa, em especial antiplaquetários e anti-inflamatórios não esteroidais.

Por hora, não existe um antídoto para os NOACs, nem um tratamento específico e eficaz no caso de sangramento grave relacionado com seu uso.

SUMÁRIO – VANTAGENS/DESVANTAGENS

A generalização do uso dos NOACs se mostra muito atrativa na prática clínica atual, uma vez que eles facilitam a vida do médico e do paciente por evitar visitas rotineiras com coleta de exames para ajuste de RNI.

A dabigatrana também não tem interação importante com alimentos que por vezes impossibilitam um ajuste seguro da varfarina. É importante destacar que mesmo em estudos clínicos, onde há um acompanhamento mais rigoroso e próximo do paciente, o tempo na faixa terapêutica é de no máximo 80%, sendo apenas 60% no Brasil no estudo ARISTOTLE.

Como grande parte da população brasileira é dependente do SUS, certamente o custo elevado dos NOACs torna-os inacessíveis. Atualmente a varfarina é amplamente disponível de forma gratuita na rede pública de saúde, o que por si só já representa maior facilidade na adesão medicamentosa. No entanto, é importante considerar a relação custo-benefício que deve ser individualizada levando em conta a possível redução de custo com menos visitas e mensurações de RNI.

Outro ponto importante em relação à adesão medicamentosa é a necessidade de o paciente tomar as doses regularmente para se manter anticoagulado. A dabigatrana, por exemplo, com uma meia-vida de pouco mais de 12 horas, obriga o paciente a tomar a medicação diariamente, enquanto o esquecimento de uma dose de varfarina (com uma meia vida e cerca de 40 horas) não necessariamente deixa o paciente desprotegido contra eventos tromboembólicos. Por esse motivo está relativamente contraindicada a prescrição de NOACs em pacientes com perfil de baixa adesão.

É importante destacar um cuidado maior com pacientes idosos, mais suscetíveis a falhas de administração, que têm maior risco de sangramento e frequentemente usam diversas outras medicações concomitantes.

Uma preocupação evidenciada nos estudos clínicos conduzidos com a dabigatrana foi o aumento da incidência de sangramento gastrointestinal observado com seu uso, inclusive no RE-LY. Recentemente, o FDA publicou uma advertência com base em um estudo Fase IV com mais de 134 mil pacientes que, apesar de ter diminuído a incidência de AVC embólico, sangramento intracraniano e morte em relação à varfarina, mostrou que houve aumento significativo de sangramento gastrointestinal. Nesse estudo não houve diferença em relação ao infarto do miocárdio, como havia sido sugerido em outros estudos.

PERSPECTIVAS

Apesar de grandes estudos clínicos randomizados terem mostrado não inferioridade em relação à prevenção de AVC e embolia sistêmica, com menor risco de sangramento intracraniano, ainda carecemos de estudos Fase IV (farmacovigilância) para avaliação do real impacto dessas medicações na população geral em larga escala, principalmente no que diz respeito à segurança em relação a sangramentos e complicações hepáticas.

Estes fatos, aliados a situações clínicas onde é mandatório o uso da varfarina (por exemplo, próteses valvares), ainda fazem desta medicação a de escolha em diversos cenários clínicos atuais e a dabigatrana uma escolha possível em cenários clínicos específicos.

Em síndromes coronarianas agudas a dabigatrana não foi testada como tratamento anticoagulante e não é recomendada. Seu uso associado à terapia antiplaquetária dupla aumenta a incidência de sangramentos maiores e menores.

Não há estudos até o momento que comparem diretamente a eficácia e segurança dos NOACs entre si em qualquer uma das situações clínicas discutidas neste capítulo.

Tabela 15.1 Conversão de anticoagulantes para dabigatrana.	
Conversão ACO	Recomendação
ACO Parenteral → Dabigatrana	Iniciar dabigatrana até 2 horas antes da próxima dose do anticoagulante parenteral (p. ex.: enoxaparina) ou na hora da descontinuação de anticoagulante parenteral contínuo (p. ex.: HNF).
Dabigatrana → ACO parenteral	Aguardar 12 horas (ClCr > = 30 mL/min) ou 24 horas (ClCr < 30 mL/min) após última dose de dabigatrana antes de iniciar ACO parenteral.
Varfarina → Dabigatrana	Descontinuar varfarina e iniciar Dabigatrana quando RNI < 2,0.
Dabigatrana → Varfarina	ClCr > 50 mL/min: iniciar varfarina 3 dias antes da descontinuação do dabigatran; ClCr entre 31 e 50 mL/min: iniciar varfarina 2 dias antes a descontinuação da dabigatrana; ClCr < 30: sem recomendação.

Clcr – *Clearance* de creatinina em mL/min.

Tabela 15.2 Ajuste da dabigatrana em insuficiência renal.

Situação clínica	Dose dabigatrana
TEV/TEP ClCr > 30	Sem ajuste
TEV/TEP ClCr < 30/hemodiálise	Sem evidência
FA Clcr > 50	Sem ajuste
FA Clcr 30 - 50	Sem ajuste (redução para 110 mg 2×/dia pode ser considerada em pacientes com > 75 a e/ou com fatores de risco para sangramento)
FA Clcr < 30	Contraindicado
Profilaxia Pós-op. Clcr > 50	Sem ajuste
Profilaxia Pós-op. Clcr 30-50	Início 75 mg 1-4 h após cirurgia e estabelecimento da hemostasia Manutenção 150 mg 1×/dia
Profilaxia Pós-op. Clcr < 30	Contraindicado

Clcr – *Clearance* de creatinina em mL/min.

Tabela 15.3 Graus de recomendação para dabigatrana.

Situação clínica	GR	NE	Fonte
FA não valvar	I	B	4
TVP	2	C	2
TEP	2	C	2
Profilaxia Pós-op.	–	–	–

Fontes: AHA/ACC/ACCP.

REFERÊNCIAS CONSULTADAS

1. Schulman S, Wåhlander K, Lundström T, et al. Secondary prevention of venous thromboembolism with the oral direct thrombin inhibitor ximelagatran. N Engl J Med. 2003; 349:1713-21.

2. Ageno W, Gallus AS, Wittkowsky A, et al. American College of Chest Physicians. Oral anticoagulant therapy: Antithrombotic Therapy and Prevention of Thrombosis, 9th ed: American College of Chest Physicians Evidence-Based Clinical Practice Guidelines. CHEST. 2012; 141 (suppl 2).

3. 2011 ACCF/AHA/HRS Focused Updates Incorporated Into the ACC/AHA/ESC 2006 Guidelines for the Management of Patients With Atrial Fibrillation. J Am Coll Card. 2011; 3:101-98.

4. January CT, Wann LS, Alpert JS, et al. 2014 AHA/ACC/HRS guideline for the management of patients with atrial fibrillation: a report of the American College of Cardiology/American Heart Association Task Force on Practice Guidelines and the Heart Rhythm Society. Circulation. 2014;129.

5. Atrial Fibrillation (A. Fib.) & Acute Coronary Syndrome (ACS) 2012: New Oral Anticoagulants in Atrial Fibrillation and Acute Coronary Syndromes ESC Working Group on Thrombosis—Task Force on Anticoagulants in Heart Disease Position Paper. J Am Coll Cardiol. 2012; 59:1413-25.

6. Johnston SC, Nguyen-Huynh MN, Schwarz ME, et al. National Stroke Association Guidelines for the Management of Transient Ischemic Attacks. Ann Neurol. 2006; 60:301-13.

7. Adams HP, Zoppo Get, al. A Guideline From the American Heart Association/ American Stroke Association Stroke Council, Clinical Cardiology Council, Cardiovascular Radiology and Intervention Council, and the Atherosclerotic Peripheral Vascular Disease and Quality of Care Outcomes in Research Interdisciplinary Working Groups. Stroke. 2007; 38:1655-1711.

8. Goldstein LB, Adams A, Alberts MJ, et al. A Guideline From the American Heart Association/ American Stroke Association Stroke Council: Cosponsored by the Atherosclerotic Peripheral Vascular Disease Interdisciplinary Working Group; Cardiovascular Nursing Council; Clinical Cardiology Council; Nutrition, Physical Activity, and Metabolism Council; and the Quality of Care and Outcomes Research Interdisciplinary Working Group: The American Academy of Neurology affirms the value of this Guideline. Stroke. 2006; 37:1583-1633.

9. http://www.drugs.com/pregnancy/dabigatran.html acessado em 10/09/14

10. Gage BF. Can we rely on RE-LY? N Engl J Med. 2009;361(12):1200-2.

11. Serrano Junior CV, Fenelon G, Soeiro AM, et al. Sociedade Brasileira de Cardiologia. Diretrizes Brasileiras de Antiagregantes Plaquetários e Anticoagulantes em Cardiologia. Arq Bras Cardiol. 2013; 101 (3Supl.3): 1-93.

12. Nagarakanti R, Ezekowitz MD, Oldgren J, et al. Dabigatran versus warfarin in patients with atrial fibrillation: an analysis of patients undergoing cardioversion. Circulation. 2011; 123(2):131-6.

13. Cappato R, Ezekowitz MD, Klein AL, et al. On behalf of the X-Vert Investigators. Eur Heart J. 2014; 35:3346-55.

14. Nagarakanti R, Ezekowitz MD, Oldgren J, et al. Dabigatran versus warfarin in patients with atrial fibrillation: an analysis of patients undergoing cardioversion. Circulation. 2011; 123:131-6.

15. Piccini JP, Stevens SR, Lokhnygina Y, et al. Outcomes following cardioversion and atrial fibrillation ablation in patients treated with rivaroxaban and warfarin in the ROCKET AF Trial. J Am Coll Cardiol. 2013; 61:1998-2006.

16. Flaker G, Lopes RD, Al-Khatib SM, et al. Efficacy and safety of apixaban in patients following cardioversion for atrial fibrillation: insights from the ARISTOTLE trial. J Am Coll Cardiol. 2013; 63(11):1082-87.

17. Schulman S, Kearon C, Kakkar AK, et al. RE-COVER Study Group. Dabigatran versus warfarin in the treatment of acute venous thromboembolism. N Engl J Med. 2009; 361(24):2342-52.

18. Schulman S, Kearon C, Kakkar AK, et al. Extended Use of Dabigatran, Warfarin, or Placebo in Venous Thromboembolism. N Engl J Med. 2013; 368 (8):709-18.

19. Eikelboom JW, Connolly SJ, Brueckmann M, et al. Dabigatran versus Warfarin in Patients with Mechanical Heart Valves. N Engl J Med. 2013; 369 (13):1206-14.

20. Schulman S, Crowther M. How I treat with anticoagulants in 2012: new and old anticoagulants, and when and how to switch. Blood. 2012; 119(13):3016-23.

21. Granger CB, Alexander JH, McMurray JJ, et al. Apixaban versus warfarin in patients with atrial fibrillation. N Engl J Med. 2011; 365:981.

22. Stangier J, Rathgen K, Stahle H, et al. The pharmacokinetics, pharmacodynamics and tolerability of dabigatran etexilate, a new oral direct thrombin inhibitor, in healthy male subjects. Br J Clin Pharmacol. 2007; 64(3):292-303.

23. http://www.fda.gov/Drugs/DrugSafety/ucm396470.htm?source=govdelivery&utm_medium=email&utm_source=govdelivery acessado em 10/09/14

24. Stangier J. Clinical pharmacokinetics and pharmacodynamics of the oral direct thrombin inhibitor dabigatran etexilate. Clin Pharmacokinet. 2008; 47:285-95.

25. Eerenberg ES, Kamphuisen PW, Sijpkens MK, et al. Reversal of rivaroxaban and dabigatran by prothrombin complex concentrate: a randomized, placebo controlled, crossover study in healthy subjects. Circulation. 2011; 124(14):1573-9.

26. ES Eerenberg, PW Kamphuisen, MK Sijpkens, et al. Reversal of rivaroxaban and dabigatran by prothrombin complex concentrate: a randomized, placebo-controlled, crossover study in healthy subjects. Circulation. 2011; 124:1573-79.

27. SJ Connolly, MD Ezekowitz, S Yusuf, et al. Dabigatran versus warfarin in patients with atrial fibrillation. N Engl J Med. 2009; 361:1139-51.

28. MD Ezekowitz, PA Reilly, G Nehmiz, et al. Dabigatran with or without concomitant aspirin compared with warfarin alone in patients with nonvalvular atrial fibrillation (PETRO Study). Am J Cardiol. 2007; 100:1419-26.

29. Oldgren J, Budaj A, Granger CB, et al. RE-DEEM Investigators. Dabigatran vs. placebo in patients with acute coronary syndromes on dual antiplatelet therapy: a randomized, double-blind, phase II trial. Eur Heart J. 2011; 32(22):2781-9.

30. SH Hohnloser, J Oldgren, S Yang, et al. Myocardial ischemic events in patients with atrial fibrillation treated with dabigatran or warfarin in the RE-LY (Randomized Evaluation of Long-Term Anticoagulation in Therapy) Trial. Circulation. 2012; 125:669-76.

31. L Wallentin, S Yusuf, MD Ezekowitz, et al. Efficacy and safety of dabigatran compared with warfarin at different levels of international normalised ratio control for stroke prevention in atrial fibrillation: an analysis of the RE-LY trial. Lancet. 2010; 376:975-83.

32. Stangier J, Rathgen K, Stahle H, et al. Influence of renal impairment on the pharmacokinetics and pharmacodynamics of oral dabigatran etexilate. Clin Pharmacokinet. 2010; (49):259-68.

Igor Ribeiro de Castro Bienert ■ Fábio Salerno Rinaldi
João Saes Braga ■ Pedro Beraldo de Andrade

Bivalirudina

HISTÓRICO E PROPRIEDADES FARMACOLÓGICAS BÁSICAS

A bivalirudina (Angiomax®) é um inibidor polipeptídico semissintético da trombina, avaliado em estudos clínicos de intervenção percutânea e síndromes coronarianas agudas (SCA's) desde meados dos anos de 1990 (sob o nome de Hirulog®).[1-4] Aprovado em 2000 pelo FDA (*US Food and Drug Administration*) para uso clínico como alternativa à heparina não fracionada (HNF), em pacientes portadores de síndromes coronarianas agudas, no âmbito da intervenção coronária percutânea (ICP).

Mecanismo de ação

A bivalirudina age como um inibidor específico da trombina (Fator II), de ação direta e reversível, ligando-se tanto à trombina circulante quanto àquela já em deposição no coágulo, através do sítio catalítico aniônico desta. A ocupação deste sítio impede funcionalmente a clivagem do fibrinogênio mediada pela trombina em monômeros de fibrina e a ativação dos fatores da V, VIII e XIII, exercendo assim seu efeito anticoagulante.[5]

O efeito da bivalirudina é linearmente dose-dependente, prolongando o tempo de coagulação ativado (TCA) e o tempo de tromboplastina parcial (PTT).[6] O monitoramento desses parâmetros não é utilizado como guia de dosagem rotineira nas intervenções percutâneas, embora possa ser indicado para outras situações, como, por exemplo, nos casos de trombocitopenia induzida por heparina (PTT) e como anticoagulante durante a circulação extracorpórea em cirurgias cardíacas (TCA).[7]

Farmacodinâmica e farmacocinética

A droga é administrada diluída por via intravenosa em bomba de infusão contínua. Tem início de ação imediato, e por ser específica não se liga a proteínas plasmáticas outras que não a trombina. É metabolizada por proteases sanguíneas e tem seu efeito anticoagulante normalizado aproximadamente uma hora após a descontinuação da infusão. É eliminada também pela urina (aproximadamente 20%) e a função renal tem impacto em seu efeito,

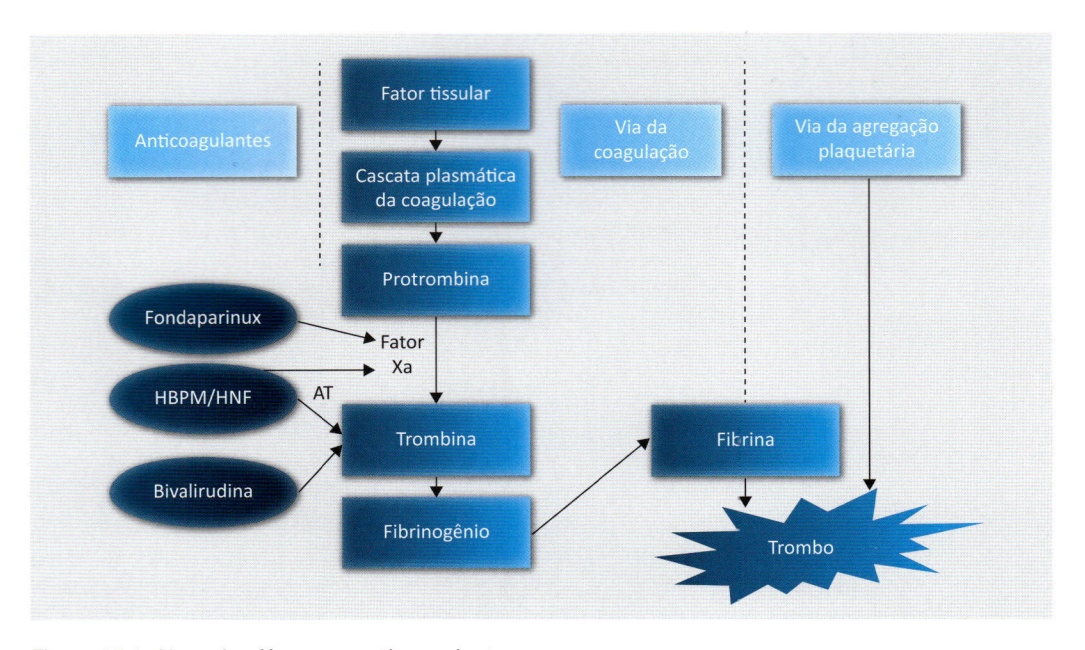

Figura 16.1 Alvos dos fármacos anticoagulantes.

Adaptada de: *ESC guidelines.*[8] AT: antitrombina; HBMP: heparina de baixo peso molecular; HNF: heparina não fracionada.

variando de uma meia-vida de 25 minutos em pacientes com *clearance* normal até 3,5 horas em pacientes com insuficiência renal dialítica.

Evolução dos estudos com bivalirudina

A bivalirudina foi objeto de estudo na cardiologia inicialmente durante a ICP em pacientes agudos em 1995, no estudo HAS[2] (*Hirulog Angioplasty Study – Treatment with bivalirudin (Hirulog) as compared with heparin during coronary angioplasty for unstable or postinfarction angina*), e mais tarde no estudo BAT[1] (*Bivalirudin vs. heparin during coronary angioplasty for unstable or postinfarction angina*), demonstrando resultados promissores na redução de eventos hemorrágicos e não inferioridade quanto a eventos isquêmicos em comparação às doses altas de heparina utilizadas na época (175 U/kg + infusão por 18 a 24h de 15UI/kg/h).

No estudo HERO-2[3] (*The Hirulog and Early Reperfusion or Occlusion Trial*), em mais de 17 mil pacientes submetidos à fibrinólise, a bivalirudina foi comparada à HNF, sob o racional de aumentar a possibilidade de patência do vaso após tratamento. O desfecho primário de mortalidade em 30 dias foi similar em ambos os grupos. A taxa de sangramento leve e moderado foi significativamente maior no grupo bivalirudina e a taxa de sangramento grave teve tendência a ser maior, embora não tenha atingido significância estatística. O grupo bivalirudina, porém, teve significativamente uma menor taxa de reinfarto, com redução de 30% deste desfecho no seguimento precoce (96h).

A associação da bivalirudina aos inibidores da glicoproteína IIb/IIIa (IGP's) foi objeto de estudo na série REPLACE (*Randomized Evaluation in PCI Linking Angiomax to Redu-*

ced Clinical Events), com o piloto REPLACE-1[4] publicado em 2004, em pouco mais de mil pacientes, comparando durante intervenção percutânea eletiva ou urgente heparina (*bolus* de 70 U/kg) ou bivalirudina (*bolus* 0,75 mg/kg + 1,75 mg/kg/h durante o procedimento). Nesse estudo, 72% dos pacientes estavam sob uso de IGP´s e apenas 56% foram pré--tratados com clopidogrel. O desfecho composto de morte, infarto ou revascularização de urgência pré-alta foi similar em ambos os grupos, bem como a taxa de sangramento. Logo a seguir, o estudo multicêntrico REPLACE-2[9] envolveu mais de 6 mil pacientes e analisou durante seguimento de 1 ano a mesma hipótese, desta vez em pacientes com antiagregação dupla pré-procedimento, não demonstrando diferenças significativas entre os grupos quanto à ocorrência de morte, reinfarto ou revascularização de repetição.

Em pacientes estáveis ou portadores de síndrome coronariana de baixo risco (com marcadores de necrose negativos), em 2008 a bivalirudina foi comparada à HNF isolada no ISAR--REACT-3[10], com 4.570 pacientes pré-tratados com 600 mg de clopidogrel ao menos 2h de pré-intervenção e randomizados a bivalirudina (0,75 mg/kg em *bolus* seguido de 1,75 mg/kg/h durante o procedimento) ou HNF em dose alta (140 UI/kg). Nos desfechos de 30 dias, não houve diferença no evento composto de morte, infarto agudo do miocárdio ou sangramento maior, havendo menor incidência no desfecho de sangramento maior isoladamente (3,1% *vs.* 4,6%) para o grupo bivalirudina comparado ao grupo HNF. Tais sangramentos foram resultantes em sua maior parte do critério de queda > 3 g/dL de hemoglobina, sem diferenças no número de transfusões. Contudo, devido à alta dose de heparina, a aplicabilidade do ISAR-REACT-3 nos dias de hoje é incerta. Estudo seguinte ISAR-REACT-3A[11], publicado em 2010 comparando novo braço utilizando 100 UI/kg de heparina não fracionada à série histórica da bivalirudina não demonstrou diferenças entre os grupos.

A bivalirudina nas SCA's sem supradesnivelamento de ST

Após os resultados da série REPLACE, demonstrando a segurança da bivalirudina, esta foi avaliada em 2005 no registro multicêntrico norte-americano ADEST[12], já na era dos *stents* farmacológicos, durante angioplastia em pacientes de "mundo real" uni e multiarteriais tratados com implante de *stent* eluído com sirolimus de primeira geração. A população foi pré-tratada com clopidogrel em aproximadamente 80% dos casos e apenas 5% recebeu inibidores de glicoproteína. A taxa de eventos em 30 dias foi de 0,3% para mortalidade e 0,6% para trombose de *stent*. Além disso, a taxa de sangramentos maiores foi de 0,8%, demonstrando a segurança do fármaco também com essa classe de próteses.

Mais recentemente, a bivalirudina foi avaliada em associação aos inibidores de glicoproteína no contexto das síndromes coronarianas agudas. O estudo randomizado ACUITY (*Acute Catheterization and Urgent Intervention Triage strateg*),[13] publicado em 2007, envolveu 13.819 pacientes com síndromes coronarianas de risco moderado a alto e comparou heparina (HNF ou enoxaparina) associada aos IGP´s, bivalirudina em associação aos IGP's e bivalirudina isolada (neste grupo com indicação apenas provisional de IGP's). O desfecho composto em 30 dias (morte, infarto ou revascularização de urgência por isquemia) foi similar entre os grupos. A adição de inibidores de glicoproteína à bivalirudina não demonstrou benefício neste estudo. Quanto ao sangramento, houve redução de sangramentos maiores quando comparados os grupos heparina + IGP´s *vs.* bivalirudina isolada (4% *vs.* 7%, *p* < 0,001), embora a análise individual de cada um dos inibidores de glicoproteína (não foi padronizado um IGP específico) não tenha sido realizada. Subanálise avaliando ainda pacientes onde houve conversão para bivalirudina, naqueles já tratados com heparina, não demonstrou aumento de risco de sangramento.[14]

O estudo ISAR-REACT-4,[15] publicado no final de 2011, foi um estudo duplo-cego que incluiu 1.721 pacientes com SCA sem supra de ST de alto risco (troponina positiva), submetidos à ICP, randomizados para HNF + abciximab ou bivalirudina. Este estudo, embora contemporâneo e tenha a maior parte dos pacientes tratada com uso de *stents* farmacológicos, apresentou baixa utilização do acesso radial e não foram utilizados antiplaquetários mais recentes, como ticagrelor ou prasugrel. Todos os pacientes foram pré-tratados com clopidogrel 600 mg pré--procedimento e submetidos à intervenção nas primeiras 24 horas de apresentação. O desfecho composto de morte, infarto e revascularização de urgência foi similar entre os grupos, enquanto sangramento maior demonstrou benefício à bivalirudina, ocorrendo em 4,6% no grupo HNF + abciximab em comparação a 2,6% no grupo bivalirudina (RR 1,84; $p = 0,02$).

Críticas quanto ao possível viés de benefício para a bivalirudina derivado do uso de inibidores de glicoproteína em pacientes com conduta conservadora, principalmente nos pacientes do ACUITY, onde apenas 56% deles foram submetidos à intervenção coronária percutânea, levaram à análise[16] em 2012 dos subgrupos pré-tratados com clopidogrel e AAS e submetidos à ICP dos estudos ACUITY e ISAR-REACT-4, onde foi demonstrada a redução de sangramento em 46% a favor da bivalirudina em comparação à heparina + IGP´s (3,4% *vs.* 6,5%, RR 0,54; IC95% 0,4-0,72; $p < 0,001$). Não houve, na análise conjunta, benefício quanto a eventos cardíacos isquêmicos.

Resumindo, entre os inibidores diretos da trombina, a bivalirudina é o agente atualmente mais estudado e parece ter boa relação entre eficácia e segurança.[17] Quando comparado à administração de HNF (ou enoxaparina) + IGP´s, em pacientes portadores de SCA sem supra desnivelamento do segmento ST de moderado a alto risco e submetidos à ICP, esta parece ser efetiva e associada à redução do risco de sangramento, mesmo na conversão da terapia prévia com heparina (exceto no caso do fondaparinux, onde ainda não foi estudada).

A bivalirudina não foi estudada e não tem indicação atual em pacientes manejados com estratégia conservadora, sem programação de intervenção percutânea.

O uso de heparina *vs.* bivalirudina na ausência de inibidores de glicoproteína ainda é objeto de debate. Análise do registro sueco SCAAR[18] apresentada em 2013, envolvendo mais de 40 mil pacientes com SCA sem supra desnivelamento do segmento ST demonstrou ausência de superioridade da bivalirudina na redução de eventos. Foi iniciado o estudo randomizado VALIDATE-SCAAR (*Bivalirudin vs. Heparin in NST and ST-Evaluation myocardial infarction on modern antiplatelet therapy in SCAAR − EudraCT Number: 2012-005260-10*) com previsão de recrutamento de 6 mil pacientes para maior esclarecimento do real benefício da bivalirudina quando comparado à heparina, em vigência dos novos antiplaquetários e sem o uso de inibidores de glicoproteína.

A bivalirudina nas SCA's com supradesnivelamento de ST

A bivalirudina foi avaliada no infarto agudo do miocárdio (IAM), com supra de ST tratado por terapia trombolítica no já citado estudo HERO-2. No tratamento atual desta condição, onde a terapia de preferência é idealmente a angioplastia primária precoce, a bivalirudina foi avaliada em dois grandes estudos: o HORIZONS-AMI,[19] publicado em 2008 e o EUROMAX,[20] em 2013.

O estudo HORIZONS-AMI (*Harmonizing Outcomes with Revascularization and Stents in Acute Myocardial Infarction*) randomizou 3.602 pacientes para a administração de bivalirudina em *bolus* 0,75 mg/kg e 1,75 mg/kg/h em infusão, comparada à HNF 60 UI/Kg titulada a fim de obter um TCA entre 200 e 250s. Os IGP´s foram administrados de rotina no grupo da heparina e de forma provisional no grupo bivalirudina em caso de *no-reflow* ou trombose coronariana difusa (7,5% dos casos). Todos os pacientes foram tratados com ácido acetilsalicílico e o clopidogrel foi administrado na dose de *bolus* de 300 ou 600 mg a critério clínico. A taxa de eventos combinados (morte, reinfarto, revascularização de urgência ou acidente vascular encefálico) foi similar entre os grupos, com redução de sangramento no grupo bivalirudina (4,9% *vs.* 8,3%). A taxa de trombose aguda de *stent* foi maior no grupo bivalirudina comparado ao grupo HNF + IGP (1,4% *vs.* 0,3%; $p < 0,001$) e a trombose após 24h foi mais frequente no grupo HNF + IGP (2,8% *vs.* 4,4%; $p = 0,02$). No seguimento de 2 anos, a taxa de trombose de *stent* provável ou definitiva foi de 4,4%, e não diferiu entre os grupos. O uso de clopidogrel em dose de ataque e heparina IV pré-randomização foram fatores protetores independentes de trombose subaguda e aguda, respectivamente. A dose de 600 mg de clopidogrel de ataque, em comparação à dose de 300 mg, foi associada à redução de 48% na taxa de trombose subaguda (RR 0,52; IC 95% 0,29-0,94; $p = 0,03$), principalmente no grupo que utilizou bivalirudina.[21] O grupo bivalirudina apresentou isoladamente menor mortalidade cardíaca e mortalidade por qualquer causa, benefício este que permaneceu no seguimento de um ano (3,4% *vs.* 4,8%) e três anos (5,9% *vs.* 7,7%),[22] este benefício inclusive independente do impacto na redução do sangramento.[23]

No estudo EUROMAX, foram randomizados 2.218 pacientes portadores de IAM com supra de ST em até 12h de evolução à estratégia de administração de bivalirudina ou heparina (HNF ou heparina de baixo peso molecular) ainda na ambulância, durante o transporte pré-hospitalar. O uso de inibidores de glicoproteína ficou a critério médico no grupo heparina e somente como exceção no grupo bivalirudina. A dose de bivalirudina foi similar ao estudo HORIZONS-AMI, porém esta foi continuada por quatro horas após angioplastia, como estratégia para redução da taxa de trombose aguda de *stent* observada previamente com a bivalirudina. Também foi permitida a utilização de antiplaquetários mais potentes, como ticagrelor e prasugrel, e a utilização do acesso radial (o que ocorreu em aproximadamente 50% dos casos em ambas as condições).

O estudo demonstrou benefício da bivalirudina na redução de 57% dos sangramentos maiores (RR 0,43; 2,6% *vs.* 6,0%), com similaridade na taxa de morte em 30 dias entre o grupo bivalirudina e heparina (2,9% *vs.* 3,1%, respectivamente). Contudo, de forma semelhante ao HORIZONS-AMI, o risco de trombose aguda foi maior com a bivalirudina (RR 6,11; 1,1% *vs.* 0,2%), onde 2/3 dos casos demonstraram reinfarto e todos a necessidade de revascularização de urgência. A taxa de trombose subaguda foi semelhante no seguimento intra-hospitalar, bem como devido ao baixo número absoluto de tromboses agudas, não foi diferente a taxa de reinfarto ou necessidade de nova revascularização na análise total dos grupos. Nesse estudo, 84% dos pacientes no grupo heparina e 11,8% no grupo bivalirudina ($p < 0,05$) receberam IGP's. Os sangramentos maiores descritos no estudo não foram correlacionados à via de acesso.

Consoante também aos achados desse estudo, registro publicado em 2013 com uso de bivalirudina de uso estendido após ICP não demonstrou benefício desta estratégia na redução de trombose aguda de *stent*.[24]

Registro canadense[25] conduzido entre 2004 e 2010 avaliou 2.123 pacientes de "mundo real", com infarto com supra de ST tratados por intervenção coronária percutânea primária, com uso de antiagregação antiplaquetária dupla de rotina, tendo em seus grupos analisados: bivalirudina, HNF + IGP´s e HNF isolada. Apesar de não randomizado, os grupos tinham entre si características semelhantes tanto clínicas quanto relacionadas ao procedimento (com exceção de menor número de pacientes em Killip IV no grupo bivalirudina e do maior uso da técnica radial no grupo HNF) e proporção aproximada 1:1:1. A bivalirudina reduziu significativamente o desfecho primário de sangramento quando comparada à HNF+GPI (2,7% *vs.* 7,3%, RR 2,96, $p < 0,001$) e o desfecho composto de morte, AVE, reinfarto e sangramento maior (RR 1,66, IC95% 1,12-2,45, $p = 0,01$). Comparada ao grupo HNF em monoterapia, não foi observada redução no sangramento maior (RR 1,21, IC95% 0,6-2,44, $p = 0,59$) ou no desfecho composto (RC 1,05, IC95% 0,68-1,63, $p = 0,83$). Neste estudo o sangramento maior demonstrou importante peso negativo prognóstico, com aumento de risco em mais de 5 vezes na mortalidade (3,5% *vs.* 20,6%) e em 180 dias (5,6% *vs.* 25,8%). Foi o primeiro registro da bivalirudina em "mundo real" na ICP primária, confirmando a superioridade da bivalirudina demonstrada no HORIZONS-AMI em comparação à associação heparina + IGP´s, sendo também o primeiro a comparar a bivalirudina diretamente à heparina isolada, sem diferenças entre as estratégias. Embora a via de acesso não tenha sido relacionada ao sangramento maior no EUROMAX, não é possível excluir que no registro a diferença do uso da técnica radial (26,2% no grupo heparina *vs.* 5,6% no grupo bivalirudina) pode ter minimizado um possível benefício.

Registro alternativo[26] envolvendo 2.996 pacientes, conduzido na Europa, avaliou a administração de HNF em adição à terapia com bivalirudina durante a intervenção coronária percutânea primária. No grupo que recebeu *bolus* adicional de heparina, o desfecho composto de morte e trombose da lesão-alvo em 30 dias foi significativamente reduzido (RR 0,64, IC95% 0,44 a 0,95, $p = 0,03$). Isoladamente, entre os grupos bivalirudina isolada e bivalirudina + heparina o desfecho morte em 30 dias (9,2% *vs.* 5,1% respectivamente, RR 0,66, IC95% 0,42 a 1,03, $p = 0,07$) e o desfecho trombose definitiva em 30 dias (2,3% *vs.* 1,5%, RR 0,59, IC95% 0,27 a 1,33, $p = 0,21$) embora demonstrassem tendência ao benefício da associação, não obtiveram diferença estatisticamente significativa.

Ainda é duvidoso o impacto da estratégia de utilização da heparina associada à bivalirudina. Até o momento, o estudo randomizado HEAT-PPCI[27] (*How Effective are Antithrombotic Therapies in Primary Percutaneous Coronary Intervention*) foi conduzido comparando diretamente heparina (HNF 70UI/kg) *vs.* bivalirudina (0,75 mg/kg em *bolus*, seguido de infusão de 1,75 mg/kg/h), ambas as terapias administradas à entrada do laboratório de cateterismo, na ausência de inibidores de glicoproteína e na vigência de terapia antiplaquetária dupla, e sob o uso majoritário da artéria radial como via de acesso. Os resultados do estudo em 28 dias demonstraram benefício com uso de HNF, com aumento de eventos cardiovasculares maiores no grupo bivalirudina (8,7% *vs.* 5,7%) às custas principalmente de reinfarto. A taxa de trombose de *stent* também foi maior no grupo bivalirudina (3,4% *vs.* 0,9%, IC 1,6-9,5, $p = 0,001$), sem diferenças entre taxas de sangramento.

Concernente a este achado, metanálise incluindo 16 *trials,* publicada em 2014[28] após os dados do HEAT-PPCI, demonstrou em 34.000 pacientes agudos (SCA com e sem supra de ST) taxa de eventos cardiovasculares maiores em 30 dias superior no grupo bivalirudina (RR 1,09, IC95% 1,01 a 1,17, $p = 0,02$), com consistente aumento da trombose de *stent* (RR 1,38, IC95% 1,09 a 1,74, $p = 0,007$), particularmente no grupo de IAM com supra de ST. Houve benefício quanto ao sangramento no grupo bivalirudina (RR 0,62, IC95% 0,49 a 0,78, $p < 0,001$), contudo após estratificação quanto ao uso planejado ou não de inibidores de glicoproteína, não houve neste estudo redução de sangramento entre os grupos, sugerindo ser a maior taxa de sangramento derivada predominantemente do uso de IGP's.

Em resumo, embora ainda seja discutida, a utilização da bivalirudina parece ter potencial em reduzir a taxa de sangramento, às custas do aumento da taxa de trombose aguda, especialmente no grupo de pacientes de IAM com supra de ST. Assim, a avaliação clínica individualizada dos pacientes quanto aos fatores de risco para cada uma dessas condições pode ser necessária para melhor estabelecer a relação custo-benefício na escolha da terapia anticoagulante a ser administrada a cada paciente.[29] Quanto aos pacientes não submetidos à terapia de reperfusão, não há estudos da bivalirudina nesse contexto.

USO TERAPÊUTICO

A bivalirudina ainda não está disponível comercialmente no Brasil. Nos Estados Unidos e Europa, a indicação de seu uso segue conforme as diretrizes americanas[30,31] e europeias (Tabelas 16.1 e 16.2).[8,32]

Tabela 16.1 Síndromes coronarianas com supradesnivelamento de ST.

Indicação	Classe de recomendação e nível de evidência	Observações
Pacientes encaminhados à intervenção coronária percutânea primária.	I / B – *ESC Guidelines* I / B – *AHA Guidelines*	• Uso indicado. Permitida independentemente do uso prévio de heparina. • Preferência em monoterapia sobre a opção de heparina não fracionada associada a inibidores de glicoproteína em pacientes com alto risco de sangramento (AHA IIa/B). • Caso HNF ou HBPM tenha sido administrada previamente, inicie *bolus* de bivalirudina 30 min após a última administração da heparina.
Pacientes submetidos à fibrinólise ou sem terapia de reperfusão.	Não há	• Recomendado uso alternativo de outros anticoagulantes.

Tabela 16.2 Síndromes coronarianas agudas sem supradesnivelamento do segmento ST.

Indicação	Classe de recomendação e nível de evidência	Observações
Pacientes portadores de SCA de risco moderado ou alto e com programação de cineangiocoronariografia (estratégia invasiva precoce).	I / B – *ESC Guidelines* I / B – *AHA Guidelines*	• Indicado como monoterapia, com uso provisional de inibidores de glicoproteína. • Recomendado pré-tratamento com antiagregação plaquetária. • Manter tratamento até término do procedimento • Caso seja programada revascularização cirúrgica de urgência, descontinuar bivalirudina ao menos 3h pré-procedimento e manter HNF de acordo com rotina institucional.
Pacientes de baixo risco, sem previsão de estudo invasivo.	Não há	• Recomendado uso alternativo de outros anticoagulantes.

REAÇÕES ADVERSAS E CONTRAINDICAÇÕES

Além do risco de sangramento como em qualquer anticoagulante, já discutido e que deve ser estratificado de acordo com os escores disponíveis,[33,34] a bivalirudina tem descritas algumas reações adversas. Dentre elas, com incidência >10%, temos hipotensão, cefaleia, náuseas e dor nas costas sem causa aparente. Febre pode ocorrer em 5% dos casos. Outros efeitos colaterais são raros (<1%).

As únicas contraindicações descritas à droga são a hipersensibilidade à mesma, detectada em administrações anteriores, e a presença de sangramento ativo (bula americana). Em alguns países, úlcera gástrica ou duodenal, disfunções da coagulação, trauma cerebrospinal, hemorragia cerebral, endocardite bacteriana, retinopatia diabética ou hipertensiva, anestesia epidural ou espinhal recente e hipertensão severa não controlada são descritas como contraindicações ao fármaco.[35]

TABELA DE DOSES

A dose de bivalirudina segue a evidência derivada dos estudos já discutidos, conforme a Tabela 16.3. A apresentação é fornecida em ampolas de 250 mg a ser diluída em solução glicosada 5% ou soro fisiológico 0,9% (500 mg – 0,5 mg/mL ou 50 mL – 5 mg/mL).

Tabela 16.3 Dosagem da bivalirudina de acordo com a condição clínica.

Indicação clínica	Dose
Pacientes portadores de SCA sem supra de ST de risco moderado a alto – com programação de cateterismo (estratégia invasiva precoce).	▪ Iniciar 0,1 mg/kg IV em *bolus* seguido de infusão de 0,25 mg/kg/h até o cateterismo. ▪ Ao definir indicação de angioplastia dar 0,5 mg/kg IV em *bolus* adicional seguido de infusão de 1,75 mg/kg/h até a intervenção percutânea.
Pacientes portadores de SCA sem supra de ST de muito alto risco com programação de cateterismo de urgência (instabilidade hemodinâmica, angina ou arritmias refratárias).	▪ Iniciar 0,75 mg/kg IV em *bolus* seguido de infusão de 1,75 mg/kg/h até a intervenção percutânea.
Pacientes portadores de SCA com supra de segmento ST e em programação de angioplastia primária.	▪ Iniciar 0,75 mg/kg IV em *bolus* seguido de infusão de 1,75 mg/kg/h até a intervenção percutânea.
Ajuste da droga na disfunção renal de acordo com o *clearance* de creatinina (em mL/min/1,73 m²).	▪ *Clearance* ≥ 30: sem ajuste. ▪ *Clearance* < 30: manter dose em *bolus* e reduzir infusão a 1,0 mg/kg/h até a intervenção percutânea. ▪ Pacientes em diálise: manter dose em *bolus* e reduzir infusão a 0,25 mg/kg/h até a intervenção percutânea. Não manter paciente na diálise durante a infusão.

Obs.: não há recomendação de ajuste de acordo com idade ou devido à presença de disfunção hepática. Em pacientes com disfunção renal importante (*clearance* de creatinina < 30 mL/min/1,73 m²) ou em terapia substitutiva renal, as diretrizes europeias não recomendam o uso da bivalirudina.[32]

Como exemplo prático, na dose de SCA sem supra de ST de muito alto risco ou SCA com supra de ST, para um paciente de aproximadamente 70 kg, a ampola diluída em 50 mL SF09% (5 mg/mL) deve ser aplicada como *bolus* de 10 mL seguido de infusão contínua em bomba do restante da solução a 25 mL/h até o término da angioplastia.

Embora não necessite de via exclusiva, algumas drogas devem ser manejadas com cuidado quando em infusão conjunta na via de acesso da bivalirudina, em especial aquelas de uso comum durante a ICP. Dentre as mais comuns, temos:

- **Drogas não compatíveis pela mesma via:** alteplase, *amiodarona*, anfotericina B, clopromazina, *diazepam*, vancomicina;
- **Drogas que podem ter comportamento variável pela mesma via**: *dobutamina*, ceftriaxone;
- **Drogas compatíveis:** abciximab, *atropina*, gluconato de cálcio, digoxina, diltiazem, *dopamina*, epinefrina, esmolol, *fentanil*, *furosemida*, haloperidol, heparina, hidrocortisona, lidocaína, magnésio, metilprednisolona, *metoclopramida*, metoprolol, *midazolam*, *morfina*, *nitroglicerina*, *nitroprussiato*, *norepinefrina*, cloreto de potássio, *ranitidina*, bicarbonato de sódio, tirofiban, verapamil.

REVERSÃO DOS EFEITOS

O uso de qualquer anticoagulante está associado ao aumento do risco de sangramento. Embora não haja antídoto específico para a bivalirudina, algumas medidas gerais devem ser lembradas em caso de sangramento grave ou efeitos colaterais com uso da medicação:

- Interrompa imediatamente a infusão, substituindo qualquer linha venosa utilizada;
- Verifique rapidamente a estabilidade hemodinâmica do paciente e reponha solução cristaloide;
- Em caso de sangramento, efetue medidas mecânicas se possível (p. ex. compressão em locais de acesso, desencadeamento de cirurgia se necessário);
- Verifique a necessidade de reposição de hemoderivados caso instabilidade persistente, lembrando que a taxa de hemoglobina sérica pode levar algum tempo para ser alterada, e não deve ser utilizada como parâmetro de avaliação de gravidade em sangramentos agudos.

REFERÊNCIAS BIBLIOGRÁFICAS

1. Bittl JA, Chaitman BR, Feit F, Kimball W, Topol EJ. Bivalirudin versus heparin during coronary angioplasty for unstable or postinfarction angina: Final report reanalysis of the Bivalirudin Angioplasty Study. American Heart Journal. 2001; 142:952-9.
2. Bittl JA, Strony J, Brinker JA, et al. Treatment with bivalirudin (Hirulog) as compared with heparin during coronary angioplasty for unstable or postinfarction angina. Hirulog Angioplasty Study Investigators. The New England Journal of Medicine. 1995; 333:764-9.
3. White H. Hirulog Early Reperfusion or Occlusion -2 Trial I. Thrombin-specific anticoagulation with bivalirudin versus heparin in patients receiving fibrinolytic therapy for acute myocardial infarction: the HERO-2 randomised trial. Lancet. 2001; 358:1855-63.
4. Lincoff AM, Bittl JA, Kleiman NS, et al. Comparison of bivalirudin versus heparin during percutaneous coronary intervention (the Randomized Evaluation of PCI Linking Angiomax to

Reduced Clinical Events [REPLACE]-1 trial). The American Journal of Cardiology. 2004; 93:1092-6.

5. Mauro MFZ WR, Cristóvão SAB, Salman AA, Oliveira JB, Mangione JA. Novos Inibidores da Trombina: Qual o Estado Atual das Pesquisas? Rev Bras Cardiol Invas. 2004; 12:7.

6. Gosselin RC, Dager WE, King JH, et al. Effect of direct thrombin inhibitors, bivalirudin, lepirudin, and argatroban, on prothrombin time and INR values. American Journal of Clinical Pathology. 2004; 121:593-9.

7. Jabr K, Johnson JH, McDonald MH, et al. Plasma-modified ACT can be used to monitor bivalirudin (Angiomax) anticoagulation for on-pump cardiopulmonary bypass surgery in a patient with heparin-induced thrombocytopenia. The Journal of Extra-corporeal Technology. 2004; 36:174-7.

8. Hamm CW, Bassand JP, Agewall S, et al. ESC Guidelines for the management of acute coronary syndromes in patients presenting without persistent ST-segment elevation: The Task Force for the management of acute coronary syndromes (ACS) in patients presenting without persistent ST-segment elevation of the European Society of Cardiology (ESC). European Heart Journal. 2011; 32:2999-3054.

9. Lincoff AM, Kleiman NS, Kereiakes DJ, et al. Long-term efficacy of bivalirudin and provisional glycoprotein IIb/IIIa blockade vs heparin and planned glycoprotein IIb/IIIa blockade during percutaneous coronary revascularization: REPLACE-2 randomized trial. JAMA: The Journal of the American Medical Association. 2004; 292:696-703.

10. Kastrati A, Neumann FJ, Mehilli J, et al. Bivalirudin versus unfractionated heparin during percutaneous coronary intervention. The New England Journal of Medicine. 2008; 359:688-96.

11. Schulz S, Mehilli J, Neumann FJ, et al. ISAR-REACT 3A: a study of reduced dose of unfractionated heparin in biomarker negative patients undergoing percutaneous coronary intervention. European Heart Journal. 2010; 31:2482-91.

12. Dangas G, Lasic Z, Mehran R, et al. Effectiveness of the concomitant use of bivalirudin and drug-eluting stents (from the prospective, multicenter BivAlirudin and Drug-Eluting STents [ADEST] study). The American Journal of Cardiology. 2005; 96:659-63.

13. Stone GW, White HD, Ohman EM, et al. Bivalirudin in patients with acute coronary syndromes undergoing percutaneous coronary intervention: a subgroup analysis from the Acute Catheterization and Urgent Intervention Triage strategy (ACUITY) trial. Lancet. 2007; 369:907-19.

14. White HD, Chew DP, Hoekstra JW, et al. Safety and efficacy of switching from either unfractionated heparin or enoxaparin to bivalirudin in patients with non-ST-segment elevation acute coronary syndromes managed with an invasive strategy: results from the ACUITY (Acute Catheterization and Urgent Intervention Triage strategY) trial. Journal of the American College of Cardiology. 2008; 51:1734-41.

15. Kastrati A, Neumann FJ, Schulz S, et al. Abciximab and heparin versus bivalirudin for non-ST-elevation myocardial infarction. The New England Journal of Medicine. 2011; 365:1980-9.

16. Ndrepepa G, Neumann FJ, Deliargyris EN, et al. Bivalirudin versus heparin plus a glycoprotein IIb/IIIa inhibitor in patients with non-ST-segment elevation myocardial infarction undergoing percutaneous coronary intervention after clopidogrel pretreatment: pooled analysis from the ACUITY and ISAR-REACT 4 trials. Circulation Cardiovascular Interventions. 2012; 5:705-12.

17. Sinnaeve PR, Simes J, Yusuf S, et al. Direct thrombin inhibitors in acute coronary syndromes: effect in patients undergoing early percutaneous coronary intervention. European Heart Journal. 2005; 26:2396-403.

18. O A. Heparin versus bivalirudin in patients with non ST-elevation acute coronary syndrome undergoing percutaneous coronary intervention: A report from the Swedish Coronary Angiography and Angioplasty Registry (SCAAR). In: EuroPCR; 2013; Paris, France; 2013.

19. Stone GW, Witzenbichler B, Guagliumi G, et al. Bivalirudin during primary PCI in acute myocardial infarction. The New England Journal of Medicine. 2008; 358:2218-30.

20. Steg PG, van 't Hof A, Hamm CW, et al. Bivalirudin started during emergency transport for primary PCI. The New England Journal of Medicine. 2013; 369:2207-17.

21. Dangas GD, Caixeta A, Mehran R, et al. Frequency and predictors of stent thrombosis after percutaneous coronary intervention in acute myocardial infarction. Circulation. 2011; 123:1745-56.

22. Stone GW, Witzenbichler B, Guagliumi G, et al. Heparin plus a glycoprotein IIb/IIIa inhibitor versus bivalirudin monotherapy and paclitaxel-eluting stents versus bare-metal stents in acute myocardial infarction (HORIZONS-AMI): final 3-year results from a multicentre, randomised controlled trial. Lancet. 2011; 377:2193-204.

23. Stone GW, Clayton T, Deliargyris EN, Prats J, Mehran R, Pocock SJ. Reduction in cardiac mortality with bivalirudin in patients with and without major bleeding: The HORIZONS-AMI trial (Harmonizing Outcomes with Revascularization and Stents in Acute Myocardial Infarction). Journal of the American College of Cardiology. 2014; 63:15-20.

24. Shelton R, Eftychiou C, Somers K, et al. Bivalirudin in patients undergoing primary percutaneous coronary intervention for acute ST-elevation myocardial infarction: outcomes in a large real-world population. EuroIntervention: journal of EuroPCR in collaboration with the Working Group on Interventional Cardiology of the European Society of Cardiology. 2013; 9:118-24.

25. Hibbert B, MacDougall A, Labinaz M, et al. Bivalirudin for primary percutaneous coronary interventions: outcome assessment in the Ottawa STEMI registry. Circulation Cardiovascular Interventions. 2012; 5:805-12.

26. Koutouzis M, Lagerqvist B, James S, et al. Unfractionated heparin administration in patients treated with bivalirudin during primary percutaneous coronary intervention is associated lower mortality and target lesion thrombosis: a report from the Swedish Coronary Angiography and Angioplasty Registry (SCAAR). Heart. 2011; 97:1484-8.

27. Shahzad A, Kemp I, Mars C, et al. Unfractionated heparin versus bivalirudin in primary percutaneous coronary intervention (HEAT-PPCI): an open-label, single centre, randomised controlled trial. Lancet. 2014; 384(9957):1849-58.

28. Cavender MA, Sabatine MS. Bivalirudin versus heparin in patients planned for percutaneous coronary intervention: a meta-analysis of randomised controlled trials. Lancet. 2014; 384:599-606.

29. Mehta SR. Balancing thrombotic events and bleeding in primary PCI. The New England Journal of Medicine. 2013; 369:2263-5.

30. American College of Emergency P, Society for Cardiovascular A, Interventions, et al. 2013 ACCF/AHA guideline for the management of ST-elevation myocardial infarction: a report of the American College of Cardiology Foundation/American Heart Association Task Force on Practice Guidelines. Journal of the American College of Cardiology. 2013; 61:e78-140.

31. Writing Committee M, Jneid H, Anderson JL, et al. 2012 ACCF/AHA focused update of the guideline for the management of patients with unstable angina/Non-ST-elevation myocardial infarction (updating the 2007 guideline and replacing the 2011 focused update): a report of the American College of Cardiology Foundation/American Heart Association Task Force on practice guidelines. Circulation. 2012; 126:875-910.

32. Task Force on the management of STseamiotESoC, Steg PG, James SK, et al. ESC Guidelines for the management of acute myocardial infarction in patients presenting with ST-segment elevation. European Heart Journal. 2012; 33:2569-619.

33. Subherwal S, Bach RG, Chen AY, et al. Baseline risk of major bleeding in non-ST-segment-elevation myocardial infarction: the CRUSADE (Can Rapid risk stratification of Unstable angina patients Suppress ADverse outcomes with Early implementation of the ACC/AHA Guidelines) Bleeding Score. Circulation. 2009; 119:1873-82.

34. Ariza-Sole A, Sanchez-Elvira G, Sanchez-Salado JC, et al. CRUSADE bleeding risk score validation for ST-segment-elevation myocardial infarction undergoing primary percutaneous coronary intervention. Thrombosis Research 2013; 132:652-8.

35. Lexicomp I. Lexicomp Online. In. http://www.lexi.com; Copyright © 1978-2014.

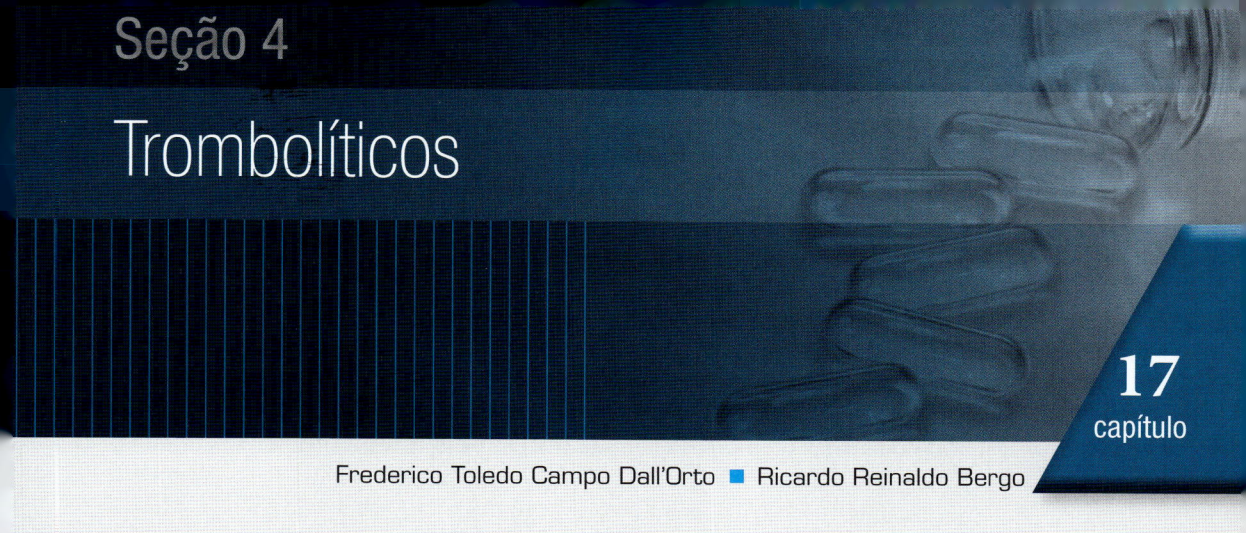

Frederico Toledo Campo Dall'Orto ■ Ricardo Reinaldo Bergo

Estreptoquinase

INTRODUÇÃO

A doença cardiocerebrovascular (incluindo infarto agudo do miocárdio e acidente vascular encefálico) ainda é aquela que apresenta maior mortalidade em nosso meio. De maneira especial, o infarto agudo do miocárdio com supradesnivelamento do segmento ST, merece um esforço conjunto para treinar todos os profissionais envolvidos em seu atendimento, para que se tornem aptos a identificar e tratar o quadro mais rapidamente possível, objetivando minimizar sequelas e diminuir a morbimortalidade.

A Medicina Baseada em Evidência proporciona cada vez mais à população acesso a um tratamento mais eficaz através de intervenções que levem em conta a relação custo-efetividade. Nossa compreensão atual da genética e base molecular da doença arterial coronariana, a descoberta, inovação e avanços terapêuticos na doença cardiovascular ao longo dos últimos dois séculos têm sido verdadeiramente notáveis.[1]

Apesar de saber dos benefícios líquidos com uso do t-PA e principalmente da reteplase e tenecteplase em relação à estreptoquinase, o fibrinolítico mais utilizado e disponível em nosso país ainda é a estreptoquinase.

HISTÓRICO E PROPRIEDADES FARMACOLÓGICAS BÁSICAS

Em 1879, o patologista Ludvig Hektoen concluiu que o infarto do miocárdio é causado por trombose coronária "secundária a alterações por esclerose das artérias coronárias".[2]

A história da terapia trombolítica começa em 1933, quando Tillett e Garner[3], no Johns Hopkins Medical School, descobriram que filtrados de meios de cultura de certos tipos de bactérias estreptococos hemolíticas poderiam dissolver coágulo de fibrina. Este subproduto foi originalmente denominado "fibrinolisina" estreptocócica ou estreptoquinase.

Foi observado que a administração de estreptoquinase desencadeava febre e hipotensão, quando a quantidade de estreptoquinase se aproximava dos níveis terapêuticos. Considerando a febre como um notável efeito colateral, ela geralmente foi leve e controlável com antipiréticos. Outro efeito colateral foi a hipotensão, que por vezes se apresentava de forma proeminente.

Apesar destas reações, proteólise sistêmica foi observada, com uma diminuição do fibrinogênio e plasminogênio e um aumento do tempo de protrombina. Estes estudos iniciais foram seguidos por relatórios sobre a utilização de estreptoquinase em pacientes com oclusões vasculares por trombos. Em 1956, E. E. Cliffton, na Faculdade de Medicina da Universidade de Cornell, em Nova York, foi o responsável pela primeira breve descrição da eficácia clínica da administração intravascular do fibrinolítico.[4]

Nos anos 1970, a mortalidade hospitalar na fase aguda do infarto do miocárdio era de aproximadamente 15%, e de 10% durante o primeiro ano após a alta em decorrência de miocardiopatia dilatada pós-infartos extensos. Em 1976, os cardiologistas foram capazes de recanalizar artérias coronárias com oclusão aguda com infusão de estreptoquinase.[5]

O sistema fibrinolítico dissolve os coágulos intravasculares como decorrência da ação da plasmina, enzima que degrada a fibrina. O plasminogênio, um precursor inativo, é convertido em plasmina pela clivagem de um peptídeo único. A plasmina é uma protease relativamente inespecífica; degrada os coágulos de fibrina e de outras proteínas plasmáticas, inclusive de vários fatores de coagulação. A terapia com drogas trombolíticas tende a dissolver trombos patológicos e depósitos de fibrina em locais de lesão vascular. Portanto, os fármacos são tóxicos e produzem, como principal efeito colateral, hemorragia.[6]

A estreptoquinase é uma proteína de 47 KDa produzida pelos estreptococos β-hemolíticos. Não tem atividade intrínseca, mas forma um complexo estável não covalente 1:1 com o plasminogênio. Produz uma alteração de conformação que expõe o local ativo no plasminogênio que cliva a arginina 560 nas moléculas de plasminogênio livre para formar a plasmina livre.[6]

Uma dose de ataque de estreptoquinase (250.000 U; 2,5 mg) deve ser dada por via intravenosa para sobrepujar os anticorpos plasmáticos dirigidos contra a proteína. Esses anticorpos inativadores são decorrentes de infecções estreptocócicas prévias. A meia-vida da estreptoquinase (uma vez depletados os anticorpos) é de 40 a 80 minutos (Battershill *et al.*, 1994).[6]

Uso terapêutico

Os fibrinolíticos têm indicação clara nos pacientes com sintomas sugestivos de infarto agudo do miocárdio associado à presença, no eletrocardiograma, de supradesnível persistente do segmento ST em pelo menos duas derivações contíguas ou de um novo ou presumivelmente novo bloqueio de ramo esquerdo, desde que não haja contraindicações.[7]

Os efeitos dos fibrinolíticos no tratamento do infarto agudo do miocárdio foram avaliados em vários estudos. Entre eles destacam-se os estudos GISSI (*Gruppo Italiano per lo Studio de la streptoquinase nell'Infarto Miocárdio*)[8] e o ISIS-2 (*Second International Study of Infarct Survival*)[9], este demonstrando benefício em associar fibrinolítico ao ácido acetilsalicílico (AAS).

No estudo GISSI foram analisados 10 anos de seguimento dos 11.712 pacientes com infarto agudo do miocárdio randomizados no *Gruppo Italiano per lo Estúdio della Sopravvivenza nell›Infarto-1*, o primeiro grande estudo avaliando a terapia trombolítica.[10] Informações sobre a sobrevida em 10 anos foram obtidas para 93% de todos os pacientes randomizados. A diferença na sobrevida produzida pela estreptoquinase é sustentada no primeiro ano e foi ainda significativa em 10 anos (teste de *log-rank*, p = 0,02), com o benefício absoluto de 19 vidas salvas por 1.000 pacientes tratados (IC 95% 1-37). A dependência do tempo no grau de benefício foi confirmada, conforme a mortalidade. As reduções das taxas encontradas nos pacientes tratados anteriormente ainda estavam presentes em 10 anos. Na população em geral, a maior parte do benefício foi obtido antes da alta hospitalar (RR 0,81, 95% CI 0,72-0,90), uma vez que não houve diferença na sobrevida entre o grupo trombolizado e o grupo controle em 10 anos (RR 0,98, 95% CI 0,90-1,06). No entanto, observou-se uma ligeira, embora não significativa, divergência nas curvas de sobrevivência dos pacientes randomizados dentro da primeira hora: 90 vidas salvas por 1.000 em 10 anos (IC 95% 34-146) contra 72 vidas salvas na alta hospitalar (IC 95% 37-107). Então, concluiu-se que os benefícios de uma única infusão intravenosa de 1,5 milhões de unidades de estreptoquinase em prolongar a sobrevida de pacientes com infarto agudo do miocárdio é sustentado até 10 anos, com uma tendência ainda evidente em favor dos pacientes admitidos anteriormente.

O Estudo ISIS-2 (Figura 17.1) também fez análise de 10 anos: ISIS2: *10 year survival among patients with suspected acute myocardial infarction in randomised comparison of intravenous streptokinase, oral aspirin, both, or neither*[11] avaliou os efeitos da infusão intravenosa de estreptoquinase, um mês de ácido acetilsalicílico por via oral, ou ambos, na sobrevivência em longo prazo após a suspeita de infarto agudo do miocárdio para os 6.213 pacientes no Reino Unido. Intervenções: estreptoquinase intravenosa (1,5 MU em 1 hora) e ácido acetilsalicílico por via oral (162 mg por dia durante 1 mês) contra placebos correspondentes. Desfecho primário: a mortalidade por todas as causas durante os 10 anos

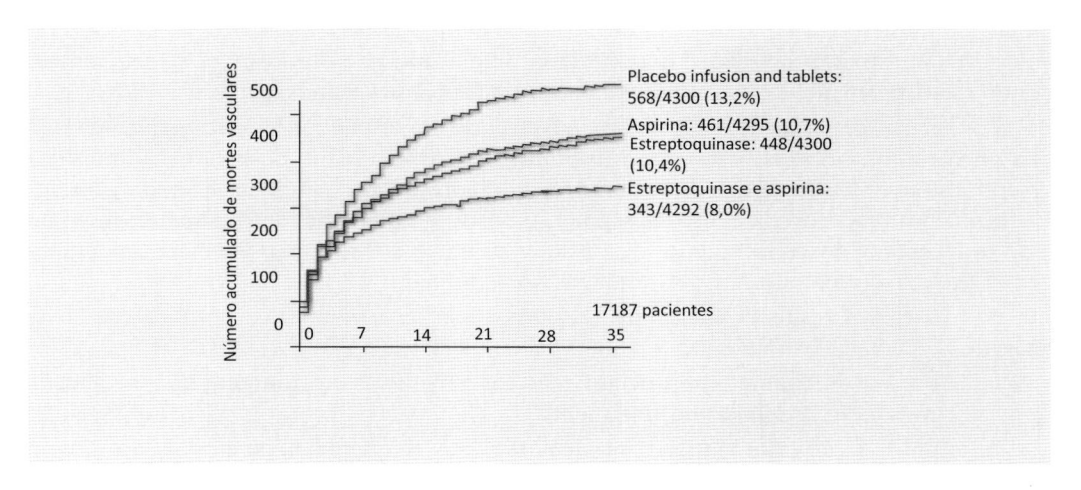

Figura 17.1 Resultados do Estudo ISIS-2 comparando ácido acetilsalicílico e estreptoquinase isolados e em combinação no IAM. O ácido acetilsalicílico foi efetivo em reduzir a mortalidade isoladamente e em adição quando associado à estreptoquinase. ISIS-2 Collaborative Group. Lancet. 1988;2:349-360.

de seguimento. A estreptoquinase foi associada com 29 menos mortes por 1.000 pacientes durante os primeiros 35 dias (95% de intervalo de confiança 20-38). Este benefício precoce persistiu (razão de taxa de mortalidade de 0,98 (0,92-1,04) para mortes adicionais entre o dia 36 e no final do ano 10), de modo que havia 28 (14 a 42) e 23 (2 a 44) menos mortes por mil pacientes tratados com estreptoquinase após 4 anos e 10 anos, respectivamente. Não houve evidência de que o benefício absoluto na sobrevivência aumentou com o prolongamento do seguimento entre qualquer categoria de paciente, incluindo aqueles tratados logo após o início dos sintomas ou com elevação de ST em parede anterior. A alocação de um mês de ácido acetilsalicílio estava associada com a 26 (16 a 35) menos mortes por 1.000, durante os primeiros 35 dias, com pouco benefício adicional ou perda nos anos seguintes (razão de taxa de morte 0,99 [0,93-1,06] entre o dia 36 e no final do ano 10). O benefício obtido com a combinação precoce de estreptoquinase e um mês de ácido acetilsalicílico também parecia persistir em longo prazo. Foi concluído, então, que as vantagens iniciais na sobrevida produzidas pelo tratamento fibrinolítico e um mês de ácido acetilsalicílico iniciavam na fase aguda do infarto agudo do miocárdio e se mantinham por pelo menos 10 anos.

Uma metanálise (*Fibrinolytic Therapy Trialists, FTT*)[12] avaliou apenas estudos que randomizaram mais de 1.000 pacientes, perfazendo nove estudos e totalizando 58.600 pacientes. Durante os dias 0-35 houve 2.820 óbitos (9,6%) entre os 29.315 pacientes designados para terapêutica fibrinolítica comparados com 3.357 (11,5%) de óbitos entre os 29.285 controles. A redução no risco relativo de mortalidade em 35 dias foi 18% (2p < 0,00001), o que corresponde a evitar 18 óbitos em cada 1.000 pacientes tratados (Figura 17.2).

Em pacientes com Infarto Agudo do Miocárdio, quando se compara a população que usou trombolítico com a população controle, fica demonstrada a importância da precocidade no tratamento para o benefício final da trombólise. Foi observado que, entre os pacientes que apresentaram dor com até 6 horas do início dos sintomas e elevação do segmento ST ou bloqueio de ramo esquerdo no eletrocardiograma, aproximadamente 30 mortes eram evitadas por mil pacientes tratados. Se a dor, no entanto, se manifestar entre 7-12 horas, tal número era de 20 mortes evitadas por mil pacientes tratados. Após 12 horas do início dos sintomas os benefícios deixam de ser significativos. Nos idosos, os benefícios não foram estatisticamente significativos em pacientes acima de 75 anos, (Figura 17.3).

Por isso, respeitando as contraindicações e tendo em vista a superioridade da angioplastia primária, quando essa não estiver disponível em tempo hábil, deveríamos administrar trombólise química em todos os pacientes que se apresentam com infarto agudo do miocárdio com supradesnivelamento do segmento ST ou bloqueio de ramo esquerdo novo ou presumivelmente novo com menos de 12 horas de início dos sintomas e o mais rapidamente possível, de preferência nas três primeiras horas (Quadro 17.1).

As razões dos resultados discrepantes com o uso de trombolítico em pacientes com mais de 75 anos são atribuídas a:

1. Atraso dos pacientes em procurar assistência médica, com aumento da mortalidade em virtude da demora no tratamento;
2. Apresentação com sintomas atípicos ser mais frequente nessa população e, com isso, maior demora no diagnóstico e consequentemente no tratamento;
3. Contraindicações relativas e absolutas mais frequentes;
4. Risco maior de sangramento e acidente vascular encefálico hemorrágico;

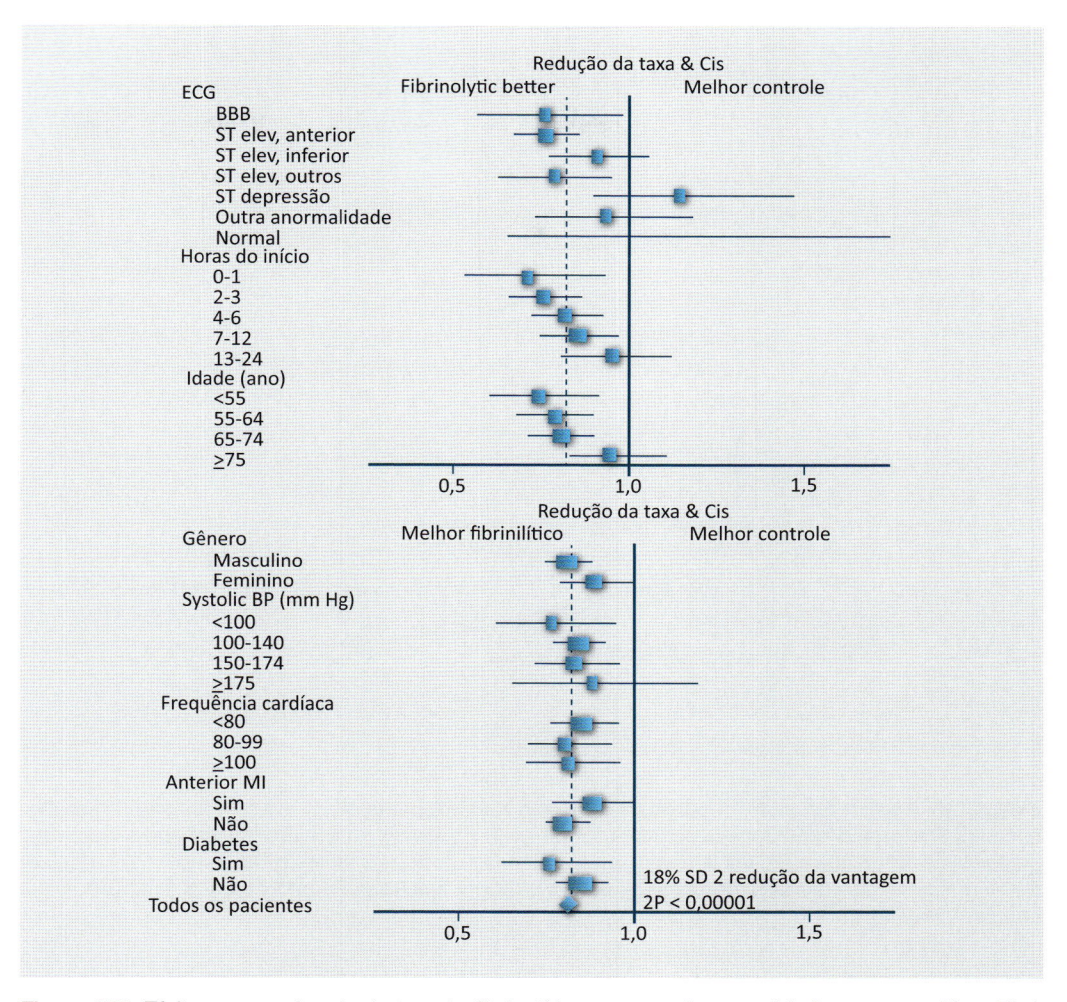

Figura 17.2 Efeitos proporcionais da terapia fibrinolítica na taxa de mortalidade na metanálise *Fibrinolytic Trialists Collaborative Group* (FTT). Nesta análise dos 9 principais estudos com mais de 1.000 pacientes. Note o risco dos pacientes com infradesnivelamento de ST. *Fibrinolytic Trialist. Indications for fibrinolytic therapy in suspected acute myocardial infarction: collaborative overview of early mortality and major morbidity results from all randomised trials of more than 1000 patients. Fibrinolytic Therapy Trialists' (FTT) Collaborative Group. Lancet. 1994;343:311-22.*

5. Presença de maior número de comorbidades;

6. Maior número de pacientes com baixo peso, o que aumenta o risco sangramento;

7. Maior número de pacientes do sexo feminino, gênero associado a maior mortalidade;

8. Alterações fisiológicas da idade, que em estudos com animais demonstram apoptose acelerada e progressiva, maior suscetibilidade à lesão de reperfusão e menor recuperação da contratilidade após isquemia ou hipóxia.[14]

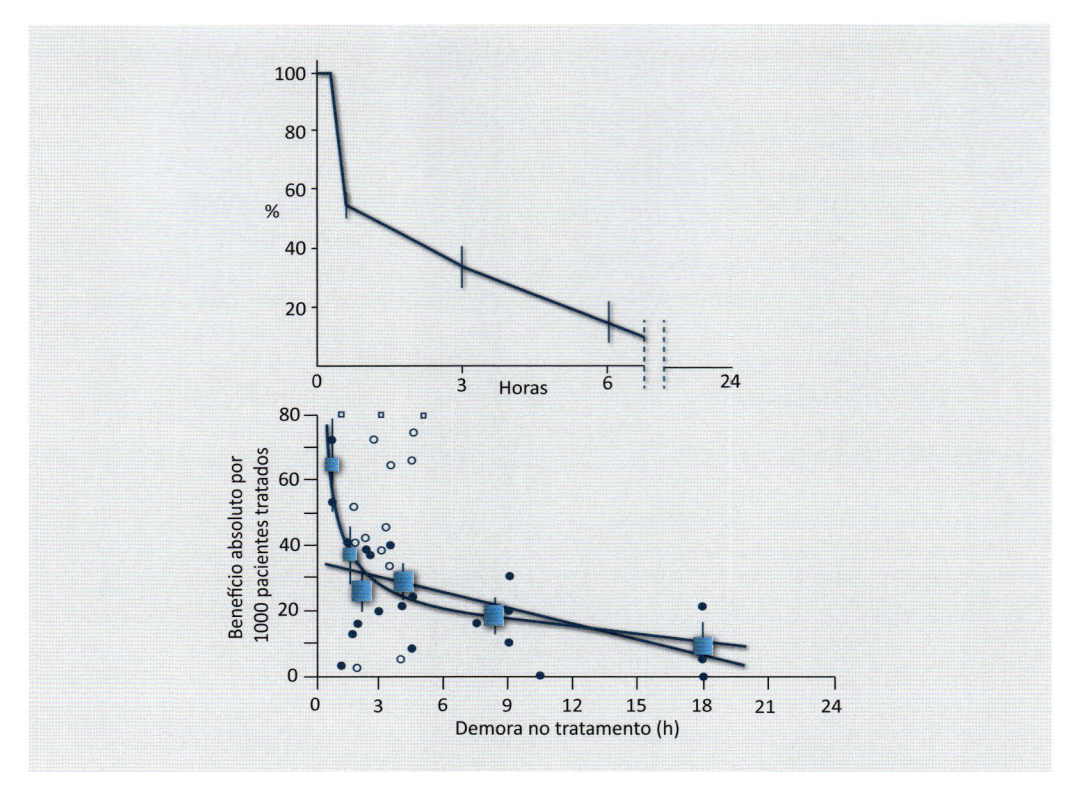

Figura 17.3 *Gráfico superior:* Proporção de músculo isquêmico que é viável e potencialmente salvável em função do tempo após oclusão coronária (Top Panel. Proportion of ischemic muscle that is viable and potentially salvageable as a function of time after coronary occlusion. Feimer. Circulation. 1977; 56:786-94). *Gráfico inferior:* Mortalidade absoluta em 35 dias em função do tempo de tratamento (Boersma, Lancet. 1996;771-5).

Ficou demonstrado ao longo de todas essas décadas e dezenas de estudos, que o trombolítico preserva a função ventricular e promove redução da mortalidade e do tamanho do infarto, particularmente nos casos de maior risco.[15]

Principais efeitos colaterais da estreptoquinase:

1. Aumento de acidente vascular encefálico 4:1000;
2. Hipotensão arterial, devido ao efeito vasodilatador;
3. Outras complicações hemorrágicas (a maioria de pequena monta);
4. Reações alérgicas (são raras).

Em comparação com a terapia trombolítica, resultados da angioplastia coronariana primária apresentam uma maior taxa de desobstrução da artéria coronária relacionada ao infarto, menores taxas de acidente vascular encefálico e reinfarto, e maior sobrevida intra-hospitalar ou em 30 dias. Um estudo[16] *Long-Term Benefit of Primary Angioplasty as Compared with Thrombolytic Therapy for Acute Myocardial Infarction* selecionou um total de 395 pacientes

Quadro 17.1 IV Diretriz da Sociedade Brasileira de Cardiologia sobre tratamento do infarto agudo do miocárdio com supradesnível do segmento ST.13.

Procedimento fibrinoliticos	Classe	Nível de evidência
Dor sugestiva de IAM < 75 anos	I	A
▪ Duração > 20 minutos e < 12 horas não responsiva e nitrato sublingual		
▪ ECG		
▪ Supradesnivel do segmento ST > 1,0 mm em pelo menos duas derivações precordiais contiguas ou duas periféricas adjacentes		
▪ Bloqueio de ramo (novo ou presumivelmente novo)		
Impossiblidade de realizar reperfusão mecânica em tempo adequado		
Ausência da contraindicação absoluta		
Em hospitais sem recurso para realizar imediata intervenção coronária (dentro de 90 minutos)		
Acima de 75 anos (preferencialmente SK)	IIa	B

IAM: infarto agudo do miocádio; ECG: eletrocardiograma; SK: estreptoquinase.

com infarto agudo do miocárdio para tratamento com angioplastia ou estreptoquinase intravenosa. Informações clínicas foram coletadas por uma média (± DP) de 5 ± 2 anos. Um total de 194 pacientes foram tratados com angioplastia primária, e 201 receberam estreptoquinase. A mortalidade foi de 13% no grupo angioplastia primária, em comparação com 24% no grupo estreptoquinase (risco relativo, 0,54; IC 95%, 0,36-0,87). Reinfarto não fatal ocorreu em 6% e 22% dos dois grupos, respectivamente (risco relativo de 0,27, IC 95%, 0,15-0,52). A incidência combinada de morte e reinfarto não fatal também foi menor entre os pacientes tratados com angioplastia do que entre aqueles tratados com estreptoquinase, risco relativo de 0,13 (IC de 95%, 0,05-0,37) para eventos precoces (dentro dos primeiros 30 dias) e um risco relativo de 0,62 (IC 95%, 0,43-0,91) para eventos tardios (após 30 dias). As taxas de readmissão por insuficiência cardíaca e isquemia também foram menores entre os pacientes no grupo da angioplastia do que entre os pacientes do grupo de estreptoquinase. E para surpresa inicial, o total de despesas médicas por paciente foi menor no grupo da angioplastia ($ 16.090) do que no grupo de estreptoquinase ($ 16.813, $p = 0,05$). Tal diminuição das despesas pode ser explicada por alta mais precoce e por menores sequelas e novos eventos relacionados à lesão-alvo, com consequente menor necessidade de novas hospitalizações.

Ensaios clínicos e diretrizes para a prática identificaram critérios clínicos para o uso de cineangiocoronariografia e procedimentos de revascularização após trombólise em infarto agudo do miocárdio. O estudo *Determinants of the use of Coronary Angiography and Revascularization after Thrombolysis for Acute Myocardial Infarction*[17] buscou avaliar pacientes que foram submetidos à trombólise com estreptoquinase ou RTPA e identificar se haveria benefício no uso de angiografia e revascularização após a trombólise. Entre os 21.772 pacientes, 71% foram submetidos à angiografia coronária antes da alta hospitalar. Destes, 58%

foram submetidos à revascularização (73% submetidos à angioplastia). Isquemia recorrente foi mais frequente em hospitais sem angioplastia. A anatomia coronária foi o preditor mais importante para definir a necessidade e o tipo de revascularização.

A partir do momento que se usam as terapias de reperfusão no infarto agudo do miocárdio com supradesnivelamento do segmento ST, aprendemos que o sucesso da terapêutica depende do fluxo final, quer dizer, quanto melhor o fluxo coronário no final do procedimento, menores os eventos. O fluxo epicárdico, descrito como fluxo TIMI, é classificado de 0 a 3, sendo que zero refere-se ao fenômeno conhecido como *no-reflow* ou ausência de fluxo após reperfusão do vaso epicárdico acometido e três quando identificamos um fluxo normal após a reperfusão. O grau de fluxo TIMI alcançado após a intervenção (angioplastia primária ou trombólise química) é um preditor independente de recuperação da função ventricular e da sobrevida do paciente (Figura 17.4).

A perfusão microvascular é muitas vezes prejudicada após intervenção coronária percutânea primária (PCI). O estudo *Intracoronary Streptokinase after Primary Percutaneous Coronary Intervention*[18] avaliou se a trombose *in situ* pode contribuir para a má perfusão miocárdica. Para testar esta hipótese, foi avaliado o efeito de baixas doses de estreptoquinase intracoronária, administradas imediatamente após a ICP primária. Quarenta e um pacientes submetidos à ICP primária foram aleatoriamente designados para receber estreptoquinase intracoronária (250 kU) ou nenhuma

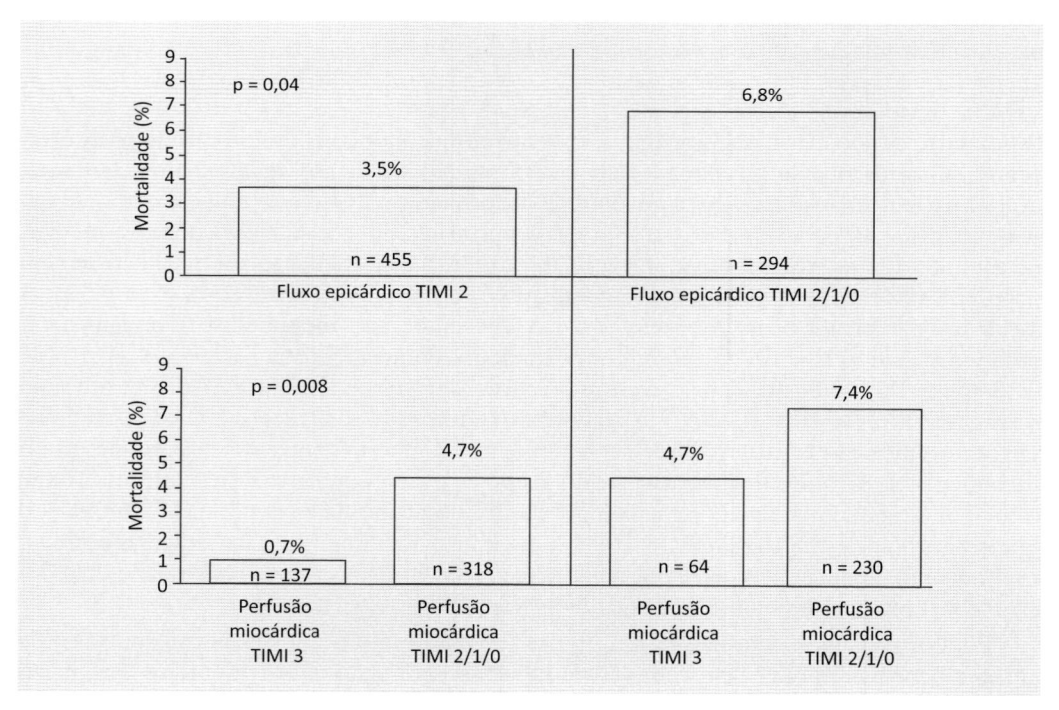

Figura 17.4 *Gráfico superior*: Mortalidade em função do grau de perfusão TIMI. TIMI grau 3 confere uma redução de 50% na mortalidade. *Gráfico inferior*: Mortalidade em função do grau de perfusão miocárdica. Um grau de perfusão miocárdica normal prediz mortalidade reduzida mesmo naqueles pacientes com fluxo epicárdico normal TIMI 3. Porém, fluxo TIMI 3 pode não implicar em perfusão miocárdica – «a ilusão da reperfusão». Gibson, Circulation. 2000; 101:125-130.

terapia adicional. Dois dias depois, o cateterismo cardíaco foi repetido, e os desfechos hemodinâmicos foram medidos com a utilização de um fio-guia com ponta com sensores de pressão e temperatura. Em pacientes com infarto do miocárdio anterior, o tempo de desaceleração do fluxo coronário diastólico foi medido com ecocardiografia transtorácica. Aos 6 meses, a angiografia, ecocardiografia e tomografia computadorizada por emissão de fóton único tecnécio-99m foram realizadas. Dois dias depois de PCI, todas as medidas de função microvascular (médias ± DP) foram significativamente melhores no grupo estreptoquinase do que no grupo controle, incluindo a reserva de fluxo coronário (2,01 ± 0,57 *vs.* 1,39 ± 0,31), o índice de resistência microvascular (16,29 ± 5,06 *vs.* 32,49 ± U 11,04 U), o índice de garantia de fluxo (0,08 ± 0,05 *vs.* 0,17 ± 0,07), pressão de oclusão coronária média (10,81 ± 5,46 milímetros Hg *vs.* 17,20 ± 7,93 milímetros Hg), pressão sistólica de oclusão coronária (18,24 ± 6,07 milímetros Hg *vs.* 33,80 ± 11,00 milímetros Hg) e tempo de desaceleração diastólico (828 ± 258 ms *vs.* 360 ± 292 ms). A administração intracoronária de estreptoquinase também foi associada com uma trombose significativamente menor (o número de quadros na cineangiocoronariografia necessários para o contraste ir do óstio à parte distal da artéria coronária em 2 dias). Aos 6 meses, no entanto, não houve evidência de uma diferença entre os dois grupos de estudo em tamanho ou função ventricular esquerda. Concluiu-se, então, que a administração de uma dose baixa de estreptoquinase intracoronária imediatamente após ICP primária melhorou reperfusão do miocárdio, mas em longo prazo não mostrou melhora na função ventricular e no tamanho do infarto.

O estudo *Cost Effectiveness of Thrombolytic Therapy with Tissue Plasminogen Activator as compared with Streptokinase for Acute Myocardial Infarction*[18] avaliou pacientes com infarto agudo do miocárdio com supradesnivelamento do segmento ST, que foram tratados com ativador acelerado do plasminogênio tecidual (t-PA) (determinado ao longo de um período de 90 minutos em vez das convencionais de 3 horas, e com dois terços da dose administrada nos primeiros 30 minutos) teve a mortalidade em 30 dias 15% menor do que a dos pacientes tratados com estreptoquinase. Os pacientes que receberam t-PA tiveram maiores custos ($ 2,845) e maior taxa de sobrevivência (um aumento de 1,1%, ou 11 por 1.000 doentes tratados) do que os pacientes tratados com estreptoquinase com base na expectativa de vida projetada de cada grupo de tratamento. A relação custo-efetividade incremental foi 32.678 dólares americanos por ano de vida salvo. O uso de t-PA foi menos rentável em pacientes mais jovens e mais rentável em pacientes mais idosos. Em todas as idades, o uso de t-PA em pacientes com infartos anteriores foi mais favorável do ponto de vista do custo-efetividade. A relação custo-eficácia do tratamento com t-PA acelerado em comparação com a estreptoquinase tende favoravelmente ao grupo t-PA quando julgamos o benefício médico em relação a dólares gastos com a intervenção. Veja a comparação entre trombolíticos no Quadro 17.2.

Quadro 17.2 IV Diretriz da Sociedade Brasileira de Cardiologia sobre tratamento do infarto agudo do miocárdio com supradesnível do segmento ST.[13]

Agente	Fibrino específico	Metabolismo	Meia vida min.	Reação alérgica	Custo
SK	–	Hepático	18-23	Sim	Menor
tPA	++	Hepático	3-8	Não	Maior
TNK-tPA	+++	Hepático	18-20	Não	Maior

*Adaptado de Goodmarn.

Quando existir evidência de reoclusão ou de reinfarto com nova elevação do segmento ST ou bloqueio de ramo esquerdo ao eletrocardiograma, nova administração de fibrinolíticos poderá ser realizada se a reperfusão mecânica não estiver disponível. No entanto, a estreptoquinase não deve ser repetida (após 5 dias), pois os anticorpos para a SK persistem por até 10 anos.[19] A readministração do fibrinolítico pode aumentar as complicações hemorrágicas.

Modo de utilização da estreptoquinase: dose total 1.500.000 unidades diluídas em 100 ml de SF 0,9% infundida IV em 30 a 60 minutos. Sempre necessário avaliar as contraindicações absolutas e relativas conforme abaixo (Quadro 17.3):

Quadro 17.3 IV Diretriz da Sociedade Brasileira de Cardiologia sobre tratamento do infarto agudo do miocárdio com supradesnível do segmento ST.[13]

Contraindicações absolutas	Contraindicações relativas
Qualquer sangramento intracraniano	História de AVC isquêmico > 3 meses ou patologias intracranianas não listadas nas contraindicações.
AVC isquêmiconos últimos três meses	Gravidez
Dano ou neoplasia no sistema nervoso central	Uso atual de antagonistas da vitamina K: quantomaioro NR maior o risco de sangramento.
Trauma significante na cabeça ou rosto nos últimos três meses	Sangramento interno recente < 2-4 semanas
Sangramento ativo ou diástese hemorragica (exceto mestruação)	Ressuscitação cardiopulmonar traumática ou prolongada (> 10 min) ou cirurgica < 3 semanas.
Qualquer lesão vascular cerebral conhecida (malformação arteriovenosa)	Hipertensão arterial não controlada (pressão arterial sistólica > 180 mmHg ou diastólica > 110 mmHg).
Suspeita de dissecção de aorta	Punções não compressíveis.
	História de hipertensão arerial crônica importante não controlada.
	Úlcera péptica ativa.
	Exposição prévia a SK (mais de 5 dias) ou reação alérgica prévia.

AVC: acidente vascular cerebral; SK: estreptoquinase. Devem ser vistas como um aconselhamento à decisão clínica e não podem ser consideradas definitivas ou completas.
Adpatado de Goodman.

As reações adversas (além dos problemas hemorrágicos comuns a todos os agentes fibrinolíticos) incluem reações alérgicas (raramente anafilaxia) e febre.[6]

O estudo *Thrombolytic Therapy with Streptokinase in Acute Ischemic Stroke (20) the multiceter Acute Stroke Trial — Europe Study Group* avaliou o tratamento precoce com trombolítico (estreptoquinase) em pacientes com acidente vascular encefálico agudo em relação à recuperação da função. O Ensaio Multicêntrico - Europa (MAST-E) avaliou pacientes com isquemia moderada a grave no território da artéria cerebral média e foram aleatoriamente designados para receber estreptoquinase (1,5 milhões de unidades ao longo de uma hora) ou placebo dentro de seis horas após o início do AVC. O resultado primário de eficácia foi um critério binário combinando mortalidade e incapacidade em seis meses, com deficiência grave, definida como uma pontuação de 3 ou superior na escala de Rankin. A segurança primária foi mortalidade em 10 dias e hemorragia cerebral. Foram randomizados 156 pacientes no grupo estreptoquinase e 154 no grupo de placebo. A taxa de mortalidade aos 10 dias foi significativamente mais elevada no grupo de estreptoquinase em relação ao placebo grupo (34,0% *vs.* 18,2%, *p* = 0,002). A taxa mais elevada no grupo de estreptoquinase esteve relacionada principalmente à transformação hemorrágica. Em seis meses, mais mortes tinham ocorrido no grupo estreptoquinase do que no grupo placebo (73 *vs.* 59, *p* = 0,06).

Em relação ao uso de trombolíticos no tromboembolismo pulmonar (TEP) recomenda-se:[21]

1. Trombolíticos (estreptoquinase ou rtPA) estão indicados para o tratamento de pacientes com TEP maciça e/ou instabilidade hemodinâmica e sem contraindicações importantes para anticoagulantes. (B)
2. Trombolíticos não estão indicados em pacientes com TEP de qualquer tamanho, quando hemodinamicamente estáveis e sem evidências de dilatação do ventrículo direito.
3. Na ausência de contraindicações, pacientes com TEP, hemodinamicamente estáveis e com evidências de dilatação do ventrículo direito, podem ter um melhor curso clínico intra-hopsitalar com o uso de trombolíticos. (B). Entretanto, trombolíticos não devem ser utilizados em todos os pacientes com essas características, pois benefícios em termos de menor recorrência e menor mortalidade em relação à anticoagulação ainda não foram comprovados. (B).

As doses empregadas de estreptoquinase no caso de TEP podem ser feitas de duas formas:[22]

1. Regime acelerado: 1.500.000 UI EV em 2 horas;
2. 250.000 UI em 30 min, seguido por 100.000 UI/h por 12-24 horas.

CONCLUSÃO

As síndromes cardiocerebrovasculares agudas são a maior causa de mortalidade em todo o mundo. O infarto agudo do miocárdio com supradesnivelamento do segmento ST possui altas taxas de morbimortalidade. Os agentes fibrinolíticos, a despeito de sua relativa eficácia e segurança, são subutilizados no nosso meio. Somos um país em desenvolvimento e de dimensões continentais no qual a angioplastia primária e os fibrinolíticos fibrina-específicos, com melhores resultados, não estão disponíveis em todas as cidades. Na maioria dos grandes centros o tempo gasto no transporte entre a unidade de diagnóstico e o local onde se realiza angioplastia primária inviabiliza tal procedimento e muitas vezes a estreptoquinase é que está disponível para trombólise. Deve-se preocupar em criar condições para que todos os brasileiros vitimados por infarto agudo do miocárdio, com supradesnivelamento do segmento ST, tenham o benefício da angioplastia primária. Mas, enquanto isso não é uma realidade, a fibrinólise, dentro de um contexto fármaco-invasivo, no qual o paciente após receber o fibrinolítico é encaminhado para um hospital capaz de realizar cineangio-coronariografia e revascularização, se necessário, representa medida eficaz e custo-efetiva.[23]

REFERÊNCIAS BIBLIOGRÁFICAS

1. Nabel EG, Braunwald E. A tale of coronary artery disease and myocardial infarction. N Engl J Med. 2012; 366:54-63.
2. Hektoen L. Embolism of the left coronary artery; sudden death. Med News (Lond). 1892; 61:210-210.
3. Tillett WS, Garner RL. The fibrinolytic activity of hemolytic streptococci. J Exp Med. 1933; 58:485-502.
4. Ouriel K. A history of thrombolytic therapy. J Endovasc Ther. 2004; 11 Suppl 2:II128-33.
5. Chazov EI, Matveeva LS, Mazaev AV, et al. Intracoronary administration of fibrinolysin in acute myocardial infarct. Ter Arkh. 1976; 48:8-19.
6. Majerus PW, Broze Jr GJ, Miletich JP, et al. Fármacos Anticoagulantes, Trombolíticos e Antiplaquetários, em: Hardman, J G e Limbird, L E - Goodman & Gilman. As Bases Farmacológicas da Terapêutica. 9ª, Cidade do México, McGraw-Hill, 1996; 991-1005.
7. Van De Werf F, Ardissino D, Betriu A, et al. Management of acute myocardial infarction in patients presenting with ST-segment elevation. The Task Force on the Management of Acute Myocardial Infarction of the European Society of Cardiology. Eur Heart J. 2003; 24:28-66.
8. Effectiveness of intravenous thrombolytic treatment in acute myocardial infarction. Gruppo Italiano per lo Studio della Streptochinasi nell'Infarto Miocardico (GISSI). Lancet. 1986; 1:397-402.
9. Madsen JK, Pedersen F, Amtoft A, et al. Reduction of mortality in acute myocardial infarction with streptokinase and aspirin therapy. Results of ISIS-2. Ugeskr Laeger. 1989; 151:2565-9.
10. Franzosi MG, Santoro E, De Vita C, et al. Ten-Year Follow-Up of the First Megatrial Testing Thrombolytic Therapy in Patients With Acute Myocardial Infarction: Results of the Gruppo Italiano per lo Studio della Sopravvivenza nell'Infarto-1 Study. Circulation. 1998; 98:2659-65.
11. Baigent C, Collins R, Appleby P, et al. ISIS-2: 10 year survival among patients with suspected acute myocardial infarction in randomised comparison of intravenous streptokinase, oral aspirin, both, or neither. The ISIS-2 (Second International Study of Infarct Survival) Collaborative Group. BMJ. 1998; 316:1337-43.
12. Indications for fibrinolytic therapy in suspected acute myocardial infarction: collaborative overview of early mortality and major morbidity results from all randomised trials of more than 1000 patients. Fibrinolytic Therapy Trialists' (FTT) Collaborative Group. Lancet. 1994; 343:311-22.
13. IV Diretriz da Sociedade Brasileira de Cardiologia sobre tratamento do infarto agudo do miocárdio com supradesnível do segmento ST. Arquivos Brasileiros de Cardiologia. 2009; 93: e179-e264.
14. Liberman A. Síndromes coronarianas agudas no idoso, em: Borges, J L - Manual de Cardiogeriatria. 2ª, São Paulo, BBS Editora. 2005; 39-51.
15. Nicolau JC, Maia LN Terapêutica medicamentosa do infarto agudo do miocárdio, em: Nobre, F e Jr, C V S – Tratado de Cardiologia SOCESP. 1ª, Barueri, Manole. 2005; 662-74.
16. Pereira H. Long-term benefit of primary angioplasty as compared with thrombolytic therapy for acute myocardial infarction. Rev Port Cardiol. 2000; 19:379-80.
17. Pilote L, Miller DP, Califf RM, et al. Determinants of the use of coronary angiography and revascularization after thrombolysis for acute myocardial infarction. N Engl J Med. 1996; 335:1198-205.

18. Mark DB, Hlatky MA, Califf RM, et al. Cost effectiveness of thrombolytic therapy with tissue plasminogen activator as compared with streptokinase for acute myocardial infarction. N Engl J Med. 1995; 332:1418-24.

19. Squire IB, Lawley W, Fletcher S, et al. Humoral and cellular immune responses up to 7.5 years after administration of streptokinase for acute myocardial infarction. Eur Heart J.1999; 20:1245-52.

20. Thrombolytic therapy with streptokinase in acute ischemic stroke. The Multicenter Acute Stroke Trial--Europe Study Group. N Engl J Med., 1996; 335:145-50.

21. Terra-Filho M, Menna-Barreto SS. Recomendações para o manejo da tromboembolia pulmonar, 2010. Jornal Brasileiro de Pneumologia. 2010; 36:1-3.

22. Guidelines on diagnosis and management of acute pulmonary embolism. Task Force on Pulmonary Embolism, European Society of Cardiology. Eur Heart J. 2000; 21:1301-36.

23. Yan AT, Yan RT, Cantor WJ, et al. Relationship between risk stratification at admission and treatment effects of early invasive management following fibrinolysis: insights from the Trial of Routine ANgioplasty and Stenting After Fibrinolysis to Enhance Reperfusion in Acute Myocardial Infarction (TRANSFER-AMI). Eur Heart J. 2011; 32:1994-2002.

Alexandre Aby Azar Ribeiro

Alteplase

HISTÓRICO E PROPRIEDADES FARMACOLÓGICAS BÁSICAS

No final da década de 1970, demonstrou-se em modelos animais que a administração precoce de agentes trombolíticos em células miocárdicas isquêmicas aumentava o número de miócitos salvos, resultando em melhor preservação da contratilidade miocárdica.

Os primeiros casos de reperfusão farmacológica em humanos foram descritos na Rússia e, posteriormente, nos Estados Unidos. Inicialmente, os agentes trombolíticos foram administrados diretamente nas coronárias, posteriormente passou-se a utilizar a via endovenosa.

A alteplase é um agente trombolítico, obtido por técnica de recombinação a partir do ativador tecidual do plasminogênio (tPA). O tPA é um ativador tecidual fisiológico, responsável pela conversão da proenzima plasminogênio, produzida no fígado e incorporada ao trombo, em uma enzima ativa, denominada plasmina, permitindo a clivagem da fibrina contida no trombo que oclui a artéria responsável pelo infarto. Ao contrário da estreptoquinase, a alteplase é fibrino-específica, portanto, não ativa o plasminogênio sistêmico, somente ativa o plasminogênio que está ligado ao trombo.

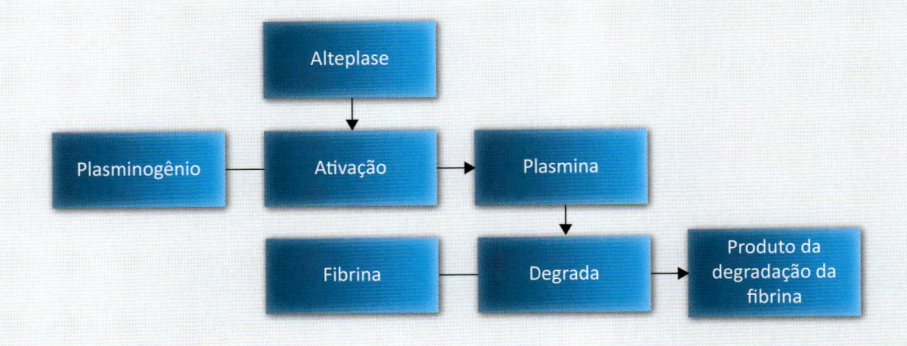

Uso terapêutico

O uso terapêutico da alteplase na prática clínica tem seu maior benefício estudado no infarto agudo do miocárdio com supradesnível do segmento ST (IAMCST), acidente vascular cerebral isquêmico (AVCi) e tromboembolismo pulmonar (TEP).

No IAMCST, a terapia trombolítica está indicada quando não há serviço de hemodinâmica no hospital de admissão do paciente ou não possa ocorrer a transferência inter-hospitalar para serviço especializado em até 120 minutos. Nesses casos, não havendo contraindicação (Tabela 18.1), é recomendado o início da terapia trombolítica nos primeiros 30 minutos de admissão hospitalar (Grau de recomendação I, nível de evidência B).

Tabela 18.1 Contraindicações absolutas e relativas à terapia trombolítica no IAMCST.
Contraindicações absolutas à terapia trombolítica no IAMCST
▪ Sangramento intracraniano;
▪ Neoplasia de sistema nervoso central;
▪ Sangramento ativo (exceto menstruação);
▪ AVCi nos últimos 3 meses (exceto nas últimas 4,5 horas);
▪ Trauma importante de rosto ou cabeça nos últimos 3 meses;
▪ Mal formação arteriovenosa cerebral conhecida;
▪ Suspeita de dissecção de aorta;
Contraindicações relativas à terapia trombolítica no IAMCST
▪ AVCi há mais de 3 meses ou patologias intracranianas não listadas nas CI;
▪ Uso de estreptoquinase há mais de 5 dias ou alergia prévia;
▪ Demência;
▪ Gestação;
▪ Uso de anticoagulante oral;
▪ Sangramento interno no último mês;
▪ Pressão arterial sistólica > 180 mmHg;
▪ Pressão arterial diastólica > 110 mmHg;
▪ Punções vasculares não compressíveis;
▪ Úlcera péptica ativa/Cirurgia de grande porte nas últimas 3 semanas;
▪ Ressuscitação cardiopulmonar traumática ou superior a 10 minutos;
▪ História de hipertensão arterial crônica importante e não controlada.

A meia-vida da alteplase é curta, aproximadamente 4 minutos, resultando em menor depleção de fibrinogênio, não estando comumente associada aos efeitos alérgicos e hipotensores possíveis com a estreptoquinase. A utilização de heparina simples ou heparina de baixo peso molecular é necessária como terapia concomitante no tratamento do IAMCST, mantendo a desobstrução do vaso e evitando reoclusão por trombose.

A posologia da alteplase, utilizada para o tratamento do IAMCST, foi definida pelo estudo GUSTO I, com um *bolus* endovenoso inicial de 15 mg, seguido de 0,75 mg/kg (máximo de 50 mg) em 30 minutos e 0,50 mg/kg (máximo de 35 mg) durante 60 minutos. Dose máxima de 100 mg, administrados em 90 minutos.

No acidente vascular cerebral isquêmico (AVCi), o tempo de evolução dos sintomas neurológicos não deve ultrapassar 4,5 horas até o início da infusão da alteplase. Esse tempo foi definido por dados publicados no *International Stroke Thrombolysis Registry* – SITS, que confirmaram a segurança da trombólise quando iniciada em até 4,5 horas do início do déficit.

A administração endovenosa da alteplase segue a dose de 0,9 mg/kg (dose máxima de 90 mg), em período de 1 hora, sendo que 10% da dose devem ser administrados em *bolus* de 1 minuto. Não devem ser administrados anticoagulantes ou antiagregantes nas primeiras 24 horas após o procedimento trombolítico e o paciente deve permanecer monitorizado rigorosamente em UTI devido a possíveis complicações hemorrágicas.

A utilização da alteplase na posologia padronizada para o tratamento do AVCi com início do déficit neurológico em até 3 horas tem grau de recomendação I com nível de evidência A. Quando esse tratamento é utilizado em pacientes com déficit neurológico iniciado há mais de 3 horas e com menos de 4,5 horas de evolução, o grau de recomendação permanece I, com nível de evidência B (Tabela 18.2).

Tabela 18.2 Critérios de inclusão e exclusão para trombólise intravenosa no AVCI.

Critérios de inclusão para trombólise intravenosa

- Idade acima de 18 anos;
- Diagnóstico clínico de AVCi;
- Déficit neurológico de intensidade significativa;
- Evolução menor do que 4,5 horas antes do início da infusão do trombolítico;
- Tomografia de crânio sem evidências de hemorragia;

Critérios de exclusão para trombólise intravenosa

- Anticoagulação oral e tempo de protrombina > 15s (RNI > 1,7);
- História ou sinais de hepatopatia e atividade de protrombina < que 50%;
- Uso de heparina < 48h e tempo de tromboplastina parcial prolongado;
- Contagem de plaquetas < 100.000/mm³;
- Apresentação clínica sugestiva de HSA, mesmo com TC de crânio normal;
- Nos últimos 3 meses: cirurgia SNC, grave TCE ou AVCi;
- Punção arterial recente em sítio não compressível (< 7 dias);
- Punção liquórica recente (< 7 dias);
- Persistência da PAS > 180 mmHg ou PAD > 105 mmHg ou tratamento agressivo para reduzir a pressão arterial;
- Melhora rápida dos sinais neurológicos (completa ou quase completa);
- Discretos sinais neurológicos isolados;
- História prévia de hemorragia intracraniana;
- Conhecida malformação vascular, aneurisma ou neoplasia do SNC;
- Sangramento interno ativo (exceto menstruação);
- Crises convulsivas no início do AVCi;*
- Sangramento urinário ou gastrintestinal nos últimos 21 dias;*
- Cirurgia de grande porte nos últimos 14 dias;*
- Infarto agudo do miocárdio nos últimos 3 meses;*
- Pericardite pós-IAM;
- Glicemia capilar menor que 50 mg/dL ou maior que 400 mg/dL.*

* Esses critérios de exclusão devem ser considerados relativos, conforme parecer do neurologista assistente (se o déficit está ou não está relacionado ao AVCi agudo).

No tromboembolismo pulmonar (TEP), a utilização de agentes trombolíticos é controversa, necessitando de uma seleção criteriosa dos pacientes com potenciais benefícios de sua utilização.

Hipotensão ou choque persistente devido TEP, é definido pela presença de pressão arterial sistólica menor do que 90 mmHg, ou uma diminuição maior do que 40 mmHg da pressão arterial sistólica basal. Essa é a única indicação amplamente aceita para a utilização de agentes trombolíticos.

Algumas situações nas quais os médicos contemplam a utilização dos trombolíticos no tratamento do TEP podem ser vistas na Tabela 18.3.

Tabela 18.3 Utilização dos trombolíticos no tratamento do TEP.
- Hipoxemia grave; - Grande defeito de perfusão nos exames de ventilação-perfusão; - Extensa carga embólica à angiotomografia computadorizada; - Disfunção sistólica do ventrículo direito; - Forame oval patente; - Ressuscitação cardiopulmonar.

A alteplase é o trombolítico mais utilizado para o tratamento do TEP e sua dose terapêutica é de 100 mg, pela via endovenosa, durante um período de duas horas (associado à heparina não fracionada). O grau de recomendação para uso de trombolíticos no TEP é II, com nível de evidência C.

A janela terapêutica para a utilização dos agentes trombolíticos no TEP é de até cartorze dias, porém, o principal benefício ocorre nas primeiras 72 horas do evento. A trombólise reduz desfechos primários (óbito e/ou recorrência do TEP) em até 45% (IC 95%: 4-67); com NNT de 14.

Tabela de doses (Tabela 18.4)

Tabela 18.4 Alteplase.
- **IAMCST:** ataque de 15 mg IV em *bolus*; 0,75 mg/kg em 30 min (máx.: 50 mg) e 0,5 mg/kg em 60 min (máx.: 35 mg); total da dose não exceder 100 mg; - **AVCi:** (dose total de 0,9 mg/kg ou 90 mg); ataque: 10% da dose em 1 min e o restante em 1 hora; - **TEP:** 100 mg IV em 2h.

A alteplase deve ser diluída em soro fisiológico. Não utilizar soro glicosado ou água destilada como diluentes. Sua administração deve ser em acesso venoso exclusivo. Não é necessário o ajuste da dose para pacientes com insuficiência renal.

REVERSÃO DOS EFEITOS

Na presença de hemorragia intracraniana, complicação mais temida da terapêutica trombolítica, que ocorre em aproximadamente 0,7% dos pacientes tratados por IAMCST,

6,6% dos pacientes tratados por AVCi e 1,9% dos pacientes tratados por TEP, deve-se suspender ou contraindicar a sua utilização e considerar a administração de 6 a 10 unidades de crioprecipitado (1U/10 kg), 6 a 8 unidades de concentrado de plaquetas (1U/10 kg) e transfusão de concentrado de hemácias se necessário.

Tabela 18.5 Graus de recomendação e níveis de evidência para a utilização da alteplase.

Situação clínica	Grau de recomendação	Nível de evidência	Fonte
IAMCST	I	B	1, 2
AVCi	I	< 3h A 3 – 4,5h B	3
TEP	II	C	4

REFERÊNCIAS BIBLIOGRÁFICAS

1. Piegas LS, Feitosa G, Mattos LA, et al. Sociedade Brasileira de Cardiologia. IV Diretriz da Sociedade Brasileira de Cardiologia sobre Tratamento do Infarto agudo do Miocárdio com Supradesnível do Segmento ST. Arq Bras Cardiol. 2009; 93(6 supl.2):e179-264.

2. O'Gara PT, Kushner FG, Ascheim DD, et al. 2013 ACCF/AHA guideline for the management of ST-elevation myocardial infarction: a report of the American College of Cardiology Foundation/American Heart Association Task Force on Practice Guidelines. J Am Coll Cardiol. 2013; 61:e78 140, doi:10.1016/j.jacc.2012.11.019.

3. Jauch EC, Saver JL, Adams HP Jr, et al.; on behalf of the American Heart Association Stroke Council, Council on Cardiovascular Nursing, Council on Peripheral Vascular Disease, and Council on Clinical Cardiology. Guidelines for the early management of patients with acute ischemic stroke: a guideline for healthcare professionals from the American Heart Association/American Stroke Association. Stroke. 2013; 44:870-947.

4. Kearon C, Akl EA, Comerota AJ, et al. Executive Summary: Antithrombotic Therapy and Prevention of Thrombosis, 9th ed: American College of Chest Physicians Evidence-Based Clinical Practice Guidelines. CHEST. 2012; 141 (suppl 2): 7S-47S.

Roberto Ramos Barbosa

Tenecteplase

HISTÓRICO E PROPRIEDADES FARMACOLÓGICAS BÁSICAS

A tenecteplase é um agente fibrinolítico produzido através de uma variante geneticamente modificada da alteplase com múltiplas mutações pontuais da molécula de ativador de plasminogênio tecidual (*tissue plasminogen activator* – tPA), resultando numa meia-vida plasmática mais longa, maior especificidade à fibrina e resistência aumentada à inativação pelo inibidor da ativação do plasminogênio 1 (*plasminogen activator inhibitor* 1 – PAI-1), quando comparada à alteplase. É produzida por tecnologia de DNA recombinante utilizando uma linha celular de mamíferos bem estabelecida (células de ovários de hamster chinês), constituindo-se de uma glicoproteína aminoácida com as seguintes modificações ao DNA complementar do tPA natural humano: substituição da treonina 103 por asparagina e substituição da asparagina 117 por glutamina, ambas no domínio da cadeia 1, e substituição da tetralanina nos aminoácidos 296-299 no domínio da protease.[1]

A tenecteplase é apresentada na forma de pó liofilizado que, após reconstituição e diluição com água estéril para injeção, deve ser utilizada por via endovenosa com administração em *bolus*, em dose única, por cinco a 10 segundos. Promove trombólise através da conversão do plasminogênio em plasmina após se ligar à fibrina, degradando assim a fibrina e o fibrinogênio.[1]

Em pacientes com infarto agudo do miocárdio (IAM), a tenecteplase administrada em *bolus* único apresenta uma disposição plasmática bifásica. Em sua depuração plasmática inicial, apresenta meia-vida de 20 a 24 minutos. A meia-vida na fase final é de 90 a 130 minutos. Na maioria dos pacientes tratados com tenecteplase, a depuração plasmática média varia entre 99 e 119 mL/min. O volume inicial de distribuição é peso-dependente e se aproxima do volume plasmático total. O metabolismo hepático é o principal mecanismo de depuração da tenecteplase.[1]

Dentre as opções de agentes trombolíticos no IAM, a tenecteplase é o fármaco de administração mais simples, por ser administrada em dose única, em *bolus* endovenoso. A recanalização/reperfusão coronária é mais rápida com tenecteplase do que com alteplase (média de 32 *vs.* 49 minutos a partir do início do tratamento).[2]

Além disso, a tenecteplase parece ser mais segura do que a alteplase. No estudo AS-SENT-2, a tenecteplase se associou à menor taxa de sangramento não cerebral (26,4 *vs* 29,0%) e a menor necessidade de hemotransfusão (4,3 *vs.* 5,5%).[3] Este melhor perfil de segurança da tenecteplase reflete-se numa depleção mínima do fibrinogênio e dose ajustada para o peso, e estas vantagens transformaram a tenecteplase no agente fibrinolítico de escolha em muitos hospitais dos Estados Unidos da América e da Europa. Ainda, a simplicidade na administração reduz o potencial de erros relacionados à medicação e facilita o tratamento fibrinolítico pré-hospitalar.[3]

A eficácia e a segurança da tenecteplase como agente fibrinolítico foram comprovadas no estudo de fase III ASSENT-2,[3] publicado no ano de 1999, o qual demonstrou a não inferioridade da tenecteplase em relação à alteplase em 16.949 pacientes com IAM, randomizados para os grupos tenecteplase ou alteplase. A mortalidade ajustada em 30 dias foi de 6,160% para o grupo tenecteplase *vs* 6,176% para o grupo alteplase (*p* = 0,0060 para equivalência). Taxas de hemorragia intracraniana foram similares (0,93% para tenecteplase e 0,94% para alteplase), mas uma menor incidência de complicações hemorrágicas não cerebrais (26,43 *vs.* 28,95%, *p* = 0,0003) e uma menor necessidade de hemotransfusões (4,25 *vs.* 5,49%, *p* = 0,0002) foram observadas com a tenecteplase. A ocorrência de morte ou acidente vascular encefálico (AVE) não fatal aos 30 dias foi de 7,11% com tenecteplase e 7,04% com alteplase (risco relativo = 1,01; [IC 95% 0,91-1,13]).[3] Estes resultados colocaram a tenecteplase como uma excelente opção dentre os possíveis agentes trombolíticos disponíveis para o tratamento do IAM com supradesnivelamento de ST, com a importante e positiva particularidade de ser administrada em *bolus* único, podendo facilitar um rápido tratamento tanto no cenário intra quanto no pré-hospitalar.

O estudo TIMI 10B[4] foi um estudo aberto, randomizado e controlado, no qual pacientes (n = 886) com IAM com supradesnivelamento de ST, com até 12 horas do início dos sintomas, foram tratados com doses fixas de 30, 40 ou 50 mg de tenecteplase ou com a infusão acelerada de alteplase, e submetidos à cinecoronariografia 90 minutos após a trombólise química. Os resultados demonstraram que as doses de 40 mg e 50 mg foram similares à infusão acelerada de alteplase na restauração da patência da artéria relacionada ao infarto (taxa de fluxo TIMI grau III na artéria culpada = 62,8%, 65,8% e 62,7% respectivamente, *p* = NS); já a dose de 30 mg foi menos eficaz (fluxo TIMI III obtido em 54,3%, *p* = 0,035). A ocorrência de sangramentos graves seguiu uma resposta similar à dose de tenecteplase administrada, sendo de 1,9%, 5,2% e 11,5% (*p* < 0,001) para pacientes tratados com 30, 40 e 50 mg de tenecteplase, comparadas a 8,5% para alteplase.[4] Pela nítida resposta diretamente relacionada à dose de tenecteplase em *bolus* único na obtenção de reperfusão coronária aos 90 minutos, o ajuste da dose pelo peso corporal mostrou-se imprescindível a partir deste estudo, inclusive com relação à redução do risco de hemorragias graves.

Os resultados angiográficos do estudo TIMI 10B, juntamente com os dados de segurança obtidos no estudo ASSENT 1,[5] um estudo adicional não controlado de segurança com 3.235 pacientes tratados com tenecteplase, forneceram a estrutura necessária para o desenvolvimento de um regime de dose orientado pelo peso do paciente. As análises exploratórias sugeriam, a partir de uma grande variedade de pesos corpóreos de pacientes, uma dose ajustada de 0,5 mg/kg a 0,6 mg/kg de tenecteplase como tendo a melhor relação patência/sangramento (eficácia *vs* segurança), ao invés de doses fixas universais. Assim, demonstrado o perfil de eficácia e segurança da sua dose ajustada, a tenecteplase poderia ser comparada à tenecteplase num estudo de mortalidade, para se testar a equivalência entre as duas drogas.

USO TERAPÊUTICO

Infarto Agudo do Miocárdio (IAM)

Atualmente, a tenecteplase é contemplada como um dos agentes trombolíticos liberados para uso no IAM com supradesnivelamento de ST ou bloqueio de ramo esquerdo agudo, estando incluída nas recomendações mais recentes de diretrizes das principais entidades mundiais, inclusive a Sociedade Brasileira de Cardiologia (SBC).[6-8]

Na seleção da estratégia de reperfusão no IAM, na medida em que o tempo porta-balão aumenta, a vantagem da intervenção coronária percutânea (ICP) primária sobre a terapia fibrinolítica precoce se reduz.[9,10] Para a obtenção do maior benefício com a ICP primária em detrimento da fibrinólise, esta deve ser realizada com um tempo porta-balão inferior a 120 minutos. Conforme indicado nas diretrizes da *American College of Cardiology/American Heart Association* (ACC/AHA), a decisão médica na seleção da estratégia de reperfusão deve considerar antecipadamente o retardo relacionado à ICP, bem como as características do paciente e do hospital de admissão.[6]

Dentre as terapias de reperfusão, a opção pela fibrinólise (com início em até 30 minutos da admissão hospitalar, a menos que contraindicado) recebe nas diretrizes da SBC recomendação classe I, nível de evidência A, para pacientes com IAM em hospitais sem capacidade de ICP e que não podem ser transferidos para um centro com ICP até 90 minutos do primeiro contato médico.[8,11] Nas diretrizes da ACC/AHA do ano de 2013 e da *European Society of Cardiology* (ESC) do ano de 2012, o tempo tolerado até a transferência e realização de ICP primária é de 120 minutos, e ambas mantêm esta conduta como classe I de recomendação, nível de evidência A.[6,7] Ainda, esta última recomenda a fibrinólise pré-hospitalar (recomendação classe IIa, nível de evidência A), e também a fibrinólise em pacientes com sintomas iniciados há menos de 2 horas com IAM extenso e baixo risco de sangramento, se o tempo do primeiro contato médico até a recanalização mecânica com balão for maior que 90 minutos (recomendação classe IIa, nível de evidência B).[7]

Nas situações de opção pela reperfusão coronária com a trombólise química, agentes trombolíticos fibrino-específicos, como a tenecteplase, são lembrados como sendo os preferenciais quando estiverem disponíveis.[6-8]

A fibrinólise pré-hospitalar pode reduzir significativamente o tempo para a instituição de uma terapia de reperfusão em uma grande população de pacientes, incluindo aqueles em áreas rurais, áreas urbanas congestionadas ou condições climáticas adversas, quando os tempos de transporte e transferência são excessivamente elevados, e em áreas onde facilitações para intervenção coronária percutânea (ICP) primária não estão imediatamente disponíveis. A administração de fibrinolíticos em ambiente pré-hospitalar pode também reduzir o tempo para a reperfusão em pacientes com IAM durante o transporte para um hospital com capacitação para ICP primária, quando se prevê um retardo demasiado para se preparar adequadamente a equipe no serviço de destino, como períodos noturnos, finais de semana e feriados.[10]

Diversos estudos evidenciaram que a estratégia de administração pré-hospitalar de um agente fibrinolítico no IAM com supradesnivelamento do segmento ST ou bloqueio de ramo esquerdo agudo reduz o tempo do início dos sintomas até a reperfusão coronária, proporciona melhora clinicamente relativa na função cardíaca e reduz a mortalidade em pacientes apropriadamente selecionados.[12-17]

A estratégia fármaco-invasiva, uma opção terapêutica recente que tem chamado a atenção e mostra-se atraente e segura no tratamento do IAM, combina a trombólise com o uso liberal de ICP precoce.

O estudo *French registry of Acute ST-elevation and non–ST-elevation Myocardial Infarction* (FAST-MI)[18] avaliou 1.714 pacientes com IAM com supradesnivelamento do segmento ST ou bloqueio de ramo esquerdo agudo, dos quais 60% receberam terapia de reperfusão. ICP primária foi o principal método de reperfusão (33%), enquanto 29% foram submetidos à trombólise química (dois terços destes em nível pré-hospitalar). O agente trombolítico utilizado foi a tenecteplase em 78% dos casos. A mortalidade hospitalar foi de 5,0% nos pacientes do grupo ICP primária e 4,3% nos do grupo trombolítico (pré-hospitalar 3,3%, intra-hospitalar 6,1%). A sobrevida em um ano foi de 93,6% para trombólise (pré-hospitalar 94,7%, intra-hospitalar 91,5%) e 91,8% para ICP primária (p = 0,31 para a comparação entre trombólise e ICP primária). Nos pacientes que não receberam qualqur terapia de reperfusão, a sobrevida em um ano foi significativamente menor que os demais grupos (78,5% - p < 0,001). É importante resssaltar que 378 (84%) dos pacientes do grupo trombólise foram submetidos à ICP subsequente durante a internação hospitalar. Analisando-se a mortalidade em 30 dias no grupo que recebeu trombolíticos, os que foram submetidos à ICP de resgate ou dirigida por isquemia apresentaram mortalidade de 5,8%, enquanto os que foram submetidos à ICP sistemática após a trombólise (estratégia fármaco-invasiva) apresentaram mortalidade de 2,8% (p = 0,147).[18] Estes dados reforçam a segurança da estratégia fármaco-invasiva, principalmente com o uso da tenecteplase, e sugerem uma excelente alternativa de reperfusão em tempo hábil e precoce combinada à ICP semiurgente, sem a necessidade de ampla disseminação de laboratórios de cateterismo funcionantes 24 horas por dia.

A estratégia fármaco-invasiva também foi avaliada no estudo *Combined Abciximab REteplase Stent Study* (CARESS),[19] o qual confirmou que uma política de ICP sistemática após a trombólise química é superior à estratégia de ICP restrita a casos que necessitam de resgate pós-trombólise baseado em sintomas e não resolução do supradesnivelamento de ST.

O estudo *Trial of Routine ANgioplasty and Stenting after Fibrinolysis to Enhance Reperfusion in Acute Myocardial Infarction* (TRANSFER-AMI)[20] comparou os desfechos da estratégia fármaco-invasiva (transferência e realização de ICP dentro de 6 horas após a trombólise) e do tratamento padrão com trombolítico (cateterismo cardíaco e ICP após 24 horas, e transferência precoce somente se falência da reperfusão química) em pacientes com IAM com supradesnivelamento de ST de alto risco. Todos os pacientes receberam tenecteplase como agente trombolítico. Com 1.059 pacientes randomizados para os grupos estratégia fármaco-invasiva (n = 537) ou trombólise padrão (n = 522), houve significativa redução do desfecho primário (incidência cumulativa de morte ou reinfarto em 30 dias) no primeiro grupo em relação ao segundo (11,0% *vs.* 17,2%, p = 0,004).[20] Os resultados do estudo TRANSFER-AMI endossam a recomendação de que a transferência para centros com facilitações de ICP deve ser realizada imediatamente após a terapia trombolítica, sem que se aguarde a avaliação do sucesso da reperfusão.

O estudo ASSENT-3 Plus[16] avaliou a fibrinólise pré-hospitalar com tenecteplase, comparando a eficácica e segurança do trombolítico combinado com enoxaparina ou abciximab (n = 2.040), com o trombolítico combinado heparina não fracionada (HNF) em pacientes com IAM (n = 2.038). Aos 30 dias, quando comparados com dose plena de tenecteplase com HNF, a dose plena de tenecteplase com enoxaparina e a meia-dose de tenecteplase com abciximab se associaram à redução significativa do desfecho composto de morte, reinfarto e isquemia refratária (15,4% *vs.* 11,4% *vs* 11,1%, respectivamente, $p < 0,0001$).[16] Assim, o manejo da terapia adjunta na trombólise com a tenecteplase ficou estabelecido na prática clínica, sendo as doses completas atualmente recomendadas pelo peso corporal do paciente, e com recomendação de uso concomitante de heparina, preferencialmente as de baixo peso molecular (enoxaparina), com correção de sua dose se indicado.

Os sistemas de cuidado e acesso devem identificar e implementar meios de reduzir os tempos de transporte e tempos de isquemia com medidas ambientais, operacionais e culturais. As realidades clínicas, econômicas e ambientais devem ser levadas em consideração, e a criação de programas comunitários de facilitação da ICP e a adoção de estratégia fármaco-invasiva podem ser soluções interessantes.[21]

Já a ICP facilitada com o uso de tenecteplase (1 a 3 horas antes da ICP) foi associada a maior ocorrência de eventos adversos maiores em comparação com a ICP isolada e não deve ser recomendada. No estudo ASSENT-4 PCI,[22] que incluiu 1.667 pacientes e foi interrompido prematuramente pelo comitê de monitorização de dados e segurança, o grupo da ICP facilitada teve maiores taxas de eventos adversos combinados (morte, insuficiência cardíaca e choque cardiogênico) (19% *vs.* 13%, $p = 0,0045$), AVE (1,8% *vs.* 0, $p < 0,0001$), reinfarto (6% *vs.* 4%, $p = 0,0279$) e revascularizações repetidas (7% *vs.* 3%, $p = 0,0041$), comparado ao grupo ICP convencional ao final de 90 dias. Não foram observadas diferenças nas taxas de sangramento maior não cerebral (6% *vs.* 4%, $p = 0,3118$).[22] Desta forma, o uso de tenecteplase com o objetivo de ICP facilitada permaneceu proscrito.[6-8]

Faltam na literatura estudos específicos sobre a trombólise com tenecteplase na população geriátrica. Dentre os pacientes do estudo ASSENT-2[3] que receberam tenecteplase, 4.958 (59%) tinham menos de 65 anos, 2.256 (27%) tinham idade entre 65 e 74 anos, e 1.244 (15%) idade maior ou igual a 75 anos. As taxas de mortalidade em 30 dias pela idade foram de 2,5% nos pacientes com menos de 65 anos, 8,5% na faixa etária de 65 a 74 anos, e 16,2% nos pacientes com 75 anos ou mais. Hemorragia intracraniana ocorreu em 0,4% dos pacientes com menos de 65 anos, 1,6% entre 65 e 74 anos, e 3,0% nos acima de 75 anos. As taxas de sangramento maior, definido como sangramento que requer transfusão de hemoderivados ou que causa comprometimento hemodinâmico, foram de 3,1% na população abaixo de 65 anos, 6,4% entre 65 e 74 anos, e 7,7% na população com 75 anos ou mais.[3] Dessa forma, conclui-se que os benefícios do uso da tenecteplase nos pacientes idosos em relação à mortalidade devem ser cuidadosamente ponderados contra o risco de eventos adversos, principalmente as complicações hemorrágicas.[1]

Foi demonstrado que frequentemente há dificuldade em se estimar o peso dos pacientes pelos profissionais de saúde nos serviços de emergência e outros cenários de cuidados críticos, e que isso está associado à administração de doses incorretas de medicações.[23,24] Em relação à fibrinólise pré-hospitalar, este lapso foi avaliado no estudo ASSENT-3,[16] no qual aproximadamente 20% dos pacientes receberam uma dose de tenecteplase maior do que 105% da dose correta. Além disso, com o uso de fármacos que requerem cálculo de dose baseada em peso, a dose máxima recomendada pode estar abaixo da dose específica pelo peso em pacientes com grande peso corporal, resultando em potenciais subdoses e reperfusão coronária inadequada.[10]

Outras preocupações não mensuradas em grandes estudos são as populações de muito baixo peso e de idade avançada, uma vez que a depuração de tenecteplase é reduzida em pacientes com baixo peso corporal e idosos,[25] e a recomendação da dose não contempla diferenças de idade e inclui os pacientes com menos de 60 kg numa só categoria.[10]

Acidente Vascular Encefálico (AVE)

O único agente trombolítico aprovado para uso no AVE isquêmico agudo é a alteplase, um ativador do plasminogênio tecidual, com comprovado benefício neste cenário em pacientes selecionados.[26] Entretanto, a alteplase está longe de ser a droga ideal, permitindo reperfusão incompleta e frequentemente retardada em muitos pacientes.[27] A tenecteplase, pelas suas propriedades farmacocinéticas, parece oferecer vantagens para o uso em AVE isquêmico agudo e caminha na direção de obter evidências científicas suficientes que suportem sua aprovação por agências reguladoras em todo o mundo.

Todavia, um equilíbrio entre eficácica e risco no tratamento do AVE isquêmico agudo parece ser atingido com uma dose de tenecteplase menor do que a utilizada para IAM.[28] Um estudo sobre a variação da dose de tenecteplase envolvendo pacientes com AVE isquêmico agudo, e que utilizou os critérios clínicos de seleção já padronizados, demonstrou que uma dose de 0,4 mg/kg se associou a um risco excessivo de hemorragia intracraniana. Este estudo foi interrompido prematuramente devido a uma lentidão na inclusão, com ausência de diferença entre as doses de 0,1 mg/kg e 0,25 mg/kg.[29]

Num estudo piloto não randomizado, os pacientes que receberam tenecteplase na dose de 0,1 mg/kg para AVE isquêmico tiveram desfechos superiores em relação a imagens (reperfusão e extensão da área infartada) e maior melhora clínica precoce em comparação com pacientes que receberam alteplase na dose de 0,9 mg/kg.[30]

Um estudo randomizado cego analisou 75 pacientes com AVE isquêmico agudo tratados com tenecteplase ou alteplase em até seis horas do início do quadro. Observou-se benefício significativo asociado à tenecteplase, com maior taxa de reperfusão (79,3% *vs.* 55,4% respectivamente, $p = 0,004$) e maior melhora clínica (melhora na escala de AVE da *National Institutes of Health* [NIH] de 8,0 *vs.* 3,0 pontos, $p < 0,001$) após 24 horas em relação à alteplase. Ainda, ocorreu maior taxa de reperfusão com a dose de 0,25 mg/kg de tenecteplase quando comparada à dose de 0,1 mg/kg, o que se traduziu em maior melhora clínica em 24 horas e aumento no número de pacientes com excelente recuperação (ausência de incapacitação clinicamente significativa) após 90 dias ($p = 0,001$). Tais benefícios não se acompanharam de um aumento excessivo do risco de hemorragia intracraniana.[31]

Até o presente momento, um estudo de fase III se faz necessário para determinar a eficácia da tenecteplase no AVE isquêmico e para guiar a normatização do uso deste fármaco nesta população.

Tromboembolismo pulmonar

O estudo prospectivo randomizado *Pulmonary Embolism Thrombolysis Study* (PEITHO),[32] realizado em 13 países, incluiu 1.006 pacientes com tromboembolismo pulmonar (TEP) agudo confirmado sem instabilidade hemodinâmica, que foram alocados nos grupos heparina mais tenecteplase ou heparina mais placebo. O desfecho primário (morte por qualquer causa ou colapso hemodinâmico em sete dias) foi reduzido em 56% no grupo heparina mais tenecteplase em comparação com o grupo heparina mais placebo (2,6% *vs.*

5,6%, p = 0,015). Porém, a mortalidade por todas as causas não diferiu entre os grupos (1,2 *vs.* 1,8%, p = 0,43), e as taxas de sangramento maior (6,3% *vs.* 1,5%, p < 0,001) e de AVE (2,4% *vs.* 0,2%, p = 0,003) foram significativamente maiores no grupo que recebeu tenecteplase.[32] A partir destes resultados, concluiu-se que o conceito de estratificação de risco no TEP é justificado nos pacientes normotensos, e que o uso de tenecteplase é capaz de prevenir deterioração clínica quando há evidência de disfunção ventricular direita e injúria miocárdica; contudo, os benefícios da trombólise se dão ao custo de um aumento significativo do risco de complicações hemorrágicas, particularmente o sangramento intracraniano.

É válido lembrar que, até o presente momento, a tenecteplase não é aprovada para o tratamento de TEP agudo pelo *Food and Drug Administration* (FDA), órgão governamental estadunidense regulador de alimentos e medicações. Esta informação é mencionada no relatório científico da AHA para o manejo de TEP maciço e submaciço.[33] Porém, o mesmo documento cita a tenecteplase como uma das opções de trombolíticos a ser utilizada no TEP, juntamente com a estreptoquinase, a uroquinase, a alteplase e a reteplase. De acordo com a entidade, a terapia fibrinolítica no TEP agudo maciço e risco aceitável de sangramento recebe recomendação classe IIa, nível de evidência B, e no TEP submaciço com evidência clínica de prognóstico adverso (instabilidade hemodinâmica, insuficiência respiratória, disfunção ventricular direita ou necrose miocárdica) recebe recomendação classe IIb, nível de evidência C. A fibrinólise não é recomendada em TEP de baixo risco, sem piora clínica e sem disfunção ventricular direita (classe III, nível de evidência B), nem na PCR indiferenciada (classe III, nível de evidência B).[33]

Nas diretrizes da Sociedade Brasileira de Pneumologia e Tisiologia (SBPT) de *Recomendações para o Manejo da Tromboembolia Pulmonar*,[34] do ano de 2010, o uso de trombolíticos é recomendado para o tratamento de pacientes com TEP maciça e/ou instabilidade hemodinâmica, e sem contraindicações importantes a medicação, entretanto, a tenecteplase não é mencionada, tendo sido citadas somente a estreptoquinase e a alteplase recombinante.[34]

Reanimação cardiopulmonar

Por um período de mais de 30 anos, inúmeros relatos e séries de casos sobre trombólise durante reanimação cardiopulmonar (RCP) foram publicados, e muitas dessas publicações relatam uma surpreendente restauração da circulação espontânea (RCE) e resultados neurológicos satisfatórios em sobreviventes após RCP convencional prolongada e sem sucesso inicial.[35-42]

Em adição a isso, alguns pequenos estudos prospectivos não controlados sugeriram um efeito benéfico de trombolíticos quando administrados durante a RCP em pacientes com TEP maciço[43] ou IAM.[37] Entretanto, devido ao nível de evidência baixo, estes dados não conferem comprovação suficiente para se estimar uma eficácica clínica satisfatória desta conduta.[44]

Um estudo observacional incluindo 50 pacientes com parada cardiorrespiratória (PCR) extra (77%) ou intra-hospitalar (23%) demonstrou que os pacientes tratados com tenecteplase após RCP prolongada (média de 30 minutos) tiveram maiores taxas de RCE (26 *vs.* 12%) e admissão na Unidade de Terapia Intensiva (12 *vs.* 0%). A significância e o valor deste estudo são enfraquecidos por diversos fatores, tais como o pequeno tamanho da amostra, o uso de um grupo controle histórico, ausência de sobreviventes no grupo controle no momento da admissão à Unidade de Terapia Intensiva e diferenças significativas nas características basais dos pacientes nos dois grupos.[45]

O estudo *Thrombolysis in Cardiac Arrest* (TROICA)[46] é o maior estudo clínico sobre a eficácica e segurança da trombólise durante a RCP. Trata-se de um ensaio clínico randomizado duplo-cego placebo-controlado, que planejava incluir 1.050 pacientes que apresentaram PCR extra-hospitalar de presumida origem cardíaca. Os desfechos primários foram sobrevida após 30 dias e à admissão hospitalar. O estudo foi interrompido precocemente após análise dos dados dos primeiros 443 pacientes, devido à ausência de efeito terapêutico adicional no grupo de pacientes que recebeu tenecteplase, em comparação com o grupo placebo (RCP convencional). Não foi observado qualquer benefício nos desfechos com o emprego de tenecteplase na RCP extra-hospitalar. Os resultados preliminares do estudo TROICA também não demonstraram aumento das taxas de sangramento intracraniano ou outras complicações hemorrágicas graves no grupo trombólise comparado ao grupo placebo.[46]

Em conclusão, de acordo com as diretrizes europeias de RCP,[47] a terapia trombolítica deve ser considerada durante a RCP em pacientes com TEP suspeito ou confirmado e após PCR convencional sem sucesso em pacientes com PCR de causa trombótica presumida. Nestes casos, o potencial benefício desta medida provavelmente supera o risco de sangramento. Em contraste, não há evidências suficientes que suportem o uso rotineiro de trombolíticos durante RCP. Se um agente trombolítico for considerado e utilizado numa PCR, recomenda-se continuar a RCP por pelo menos 30 minutos.[47]

Tabela de doses

Peso corpóreo do paciente (kg)	Terecteplase* (mg)
< 60	30
≥ 60 a < 70	35
≥ 70 a < 80	40
≥ 80 a < 90	45
≥ 90	50

*A dose necessária deve ser administrada como um único *bolus* endovenoso, durante aproximadamente cinco a 10 segundos.[1]

Reversão dos efeitos

As reações adversas mais comuns associadas ao uso de tenecteplase, como nos demais agentes trombolíticos, são os sangramentos. Estes devem ser continuamente monitorados em pacientes que recebem a terapia trombolítica, e caso ocorram, deve-se descontinuar o uso concomitante de heparina e antiplaquetários. O efeito da heparina pode ser revertido pela administração de protamina, quando indicada.[1] Nos pacientes tratados com tenecteplase no estudo ASSENT 2, a incidência de hemorragia intracraniana foi de 0,9%, e de acidente vascular encefálico total foi de 1,8%.[3] A incidência total de AVE, incluindo sangramento intracraniano, aumenta de acordo com o avançar da idade. Logo, a decisão de se tratar com tenecteplase a população idosa deve ser criteriosa, levando-se em consideração os riscos e benefícios previstos e invidualizando-se os casos.[1] Da mesma forma, uma cuidadosa estratificação de risco deve anteceder a decisão de se interromper ou não a terapia com heparina e antiplaquetários nos casos de sangramento menor (não grave) em pacientes que receberam tenecteplase.

Os tipos de sangramento maior reportados em 1% ou mais dos pacientes foram hematomas (1,7%) e os relacionadas ao trato gastrointestinal (1,0%). Os tipos de sangramento maior reportados em menos de 1% dos pacientes incluem o trato urinário, sítios de punção (incluindo a via de acesso utilizada para o cateterismo cardíaco), retroperitoneal e trato respiratório. Em relação aos tipos de sangramento menor, aqueles reportados em mais de 1% dos pacientes foram hematomas (12,3%), trato urinário (3,7%), sítios de punção (3,6%), faringe (3,1%), trato gastrointestinal (1,9%), epistaxe (1,5%), e não especificados (1,3%).[3]

Na comparação da dose ajustada da tenecteplase com a alteplase, o risco de sangramento maior foi de respectivamente 4,7% e 5,9% (risco relativo = 0,78; IC 95% = 0,69-0,89), e o risco de sangramento menor foi de 21,8% e 23,0% (risco relativo = 0,94; IC 95% = 0,89-1,00).[3]

Reações alérgicas (como anafilaxia, angioedema, edema laríngeo, *rash* e urticária) raramente foram reportados em pacientes tratados com tenecteplase (< 1%). A anafilaxia foi descrita em menos de 0,1% dos pacientes que receberam a medicação, porém a relação de causalidade não foi adequadamente estabelecida. Quando tais reações ocorrem, em geral há boa resposta ao tratamento convencional.[1]

Outras reações adversas foram descritas nos pacientes tratados com tenecteplase em grandes estudos clínicos. Muitas vezes estas reações são sequelas ou consequências da doença de base, e o efeito da tenecteplase na incidência destes eventos é, na verdade, desconhecido. Porém, tais reações devem ser monitoradas, uma vez que algumas podem levar a risco de morte. Dentre elas, incluem-se o choque cardiogênico, arritmias cardíacas (incluindo as arritmias de reperfusão), bloqueio atrioventricular, edema pulmonar, insuficiência cardíaca, PCR (por assistolia, arritmias ventriculares malignas ou dissociação eletromecânica), isquemia miocárdica recorrente, reinfarto do miocárdio, ruptura miocárdica, tamponamento cardíaco, pericardite, efusão pericárdica, insuficiência mitral, tromboses e embolismos. Náuseas e/ou vômitos, hipotensão e febre também foram reportados.[1]

Os pacientes submetidos à trombólise e que cursam com sangramento grave e ameaçador à vida ou que são encaminhados urgentemente à cirurgia de revascularização miocárdica dentro de seis a 12 horas, devem receber aprotinina e plasma fresco congelado para a correção do déficit do sistema de coagulação e minimizar as necessidades de hemotransfusão.[48] Há também a opção de transfusão de sangue total nas hemorragias graves, além da administração de antifibrinolíticos sintéticos se necessário, conforme recomendado para outro trombolítico fibrino-específico, a alteplase (aprotinina, ácido epsilon-aminocaproico e ácido tranexâmico).[49]

GRAUS DE RECOMENDAÇÃO PARA USO DA TENECTEPLASE

Tabela 19.1 Indicações para trombólise com tenecteplase no infarto agudo do miocárdio.

Situação clínica	GR	NE	Fonte
IAMCSST com menos de 12 horas e previsão de ICP >120 minutos.	I	A	6,7
Ajuste de dose da tenecteplase pelo peso corporal.	I	A	3-5
Fibrinólise pré-hospitalar.	I a	B	10, 12-17
Tenecteplase para estratégia fármaco-invasiva.	I a	A	7, 18-20
Trombólise rotineira com tenecteplase em pacientes > 75 anos.	I b	C	1-3
Tenecteplase para ICP facilitada.	III	A	6-8, 22

Tabela 19.2 Indicações para trombólise com tenecteplase no acidente vascular encefálico.

Situação clínica	GR	NE	Fonte
Preferência por tenecteplase sobre alteplase no AVE isquêmico agudo com indicação de trombólise.	II b	B	31

Tabela 19.3 Indicações para trombólise com tenecteplase no tromboembolismo pulmonar.

Situação clínica	GR	NE	Fonte
Trombólise no TEP agudo maciço com instabilidade hemodinâmica e risco aceitável de sangramento.	I a	B	33
Trombólise no TEP submaciço com evidência clínica de prognóstico adverso.	I b	C	32,33
Preferência por tenecteplase sobre alteplase no TEP agudo com indicação de trombólise.	II b	B	33
Trombólise no TEP de baixo risco, sem piora clínica e sem disfunção ventricular direita.	III	B	33

Tabela 19.4 Indicações para trombólise com tenecteplase na reanimação cardiopulmonar.

Situação clínica	GR	NE	Fonte
Considerar trombólise com tenecteplase durante a RCP em pacientes com TEP suspeito ou confirmado.	II a	C	47
Considerar trombólise com tenecteplase após PCR convencional sem sucesso em pacientes com PCR de causa trombótica presumida.	II a	C	47
Continuar a RCP por pelo menos 30 minutos caso se utilize um trombolítico na RCP.	II b	C	47
Trombólise de rotina na RCP.	III	C	45-47

REFERÊNCIAS BIBLIOGRÁFICAS

1. Genentech, Inc. TNKase (tenecteplase) US prescribing information. Disponível em: http://www.gene.com/gene/products/information/ pdf/tnkase-prescribing.pdf. Accessado em 07 de março de 2014.

2. Binbrek AS, Rao NS, Neimane D, et al. Comparison of rapidity of coronary recanalization in men with tenecteplase versus alteplase in acute myocardial infarction. Am J Cardiol. 2004; 93:1465.

3. Van De Werf F, Adgey J, Ardissino D, et al. Single-bolus tenecteplase compared with front-loaded alteplase in acute myocardial infarction: the ASSENT-2 double-blind randomised trial. Lancet. 1999; 354(9180):716-22.

4. Cannon CP, Gibson CM, McCabe CH, et al. TNK-tissue plasminogen activator compared with front-loaded alteplase in acute myocardial infarction: results of the TIMI 10B trial. Thrombolysis in Myocardial Infarction (TIMI) 10B Investigators. Circulation. 1998 Dec 22-29; 98(25):2805-14.

5. Van de Werf F, Cannon CP, Luyten A, et al. Safety assessment of a single bolus administration of TNK-tPA in acute myocardial infarction: the ASSENT 1 trial. Am Heart J. 1999; 137:786-91.

6. O'Gara PT, Kushner FG, Ascheim DD, et al. 2013 ACCF/AHA guideline for the management of ST-elevation myocardial infarction: a report of the American College of Cardiology Foundation/American Heart Association Task Force on Practice Guidelines. J Am Coll Cardiol. 2013; 61:e78-140, doi:10.1016/j.jacc.2012.11.019.

7. Steg G, James SK, Atar D, et al. ESC Guidelines for the management of acute myocardial infarction in patients presenting with ST-segment elevation. European Heart Journal. 2012; 33:2569-619 doi:10.1093/eurheartj/ehs215.

8. Piegas LS, Feitosa G, Mattos LA, et al. Sociedade Brasileira de Cardiologia. IV Diretriz da Sociedade Brasileira de Cardiologia sobre Tratamento do Infarto agudo do Miocárdio com Supra-desnível do Segmento ST. Arq Bras Cardiol. 2009; 93(6 supl.2):e179-e264.

9. Antman EM, Hand M, Armstrong PW, et al. 2007 Focused update of the ACC/AHA 2004 guidelines for the management of patients with ST-elevation myocardial infarction: a report of the American College of Cardiology/American Heart Association Task Force on Practice Guidelines: developed in col- laboration with the Canadian Cardiovascular Society endorsed by the American Academy of Family Physicians: 2007 Writing Group to Review New Evidence and Update the ACC/AHA 2004 Guidelines for the Management of Patients With ST-Elevation Myocardial Infarction, Writing on Behalf of the 2004 Writing Committee. Circulation. 2008; 117:296-329.

10. Sayah AJ, Roe MT, et al. The role of fibrynolitics in the prehospital treatment of ST-elevation myocardial infarction (STEMI).The Journal of Emergency Medicine. 2008; 34(4,):405-16.

11. Boersma E, Maas AC, Deckers JW, et al. Early thrombolytic treatment in acute myocardial infarction: reappraisal of the golden hour. Lancet. 1996 Sep 21; 348(9030):771-5.

12. The European Myocardial Infarction Project Group. Prehospital thrombolytic therapy in patients with suspected acute myocardial infarction. N Engl J Med. 1993; 329:383–9.

13. Bonnefoy E, Lapostolle F, Leizorovicz A, et al. Primary angioplasty versus prehospital fibrinolysis in acute myocardial infarction: a randomised study. Lancet. 2002; 360:825-9.

14. Danchin N, Blanchard D, Steg PG, et al. Impact of prehospital thrombolysis for acute myocardial infarction on 1-year outcome: results from the French Nationwide USIC 2000 Registry. Circulation. 2004;110:1909-15.

15. Morrison LJ, Verbeek PR, McDonald AC, et al. Mortality and prehospital thrombolysis for acute myocardial infarction: a meta-analysis. JAMA. 2000; 283:2686-92.

16. Wallentin L, Goldstein P, Armstrong PW, et al. Efficacy and safety of tenecteplase in combination with the low-molecular-weight heparin enoxaparin or unfractionated heparin in the prehospital setting: the Assessment of the Safety and Efficacy of a New Thrombolytic Regimen (ASSENT)-3 PLUS randomized trial in acute myocardial infarction. Circulation. 2003; 108:135-42.

17. Morrow DA, Antman EM, Sayah A, et al. Evaluation of the time saved by prehospital initiation of reteplase for ST-elevation myocardial infarction. J Am Coll Cardiol. 2002; 40:71-7.

18. Danchin N, Coste P, Ferrières J, et al. Comparison of Thrombolysis Followed by Broad Use of Percutaneous Coronary Intervention With Primary Percutaneous Coronary Intervention for ST-Segment–Elevation Acute Myocardial Infarction. Data from the French Registry on Acute ST-Elevation Myocardial Infarction (FAST-MI). Circulation. 2008; 118:268-76.

19. Di Mario C, Dudek D, Piscione F, et al. CARESS-in-AMI (Combined Abciximab RE-teplase Stent Study in Acute Myocardial Infarction) Investigators. Immediate angioplasty versus standard therapy with rescue angioplasty after thrombolysis in the Combined Abciximab REteplase Stent Study in Acute Myocardial Infarction (CARESS-in-AMI): an open, prospective, randomised, multicentre trial. Lancet. 2008; 371:559-68.

20. Cantor WJ, Fitchett D, Borgundvaag B, et al. Routine early angioplasty after fibrinolysis for acute myocardial infarction. N Engl J Med. 2009; 360:2705-18.

21. Pinto DS, Frederick PD, Chakrabarti AK, et al. Benefit of Transferring ST-Segment–Elevation Myocardial Infarction Patients for Percutaneous Coronary Intervention Compared With Administration of Onsite Fibrinolytic Declines as Delays Increase. Circulation. 2011; 124:2512-21.

22. Assessment of the Safety and Efficacy of a New Treatment Strategy with Percutaneous Coronary Intervention (ASSENT-4 PCI) investigators. Primary versus tenecteplase-facilitated percutaneous coronary intervention in patients with ST-segment elevation acute myocardial infarction (ASSENT-4 PCI): randomised trial. Lancet. 2006; 367:569-78.

23. Coe TR, Halkes M, Houghton K, Jefferson D, et al. The accuracy of visual estimation of weight and height in pre-operative supine patients. Anaesthesia. 1999; 54:582-6.

24. Hall WL 2nd, Larkin GL, Trujillo MJ, et al. Errors in weight estimation in the emergency department: comparing performance by providers and patients. J Emerg Med. 2004; 27:219-24.

25. Modi NB, Fox NL, Clow FW, et al. Pharmacokinetics and pharmacodynamics of tenecteplase: results from a phase II study in patients with acute myocardial infarction. J Clin Pharmacol. 2000; 40:508-15.

26. Lees KR, Bluhmki E, von Kummer R, et al. Time to treatment with intravenous alteplase and outcome in stroke: an updated pooled analysis of ECASS, ATLANTIS, NINDS, and EPITHET trials. Lancet. 2010; 375:1695703.

27. NeumannHaefelin T, du Mesnil de Rochemont R, Fiebach JB, et al. Effect of incomplete (spontaneous and post thrombolytic) recanalization after middle cerebral artery occlusion: a magnetic resonance imaging study. Stroke. 2004; 35:10914.

28. Haley EC Jr, Lyden PD, Johnston KC, et al. A pilot doseescalation safety study of tenecteplase in acute ischemic stroke. Stroke. 2005; 36:60712.

29. Haley EC Jr, Thompson JL, Grotta JC, et al. Phase IIB/III trial of tenecteplase in acute ischemic stroke: results of a prematurely terminated randomized clinical trial. Stroke. 2010; 41:70711.

30. Parsons MW, Miteff F, Bateman GA, et al. Acute ischemic stroke: imagingguided tenecteplase treatment in an extended time window. Neurology. 2009; 72:91521.

31. Parsons M, Spratt N, Bivard A, et al. Randomized Trial of Tenecteplase versus Alteplase for Acute Ischemic Stroke. N Engl J Med. 2012; 366:1099-107.

32. Konstantinides S. Late-breaking trials V: Heart failure. Presented at: American College of Cardiology (ACC) Scientific sessions. 2013 March 9-11; San Francisco. http://clinicaltrialresults.org/Slides/ACC%202013/Konstantinides_PEITHO_ACC%202013.pdf

33. Jaff MR, McMurtry MS, Archer SL, et al. Management of Massive and Submassive Pulmonary Embolism, Iliofemoral Deep Vein Thrombosis, and Chronic Thromboembolic Pulmonary Hypertension: A Scientific Statement From the American Heart Association. Circulation. 2011; 123:1788-1830.

34. Diretrizes da SBPT – Recomendações para o manejo da tromboembolia pulmonar, 2010. Terra-Filho M, Menna-Barreto SS e Colaboradores. J Bras Pneumol. 2010; 36(supl.1):S1-S68.

35. Fischer M, Bottiger BW, Popov-Cenic S, et al. Thrombolysis using plasminogen activator and heparin reduces cerebral no-reflow after resuscitation from cardiac arrest: an experimental study in the cat. Intensive Care Med. 1996; 22:1214-23.

36. Köhle W, Pindur G, Stauch M, et al. High dose streptokinase therapy in fulminant pulmonary embolism [in German]. Anaesthesist. 1984; 33:469.

37. Gramann J, Lange-Braun P, Bodemann T, et al. The role of thrombolysis during ultima ratio resuscitation in fighting cardiac arrest [in German]. Intensiv und Notfallbehandlung. 1991; 16:134-7.

38. Janata K, Holzer M, Kurkciyan I, et al. Major bleeding complications in cardiopulmonary resuscitation: the place of thrombolytic therapy in cardiac arrest due to massive pulmonary embolism. Resuscitation. 2003; 57:49-55.

39. Kürkciyan I, Meron G, Sterz F, et al. Pulmonary embolism as a cause of cardiac arrest: presentation and outcome. Arch Intern Med. 2000; 160:1529-35.

40. Kürkciyan I, Meron G, Sterz F, et al. Major bleeding complications after cardiopulmonary resuscitation: impact of thrombolytic treatment. J Intern Med. 2003; 253:128-135.

41. Lederer W, Lichtenberger C, Pechlaner C, et al. Recombinant tissue plasminogen activator during cardiopulmonary resuscitation in 108 patients with out-of-hospital cardiac arrest. Resuscitation. 2001; 50:71-6.

42. Ruiz-Baile 'n M, Aguayo de Hoyos E, Serrano-Co´rcoles MC, et al. Efficacy of thrombolysis in patients with acute myocardial infarction requiring cardiopulmonary resuscitation. Intensive Care Med. 2001; 27:1050-57.

43. Kohle W, Pindur G, Stauch M, Rasche H. High dose streptokinase therapy in fulminant pulmonary embolism [in German]. Anaesthesist. 1984; 33:469.

44. Spohr F, Wenzel V, Bottiger BW. Thrombolysis and other drugs during cardiopulmonary resuscitation. Current Opinion in Critical Care. 2008; 14:292-8.

45. Bozeman WP, Kleiner DM, Ferguson KL, et al. Empiric tenecteplase is associated with increased return of spontaneous circulation and short term survival in cardiac arrest patients unresponsive to standard interventions. Resuscitation. 2006; 69:399-406.

46. Bottinger BW, Arntz HR, Chamberlain DA. Thrombolysis during resuscitation for out-of-hospital cardiac arrest. N Engl J Med 2008; 359:2651-62.

47. Nolan JP, Deakin CD, Soar J, et al. European Resuscitation Council Guidelines for Resuscitation 2005 Section 4. Adult advanced life support. Resuscitation. 2005; 67 (Suppl 1):S39-S86.

48. Braunwald E, Zipes DP, Libby P, Bonow R. A textbook of cardiovascular medicine, 8th ed. Philadelphia: Saunders Elsevier. 2008; vol. 1, 1195.

49. Boehringer Ingelheim Ltd. Actilyse® Alteplase 50 mg (Bula da medicação). Disponível em: http://www.boehringer.com.br/arquivos/Actilyse_medico.pdf. Acessado em 08 de março de 2014.

Luiz Eduardo Ritt ■ Eduardo Sahade Darzé

Manejo Perioperatório dos Antitrombóticos e Antiplaquetários

INTRODUÇÃO

Antiplaquetários e antitrombóticos (anticoagulantes) são medicações de primeira linha e imprescindíveis no tratamento de afecções como as síndromes coronarianas agudas (SCA), fibrilação atrial e trombose venosa.

Por vezes, tais medicações devem ser mantidas por toda a vida ou por períodos prolongados, como no caso de antiplaquetários após uma SCA ou de anticoagulantes em pacientes portadores de fibrilação atrial com risco moderado a alto de tromboembolismo arterial.

A necessidade de um procedimento cirúrgico em pacientes que fazem uso de antiplaquetários e anticoagulantes é sempre um desafio, pois a suspensão dessas drogas aumenta o risco de eventos tromboembólicos, mas por outro lado, a sua manutenção durante a cirurgia ou procedimentos invasivos está associada a um maior risco de complicações hemorrágicas. Apenas nos Estados Unidos, estima-se que aproximadamente 250.000 pessoas por ano necessitem de um procedimento cirúrgico e estejam em uso de uma dessas medicações.[1,2]

Nos últimos anos, novos antiplaquetários foram introduzidos na prática clínica, assim como novos anticoagulantes.[3-7] Cada uma dessas medicações possui características farmacocinéticas e farmacodinâmicas particulares que vão implicar diretamente na estratégia de manejo no período perioperatório.

Portanto, uma estratégia individualizada deve ser construída para cada paciente no sentido de minimizar o tempo de exposição ao risco de tromboembolismo sem incorrer em um excessivo risco de sangramento. Para tanto, é preciso avaliar três fatores essenciais:

1. O risco de complicações tromboembólicas associado à doença de base;
2. O risco de sangramento inerente ao procedimento cirúrgico;
3. As características farmacocinéticas do anticoagulante/antiplaquetário em uso.

Uma vez estimados os riscos e consideradas as características farmacológicas da droga será possível responder às seguintes questões:

1. O antitrombótico precisa ser suspenso?
2. Por quanto tempo o antitrombótico deve ser suspenso antes e depois do procedimento?
3. Há a necessidade de um anticoagulante "ponte"?

Neste capítulo revisaremos as estratégias para manejo perioperatório dos antiplaquetários e de anticoagulantes/antitrombóticos.

ESTIMATIVA DO RISCO TROMBOEMBÓLICO

Podemos estimar o risco anual de eventos tromboembólicos e dividir os pacientes em 3 grupos:

1. **Risco tromboembólico alto** (risco > 10%/ano), a exemplo dos portadores de válvula metálica mitral ou próteses de modelos mais antigos (Star-Edwards); portadores de fibrilação atrial e $CHADS_2 \geq 5$ ou valvulopatia reumática; portadores de tromboembolismo venoso e trombose nos últimos 3 meses ou trombofilia severa.
2. **Risco tromboembólico moderado** (risco 5%-10%/ano), como é o caso de portadores de válvula metálica duplo disco em posição aórtica associada à fibrilação atrial ou acidente vascular cerebral; portadores de fibrilação atrial com $CHADS_2$ 3 ou 4; portadores de tromboembolismo venoso ocorrido entre 3-12 meses ou associado a outras trombofilias genéticas ou adquiridas.
3. **Risco tromboembólico baixo** (risco < 5%/ano), em pacientes portadores de válvula metálica duplo disco em posição aórtica sem outros fatores de risco; fibrilação atrial e $CHADS_2$ < 2; tromboembolismo venoso há > 12 meses e sem outros fatores de risco.

Vale ressaltar que as evidências para esta classificação são oriundas de estudos observacionais, e que nem todas as situações da rotina clínica estão aqui contempladas, sendo absolutamente necessária a utilização do melhor julgamento clínico e a elaboração de condutas individualizadas.

ESTIMATIVA DO RISCO DE SANGRAMENTO

As estimativas do risco de sangramento relacionadas aos procedimentos cirúrgicos são provenientes de séries de casos e estudos observacionais, e dependem das diversas nuances e particularidades inerentes a cada procedimento. Ademais, é preciso considerar também a chance de se realizar hemostasia primária no sítio cirúrgico (alguns procedimentos endoscópicos urológicos não são de fácil abordagem para hemostasia primária) e o potencial de complicações graves em caso de sangramento. Hemorragias peridurais ou intracranianas após anestesias neuroaxiais ou craniotomias estão associadas a um risco substancial de morte e/ou sequelas permanentes, diferentemente do que ocorre com complicações hemorrágicas após procedimentos superficiais, por exemplo.

São procedimentos considerados de alto risco de sangramento quando associados ao uso corrente algum antitrombótico ou antiplaquetário:

1. Cirurgias e procedimentos endoscópicos do trato urinário, pois se trata de uma área hipervascularizada, além da possibilidade de liberação de uroquinase;
2. Cirurgias em órgãos hipervascularizados, como fígado, rins e baço;
3. Ressecções intestinais;
4. Cirurgias extensas (cirurgias oncológicas, artroplastia);
5. Cirurgias cardíacas;
6. Cirurgias neurológicas ou medulares.

Tabela 20.1 Classificação de procedimentos cirúrgicos pelo risco de sangramento.

Baixo risco	Risco moderado	Alto risco
Cirurgia de catarata	Implante de dispositivos	Cirurgias endoscópicas do trato urinário
Cirurgia dermatológica	Procedimentos endovasculares	Cirurgias hepáticas, renal e esplênicas
Hérnia inguinal/umbilical	Biópsias em geral	Ressecções intestinais
Procedimentos dentários (higiene, extração simples, endodônticos e próteses)	Histerectomia abdominal	Artroplastias
		Cirurgias oncológicas
Procedimentos endoscópicos sem biópsia		Neurocirurgia e cirurgia cardiovascular
		Polipectomia endoscópica

ANESTESIA NEUROAXIAL

Procedimentos anestésicos neuroaxiais como anestesia raquiana e epidural podem ser utilizadas durante a cirurgia e no pós-operatório para controle da dor. O momento da última dose do anticoagulante ou antiplaquetário e o reinício dessas drogas em relação ao momento da aplicação da anestesia ou remoção do cateter epidural requer uma atenção especial pelo alto risco de complicações hemorrágicas, e pelas sérias complicações associadas à ocorrência de um hematoma peridural.

MANEJO PERIOPERATÓRIO DOS ANTIPLAQUETÁRIOS

Ácido acetilsalicílico (AAS ou Aspirina)

O ácido acetilsalicílico (AAS) é medicação consagrada no manejo das SCA e ainda pode ter indicação na prevenção primária de eventos cardiovasculares em pacientes de risco cardiovascular elevado. Tem ação na cicloxigenase, inibindo de forma irreversível a agregação plaquetária pela via do tromboxano A2. Assim, para que não se tenha mais seu efeito sobre as plaquetas faz-se necessário aguardar a renovação do *pool* plaquetário que ocorre em média a cada 7 dias.

Estudos observacionais mostram que a suspensão do ácido acetilsalicílico antes de procedimentos cirúrgicos está relacionada a um aumento na ocorrência de eventos trombóticos, o que poderia estar relacionado a um efeito pró-trombótico da suspensão do ácido acetilsalicílico. Já no grupo de pacientes submetidos à cirurgia de revascularização do miocárdio, dados observacionais também sugerem que a manutenção do ácido acetilsalicílico no perioperatório esteja relacionada a menor ocorrência de eventos coronarianos pós-operatórios, e o uso do ácido acetilsalicílico de forma precoce no pós-operatório relaciona-se a uma maior patência de enxertos, principalmente os enxertos venosos.[8-11]

Baseadas nesses dados, as diretrizes sugerem que para a maioria dos procedimentos clínicos, principalmente em pacientes que façam uso de AAS para prevenção secundária, não se faz necessário a suspensão da medicação. Por outro lado, em cirurgias neurológicas e em cirurgias de próstata por via transuretral, a suspensão está indicada devido a dificuldade na hemostasia local (primária) nestes sítios. Para as demais cirurgias, inclusive as de revascularização do miocárdio, não haveria necessidade de suspensão. Como já ressaltado, estas recomendações são baseadas principalmente em dados observacionais e em opinião de especialistas.[9-11]

Em 2014, foi publicado o estudo POISE-2.[12] Nesse estudo multicêntrico, internacional, duplo-cego e randomizado, 10.010 pacientes submetidos à cirurgia não cardíaca de grande porte ou com risco cardiovascular aumentado foram randomizados para uso ou não de AAS de acordo com o *status* basal: *stratum* manutenção (naqueles que já usavam AAS foram randomizados para manter ou suspender a medicação ao menos 3 dias antes) e *stratum* iniciação (aqueles que não usavam AAS foram randomizados para iniciar AAS ou placebo no pré-operatório). Neste estudo o uso do ácido acetilsalicílico não esteve relacionado à redução de morte ou infarto perioperatório (7,0% no grupo aspirina *vs.* 7,1% no placebo, razão de chances 0,99; IC 95%, 0,86 a 1,15; $p = 0,92$) ou de infarto isoladamente (6,2% no grupo AAS *vs.* 6,3% no grupo placebo, razão de chances 0,98; IC 95%, 0,84 a 1,15; $p = 0,85$), tendo ainda ocorrido mais sangramento no grupo que usou AAS (4,6% *vs.* 3,8%; razão de chances 1,23; IC 95%, 1,01 a 1,49; $p = 0,04$). Esses achados foram consistentes tanto no grupo início quanto no grupo manutenção. Sabe-se que ocorrência de sangramento maior está relacionada a maior ocorrência de infarto do miocárdio; assim, uma possível redução na ocorrência de infarto pode ter sido contrabalanceada pela ocorrência de sangramento e de infartos relacionados a este.

Para melhor compreender a relação temporal entre o uso do AAS e a ocorrência de sangramentos maiores, os investigadores do estudo POISE-2 estratificaram a ocorrência de sangramentos desde o dia da intervenção até 30 dias após, e puderam verificar que o aumento absoluto na taxa de sangramento foi de 1,2% entre D0 e D30, 0,9% de D4 a D30 e 0,3% quando contabilizado de D8 a D30. No estudo POISE-2 a suspensão do AAS 3 dias antes do procedimento foi capaz de reduzir complicações hemorrágicas. Estudos prévios[13] demonstram que a hemostasia não está prejudicada quando ao menos 20% das plaquetas têm atividade COX-1 normal. Levando-se em consideração que 12% das plaquetas se renovam a cada 24hs, um período de 72 horas de suspensão seria adequado para obter uma hemostasia satisfatória. De acordo com esses dados, a suspensão de 3 dias antes do procedimento e a retomada do uso rotineiro 7 dias após parece ser um regime adequado para se obter a redução ótima de complicações hemorrágicas.

Assim, com os dados do estudo POISE-2, na população em geral o AAS pode ser suspenso antes de cirurgia maior, mesmo em pacientes com maior risco de complicação cardiovascular e naqueles que não venham em uso o início da aspirina no período pré-operatório não esta indicado para fins de reduzir ocorrência de infarto.

Vale ressaltar que o estudo POISE-2 não incluiu pacientes com *stents* coronarianos não farmacológicos dentro das primeiras 6 semanas do implante e farmacológicos dentro do primeiro ano. Ressalta-se, ainda, que pacientes portadores de *stent* ou revascularizados fora destes períodos foram pouco representados no estudo (4,7% e 4,8%, respectivamente). Cirurgia de endarterectomia carotídea foi excluída. Assim, os achados com a suspensão de AAS não podem ser extrapolados plenamente para este grupo de pacientes. Neste grupo permaneceria a orientação de manter o AAS no perioperatório devido ao risco de trombose ou de oclusão de enxertos. Quando há necessidade irrestrita de suspensão, a retirada tardia (3 dias antes no lugar de 7 dias) e a retomada precoce (até 7 dias) podem ser observadas para minimizar os riscos de trombose.

Estes dados foram contemplados recentemente pelas diretrizes da Sociedade Americana de Cardiologia em 2014, a qual coloca como classe III (ausência de benefício e possível risco) o início ou a manutenção de ácido acetilsalicílico em cirurgias não cardíacas, exceto cirurgias em carótidas e desde que o paciente não possua *stent*.[14-17]

Para procedimentos com baixo potencial de sangramento, como procedimentos dentários, oftalmológicos e dermatológicos, diversos estudos observacionais e inclusive randomizados menores mostraram a segurança em se manter o AAS.

Em pacientes de baixo ou moderado risco cardiovascular e que estejam usando o ácido acetilsalicílico para prevenção primária, a medicação pode ser suspensa e a indicação do seu uso crônico deve inclusive ser revista, considerando que estudos recentes questionam a necessidade e segurança do ácido acetilsalicílico para a prevenção primária neste grupo de pacientes.

Tabela 20.2 Sugestões para manejo do AAS no perioperatório de cirurgia não cardíaca.

	Cirurgia de baixo risco de sangramento	Cirurgia de moderado risco de sangramento	Cirurgia de risco aumentado de sangramento*
Paciente de baixo/moderado risco coronariano	Rever indicação do AAS; suspender 5-7 dias antes e retomar 5-7 dias após se permanece indicação	Rever indicação do AAS; suspender 5-7 dias antes e retomar 5-7 dias após se permanece indicação	Rever indicação do AAS; suspender 5-7 dias antes e retomar 5-7 dias após se permanece indicação
Paciente de risco coronariano elevado (sem *stent* ou revascularização cirúrgica)	Manter aspirina (dose 75-100 mg)	Suspender 5-7 dias antes e retomar o uso até 7 dias após (manter pode ser uma opção pesando risco x benefício)	Suspender a até 5-7 dias antes e retomar o uso até 7 dias após
Paciente com *stent* ou revascularização prévia do miocárdio	Manter AAS (dose 75-100 mg)	Manter AAS (dose 75-100 mg)	Manter AAS (suspensão em casos específicos – RTU de próstata e neurocirurgia)

RTU, ressecção transuretral de próstata; * Pacientes submetidos à endarterectomia de carótida ou cirurgia arterial periférica devem iniciar o antiplaquetário antes da cirurgia e manter o uso indefinidamente.

Clopidogrel

O clopidogrel é medicação do grupo dos tienopiridínicos, sendo um bloqueador irreversível do receptor da adenosina difosfato (*ADP*) nas *plaquetas*. Tem aplicação no tratamento das síndromes coronarianas agudas após angioplastia coronariana. Sendo um inibidor irreversível, sua ação permanece pelo tempo da renovação do estoque plaquetário (em média 7 dias).[18]

Seu uso mais comum é em combinação com o AAS, mas pode ser prescrito de forma isolada, principalmente em pacientes com alergia ao ácido acetilsalicílico.

O clopidogrel tem uma potência antiplaquetária aparentemente maior que o AAS (risco de sangramento 33% maior em usuários de clopidogrel isolado *vs.* ácido acetilsalicílico isolado), assim, a estratégia de manutenção do AAS não deve ser transponível ao clopidogrel. Pouco estudos, em sua totalidade retrospectivos, avaliaram o uso de clopidogrel no período perioperatório e todos foram consoantes em mostrar um maior risco de sangramento.[19]

Análises de subgrupo de pacientes que requeriam cirurgia nos estudos randomizados com uso de clopidogrel, mostraram que um tempo de suspensão de 5 dias esteve relacionado a uma margem de segurança e não incremento no risco de sangramento.

Dessa forma, a estratégia preferível é de suspensão do clopidogrel ao menos 5 dias antes de um procedimento com potencial de sangramento. Para procedimentos de baixo potencial de sangramento (procedimentos dentários, oftalmológicos como correção de catarata e dermatológicos superficiais) não há necessidade de suspensão.

Prasugrel

O prasugrel, também da classe dos tienopiridínicos, tem ação no bloqueio irreversível dos receptores ADP plaquetários. Diferencia-se do clopidogrel por uma maior potência de antiagregação, menor variabilidade de resposta e início mais rápido de ação.[3]

Antes de procedimentos com risco antecipado de sangramento a suspensão do prasugrel ao menos 5 dias, mas idealmente 7 dias antes, é recomendada.

Ticagrelor

O ticagrelor é um membro da família das ciclopentiltriazolopirimidinas, sendo um antagonista seletivo de ligação reversível do receptor do ADP, prevenindo a agregação plaquetária mediada pelo ADP. Da mesma forma que o prasugrel, o ticagrelor tem um início de ação mais rápido e uma variabilidade de resposta menor que o clopidogrel, levando a um poder de antiagregação maior.[4]

Devido à sua característica de ligação reversível, diferente do clopidogrel e do prasugrel, o ticagrelor não depende da renovação dos estoques de plaquetas circulantes para anular seu efeito. Em comparação com o clopidogrel, o nível de agregação plaquetária após 5 dias de suspensão do ticagrelor equivale aos níveis após 7 dias de suspensão do clopidogrel, por exemplo. Estas características parecem estar relacionadas a um menor risco de sangramento no perioperatório, não havendo diferença nas taxas de sangramento em pacientes submetidos à revascularização do miocárdio, por exemplo, quando comparado ao clopidogrel, apesar de sua maior potência antiplaquetária.

Em pacientes submetidos a procedimentos cirúrgicos, com potencial de sangramento, sua suspensão deve ocorrer de preferência 5 dias antes do procedimento.

Inibidores das glicoproteínas IIb/IIIa

Os inibidores da glicoproteína IIb IIIa (tirofiban, abciximab, epitifabide) atuam na agregação interplaquetária, são drogas de uso intravenoso com meia-vida curta (em torno de 6 horas) no caso do epitifabide e do tirofiban. Já o abciximab tem uma ação prolongada que pode variar entre 2 e 7 dias.

Alguns autores sugerem que o epitifabide e o tirofiban, devido à curta meia-vida, podem ser usados como "ponte" durante a suspensão de tienopiridínicos em pacientes com alto risco de trombose (implante recente de *stents* farmacológicos, por exemplo) e que necessitem de cirurgia (ver a seguir).[20]

Manejo perioperatório na dupla antiagregação plaquetária

O uso de terapia dupla antiplaquetária tem sua principal indicação após síndromes coronarianas agudas (por 1 ano), após implante de *stents* não farmacológicos ou de angioplastia por balão (ao menos 30 dias) e após implante de *stents* farmacológicos (ao menos 1 ano; em *stents* de segunda geração aceita-se 6 meses em casos específicos).[21,22]

Em uma coorte de mais de 17.000 pacientes acompanhados após angioplastia, 16% necessitaram cirurgia ao longo dos primeiros 2 anos após e implante, e 4% dentro do primeiro ano. Dentre os pacientes submetidos à cirurgia dentro dos dois primeiros anos após implante, em torno de 4% cursaram com trombose de *stent*.[23]

Como regra geral em procedimentos de baixo potencial de sangramento, estes podem ser realizados sob uso de dupla antiagregação.

Devido ao risco aumentado de trombose de *stent* dentro do período de necessidade de dupla antiagregação (6 semanas em *stent* comum e ao menos 6 meses em *stents* farmacológicos), procedimentos eletivos devem ser postergados, quando possível, para um momento posterior a estes prazos.[21-23]

Após esses prazos, em pacientes que estejam ainda sob dupla antiagregação, sugere-se suspensão do tienopiridínico por 5 dias antes do procedimento (clopidogrel), 2 a 5 dias (ticagrelor) e 5 a 7 dias (prasugrel). Após o procedimento, o uso do tienopiridínico deve ser retomado assim que o risco de sangramento esteja controlado, lembrando-se de realizar nova dose de ataque da medicação (clopidogrel 300 mg, ticagrelor 180 mg, prasugrel 60 mg).

Em paciente com necessidade de procedimento inadiável dentro do prazo de maior risco para trombose, a diretriz para manejo de antitrombóticos no perioperatório da American College of Cardiology e American Heart Association (ACC/AHA)[15] orienta pesar risco de trombose *vs* sangramento de forma individualizada e, se possível, manter a dupla antiagregação. Quando o procedimento for de alto risco para sangramento, uma opção pode ser a suspensão por tempo muito limitado. Um estudo recente mostra que o tempo médio para ocorrência de trombose após suspensão de tienopiridínico foi de 122 dias; após a suspensão de ambos antiplaquetários o tempo médio cai para 7 dias.[23]

Em situações em que ambos antiplaquetários tenham de ser suspensos, por exemplo em neurocirurgia ou ressecção transuretral, uma opção seria uso de uma "ponte" com um inibidor da GP IIbIIIa de curta ação (epitifabide ou tirofiban), com suspensão da infusão 6 horas antes do procedimento. Vale ressaltar que não existem estudos clínicos que testaram esta estratégia, sendo sua indicação proposta por especialistas baseada na evidência teórica e farmacocinética relacionada a este grupo de medicação. Recentemente, foram publicados dados com o uso de um novo antagonista P2Y12 de uso venoso (cangrelor) em síndrome coronariana aguda. Esta medicação de uso venoso e meia-vida muito curta (3 minutos) está atualmente sendo testada em um estudo randomizado como estratégia para "ponte" em pacientes com *stents* farmacológicos a serem submetidos à cirurgia não cardíaca.[24]

A Figura 20.1 mostra um diagrama proposto para manejo da dupla antiagregação em pacientes com necessidade de cirurgia não cardíaca.

MANEJO PERIOPERATÓRIO DOS ANTICOAGULANTES

Antagonistas de vitamina K

A varfarina é o principal representante deste grupo. Tem sua indicação em pacientes com fibrilação atrial e risco de eventos tromboembólicos, portadores de próteses valvares mecânicas cardíacas e em tromboembolismo venoso. A varfarina é uma medicação de meia--vida prolongada, o que requer planejamento no seu manejo perioperatório. Seu efeito é reduzido pela administração de vitamina K e, quando da necessidade de uma reversão imediata, pode ser utilizado complexo protrombínico ou plasma fresco.

Para um adequado manejo da varfarina no período perioperatório deve-se levar em consideração: risco de complicação hemorrágica do procedimento e o risco de evento tromboembólico do paciente.

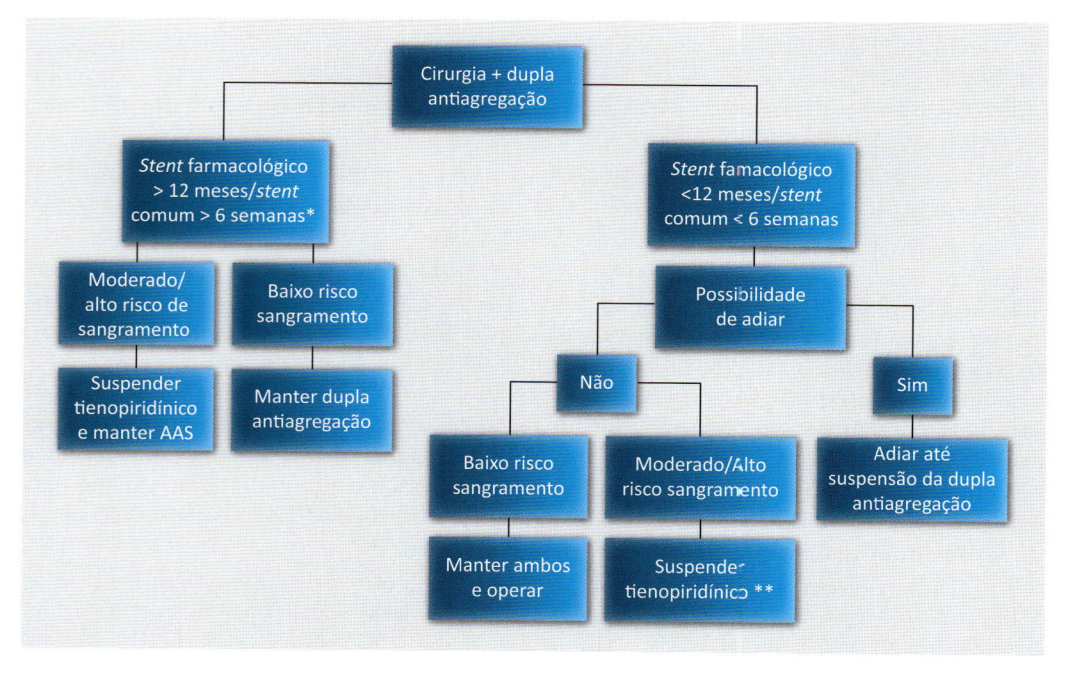

Figura 20.1 Manejo perioperatório em pacientes sob dupla antiagregação.
* Rever necessidade de dupla antiagregação
** Menor tempo possível (de preferência < 7 dias)

Estudos observacionais, e inclusive randomizados, acessaram a melhor estratégia para procedimentos de menor porte como extração dentária, ressecção de lesões de pele superficiais e cirurgia oftalmológica da câmara anterior (como catarata). A estratégia de manutenção do anticoagulante para tais procedimentos mostrou-se segura, não havendo assim a necessidade de suspensão na grande maioria das vezes e o procedimento pode ser realizado com RNI na faixa entre 2-3.[25-29] Em casos específicos pode-se ainda por optar por suspensão por menor período (2-3 dias antes do procedimento), o que levaria a um RNI 1,6-1,9 no dia do procedimento. Uma hemostasia local adequada se faz imprescindível, e em procedimentos dentários o uso de ácido tranexâmico como solução oral parece ajudar no controle hemostático local.[30-36]

Recentemente a estratégia de manutenção da anticoagulação sem suspensão foi testada no âmbito dos procedimentos de ablação e de implante de dispositivos como marca-passo e desfibrilador implantável, se mostrando segura e com baixo índice de complicação quando comparada à estratégia de suspensão seguida de "ponte".[37,38]

Para demais procedimentos haverá necessidade de suspensão e o manejo será de acordo com o risco de tromboembolismo do paciente. Para estes pacientes, algumas regras gerais são válidas:

1. O anticoagulante deve ser suspenso 5 dias antes do procedimento;
2. O RNI deve ser checado no dia anterior ao procedimento;
3. Caso o RNI esteja > 1,5, doses baixas (1-2 mg) de vitamina K via oral podem ser utilizadas;
4. A reintrodução do anticoagulante oral deve ocorrer nas 12 a 24 horas seguintes se já não houver mais sangramento.

A Tabela 20.3 traz a classificação de risco de tromboembolismo de acordo com a indicação da anticoagulação, proposta pela diretriz americana para manejo de antitrombóticos e referendada pela diretriz brasileira de manejo perioperatório da Sociedade Brasileira de Cardiologia.[14]

Tabela 20.3 Classificação de risco de complicação tromboembólica.

	Alto risco	Risco intermediário	Baixo risco
Fibrilação atrial	$CHADS_2$ 5 ou 6; AVC recente (6 meses); doença reumática	$CHADS_2$ 3 ou 4	$CHADS_2$ 0 a 2 (desde que não tenha AVC prévio)
Prótese metálica	Posição mitral; Prótese metálica aórtica tipo Star-Edwards ou disco único; AVC recente (6 meses)	Prótese metálica aórtica duplo--disco com fator de risco (FA, HAS, AVC prévio, ICC, idade > 75 anos)	Prótese aórtica duplo--disco sem fatores de risco
Tromboembolismo	TEV/TEP recente (3 meses); TEV/TEP com trombofilia severa (deficiência de proteína C ou S, síndrome antifosfolípide, múltiplas alterações)	TEV/TEP 3-12 meses; trombofilia não severa (deficiência do fator V Leiden, mutação do gene de protrombina); TEV recorrente; TEV associado à neoplasia	TEV/TEP > 12 meses sem fatores associados

AVC, acidente vascular cerebral; FA, fibrilação atrial; ICC, insuficiência cardíaca congestiva; HAS, hipertensão arterial sistêmica; TEV, tromboembolismo venoso; TEP, tromboembolismo pulmonar.

Para pacientes de alto risco de eventos tromboembólicos recomenda-se a suspensão do antagonista da vitamina K 5 dias antes do procedimento com "ponte", utilizando-se uma heparina de baixo peso molecular em dose plena ou heparinização venosa com heparina não fracionada almejando TTPA 1,5 vezes o normal a partir do momento em que o RNI esteja < 2,0. Esta recomendação é baseada em resultados de estudos observacionais e de estudos que randomizaram pacientes para HBPM *vs.* HNF. Vale ressaltar que não há, até o presente momento, estudos que randomizaram pacientes deste perfil para uma estratégia de não usar nenhum tipo de antitrombótico durante a suspensão do anticoagulante oral.[39]

Em pacientes de moderado risco a necessidade de "ponte" vai ser verificada de forma individualizada. Para procedimentos com risco baixo de complicações hemorrágicas a estratégia de "ponte" pode ser considerada quando os seguintes fatores estão associados: pacientes com válvula aórtica de duplo disco e AVC ou AIT prévios, hipertensão, diabetes, ICC ou idade acima de 75 anos; pacientes com fibrilação atrial e CHADS$_s$ 3-4 ou histórico de tromboembolismo durante interrupção de anticoagulante; paciente com tromboembolismo nos últimos 3-12 meses, trombofilia moderada ou neoplasia em atividade. Procedimentos com alto risco de sangramento (cirurgia cardíaca e endarterectomia de carótidas) e moderado risco não se indica a estratégia de "ponte". Nesses pacientes, a estratégia com baixa dose de heparina não fracionada ou de baixo peso molecular pode ser implementada para fins de redução do risco de tromboembolismo venoso como de rotina. Não existem estudos randomizados adequados neste subgrupo e as recomendações são baseadas principalmente em estudos observacionais e consenso de especialistas.

Heparina não fracionada

A heparina não fracionada pode ser utilizada na forma venosa (quando se almeja anticoagulação terapêutica) ou subcutânea (principalmente na indicação de profilaxia de trombose venosa), para fins de "ponte" no manejo perioperatório; é usada principalmente na forma venosa nos pacientes com contraindicação a enoxaparina.

Na forma venosa tem meia-vida curta e seu efeito já está reduzido em torno de 6 horas após a suspensão da infusão. Para procedimentos cirúrgicos sua infusão pode ser suspensa em torno de 6 horas antes do procedimento. Sua ação terapêutica é monitorizada pelo tempo de tromboplastina plasmática ativada (TTPA) e este pode ser dosado logo antes do procedimento. Outra estratégia possível é a reversão do efeito da heparina com protamina em casos de procedimentos de urgência (cada 1.000 UI de protamina neutraliza 1.000 UI de heparina).

Quando usado de forma subcutânea a ultima dose deve ser dada até 12 horas antes do procedimento cirúrgico.

Enoxaparina

A enoxaparina é uma heparina de baixo peso molecular com maior ação anti-Xa. É usada tanto para fins de anticoagulação quanto para profilaxia de tromboembolismo venoso, normalmente via subcutânea.

Para fins de anticoagulação sua posologia é de 1 mg/kg a cada 12 horas. No manejo perioperatório em cirurgias de baixo potencial de hemorragia a última dose da enoxaparina pode ser feita até 12 horas antes do procedimento. Em procedimentos de maior potencial de sangramento sugere-se que a última dose seja feita até 24 horas antes do procedimento. A reintrodução pode ser feita em 24 horas para procedimentos de baixo potencial de sangramento e em 48-72 horas em procedimentos de maior potencial de sangramento.[39]

Novos anticoagulantes orais (NOACs)

Atualmente no mercado existem disponíveis 3 drogas anticoagulantes de ação específica na cascata de anticoagulação, a saber: dabigratana, rivaroxaban e apixabana.[40-42]

A Tabela 20.4 reúne as principais características farmacocinéticas destas medicações.

Tabela 20.4 Principais características farmacocinéticas dos novos anticoagulantes orais.

Propriedade	Dabigratana	Rivaroxabana	Apixabana
Alvo	Trombina	Fator Xa	Fator Xa
Biodisponibilidade (%)	6	80	50
Frequência das doses	12/12 horas	cada 24 horas	12/12 horas
$T_{máx}$ (Horas)	2	3	3
Meia-vida (Horas)	12-17	7-11	9-14
Ligação às proteínas (%)	35	95	87
Metabolismo CYP (%)	Nenhum	32	15
Transporte por GP-p	sim	sim	sim
Excreção renal (%)	80	66	25

$T_{máx}$, tempo para concentração máxima; CYP, citocromo P450; GP-p, glicoproteína P.

A principal característica dessas medicações é a meia-vida mais curta em relação ao antagonistas da vitamina K e seu efeito previsível de início e fim da ação do medicamento. Assim, permite que a medicação seja interrompida de forma mais tardia e favorece uma reintrodução mais precoce, não se fazendo necessário por exemplo procedimentos de "ponte" com outros anticoagulantes.

Como se pode observar, cada uma dessas medicações tem características farmacocinéticas específicas que implicarão diretamente no manejo perioperatório dos pacientes. Outros fatores como risco de sangramento relacionado ao procedimento e função renal também devem ser levados em consideração na orientação do período perioperatório.[43-46]

Vale ressaltar que não existe no momento antídoto para reversão do sangramento para nenhuma das três medicações.

A dabigratana altera principalmente os níveis de TTPA, estando o valor do TTPA relacionado aos níveis séricos da droga, porém o uso do TTPA para monitorar o efeito residual antes de um procedimento cirúrgico, por exemplo, não foi clinicamente testado. O Hemoclot (tempo de trombina diluído) está relacionado diretamente aos níveis séricos da dabigratana, porém, também não foi testado no cenário de perioperatório. Os inibidores do fator Xa (apixabana e rivaroxabana) alteram principalmente o tempo de protrombina

Tabela 20.5 Manejo dos antagonistas Xa e da antitrombina III orais no período perioperatório de acordo com risco de sangramento e função renal.

CrCl*	Dabigratana		Rivaroxabana		Apixabana	
≥ 80	Baixo Risco	Alto Risco	Baixo Risco	Alto Risco	Baixo Risco	Alto Risco
≥ 80	≥ 24h	≥ 48h	≥ 24h	≥ 48h	≥ 24h	≥ 48h
50-80	≥ 36h	≥ 72h	≥ 24h	≥ 48h	≥ 24h	≥ 48h
30-50	≥ 48h	≥ 96h	≥ 24h	≥ 48h	≥ 24h	≥ 48h
15-30	NI	NI	≥ 36h	≥ 48h	≥ 36h	≥48h
< 15	NI	NI	NI	NI	NI	NI

*CrCl, *clearance* de creatinina; NI, não indicado.

(Adaptada da referência 40).

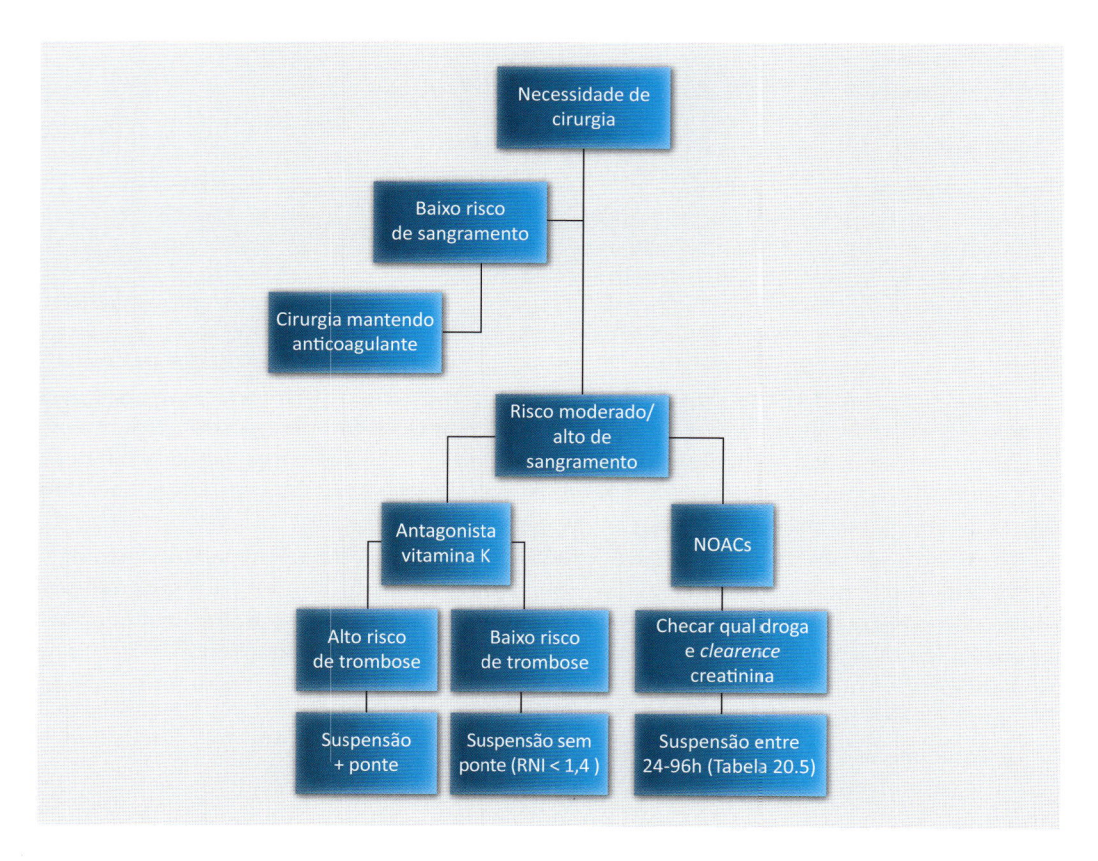

Figura 20.2 Diagrama sugerido para manejo dos anticoagulantes orais no perioperatório.

* Pacientes submetidos a procedimentos de ablação de arritmias ou implante de dispositivos eletrônicos provavelmente não necessitam de suspensão do anticoagulante.

(TP), contudo, da mesma forma não existem estudos clínicos e o valor pode variar com o tipo de reagente utilizado. Ensaios para medir diretamente a ação anti-Xa foram desenvolvidos, mas também não foram testados clinicamente e pontos de corte para definir risco de sangramento não foram determinados.

A melhor estratégia de manejo dos NOAC›s no período perioperatório deve levar em consideração o risco de sangramento relacionado à cirurgia, as características farmacocinéticas da medicação e a função renal do paciente. A Tabela 20.5 resume as estratégias e tempos de suspensão dos NOAC›s comercialmente disponíveis no período perioperatório. Como a dabigratana tem uma dependência maior do *clearance* renal, um maior tempo de suspensão da droga deve ser utilizado, principalmente em procedimentos de maior risco de hemorragia e em pacientes com algum grau de disfunção renal. Em procedimentos de mínimo potencial de sangramento como cirurgia de catarata ou procedimentos dentários, o procedimento pode ser programado para o momento do vale na concentração da droga, ou seja, logo antes da próxima dose, devendo a medicação ser reintroduzida logo após o procedimento quando a hemostasia estiver controlada.

CONSIDERAÇÕES FINAIS

O manejo perioperatório em pacientes que usam antiplaquetários ou antitrombóticos deve ser individualizado e avaliadas as características clínicas (risco de tromboembolismo, função renal), do procedimento (risco de sangramento) e farmacocinéticas (relacionadas a droga). Muitas das indicações são baseadas em experiência clínica e opinião de especialistas. Novos antitrombóticos e antiplaquetários estão disponíveis para uso e estudos randomizados controlados para definir a melhor estratégia com o uso dessas medicações no âmbito do manejo perioperatório serão bem vindos para pautar as decisões em desfechos clínicos e não somente por dados observacionais e de experiência.

REFERÊNCIAS BIBLIOGRÁFICAS

1. Anter E, Jessup M, Callans DJ. Atrial fibrillation and heart failure: treatment considerations for a dual epidemic. Circulation. 2009; 119(18):2516-25.
2. Kaatz S, Douketis JD, Zhou H, Gage BF, White RH. Risk of stroke after surgery in patients with and without chronic atrial fibrillation. J Thromb Haemost. 2010; 8(5): 884-90.
3. Wiviott SD, Braunwald E, McCabe CH, Montalescot G, Ruzyllo W, Gottlieb S, et al. TRITON-TIMI 38 Investigators. Prasugel versus clopidogrel in patients with acute coronary syndromes. N Engl J Med. 2007; 357(20):2001-15.
4. Wallentin L, Becker RC, Budaj A, Cannon CP, Emanuelsson H, Held C, et al. PLATO Investigators. Ticagrelor versus clopidogrel in patients with acute coronary syndromes. N Engl J Med. 2009; 361(11):1045-57.
5. Connolly SJ, Ezekowitz MD, Yusuf S, Eikelboom J, Oldgren J, Parekh A, et al. RE-LY Steering Committee and Investigators. Dabigatran versus warfarin in patients with atrial fibrillation. N Engl J Med. 2009; 361(12):1139-51.
6. Patel MR, Mahaffey KW, Garg J, Pan G, Singer DE, Hacke W, et al. ROCKET AF Investigators. Rivaroxaban versus warfarin in nonvalvular atrial fibrillation. N Engl J Med. 2011; 365(10):883-91.
7. Granger CB, Alexander JH, McMurray JJ, Lopes RD, Hylek EM, Hanna M, et al. ARISTOTLE Committees and Investigators. Apixaban versus warfarin in patients with atrial fibrillation. N Engl J Med. 2011; 365(11):981-92.

8. Burger W, Chemnitius JM, Kneissl GD, Rücker G. Low dose aspirin for secondary cardiovascular prevention cardiovascular risks after its perioperative withdrawal versus bleeding risks with its continuation – review and meta-analysis. J Intern Med. 2005; 257(5):399-414.

9. Merritt JC, Bhatt DL. The efficacy and safety of perioperative antiplatelet therapy. J Thromb Thrombolysis. 2002; 13(2):97-103.

10. Sethi GK, Copeland JG, Goldman S, Moritz T, Zadina K, Henderson WG. Department of Veterans Affairs Cooperative Study on Antiplatelet Therapy. Implications of preoperative administration of aspirin in patients undergoing coronary artery bypass grafting. J Am Coll Cardiol. 1990; 15(1):15-20.

11. Dacey LJ, Munoz JJ, Johnson ER, et al. Northern New England Cardiovascular Disease Study Group. Effect of preoperative aspirin use on mortality in coronary artery bypass grafting patients. Ann Thorac Surg. 2000; 70(6):1986-90.

12. Devereaux PJ, Mrkobrada M, Sessler DI, et al. Aspirin in patients undergoing noncardiac surgery. N Engl J Med. 2014; 370:1494-503.

13. Patrono C, Ciabattoni G, Patrignani P, et al. Clinical pharmacology of platelet cyclooxygenase inhibition. Circulation. 1985;72:1177-84.

14. Gualandro DM, Yu PC, Calderaro D, Marques AC, Pinho C, Caramelli B, et al. II Diretriz de Avaliação Perioperatória da Sociedade Brasileira de Cardiologia. Arq Bras Cardiol. 2011; 96(3 supl.1):1-68.

15. Fleisher LA, Beckman JA, Brown KA, Calkins H, Chaikof E, Fleischmann KE, et al. ACC/AHA 2007 Guidelines on Perioperative Cardiovascular Evaluation and Care for Noncardiac Surgery: Executive Summary: A Report of the American College of Cardiology/American Heart Association Task Force on Practice Guidelines (Writing Committee to Revise the 2002 Guidelines on Perioperative Cardiovascular Evaluation for Noncardiac Surgery): Developed in Collaboration With the American Society of Echocardiography, American Society of Nuclear Cardiology, Heart Rhythm Society, Society of Cardiovascular Anesthesiologists, Society for Cardiovascular Angiography and Interventions, Society for Vascular Medicine and Biology, and Society for Vascular Surgery. Circulation. 2007; 116(17):1971-96.

16. Cerskus AL, Ali M, Davies BJ, McDonald JW. Possible significance of small numbers of functional platelets in a population of aspirin-treated platelets in vitro and in vivo. Thromb Res. 1980; 18:389-97.

17. Fleisher LA, Fleischmann KE, Auerbach AD, Barnason SA, Beckman JA, Bozkurt B, Davila-Roman VG, Gerhard-Herman MD, Holly TA, Kane GC, Marine JE, Nelson MT, Spencer CC, Thompson A, Ting HH, Uretsky BF, Wijeysundera DN. 2014 ACC/AHA Guideline on Perioperative Cardiovascular Evaluation and Management of Patients Undergoing Noncardiac Surgery, Journal of the American College of Cardiology. 2014, doi: 10.1016/j.jacc.2014.07.944.

18. Harker LA, Boissel JP, Pilgrim AJ, Gent M. Comparative safety and tolerability of clopidogrel and aspirin: results from CAPRIE. CAPRIE Steering Committee and Investigators. Clopidogrel versus aspirin in patients at risk of ischaemic events. Drug Saf. 1999; 21(4):325-35.

19. Sørensen R, Hansen ML, Abildstrom SZ, et al. Risk of bleeding in patients with acute myocardial infarction treated with different combinations of aspirin, clopidogrel, and vitamin K antagonists in Denmark: a retrospective analysis of nationwide registry data. Lancet. 2009; 374(9706):1967-74.

20. Savonitto S, D'Urbano M, Caracciolo M, et al. Urgent surgery in patients with a recently implanted coronary drug-eluting stent: a phase II study of 'bridging' antiplatelet therapy with tirofiban during temporary withdrawal of clopidogrel. Br J Anaesth. 2010; 104(3):285-91.

21. Nuttall GA, Brown MJ, Stombaugh JW, et al. Time and cardiac risk of surgery after bare-metal stent percutaneous coronary intervention. Anesthesiology. 2008; 109(4):588-95.

22. Rabbitts JA, Nuttall GA, Brown MJ, et al. Cardiac risk of noncardiac surgery after percutaneous coronary intervention with drug-eluting stents. Anesthesiology. 2008; 109(4):596-604.

23. Eisenberg MJ, Richard PR, Libersan D, Filion KB. Safety of short-term discontinuation of antiplatelet therapy in patients with drug-eluting stents. Circulation. 2009; 119:1634-42.

24. Bhatt DL, Stone GW, Mahaffey KW, et al. For the CHAMPION PHOENIX Investigators Effect of platelet inhibition with cangrelor during PCI on ischemic events. N Engl J Med. 2013; 368:1303-13.

25. Evans IL, Sayers MS, Gibbons AJ, Price G, Snooks H, Sugar AW. Can warfarin be continued during dental extraction? Results of a randomized controlled trial. Br J Oral Maxillofac Surg. 2002; 40(3):248-52.

26. Sacco R, Sacco M, Carpenedo M, Moia M. Oral surgery in patients on oral anticoagulant therapy: a randomized comparison of different INR targets. J Thromb Haemost. 2006; 4(3):688-9.

27. Alcalay J. Cutaneous surgery in patients receiving warfarin therapy. Dermatol Surg. 2001; 27(8):756-8.

28. Jamula E, Anderson J, Douketis JD. Safety of continuing warfarin therapy during cataract surgery: a systematic review and meta-analysis. Thromb Res. 2009; 124(3):292-9.

29. Ickx BE, Steib A. Perioperative management of patients receiving vitamin K antagonists. Can J Anaesth. 2006; 53(suppl 6):S113-S122.

30. Douketis JD. Perioperative anticoagulation management in patients who are receiving oral anticoagulant therapy: a practical guide for clinicians. Thromb Res. 2002; 108(1):3-13.

31. Dunn A. Perioperative management of oral anticoagulation: when and how to bridge. J Thromb Thrombolysis. 2006; 21(1):85-9.

32. Nielsen JD, Gram J, Holm-Nielsen A, Fabrin K, Jespersen J. Post-operative blood loss after transurethral prostatectomy is dependent on in situ fibrinolysis. Br J Urol. 1997; 80(6):889-93.

33. Spyropoulos AC, Turpie AG, Dunn AS, et al. REGIMEN Investigators. Clinical outcomes with unfractionated heparin or low-molecular-weight heparin as bridging therapy in patients on long-term oral anticoagulants: the REGIMEN registry. J Thromb Haemost. 2006; 4(6):1246-52.

34. Fanikos J, Tsilimingras K, Kucher N, Rosen AB, Hieblinger MD, Goldhaber SZ. Comparison of efficacy, safety, and cost of low-molecular-weight heparin with continuous-infusion unfractionated heparin for initiation of anticoagulation after mechanical prosthetic valve implantation. Am J Cardiol. 2004; 93(2):247-50.

35. Spyropoulos AC, Jenkins P, Bornikova L. A disease management protocol for outpatient perioperative bridge therapy with enoxaparin in patients requiring temporary interruption of long-term oral anticoagulation. Pharmacotherapy. 2004; 24(5):649-58.

36. Katholi RE, Nolan SP, McGuire LB. The management of anticoagulation during noncardiac operations in patients with prosthetic heart valves. A prospective study. Am Heart J. 1978; 96(2):163-5.

37. Feng L, Li Y, Li J, Yu B. Oral anticoagulation continuation compared with heparin bridging therapy among high risk patients undergoing implantation of cardiac rhythm devices: a meta-analysis. Thromb Haemost. 2012; 108:112431.

38. Birnie DH, Healey JS, Wells GA, Verma A, Tang AS, Krahn AD, Simpson CS, Ayala-Paredes F, Coutu B, Leiria TL, Essebag V. BRUISE Control Investigators. Pacemaker or defibrillator surgery without interruption of anticoagulation. N Engl J Med. 2013; 368:208493.

39. Douketis JD, Spyropoulos AC, Spencer FA, Mayr M, Jaffer AK, Eckman MH, Dunn AS, Kunz R. Perioperative management of antithrombotic therapy: antithrombotic therapy and prevention of thrombosis, 9th ed: American College of Chest Physicians evidence-based clinical practice guidelines. Chest. 2012; 141:e326S-e350S.

40. Heidbuchel H, Verhamme P, Alings M, Antz M, Hacke W, Oldgren J, Sinnaeve P, Camm AJ, Kirchhof P. EHRA practical guide on the use of new oral anticoagulants in patients with non-valvular atrial fibrillation: executive summary. Eur Heart J. 2013; 34:2094-2106.

41. Connolly SJ, Ezekowitz MD, Yusuf S, Eikelboom J, Oldgren J, Parekh A, et al. Dabigatran versus warfarin in patients with atrial fibrillation. N Engl J Med. 2009; 361:1139-51.

42. Patel MR, Mahaffey KW, Garg J, Pan G, Singer DE, Hacke W, et al. Rivaroxaban versus warfarin in nonvalvular atrial fibrillation. N Engl J Med. 2011; 365:883-91.

43. Connolly SJ, Eikelboom J, Joyner C, Diener HC, Hart R, Golitsyn S, et al. Apixaban in patients with atrial fibrillation. N Engl J Med. 2011; 364:806-17.

44. Healey JS, Eikelboom J, Douketis J, Wallentin L, Oldgren J, Yang S, Themeles E, Heidbuchel H, Heidbuchle H, Avezum A, Reilly P, Connolly SJ, Yusuf S, Ezekowitz M; RE-LY Investigators. Periprocedural bleeding and thromboembolic events with dabigatran compared with warfarin: results from the Randomized Evaluation of Long-Term Anticoagulation Therapy (RE-LY) randomized trial. Circulation. 2012; 126:343-8.

45. Patel MR, Hellkamp AS, Lokhnygina Y, Piccini JP, Zhang Z, Mohanty S, Singer DE, Hacke W, Breithardt G, Halperin JL, Hankey GJ, Becker RC, Nessel CC, Berkowitz SD, Califf RM, Fox KA, Mahaffey KW. Outcomes of discontinuing rivaroxaban compared with warfarin in patients with nonvalvular atrial fibrillation: analysis from the ROCKET AF trial (Rivaroxaban Once-Daily, Oral, Direct Factor Xa Inhibition Compared With Vitamin K Antagonism for Prevention of Stroke and Embolism Trial in Atrial Fibrillation). J Am Coll Cardiol. 2013; 61:651-8.

46. Rowley CP, Bernard ML, Brabham WW, Netzler PC, Sidney DS, Cuoco F, Sturdivant JL, Leman RB, Wharton JM, Gold MR. Safety of continuous anticoagulation with dabigatran during implantation of cardiac rhythm devices. Am J Cardiol. 2013; 111:1165-8.

Ederlon Ferreira Nogueira ■ André Labrunie

Controle e Manuseio do Sangramento

INTRODUÇÃO

A utilização dos agentes antiplaquetários e anticoagulantes na prática clínica está relacionada à redução de eventos cardiovasculares, especialmente nas síndromes coronárias agudas (SCA) e na prevenção e tratamento dos eventos tromboembólicos.[1-3] No entanto, a ocorrência de sangramento e a necessidade de hemotransfusão, associadas ao uso destas medicações, correlaciona-se com o aumento significativo das taxas de mortalidade, eventos cardiovasculares e maior tempo de internação hospitalar.[4-5] A identificação dos fatores de risco relacionados ao incremento das taxas de sangramento, entre eles a idade avançada, sexo feminino, presença de múltiplas comorbidades, infecção pelo *Helicobacter pylori*, discrasias sanguíneas, o conhecimento farmacocinético e o manejo clínico e dos procedimentos invasivos, são fundamentais na profilaxia, já que muitas destas drogas não possuem antídotos, tornando a prevenção a principal medida para o controle do sangramento.

EPIDEMIOLOGIA

Apesar da maior utilização e acesso às terapias intervencionistas e antitrombóticas mais agressivas nos últimos anos, foi observado um declínio nas taxas de sangramentos maiores, especialmente na SCA, como verificado no Registro GRACE.[6] Neste estudo observacional, foram avaliados 50.947 pacientes com SCA, em 123 hospitais de 14 países da Américas, Europa, Austrália e Nova Zelândia, no período de 2000 a 2007, com taxa de 2.3% de sangramentos maiores (44% apresentavam SCA com supradesnivelamento do segmento ST), sendo que destes, 57% receberam transfusão de concentrado de hemácias (média de 2 unidades em 24 horas). A ocorrência de sangramento maior esteve associada ao aumento do risco de morte (HR 2,0, IC 95% 1,7-2.4) e reinfarto (HR 2,0, IC 95% 1,4-2,8). Houve uma redução de sangramentos maiores ao longo do período, de 2,6% para 1,8% ($p < 0,0001$). A despeito dos ajustes das características dos pacientes, tratamentos e intervenções, as características estruturais e a presença de protocolos estabelecidos dos hospitais foram preditores independentes de sangramento ($p < 0,0001$). Embora as causas para este declínio não sejam claras, fatores da prática clínica podem ter influenciado, como melhora nos materiais, aumento do uso do acesso radial nas Intervenções Coronárias Percutâneas (ICP), maior precisão na dosagem dos antitrombóticos, redução no uso dos inibidores da glicoproteína IIb/IIIa e mudança nos limiares para hemotransfusão. O mesmo se verificou em outros registros, como no *CathPCI Registry*, onde mais de 250.000 pacientes com quadros de SCA, submetidos à ICP, no período de 2005 a 2009, tiveram uma redução nas complicações hemorrágicas de 1,2% para 0,78% ($p < 0,001$), porém, com um pequeno aumento nos sangramentos gastrointestinais, de 0,54% para 0,67% ($p < 0,0001$).[7]

A fibrilação atrial (FA), uma das arritmias mais frequentes, com uma incidência de 1,5 a 2% na população geral, progressivamente mais prevalente com o envelhecimento, está associada a um aumento do risco cinco vezes de acidente vascular cerebral (AVC), três vezes de insuficiência cardíaca e consequentemente de mortalidade. Até há pouco tempo, os antagonistas da vitamina K (ACO) eram uma das poucas alternativas medicamentosas, com forte evidência na prevenção dos eventos tromboembólicos.[8-13] No entanto, por dificuldades na monitorização das doses e grande interação com outras drogas, cerca de 50% a 60% dos pacientes portadores de FA e indicação de anticoagulação não o faziam, e dos que recebiam, 30% a 50% permaneciam fora da faixa terapêutica.[14-15] Neste contexto, o surgimento dos novos antiacoagulantes orais (NACO), entre eles a dabigatrana, apixabana e rivaroxabana, emerge como alternativa aos antagonistas da vitamina K em pacientes com FA não valvar, mostrando redução no risco de AVC e tromboembolismo sistêmico (RR 0,78, 95% CI 0,67-0,92), mortalidade por todas as causas (RR 0,88, 95% CI 0,82-0,95), hemorragia intracraniana (RR 0,49, 95% CI 0,36-0,66), similar risco de sangramento maior (RR 0,88, 95% CI 0,71-1,09) e inconclusivo risco de sangramento gastrointestinal (RR 1,25, 95% IC 0.91-1,72), comparado a varfarina.[16-19]

ESTRATÉGIAS NA PREVENÇÃO DE SANGRAMENTO

Nos pacientes submetidos à ICP, as complicações hemorrágicas podem ocorrer em qualquer local, sendo o acesso vascular da intervenção o mais frequente do sangramento. Entretanto, nos pacientes com SCA tratados clinicamente ou submetidos à cirurgia de revascularização miocárdica (CRVM), a maioria das complicações hemorrágicas não está relacionada com o acesso vascular. Estudos indicam que as hemorragias gastrointestinais, particularmente a hemorragia digestiva alta (HDA), represente o local mais frequente de sangramento não relacionado ao acesso vascular, principalmente após o primeiro mês da ICP, associando-se com aumento da recorrência de eventos isquêmicos e morte precoce.[8-9]

Assim, podemos dividir as estratégias para redução das taxas de sangramentos em dois pilares: o farmacológico e associado aos procedimentos.

Farmacológico

Escolha dos antiagregantes e anticoagulantes em pacientes com necessidade de anticoagulação

É muito difícil encontrar o balanço ideal entre benefício e segurança em qualquer combinação de drogas que interfiram na hemostasia. Cerca de 6%-8% dos pacientes submetidos à ICP tem alguma indicação do uso de ACO ou NACO por longo tempo e a suspensão dos mesmos pode expô-los a um risco maior de eventos tromboembólicos.[20] O risco de sangramento aumenta significativamente com a associação tripla de ACO ou NACO, ácido acetilsalicílico (AAS) e clopidogrel.[21-22] A duração do seu uso deve ser limitada, dependendo dos riscos tromboembólicos (CHA_2DS_2-VASC *score*) e de sangramentos (HAS-BLED *score*). Nesta tripla associação, a substituição do clopidogrel pelo ticagrelor ou prasugrel deve ser evitada, pois há fracas evidências de benefícios e risco aumentado de sangramentos maiores comparados com o clopidogrel.[23] Metanálise avaliando a introdução dos NACOs em pacientes com SCA recente, entre 7 a 14 dias, associada à terapia simples (somente AAS) ou dupla (AAS + clopidogrel), observaram modesta redução dos eventos cardiovasculares e aumento substancial nas taxas de sangramentos. Esta estratégia na prevenção secundária é promissora, mas requer mais evidências e estudos, incluindo o uso do ticagrelor ou prasugrel, não sendo recomendada até o momento.[24] Assim, nos casos de ICP eletivas, em que os pacientes estejam em uso de anticoagulação e INR > 2,5, não há necessidade de adição de outro anticoagulante durante o procedimento e a via radial deve ser a escolhida, associada à proteção gástrica com inibidor de bomba de prótons (IBP). Já nos casos de ICP primária, deve-se adicionar, durante o procedimento, outro anticoagulante, podendo ser utilizado, preferencialmente, a bivalirudina (indisponível no Brasil) em detrimento da heparina não fracionada (HNF) ou enoxaparina. Esta última deve ser o anticoagulante preferencial nos casos de exposição prévia à apixabana ou rivaroxabana, evitando-se o *cross-over* de heparinas.[25] No estudo WOEST, que comparou as associações entre anticoagulante oral + clopidogrel (supressão de AAS) e a terapia tríplice (ACO + AAS + clopidogrel), o desfecho primário de sangramento foi significativamente mais baixo no grupo de supressão do ácido acetilsalicílico (19,9% *vs.* 44,9%; HR 0,36, 95% CI 0,26-0,50, $p < 0,0001$), sem aumento nas taxas de eventos trombóticos, podendo esta associação ser considerada nos pacientes com alto risco de sangramento (HAS-BLED >2).[25-26]

Assim, as recomendações atuais para o uso da tripla associação de ACO, AAS e clopidogrel, nos pacientes com indicação de anticoagulação e SCA e/ou implante de *stent*, são de 1 mês para implante de *stents* convencionais e 3 meses para *stents* farmacológicos. Nos casos de SCA, a duração deve ser de 6 meses, independente do tipo de *stent* utilizado, com INR mantido entre 2,0-2,5.[27-28]

Otimização do uso de antiagregantes plaquetários e antitrombínicos

A escolha da antiagregação plaquetária e antitrombínicos, doses e duração do uso dessas drogas interferem nos riscos e taxas de sangramento. As estratégias e otimização do seu uso dependem de vários fatores, entre os quais destacam-se a ICP, que será realizada no cenário de doença arterial coronária (DAC) estável ou SCA, o tipo de SCA (angina instável/infarto agudo sem supradesnivelamento do segmento ST – IAMSSST, ou infarto agudo com supradesnivelamento do segmento ST – IAMCSST), a estratégia de reperfusão coronária (ICP primária ou trombólise), utilização de *stents* convencionais ou farmacológicos, uso de ACO ou NACO concomitante, risco de sangramento e a presença de contraindicações.

Ácido acetilsalicílico

Consagrado na redução de óbito cardiovascular e na prevenção secundária, o uso crônico do ácido acetilsalicílico (AAS, aspirina) aumenta o risco absoluto anual de sangramento gastrointestinal em 0,12% e intracraniano de 0,03%.[29-30] Este risco aumenta com doses mais elevadas, sendo bem estabelecida sua eficiência e maior segurança com doses de manutenção menor ou igual a 100 mg/dia, e mantido por tempo indefinido após evento agudo.[31-32] No cenário da SCA, as doses de ataque variam entre 150-300 mg.[25]

Clopidogrel

A terapia antiplaquetária dupla, associando o clopidogrel e AAS, foi capaz de reduzir o desfecho de morte cardiovascular, IAM ou AVC em 20% quando comparada ao uso isolado do AAS no cenário da angina instável de risco intermediário ou alto, e IAMSST.[33-35] Já no cenário do IAMCSST, os estudos CLARITY-TIMI28,[36] avaliando pacientes submetidos à terapia trombolítica na sua maioria, e COMMIT[37] (50% submetidos à trombólise), a associação do AAS e clopidogrel, com dose de ataque de 300 mg e manutenção de 75 mg/dia, reduziu em 36% o desfecho combinado de morte, IAM não fatal ou revascularização do vaso-alvo, sem diferença entre os grupos na taxas de sangramento e em 9% no desfecho combinado (morte, reinfarto ou AVC), respectivamente.[36-37] No estudo CURE,[33] o uso isolado do AAS na dose de 100 mg/dia resultou em taxa de sangramento de 1,9%, elevando-se para 3,0% quando associado ao clopidogrel e para 4,9% quando a dose do AAS foi de 200 mg. Este aumento de sangramento se deu em razão de uma maior necessidade de transfusão sanguínea e não de sangramento fatal ou AVE hemorrágico, sendo os sítios de punção arterial e o trato gastrointestinal (TGI) os locais mais frequentes de sangramento. O aumento da dose de ataque do clopidogrel para 600 mg, em pacientes com IAMCSST submetidos à ICP primária, demonstrou maior inibição e rapidez do receptor do ADP, como avaliado no estudo CURRENT-OASIS-7[38] (71% de IAMCSET), onde se observou redução nas taxas de trombose de *stent* (1,6 × 2,3%, $p = 0,001$), sem redução de eventos cardiovasculares maiores em 30 dias, com um aumento nas taxas de sangramento de 0,5%, às custas de maior taxa de transfusão sanguínea, mas não a de sangramento fatal ou intracraniano. Quando se avaliaram apenas os pacientes submetidos à ICP, demonstrou-se redução de 14% na incidência do desfecho primário composto do estudo (HR 0,86; 3,9% × 4,5%, $p = 0,039$), óbito cardiovascular, IAM não fatal e AVC, aos 30 dias, redução significativa de trombose definitiva de *stent* (HR 0,54; 0,7% × 1,3%, $p = 0,0001$) e no número necessário para tratar (NNT = 167). Esta dose de clopidogrel não foi testada no cenário de IAMCSST em pacientes submetidos à trombólise. Dessa forma, as recomendações para o uso da dupla antiagregação plaquetária com clopidogrel são:[25,39-42]

- Na ICP eletiva com dose de ataque de 300 mg até 24hs antes do procedimento ou 600 mg se a mesma for realizada em até 2hs;
- Nos pacientes com quadros de SCA de moderado a alto risco, em que a estratégia de reperfusão for a ICP, com dose de ataque do clopidogrel de 600 mg, nos pacientes de baixo risco de sangramento;
- Naqueles pacientes com IAMCSST, cuja estratégia de reperfusão for a trombólise, a dose de ataque do clopidogrel será de 300 mg em pacientes < 75 anos. Nos pacientes acima de 75 anos a dose de ataque do clopidogrel deverá ser de 75 mg, naqueles submetidos à trombólise.

A duração da manutenção da dupla antiagregação plaquetária (AAS + clopidogrel) é recomendada por 30 dias após implante eletivo (DAC estável) de *stent* convencional e 6 a 12 meses após *stent* farmacológico e 12 meses após SCA independente do tipo de *stent* utilizado.[25]

Prasugrel e ticagrelor

O uso dos novos antiagregantes, prasugrel e ticagrelor, comparados ao clopidogrel, demonstrou maior poder de antiagregação em tempo mais curto. Comparando o prasugrel e o clopidogrel no cenário da SCA, nos pacientes submetidos à ICP precoce (randomizados após conhecimento da anatomia coronária), observou-se redução nas taxas IAM fatal ($0,4\% \times 0,7\%$) e não fatal ($7,4\% \times 9,4\%$), trombose de *stent* ($1,1\% \times 2,4\%$), porém, com aumentos na incidência de 1,32 vezes sangramento maior e fatal ($0,4\% \times 0,1\%$) e 10% de sangramento relacionado à cirurgia de revascularização miocárdica, não se observando benefício líquido nos pacientes com idade maior ou igual a 75 anos, menos de 65 kg ou antecedente de AVC/AIT.[43] A dose de ataque na SCA, após conhecimento da anatomia coronária, é de 60 mg, seguida de 10 mg/dia de manutenção. Deve-se considerar uma dose de manutenção menor, de 5 mg/dia, nos pacientes com menos 60 kg e mais de 75 anos.[25,43]

Avaliando-se o ticagrelor na SCA, submetidos ou não à estratégia invasiva precoce (independente do conhecimento da anatomia coronária), em comparação ao clopidogrel, observou-se redução na incidência de óbito vascular, IAM não fatal ou AVC de 16% ($p < 0,001$), não aumentando a incidência de sangramento maior total, porém, com aumento do sangramento não relacionado à CRVM em 1,19 vezes pelos critérios PLATO e em 1,25 vezes pelos critérios TIMI.[44] A dose de ataque recomendada na SCA é de 180 mg, seguida de manutenção de 180 mg/dia, divididas em duas doses.[25,44]

O prasugrel e o ticagrelor ainda não possuem estudos finalizados em pacientes com DAC estável, portanto, sem indicação neste cenário até o momento. Também são contraindicados quando a opção de reperfusão coronária for a trombólise. Tanto o prasugrel, quanto o ticagrelor, devem ser considerados como opção nos pacientes aderentes ao clopidogrel com quadro de trombose de *stent*.[25]

Heparina não fracionada (HNF), heparina de baixo peso molecular (HBPM), fondaparinux

Apesar da grande discussão sobre qual destas medicações confere o melhor risco-benefício no tratamento da SCA, as causas mais comuns de sangramento com estas drogas estão associadas a doses inadequadas e ao *cross-over* da HNF e HBPM, devendo ser evitado, exceto na prescrição do fondaparinux, cujo uso isolado esteve relacionado a maior taxa de trombose de cateteres e complicações nas intervenções.[45-48]

Profilaxia gastrointestinal

Pacientes com indicação de terapia antiplaquetária e com preditores para complicações gastrointestinais, incluindo antecedentes de doença ulcerosa péptica (DUP), com ou sem sangramento gastrointestinal, e sangramento gastrointestinal prévio, com o uso de terapia antiplaquetária dupla ou tríplice, devem receber profilaxia com IBP. Aqueles sem estes fatores, mas com pelo menos um dos seguintes: idade maior ou igual a 65 anos, uso de corticosteroides ou anti-inflamatórios não esteroides, dispepsia ou sintomas de refluxo gastrointestinal, *CRUSADE* escore alto, também devem receber IBP. Os pacientes com história de doença ulcerosa péptica (DUP) devem realizar teste para identificação do *H.pylori* e começar tratamento se infectado, preferencialmente antes do início da antiagregação plaquetária.[49,50]

A despeito do controverso e potencial impacto negativo da coadministração dos IBP, especialmente omeprazol, devido à redução da eficácia do clopidogrel, pela interação com o complexo hepático CYP2C19, observado em alguns estudos[51,52], e na ausência de maiores ensaios randomizados avaliando esta associação, as recomendações até o momento indicam o uso de IBP com menor capacidade de inibição deste complexo, como o pantoprazol, em associação com o clopidogrel.[53] No caso do uso de ticagrelor ou prasugrel pode-se utilizar qualquer IBP. Naqueles pacientes em uso de ACO (varfarina) deve-se monitorar cuidadosamente o INR, pela potencialização dos seus efeitos e risco aumentado de sangramento.[53]

Procedimentos

Escolha da via de acesso

Apesar da técnica radial exigir uma curva de aprendizado maior, comparada à técnica femoral, inúmeros estudos vêm demonstrando sua segurança, eficácia e importância como estratégia de redução de complicações vasculares e hemorrágicas, com maior conforto do paciente, permitindo a deambulação mais precoce, com potencial impacto na morbimortalidade, sobretudo no cenário da SCA, devendo ser a via de acesso preferencial neste cenário.[54-58]

Cuidados e manejo na técnica percutânea

Diversos cuidados na realização e técnica dos procedimentos invasivos estão relacionados com a redução das complicações vasculares e hemorrágicas. Entre eles destacam-se:

- No acesso arterial femoral, a punção realizada abaixo do ligamento inguinal (2-3 cm abaixo) diminui o risco de complicações vasculares, pois evita-se punções acima da artéria femoral comum, cuja localização, acima do ligamento do inguinal, dificulta a hemostasia após a retirada do introdutor, aumentando o risco da hemorragia retroperitoneal;[59]
- Punção única: múltiplas tentativas de punção e punção venosa conjunta estão associadas a maior risco de formação de hematomas, pseudoaneurismas e fístulas arteriovenosas;[59]
- Uso de introdutores de menor calibre;[59]
- Retirada precoce dos introdutores: um dos inconvenientes do uso da HBPM na ICP é atrasar a retirada do introdutor, em decorrência da meia-vida prolongada e indisponibilidade de monitorização da atividade anti-Xa deste tipo de heparina. Com isso, a permanência prolongada do introdutor predispõe ao surgimento de complicações vasculares locais, sendo recomendada sua retirada imediatamente após procedimentos diagnósticos e com TCA menor do que 160 segundos nos procedimentos terapêuticos;[59,60]
- Técnica adequada na retirada do introdutor: após retirada do introdutor do acesso vascular, a técnica de compressão manual ainda é o procedimento de escolha, devendo ser observadas as condições que aumentam o risco de sangramento e de complicações vasculares, como hipertensão arterial não controlada no momento da retirada, pacientes em extremos de superfície corpórea (muito magros ou obesos), idosos, sexo feminino, introdutores com diâmetros maiores que 6 French, tempo de compressão e repouso inadequados, discrasias sanguíneas e uso de anticoagulação e antiagregação. Dispositivos de oclusão vascular, apesar de trazer maior conforto e permitir a deambulação precoce quando comparados à compressão manual, não diminuíram as complicações vasculares ou sangramentos, não sendo indicados de maneira rotineira.[61,62]

Controle do sangramento

Acesso vascular

O sangramento no sítio de punção peri-introdutor, durante o procedimento intervencionista, pode ser controlado com a simples troca deste por um introdutor de calibre maior. Nos casos de sangramentos após a ICP, deve-se retirar de imediato o introdutor, realizar a compressão manual e reversão da anticoagulação. Raramente há necessidade de reparo cirúrgico.

Diante de hemorragias e formação de hematoma retroperitoneal, suspeitada pela presença de hipotensão arterial inexplicada e refratária, dor abdominal ou em flanco, queda do hematócrito, deve-se proceder a confirmação diagnóstica com tomografia de abdome, instalação de suporte clínico e avaliação criteriosa para intervenção endovascular. Raramente é necessário reparo cirúrgico.

Gastrointestinal

A ocorrência de sangramento gastrointestinal, em especial a HDA, na vigência de SCA, é um grande desafio, pois tanto o sangramento, levando à maior liberação de catecolaminas endógenas e ao aumento da adesão plaquetária, quanto a suspensão precoce da terapia antiplaquetária, aumentam o risco de eventos isquêmicos.[63]

Com poucos estudos sobre o manejo do sangramento gastrointestinal na vigência de SCA, este deve ser individualizado, avaliando-se a repercussão clínica e o risco de ressangramento. As recomendações envolvem suporte clínico básico e monitorização contínua, suspensão dos antiagregantes durante as primeiras 24 horas do sangramento, associando o uso de IBP endovenoso, avaliação e terapia endoscópica precoce (endoscopia digestiva alta/EDA), com técnicas hemostáticas para controle do sangramento, realizadas entre 2 a 24 horas do início do quadro, minimizando o risco de ressangramento e morte.[64] Os preditores endoscópicos do aumento do risco de ressangramento incluem a presença de sangramento arterial ativo, vaso sangrante não visualizado ou coágulo aderente, úlceras maiores que 2 cm, localização da úlcera na curvatura gástrica menor posterior e parede duodenal posterior. Esta avaliação pode ser feita utilizando o escore de Rockall (Tabela 21.1).[65] Pacientes com escore menor que 5, possuem risco de recorrência do sangramento e óbito baixos, 14% e 5%, respectivamente. Nestes, a conduta é reiniciar a terapia dupla antiplaquetária após controle do sangramento. Aqueles com escores mais elevados, possuem risco de ressangramento e óbito altos, devendo utilizar-se o clopidogrel isoladamente por 2 semanas, seguida de nova avaliação com EDA para reintrodução do AAS. Nos pacientes com sangramento contínuo, deve-se individualizar o risco de sangramento se maior que o de trombose de *stent*, com reavaliações diárias, objetivando a reintrodução do clopidogrel em 1 a 2 semanas.[64-66] Embolização arterial percutânea, quando disponível, pode ser considerada uma alternativa à cirurgia, nos pacientes com falha endoscópica do controle do sangramento. O uso de somatostatina ou octreotide não é recomendada de rotina nos pacientes com DUP sangrante.

Pacientes em uso de ACO e INR maior que 1,5, com sangramento importante, devem ter o coagulograma corrigido com o uso vitamina K intravenosa e complexo protrombínico ou plasma fresco congelado (PFC), se aquele não estiver disponível, porém, não se deve atrasar a realização da EDA.

As recomendações para hemotransfusão, com concentrado de hemácias, são para pacientes com DAC e hemodinamicamente estáveis, com níveis de hemoglobina abaixo de 7 g/dL ou no cenário de SCA com hemoglobina entre 8-10 g/dL, individualizando caso a caso.[67]

Tabela 21.1 Escore de Rockall para risco de ressangramento e de morte em pacientes com hemorragia digestiva.

Pontuação	0	1	2	3
Idade	< 60	60-79	> 80	–
Choque circulatório	Ausente	FC > 100 bpm	PA < 100 mmHg	–
Comorbidades	Nenhuma	Nenhuma	Insuficiência cardíaca, CMP isquêmica	Insuficiência renal ou hepática, malignidade avançada
Achados da EDA	Sem lesão ou Mallory-Weiss, sem sangramento recente	Todos os outros achados	Malignidade de TGIA	–
Estigmas de sangramento recente	Nenhum ou pontos escuros	–	Coágulo aderido / Visualização do vaso	–

Fonte: Adaptada de Tan *et al.*[63] e de Rockall *et al.*[65] FC – frequência cardíaca; bpm – batidas por minuto; PAS – pressão arterial sistólica; CMP – cardiomiopatia; EDA – endoscopia digestiva alta; TGIA – trato gastrintestinal alto. Escore ≤ 5: risco de ressangramento ≤ 14,1% e risco de óbito ≤ 5,3%; escore > 5: risco de ressangramento ≥ 24,1% e risco de óbito ≥ 10,8%.

O manejo e a reversão de heparinas são detalhados no Capítulo 3.

Hemorragia intracraniana

Aproximadamente 0,1% a 0,5% dos pacientes que recebem os novos anticoagulantes orais (NACO), podem apresentar AVCH por ano.[19] A grande dificuldade no manejo do sangramento associado a estas drogas é a falta de antídotos liberados para o uso clínico até o momento.

Pacientes em uso da dabigatrana, cuja ingestão foi feita há menos de 2 horas, podem ter absorção gástrica reduzida com o uso de carvão ativado e maior eliminação através de hemodiálise de emergência (80% da dabigatrana tem depuração renal). Em vigência de sangramento grave pode se utilizar o complexo protrombínico na dose de 80 U/Kg. Para o manejo do sangramento associado a rivaroxabana e apixabana, a dose recomendada para o complexo protrombínico é de 50 U/Kg, não tendo benefício o uso do carvão ativado e a hemodiálise, em decorrência da alta ligação proteica e menor depuração renal. Não devemos esquecer que o uso de complexo protrombínico aumenta o risco de eventos trombóticos.[68] Dados da monitorização do coagulograma, dos níveis hematimétricos e plaquetários, devem ser avaliados e as correções individualizadas.

CONCLUSÃO

Com o surgimento e ampliação do uso de novas drogas antiplaquetárias e anticoagulantes, cada vez mais potentes, muitas delas ainda sem antídotos específicos, e com o conhecimento da relação de aumento do risco de morte e eventos cardiovasculares associados ao sangramento, devemos direcionar ao máximo nossos esforços nas estratégias de prevenção.

REFERÊNCIAS BIBLIOGRÁFICAS

1. Antithrombotic Trialists' Collaboration. Collaborative meta-analysis of randomised trials of antiplatelet therapy for prevention of death, myocardial infarction, and stroke in high risk patients. BMJ. 2002; 324(7329):71-86. Erratum in BMJ. 2002; 324(7330):14.

2. Yusuf S, Zhao F, Mehta SR, Chrolavicius S, Tognoni G, Fox KK. Clopidogrel in Unstable Angina to Prevent Recurrent Events Trial Investigators. Effects of clopidogrel in addition to aspirin in patients with acute coronary syndromes without ST-segment elevation. N Engl J Med. 2001; 345(7):494-502.

3. Koul S, Smith JG, Schersten J, James S, Lagerqvist B, Erlinge D. Effect of upstream clopidogrel treatment in patients with ST-segment elevation myocardial infarction undergoing primary percutaneous coronary intervention. Eur Heart J. 2011; 32(23):2989-97.

4. Eikelboom JW, Mehta SR, Anand SS, Xie C, Fox KA, Yusuf S. Adverse impact of bleeding on prognosis in patients with acute coronary syndromes. Circulation. 2006; 114:774-82.

5. Rao SV, O'Grady K, Pieper KS, Granger CB, Newby LK, Van de Werf F, Mahaffey KW, Califf RM, Harrington RA. Impact of bleeding severity on clinical outcomes among patients with acute coronary syndromes. Am J Cardiol. 2005; 96:1200-6.

6. Fox KAA, Carruthers K, Steg PhG, Avezum P, Granger CB, Montalescot G, Goodman SG, Gore JM, Quill AL, Eagle KA, for the GRACE Investigators. Has the frequency of bleeding changed over time for patients presenting with an acute coronary syndrome? The Global Registry of Acute Coronary Events. Eur Heart J. 2010; 31:667-75.

7. Roe MT, Messenger JC, Weintraub WS, et al. Treatments, trends, and outcomes of acute myocardial infarction and percutaneous coronary intervention. J Am Coll Cardiol. 2010; 56:254-63.

8. Wilke T, Groth A, Mueller S, Pfannkuche M, Verheyen F, Linder R, Maywald U, Kohlmann T, Feng YS, Breithardt G, Bauersachs R. Oral anticoagulation use by patients with atrial fibrillation in Germany. Adherence to guidelines, causes of anticoagulation under-use and its clinical outcomes, based on claims-data of 183,448 patients. Thromb Haemost. 2012; 107:1053-65.

9. Lip GY. The role of aspirin for stroke prevention in atrial fibrillation. Nat Rev Cardiol. 2011; 8:602-6.

10. Olesen JB, Lip GY, Lindhardsen J, Lane DA, Ahlehoff O, Hansen ML, Raunsø J, Tolstrup JS, Hansen PR, Gislason GH, Torp-Pedersen C. Risks of thromboembolism and bleeding with thromboprophylaxis in patients with atrial fibrillation: a net clinical benefit analysis using a 'real world' nationwide cohort study. Thromb Haemost. 2011; 106:739-49.

11. Mant J, Hobbs FD, Fletcher K, Roalfe A, Fitzmaurice D, Lip GY, Murray E. BAFTA investigators; Midland Research Practices Network (MidReC). Warfarin vs. aspirin for stroke prevention in an elderly community population with atrial fibrillation (the Birmingham Atrial Fibrillation Treatment of the Aged Study, BAFTA): a randomised controlled trial. Lancet 2007; 370:493-503.

12. Rash A, Downes T, Portner R, Yeo WW, Morgan N, Channer KS. A randomised controlled trial of warfarin vs. aspirin for stroke prevention in octogenarians with atrial fibrillation (WASPO). Age Ageing 2007; 36:151-6.

13. Friberg L, Rosenqvist M, Lip GY. Evaluation of risk stratification schemes for ischaemic stroke and bleeding in 182 678 patients with atrial fibrillation: the Swedish Atrial Fibrillation Cohort study. Eur Heart J. 2012; 33:1500-10.

14. Cannolly SJ, Eikelboom J, O'Donnell M, Pogue J, Yusuf S. Challenges of establishing new antithrombotic therapies in atrial fibrillation. Circulation. 2007; 116:449-55.

15. van Walraven C, Jennings A, Oake N, Fergusson D, Foster AJ. Effect of study setting on anticoagulation control: a systematic review and metaregression. Chest. 2006; 129:1155-66.

16. Connolly SJ, Ezekowitz MD, Yusuf S et al. Dabigatran versus warfarin in patients with atrial fibrillation. N Engl J Med. 2009; 361:1139-51.

17. Granger CB, Alexander JH, McMurray JJ, et al. Apixaban versus warfarin in patients with atrial fibrillation. N Engl J Med. 2011; 365:981- 92.

18. Patel MR, Mahaffey KW, Garg J, et al. Rivaroxaban versus warfarin in nonvalvular atrial fibrillation. N Engl J Med. 2011; 365:883-91.

19. Miller CS, Grandi SM, Shimony A, Filion KB, Eisenberg MJ. Meta-analysis of efficacy and safety of new oral anticoagulants (dabigatran, rivaroxaban, apixaban) versus warfarin in patients with atrial fibrillation. Am J Cardiol. 2012; 110:453-60.

20. Faxon DP, Eikelboom JW, Berger PB, Holmes DR Jr., Bhatt DL, Moliterno DJ, Becker RC, Angiolillo DJ. Antithrombotic therapy in patients with atrial fibrillation undergoing coronary stenting: a North American perspective: executive summary. Circulation. Cardiovascular Interventions. 2011; 4(5):522-34.

21. Khurram Z, Chou E, Minutello R, Bergman G, Parikh M, Naidu S, Wong SC, Hong MK. Combination therapy with aspirin, clopidogrel and warfarin following coronary stenting is associated with a significant risk of bleeding. J Invasive Cardiol. 2006; 18:162-4.

22. DeEugenio D, Kolman L, DeCaro M, Andrel J, Chervoneva I, Duong P, Lam L, McGowan C, Lee G, Ruggiero N, Singhal S, Greenspon A. Risk of major bleeding with concomitant dual antiplatelet therapy after percutaneous coronary intervention in patients receiving long-term warfarin therapy. Pharmacotherapy. 2007; 27:691-6.

23. Sarafoff N, Martischnig A, Wealer J, Mayer K, Mehilli J, Sibbing D, Kastrati A. Triple therapy with aspirin, prasugrel, and vitamin K antagonists in patients with drug-eluting stent implantation and an indication for oral anticoagulation. J Am Coll Cardiol. 2013; 61(20):2060–2066.

24. Oldgren J, Wallentin L, Alexander H.J, Stefan J, Birgitta J, Gabriel S, Sundström J. New oral anticoagulants in addition to single or dual antiplatelet therapy after an acute coronary syndrome: a systematic review and meta-analysis. Eur Heart J. 2013; 34:1670-80.

25. Windecker S, Kolh P, Alfonso F, Collet JP, Cremer J, Falk V, Filippatos G, Hamm C, Head SJ, Jüni P, Kappetein AP, Kastrati A,Knuuti J, Landmesser U, Laufer G, Neumann FJ, Richter DJ, Schauerte P, Sousa Uva M, Stefanini GG, Taggart DP, Torracca L, Valgimigli M, Wijns W, Witkowski A. 2014 ESC/EACTS Guidelines on myocardial revascularization: The Task Force on Myocardial Revascularization of the European Society of Cardiology (ESC) and the European Association for Cardio-Thoracic Surgery (EACTS)Developed with the special contribution of the European Association of Percutaneous Cardiovascular Interventions (EAPCI). Eur Heart J. 2014 Oct 1; 35(37):2541-619.

26. Dewilde WJ, Oirbans T, Verheugt FW, Kelder JC, De Smet BJ, Herrman JP, Adriaenssens T, Vrolix M, Heestermans AA, Vis MM, Tijsen JG, van't Hof AW, ten Berg JM. Use of clopidogrel with or without aspirin in patients taking oral anticoagulant therapy and undergoing percutaneous coronary intervention: an open label, randomised, controlled trial. Lancet. 2013; 381(9872):1107-15.

27. Lip GY, Huber K, Andreotti F, Arnesen H, Airaksinen JK, Cuisset T, Kirchhof P, Marin F. Antithrombotic management of atrial fibrillation patients presenting with acute coronary syndrome and/or undergoing coronary stenting: executive summarya - Consensus Document of the European Society of Cardiology Working Group on Thrombosis, European Heart Rhythm Association (EHRA) and the European Association of Percutaneous Cardiovascular Interventions (EAPCI). Eur Heart J. 2010; 31:1311-18.

28. You JJ, Singer DE, Howard PA, Lane DA, Eckman MH, Fang MC, Hylek EM, Schulman S, Go AS, Hughes M, Spencer FA, Manning WJ, Halperin JL, Lip GY. Antithrombotic therapy for atrial fibrillation: antithrombotic therapy and prevention of thrombosis, 9th ed: American College of Chest Physicians Evidence-based Clinical Practice Guidelines. Chest 2012; 141(Suppl.2):e531S–e575S.

29. Cairns JA, Gent M, Singer J, Finnie KJ, Froggatt GM, Holder DA, et al. Aspirin, sulfinpyrazone, or both in unstable angina. Results of a Canadian multicenter trial. N Engl J Med. 1985; 313(22):1369-75.

30. McQuaid KR, Laine L. Systematic review and meta-analysis of adverse events of low-dose aspirin and clopidogrel in randomized controlled trials. Am J Med. 2006; 119(8):624-38. Review.

31. Jolly SS, Pogue J, Haladyn K, Peters RJ, Fox KA, Avezum A, Gersh BJ, Rupprecht HJ, Yusuf S, Mehta SR. Effects of aspirin dose on ischaemic events and bleeding after percutaneous coronary intervention: insights from the PCI-CURE study. Eur Heart J. 2009; 30:900-7.

32. Antiplatelet TC. Collaborative meta-analysis of randomised trials of antiplatelet therapy for prevention of death, myocardial infarction, and stroke in high risk patients. BMJ. 2002; 324:71-86.

33. Yusuf S, Zhao F, Mehta SR, Chrolavicius S, Tognoni G, Fox KK. Clopidogrel in Unstable Angina to Prevent Recurrent Events Trial Investigators. Effects of clopidogrel in addition to aspirin in patients with acute coronary syndromes without ST-segment elevation. N Engl J Med. 2001; 345(7):494-502. Erratum in N Engl J Med. 2001; 345(23):1716. N Engl J Med. 2001; 345(20):1506.

34. Gurbel PA, DiChiara J, Tantry US. Antiplatelet therapy after implantation of drug-eluting stents: duration, resistance, alternatives, and management of surgical patients. Am J Cardiol 2007; 100:18M-25M [PMID: 17950828]

35. Brilakis ES, Patel VG, Banerjee S. Medical management after coronary stent implantation: a review. JAMA. 2013; 310: 189-198 [PMID: 23839753 DOI: 10.1001/jama.2013.7086].

36. Sabatine MS, Cannon CP, Gibson CM, Lopez-Sendon JL, Montalescot G, Theroux P, et al. Addition of clopidogrel to aspirin and fibrinolytic therapy for myocardial infarction with ST--segment elevation. N Engl J Med. 2005; 352(12):1179-89.

37. Chen ZM, Jiang LX, Chen YP, Xie JX, Pan HC, Peto R, et al. Addition of clopidogrel to aspirin in 45,852 patients with acute myocardial infarction: randomised placebo-controlled trial. Lancet. 2005; 366(9497):1607-21.

38. Mehta SR, Tanguay JF, Eikelboom JW, Jolly SS, Joyner CD, Granger CB, et al. CURRENT-OASIS 7 trial investigators. Double-dose versus standard dose clopidogrel and high-dose versus low-dose aspirin in individuals undergoing percutaneous coronary intervention for acute coronary syndromes (CURRENT-OASIS 7): a randomised factorial trial. Lancet. 2010; 376(9748):1233-43.

39. Steg PG, James SK, Atar D, Badano LP, Blömstrom-Lundqvist C, Borger MA, et al. Task Force on the management of ST-segment elevation acute myocardial infarction of the European Society of Cardiology (ESC). ESC Guidelines for the management of acute myocardial infarction in patients presenting with ST-segment elevation. Eur Heart J. 2012; 33(20):2569-619.

40. Hamm CW, Bassand JP, Agewall S, Bax J, Boersma E, Bueno H, et al. ESC Committee for Practice Guidelines. ESC Guidelines for the management of acute coronary syndromes in patients presenting without persistent ST-segment elevation: The Task Force for the management of acute coronary syndromes (ACS) in patients presenting without persistent ST segment elevation of the European Society of Cardiology (ESC). Eur Heart J. 2011; 32(23):2999-3054.

41. O'Gara PT, Kushner FG, Ascheim DD, Casey ED Jr, Chung MK, de Lemos JA, et al. American College of Emergency Physicians; Society for Cardiovascular Angiography and Interventions. 2013 ACCF/AHA guideline for the management of ST-elevation myocardial infarction: a report of the American College of Cardiology Foundation/American Heart Association Task Force on Practice Guidelines. J Am Coll Cardiol. 2013; 61(4):e78-140.

42. Fihn SD, Gardin JM, Abrams J, Berra K, Blankenship JC, Dallas AP, et al. American College of Cardiology Foundation/American Heart Association Task Force. 2012 ACCF/AHA/ACP/AATS/PCNA/SCAI/STS guideline for the diagnosis and management of patients with stable ischemic heart disease: a report of the American College of Cardiology Foundation/American Heart Association task force on practice guidelines, and the American College of Physicians, American Association for Thoracic Surgery, Preventive Cardiovascular Nurses Association, Society for Cardiovascular Angiography and Interventions, and Society of Thoracic Surgeons. Circulation. 2012; 126(25):e354-471.

43. Antman EM, Wiviott SD, Murphy SA, Voitk J, Hasin Y, Widimsky P, et al. Early and late benefits of prasugrel in patients with acute coronary syndromes undergoing percutaneous coronary intervention: a TRITON-TIMI 38 (TRial to Assess Improvement in Therapeutic Outcomes by Optimizing Platelet InhibitioN with Prasugrel-Thrombolysis In Myocardial Infarction) analysis. J Am Coll Cardiol. 2008; 51(21):2028-33.

44. Wallentin L, Becker RC, Budaj A, Cannon CP, Emanuelsson H, Held C, Horrow J, Husted S, James S, Katus H, Mahaffey KW, Scirica BM, Skene A, Steg PG, Storey RF, Harrington RA. PLATO Investigators. Ticagrelor versus clopidogrel in patients with acute coronary syndromes. N Engl J Med. 2009; 361(11):1045-57.

45. Fitchett D. The impact of bleeding in patients with acute coronary syndromes: how to optimize the benefits of treatment and minimize the risk. Can J Cardiol. 2007; 23(8):663-71.

46. Ferguson JJ, Califf RM, Antman EM, Cohen M, Grines CL, Goodman S, Kereiakes DJ, Langer A, Mahaffey KW, Nessel CC, Armstrong PW, Avezum A, Aylward P, Becker RC, Biasucci L, Borzak S, Col J, Frey MJ, Fry E, Gulba DC, Guneri S, Gurfinkel E, Harrington R, Hochman JS, Kleiman NS, Leon MB, Lopez-Sendon JL, Pepine CJ, Ruzyllo W, Steinhubl SR, Teirstein PS, Toro-Figueroa L, White H. SYNERGY Trial Investigators. Enoxaparin vs unfractionated heparin in high-risk patients with non-ST segment elevation acute coronary syndromes managed with an intended early invasive strategy: primary results of the SYNERGY randomized trial. JAMA. 2004; 292(1):45-54.

47. Fifth Organization to Assess Strategies in Acute Ischemic Syndromes Investigators, Yusuf S, Mehta SR, Chrolavicius S, Afzal R, Pogue J, Granger CB, et al. Comparison of fondaparinux and enoxaparin in acute coronary syndromes. N Engl J Med. 2006; 354(14):1464-76.

48. Silvain J, Beygui F, Barthélémy O, Pollack C Jr., Cohen M, Zeymer U, Huber K, Goldstein P, Cayla G, Collet J-P, Vicaut E, Montalescot G. Efficacy and safety of enoxaparin vs. unfractionated heparin during percutaneous coronary intervention: systematic review and meta-analysis. BMJ. 2012; 344.

49. Chan FK. Long-term incidence of ulcer bleeding with low-dose aspirin after eradication of H pylori: a 4-year prospective cohort study (abstr). Gastroenterology. 2005; 128:A133.

50. Chey WD, Wong BC. American College of Gastroenterology guideline on the management of Helicobacter pylori infection. Am J Gastroenterol. 2007; 102:1808-25.

51. Hulot JS, Collet JP, Silvain J, Pena A, Bellemain-Appaix A, Barthélémy O, Cayla G, Beygui F, Montalescot G. Cardiovascular risk in clopidogrel-treated patients according to cytochrome P450 2C19*2 loss-of-function allele or proton pump inhibitor co-administration: A systematic meta-analysis. J Am Coll Cardiol. 2010; 56:134-43.

52. Siller-Matula JM, Jilma B, Schror K, Christ G, Huber K. Effect of proton pump inhibitors on clinical outcome in patients treated with clopidogrel: a systematic review and meta-analysis. J Thromb Haemost. 2010; 8:2624-41.

53. Agewall S, Cattaneo M, Collet JP, Andreotti F, Lip GY, Verheugt FW, Huber K, Grove EL, Morais J, Husted S, Wassmann S, Rosano G, Atar D, Pathak A, Kjeldsen K, Storey RF. ESC Working Group on Cardiovascular Pharmacology and Drug Therapy and ESC Working Group on Thrombosis. Expert position paper on the use of proton pump inhibitors in patients with cardiovascular disease and antithrombotic therapy. Eur Heart J. 2013 Jun; 34(23):1708-13.

54. Hess CN, Peterson ED, Neely ML, Dai D, Hillegass WB, Krucoff MW, et al. The learning curve for transradial percutaneous coronary intervention among operators in the United States: a study from the National Cardiovascular Data Registry. Circulation. 2014; 129(22):2277-86.

55. Hamon M, Pristipino C, Di Mario C, Nolan J, Ludwig J, Tubaro M, et al. European Association of Percutaneous Cardiovascular Interventions; Working Group on Acute Cardiac Care of the European Society of Cardiology; Working Group on Thrombosis on the European Society of Cardiology. Consensus document on the radial approach in percutaneous cardiovascular inter-

ventions: position paper by the European Association of Percutaneous Cardiovascular Interventions and Working Groups on Acute Cardiac Care and Thrombosis of the European Society of Cardiology. Euro Intervention. 2013; 8(11):1242-51.

56. Romagnoli E, Biondi-Zoccai G, Sciahbasi A, Politi L, Rigattieri S, Pendenza G, et al. Radial versus femoral randomized investigation in ST-elevation acute coronary syndrome: the RIFLE--STEACS (Radial Versus Femoral Randomized Investigation in ST-Elevation Acute Coronary Syndrome) study. J Am Coll Cardiol. 2012; 60(24):2481-9.

57. Karrowni W, Vyas A, Giacomino B, Schweizer M, Blevins A, Girotra S, et al. Radial versus femoral access for primary percutaneous interventions in ST-segment elevation myocardial infarction patients: a meta-analysis of randomized controlled trials. JACC Cardiovasc Interv. 2013; 6(8):814-23.

58. Jolly SS, Yusuf S, Cairns J, Niemela K, Xavier D, Widimsky P, Budaj A, Niemela M, Valentin V, Lewis BS, Avezum A, Steg PG, Rao SV, Gao P, Afzal R, Joyner CD, Chrolavicius S, Mehta SR. Radial versus femoral access for coronary angiography and intervention in patients with acute coronary syndromes (RIVAL): a randomised, parallel group, multicentre trial. Lancet. 2011; 377:1409-20.

59. Sherev DA, Shaw RE, Brent BN. Angiographic predictors of femoral access site complications: implications for planned percutaneous coronary interventional. Catheter Cardiovasc Interv. 2005; 65:196-202.

60. Gallo R, Steinhubl SR, White HD, Montalescot G. Impact of anticoagulation regimens on sheath management and bleeding in patients undergoing elective percutaneous coronary intervention in the STEEPLE trial. Catheter Cardiovasc Interv. 2009; 73:319-25.

61. Biancari F, D'Andrea V, Di Marco C, et al. Meta-analysis of randomized trials on the efficacy of vascular closure devices after diagnostic angiography and angioplasty. Am Heart J. 2010; 159:518-31.

62. Patel MR, Jneid H, Derdeyn CP, et al. Arteriotomy closure devices for cardiovascular procedures: a scientific statement from American Heart Association. Circulation. 2010; 122:1882-93.

63. Tan VP, Yan BP, Kiernan TJ, Ajani AE. Risk and management of upper gastrointestinal bleeding associated with prolonged dual-antiplatelet therapy after percutaneous coronary intervention. Cardiovasc Revasc Med. 2009; 10(1):36-44.

64. Dorward S, Sreedharan A, Leontiadis GI, Howden CW, Moayyedi P, Forman D. Proton pump inhibitor treatment initiated prior to endoscopic diagnosis in upper gastrointestinal bleeding. Cochrane Database Syst Rev. 2006; CD005415.

65. Rockall TA, Logan RF, Devlin HB, Northfield TC. Risk assessment after acute upper gastrointestinal haemorrhage. Gut. 1996; 38(3):316-21.

66. Bhatt DL, Scheiman J, Abraham NS, Antman EM, Chan FK, Furberg CD, Johnson DA, Mahaffey KW, Quigley EM; American College of Cardiology Foundation Task Force on Clinical Expert Consensus Documents. ACCF/ACG/AHA 2008 expert consensus document on reducing the gastrointestinal risks of antiplatelet therapy and NSAID use: a report of the American College of Cardiology Foundation Task Force on Clinical Expert Consensus Documents. Circulation. 2008 Oct 28; 118(18):1894-909.

67. Barkun AN, Bardou M, Kuipers EJ, Sung J, Hunt RH, Martel M, Sinclair P. International Consensus Upper Gastrointestinal Bleeding Conference Group. International consensus recommendations on the management of patients with nonvariceal upper gastrointestinal bleeding. Ann Intern Med. 2010 Jan 19; 152(2):101-13.

68. Siegal DM, Crowther MA. Acute management of bleeding in patients on novel oral anticoagulants. Eur Heart J. 2013 Feb; 34(7):489-98b. doi: 10.1093/eurheartj/ehs408. Epub 2012 Dec 7.

Luís Augusto Palma Dallan ■ Luís Roberto Palma Dallan ■ Marco Antônio Perin
Pedro Alves Lemos Neto ■ Luís Alberto Oliveira Dallan

Escalas de Avaliação de Risco de Sangramento

ESCALAS DE SANGRAMENTO

- TIMI (*Thrombolysisin Myocardial Infarction*)
- GUSTO (*Global Utilization of Strategies To Open occluded arteries*)
- BARC (*Bleeding Academic Research Consortium*)
- ISTH (International Society on Thrombosis and Hemostasis)
- HAS –BLEED
- CRUSADE (*Can Rapid risk stratification of Unstable angina patients Supress ADverse outcomes with Early implementation*)
- ACUITY/HORIZONS (ACUITY: *Acute Catheterization and Urgent Intervention Triage strategy*; HORIZONS: *Harmonizing Outcomes with Revasculari ZatiON and Stents in Acurte Myocardial Infarction*).
- PLATO (*Platelet Inhibition and Patient Outcomes*)

INTRODUÇÃO

Cada vez mais, os medicamentos antiagregantes plaquetários e anticoagulantes vêm sendo incorporados à prática clínica. Por um lado, o benefício é evidente, reduzindo as taxas de morbimortalidade em doenças cardiovasculares. Entretanto, esse aumento do seu uso leva a um maior índice de sangramentos, com complicações menores ou maiores, mas que devem ser abordadas para que esta importante e frequente complicação não comprometa o sucesso da terapia.

Nas síndromes coronárias agudas, os sangramentos são as complicações não isquêmicas mais comuns. As taxas de sangramento registradas nos últimos 7 anos vêm sendo reduzidas, apesar da maior utilização de medicamentos antiplaquetários e anticoagulantes, e do maior número de procedimentos coronários percutâneos que vêm sendo realizados. Isso se deve ao fato dos cardiologistas e intensivistas estarem mais atentos aos riscos inerentes de sangramento a cada um dos pacientes, bem como com a individualização terapêutica de acordo com a idade e as comorbidades.

O grau de sangramento é determinado por cada estudo, e as definições são diversas, portanto, uma definição por consenso entre especialistas é prudente e sempre sugerida para efeitos de comparação de resultados.

Os sangramentos maiores aumentam as taxas de mortalidade por diversas razões, dentre as quais pode-se destacar as descritas na Tabela 22.1.

Tabela 22.1 Fatores inerentes ao sangramento que conduzem ao aumento da mortalidade.

- Instabilidade hemodinâmica;
- Dessaturação relacionada à anemia aguda;
- Efeitos deletérios da transfusão sanguínea;
- Estado protrombótico desencadeado pelo sangramento;
- Estado pró-inflamatório desencadeado pelo sangramento.

Além disso, os sangramentos maiores também estão associados ao risco quatro vezes maior de morte, cinco vezes maior de reinfarto e três vezes maior de acidente vascular encefálico. Entretanto, a suspensão desses medicamentos decorrentes de quadros de sangramento aumenta significativamente os riscos de novos eventos de isquemia, como por exemplo, tromboses.

A seguir, serão descritas as principais escalas de avaliação de risco de sangramento e os respectivos estudos a elas relacionados.

Dificuldade na criação de escores de sangramento padronizados universais

Existem vários desafios na criação de uma definição universal de sangramento. Inicialmente, deve-se considerar o efeito. Uma classificação de sangramento abrangente é necessária para que se coletem informações sobre a causa (relacionada ou não ao procedimento), local (intraocular, intracraniana, visceral, peritoneal, local de acesso, etc), e gravidade de sangramento (quantificada pelo impacto nos dados laboratoriais e no estado clínico). Essa classificação deve correlacionar em estreita colaboração com o prognóstico e deve ser capaz de direcionar os protocolos de diagnóstico e tratamento específicos.

Além disso, as diferentes categorias de hemorragia e do sistema de classificação devem ser cuidadosamente consideradas, seja descritivo, como escore alfanumérico progressivo, ou usando o risco de morte. Idealmente, uma definição padronizada deve ser capaz de lidar com todas estas questões. Além disso, a definição deve ser prática e fácil de usar, isto é, deve ser baseada em dados que possam ser facilmente coletados por diferentes centros, monitorizados e comparados.

Um dos principais desafios é manter um equilíbrio adequado entre a sensibilidade e a especificidade dos critérios para otimizar a capacidade de detectar dose-resposta ou de discernir pequenas variações entre as terapias, e ao mesmo tempo chegar a conclusões com significado clínico. Como observado no estudo TIMI, sabe-se que nenhuma definição universal pode ser perfeitamente precisa (sensível e específica), ou ser perfeita para todas as situações. Mesmo as definições baseadas em consensos, usadas de forma consistente em ensaios clínicos, não são perfeitas.

A nomenclatura representa outro desafio. Dependendo do contexto, o significado dos termos pode mudar. O local de hemorragia afeta a sua relação com a mortalidade. Por exemplo, o sangramento de um local não relacionado ao sítio de punção pode ter um impacto maior sobre a probabilidade de morte/infarto do que o sangramento através do acesso. A duração do seguimento também é importante, e pode haver fatores não avaliados.

As definições também mudam com o tempo. Ainda não se sabe quais variáveis de uma definição de sangramento que são preditoras de mortalidade. Grandes hematomas na região inguinal, por exemplo, parecem menos prejudiciais do que os sangramentos principais da classificação TIMI ou os sangramentos maiores da classificação ACUITY, com ou sem transfusão. Além disso, a causa dos eventos hemorrágicos é um processo que não gira exclusivamente em torno de uma definição. Taxas de sangramento dependem de vários fatores, incluindo a forma como os investigadores pretendem coletar as informações, como as definições são escritas, e como as definições são aplicadas.

Estes aspectos podem complicar a interpretação dos resultados de segurança dos ensaios clínicos. Atualmente, as definições universais de sangramento ideais podem ser alcançadas apenas através de consenso entre os especialistas, porque permite ponderar e equilibrar múltiplas variáveis.

Principais escalas de risco de sangramentos

A pior evolução de pacientes com síndromes coronárias agudas ocorre não só nos casos de sangramento maior, mas também nos casos de sangramento menor. Existem vários escores de sangramento, que serão descritos a seguir.

Escore TIMI

O escore TIMI (*Thrombolysisin Myocardial Infarction*) foi o primeiro a ser desenvolvido e, por isso, é amplamente utilizado há mais de 30 anos, porém apresenta baixa sensibilidade por necessitar de uma redução sérica de hemoglobina em 5 g/dL para que o sangramento seja considerado grave.

Estes critérios foram desenvolvidos durante os ensaios iniciais TIMI para definir e classificar eventos hemorrágicos maiores e menores em pacientes com infarto do miocárdioo com elevação do segmento ST, tratados com drogas fibrinolíticas.

A definição TIMI inicial se baseou predominantemente em elementos de dados laboratoriais com base na diminuição dos valores de hemoglobina ou do hematócrito após a transfusão sanguínea. Com o tempo, as definições evoluíram para representar outras categorias de sangramento.

A definição TIMI atualizada pode ser observada na Tabela 22.2, a seguir:

Tabela 22.2 Critérios de sangramento TIMI – definição atualizada.

Sangramentos não relacionados à revascularização do miocárdio

Maiores

- Qualquer hemorragia intracraniana (excluindo micro-hemorragias < 0 milímetros evidentes apenas na RM);
- Sinais clínicos evidentes de hemorragia associada com uma queda na hemoglobina $\geq$ 5 g/dL;
- Sangramento fatal (sangramento que resulta diretamente em morte dentro de 7 dias).

Menores

- Sangramentos clinicamente evidentes (incluindo imagem), que resultam na redução da hemoglobina de 3 a 5 g/dL;
- Sangramentos que exigem atenção médica;
- Qualquer sinal evidente de hemorragia, que atende a um dos seguintes critérios e não satisfaz os critérios para episódios hemorrágicos maiores ou menores, como definidos anteriormente;
- Necessidade de intervenção (tratamento médico ou cirúrgico para parar ou tratar hemorragias, inclusive com necessidade de interrupção ou alteração da dose de um medicamento ou droga do estudo);
- Liderar ou prolongar a hospitalização;
- Solicitação de avaliação (levando visita não programada a um profissional de saúde e de diagnóstico de testes, seja laboratorial ou de imagem).

Mínimo

- Qualquer evento de sangramento evidente que não atenda aos critérios acima.

Sangramentos não relacionados à revascularização do miocárdio

- Fatal (sangramento que resulta diretamente na morte);
- Hemorragia intracraniana perioperatória;
- Reoperação após o fechamento do esterno no intuito de controlar o sangramento;
- A transfusão de $\geq$ 5 unidades de concentrados de hemácias ou sangue total em um período de 48h;
- Débito do dreno de tórax > 2L no período de 24 horas.

Uma das limitações dos critérios TIMI é que eles foram desenvolvidos na era dos fibrinolíticos e, assim, tipicamente caracterizados por eventos agudos graves e com dificuldades com a nomenclatura. Equívocos podem ocorrem, como por exemplo, quando houver queda da hemoglobina sem sinais clínicos evidentes de eventos hemorrágicos.

Os critérios TIMI também caracterizam três tipos diferentes de morte em relação ao sangramento: hemorragia fatal, quando um evento de hemorragia conduz diretamente para a morte dentro de 7 dias (por exemplo, uma hemorragia intracraniana, que leva à formação de hérnia do cérebro e morte; hemopericárdio, que resulta em morte e uma hemorragia gastrointestinal maciça que resulta em choque, colapso hemodinâmico e morte; sangramento contribuindo para a morte (ou seja, óbito no qual um evento de sangramento foi parte de uma cadeia causal de eventos médicos que finalmente levaram à morte dentro de 30 dias. A hemorragia não diretamente e/ou imediatamente se relaciona com a morte do indivíduo, um exemplo é um sangramento resultando em descontinuação da terapia antiplaquetária, seguido por trombose e morte), e a morte não relacionada com um evento de hemorragia (a morte estava relacionada com hemorragia porque ou não houve hemorragias de relevância clínica no mês antes da morte ou o evento sangramento não contribuiu para a morte do sujeito).

CAPÍTULO 22

Escore GUSTO (*Global Utilization of Strategies To Open occluded arteries*)

Já o escore GUSTO (*Global Utilization of Strategies To Open occluded arteries*) apresenta maior sensibilidade e melhor correlação com morte e reinfarto em 30 dias e em 6 meses quando comparado ao escore TIMI.

No estudo GUSTO, os critérios de sangramento foram inicialmente usados para identificar sangramentos significativos no ajuste da terapia fibrinolítica para infarto do miocárdio com elevação do segmento ST. A definição de sangramento do estudo GUSTO difere de várias outras definições na medida em que não depende de alterações nos níveis de hemoglobina nem da quantidade de sangue transfundido, ou seja, o critério de sangramento é definido clinicamente.

Entretanto, a definição GUSTO também tem limitações. Além de ter sido concebida durante a era fibrinolítica, a definição a partir de eventos clínicos muitas vezes é um desafio, dada a falta de critérios padronizados objetivos. Consequentemente, os resultados podem não ser consistentes em todos os centros, pois os limiares de intervenção e transfusão variam de acordo com os padrões locais de prática clínica, diagnóstico por imagem, banco de sangue e outros elementos.

Assim, a aplicação desta definição requer atenção exclusiva ao processo de adjudicação completa, para assegurar que os resultados sejam adquiridos constantemente e que análises estatísticas possam evitar vieses regionais, como pode ser observado na Tabela 22.3.

Tabela 22.3 Classificação de sangramento de acordo com o estudo GUSTO.

Grave ou ameaça à vida
■ Hemorragia intracraniana;
■ Resulta em comprometimento hemodinâmico significativo que requer tratamento.
Moderado
■ Requer transfusão sanguínea, porém sem comprometimento hemodinâmico.
Discreto
■ Sangramento que não se encaixa nos demais critérios.

BARC (*Bleeding Academic Research Consortium*)

A existência de diversos escores dificulta uma comparação entre os estudos, portanto, para padronizar as definições de sangramento, foi criado o *Bleeding Academic Research Consortium* (BARC).

A criação desse grupo foi uma demonstração de colaboração efetiva entre a comunidade acadêmica, o FDA e a indústria, para responder às preocupações quanto à segurança sobre os *stents* farmacológicos e melhorar a condução da pesquisa clínica. Esta iniciativa já foi expandida para outros domínios clínicos, incluindo válvulas percutâneas e doença arterial periférica, e representa um esforço para estabelecer definições padronizadas de sangramentos.

As definições padronizadas de sangramentos permitem que se determine a segurança relativa de diferentes estratégias antitrombóticas, fornecendo à indústria um quadro em que possa avaliar a segurança de terapias antitrombóticas emergentes e, potencialmente, possa melhorar a revisão regulamentar do novo anticoagulante e das drogas antiplaquetárias.

Esse grupo estratifica o sangramento numa escala de 0 (nenhum sangramento) a 5 (sangramento fatal), e dessa forma possibilita a avaliação de diversos subgrupos de pacientes, como por exemplo, aqueles que foram submetidos a cirurgias cardíacas, como pode ser observado na tabela abaixo.

Entretanto, pelo fato das definições de sangramento do BARC terem sido feitas através de consenso, é imperioso que sua validação seja realizada. Novos estudos em síndromes coronárias agudas vêm sendo estimulados a utilizar escores embasados em consensos e diretrizes, como pode ser observado na Tabela 22.4.

Tabela 22.4 Definições de sangramento – BARC.

Tipo 0: Sem sangramento

Tipo 1: Hemorragias não acionáveis e que não fazem o paciente
buscar hospitalização ou tratamento por um profissional de saúde. Podem incluir episódios que levam à autossuspensão de tratamento médico pelo paciente sem consultar um profissional de saúde.

Tipo 2: Qualquer sinal evidente, acionável de hemorragia (por exemplo, mais sangramento que seria esperado para uma circunstância clínica) que não se encaixa nos critérios para o tipo 3, 4 ou 5, mas faz preencher pelo menos um dos seguintes critérios: (1) requerendo intervenção médica não cirúrgica; (2) levando à hospitalização ou aumento do nível de cuidado,ou (3) necessitando avaliação imediata.

Tipo 3:

Tipo 3a:
Sangramento manifesto mais queda de hemoglobina 3 a 5 g/dL;
Qualquer transfusão com sangramento evidente.

Tipo 3b:
Sangramento evidente, mais queda de hemoglobina de ao menos 5 g/dL (desde que a redução da hemoglobina esteja relacionada a sangrar);
Tamponamento cardíaco;
Sangramento necessitando de intervenção cirúrgica para o controle (excluindo dentária, nasal, cutânea, hemorroida);
Sangramento com necessidade de drogas vasoativas intravenosas.

Tipo 3c:
Hemorragia intracraniana (não inclui micro hemorragias ou transformação hemorrágica, mas inclui intraspinal);
Subcategorias confirmadas por punção lombar, autópsia ou por imagem;
Sangramento intraocular comprometendo a visão.

Tipo 4:
Hemorragia relacionada com a cirurgia de revascularização miocárdica;
Hemorragia intracraniana perioperatória dentro de 48h;
Reoperação após o encerramento da esternotomia com a finalidade de controlar o sangramento;
A transfusão de > 5 concentrados de hemácias dentro de um período de 48h;
Sangramento pelo dreno torácico > 2L dentro de um período de 24h.

Tipo 5: Hemorragia fatal

Tipo 5a:
Hemorragia fatal provável; nenhuma confirmação por autópsia ou por imagem, mas clinicamente suspeita.

Tipo 5b:
Hemorragia fatal definitiva: sangramento intenso ou confirmação por autópsia ou por imagem.

ISTH

A ISTH (*International Society on Thrombosis and Hemostasis* – Sociedade Internacional de Trombose e Hemostasia) é um grupo de especialistas na área da coagulação e seus distúrbios, como trombose e hemofilia. Fundada em 1969, atualmente tem cerca de 3.000 membros em todo o mundo. Tem reuniões dos membros regulares, estabelece normas para os testes laboratoriais de coagulação do sangue, e publica uma revista médica, o Jornal de Trombose e Hemostasia.

Um de seus escores mais utilizados é o escore de risco de sangramento em pacientes com Coagulação Intravascular Disseminada (CIVD). Em pacientes portadores de leucemia promielocítica aguda, por exemplo, uma pontuação total maior ou igual a 6 é preditora de maior risco de hemorragia fatal.

Esse escore também é útil para identificar pacientes com sepse que desenvolvem CIVD, prevendo fatalidade e gravidade da doença. Isso depende principalmente do prolongamento do tempo de protrombina e da contagem de plaquetas.

HAS-BLED

O escore de risco HAS-BLED, que representa um acrônimo para nove fatores de risco para hemorragias, e pode ser observado na tabela a seguir (incluindo a idade > 65 anos), tem sido recomendado dentro da Sociedade Europeia de Cardiologia e das diretrizes canadenses para avaliar o risco de sangramento no tratamento da fibrilação atrial, e pode ser observado na Tabela 22.5.

Tabela 22.5 Variáveis do Escore HAS-BLED e pontuação respectiva.

Variável	Pontuação
Hipertensão (sistólica ≥ 160 mmHg)	1
Anormal função renal (Crea > 2,6; necessidade de hemodiálise; transplantado renal)	1
Anormal função hepática (Cirrose/bilirrubinas > 2x normal com TGO/TGP/Fosfat. alcal. > 3x normal)	1
Stroke (AVC prévio)	1
Bleeding (sangramento prévio ou coagulopatia)	1
Labile INRs (INRs lábeis)	1
Elderly (idade avançada) ≥ 65 anos	1
Drugs (uso concomitante de outros medicamentos – antiplaquetários, AINEs ou corticoides)	1
Drugs – Álcool – uso abusivo (> 8 doses por semana)	1
TOTAL	Máx. 9 pts

A pontuação de 3 ou mais indica um risco aumentado de hemorragias maiores em 1 ano em pacientes anticoagulados, que seria suficiente para justificar cautela ou avaliação mais frequente. Os riscos envolvem:

a) Risco de uma hemorragia intracraniana;
b) Hemorragia exigindo hospitalização;
c) Queda da hemoglobina > 2 g/L;
d) Episódio de sangramento que requer transfusão.

Apesar do uso extensivo de anticoagulação oral (ACO) em pacientes com fibrilação atrial (FA) e o risco acrescido de hemorragia associada ao uso de ACO, nenhuma ferramenta de quantificação útil para avaliar esse risco existe. Nosso objetivo foi desenvolver um escore de risco prático para estimar o risco de 1 ano para hemorragia major (intracraniana, hospitalização, diminuição da hemoglobina > 2 g/L, e/ou transfusão) em uma coorte de mundo real de pacientes com FA.

Com base em 3.978 pacientes, avaliados no *Euro Heart Survey*, em AF com acompanhamento completo, todos os fatores de risco de sangramento univariados nesta coorte foram usados em uma análise multivariada, juntamente com fatores de risco históricos de sangramento. Um novo escore de risco de sangramento denominado HAS-BLED (Hipertensão Anormal Renal/Hepática, história de *stroke*, sangramento ou predisposição, INR lábil, idosos (> 65 anos), drogas/álcool concomitantemente) foi calculado, incorporando fatores de risco da coorte de derivação.

Cinquenta e três (1,5%) hemorragias graves ocorreram durante 1 ano de *follow-up*. A taxa de sangramento anual aumentou com fatores de risco crescentes. A precisão da previsão da população em geral utilizando fatores de risco significativos na coorte de derivação (estatística C = 0,72) foi consistente quando aplicada em vários subgrupos. A aplicação do novo escore de risco de sangramento (HAS-BLED) apresentou estatísticas C semelhantes, exceto onde os pacientes estavam recebendo agentes antiplaquetários isolados ou sem terapia antitrombótica, com estatísticas C de 0,91 e 0,85, respectivamente.

Este escore de risco para sangramento é simples e fornece uma ferramenta prática para avaliar o risco de sangramento individual para o mundo real de pacientes com FA, e apoiar potencialmente a tomada de decisão clínica sobre a terapia antitrombótica nesses pacientes.

A idade avançada (> 75 anos), a intensidade da anticoagulação (INR > 4,0), história de doença cerebrovascular, hipertensão não controlada (recente ou antiga), e uso concomitante de medicamentos que interferem com a hemostasia (aspirina ou AINEs) são, provavelmente, as mais importantes variáveis que determinam o risco de um indivíduo para desenvolver complicações hemorrágicas fatais, enquanto em tratamento com varfarina.

Entretanto, esse escore não foi validado para os novos anticoagulantes (apixaban, rivaroxaban, dabigatrana).

CRUSADE

O estudo CRUSADE (*Can Rapid risk stratification of Unstable angina patients Supress ADverse outcomes with Early implementation*), publicado no periódico *Circulation* em 2009, foi desenvolvido a partir de uma coorte de 71.277 pacientes do registro CRUSADE e posteriormente validado em uma coorte de 17.857 pacientes (coorte de validação) do mesmo registro, avaliando o risco de sangramento maior intra-hospitalar em pacientes com IAMSSST.

O sangramento maior foi definido como hemorragia intracraniana, sangramento retroperitoneal, alteração de hematócrito ≥ 12% em relação ao basal e qualquer hemotransfusão com hematócrito < 28%. O sangramento em pacientes submetidos à cirurgia de revascularização miocárdica foi considerado apenas se tiver ocorrido antes da cirurgia. Os pacientes que apresentaram sangramento major tiveram maiores taxas de insuficiência cardíaca intra-hospitalar, choque cardiogênico e morte.

Na análise univariada, o sangramento maior esteve associado à idade avançada, menor peso, maior frequência cardíaca e menor pressão arterial sistólica. Também houve associação significativa com hematócrito basal baixo e menor *clearance* de creatinina. Fatores como hiperlipidemia e intervenção coronariana percutânea prévia não tiveram associação significativa.

Já na análise multivariada, hematócrito basal, *clearance* de creatinina, frequência cardíaca basal, pressão arterial sistólica basal, sexo feminino, sinais de insuficiência cardíaca à admissão, doença vascular periférica prévia e diabetes estiveram associados ao sangramento maior. Embora a idade seja um preditor univariado, não foi um preditor independente após ajuste das outras variáveis.

O escore CRUSADE avaliou o peso de cada variável como preditor independente, sendo que a soma (1-100) estimou o risco de sangramento major intra-hospitalar e pode ser observada na Tabela 22.6.

O CRUSADE avaliou pacientes submetidos ao cateterismo e revascularização subsequente ou tratamento medicamentoso apenas. Em cada um dos 5 grupos a taxa de sangramento foi maior em pacientes que receberam ≥ 2 tratamentos antitrombóticos do que em pacientes que receberam < 2 tratamentos antitrombóticos. A taxa de sangramento também foi maior em pacientes submetidos a tratamento invasivo em relação aos pacientes que ficaram em tratamento conservador em cada um dos 5 grupos. Embora o tratamento após a admissão não tenha sido incluído no escore, o escore manteve o poder de discriminação entre os subgrupos.

A taxa de sangramento pode ser avaliada nos 5 grupos: muito baixo 3,1%, baixo risco 5,5%, moderado 8,6%, alto risco 11,9% e muito alto risco 19,5%, Este escore tem alta acurácia para estimar o risco incorporando variáveis da admissão, sendo que a taxa de sangramento major é progressivamente maior conforme aumenta o risco no escore, como pode ser visto na Tabela 22.7 e na Figura 22.1.

ACUITY – HORIZONS

Outro escore de risco derivou de uma coorte de 17.421 pacientes com síndrome coronariana aguda recrutados no ACUITY (*Acute Catheterization and Urgent Intervention Triage strategY*) e HORIZONS (Harmonizing Outcomes with RevasculariZatiON and Stents in Acurte Myocardial Infarction).

Nesses escores, as definições de sangramento são idênticas e foram desenvolvidas através da adaptação dos componentes do estudo TIMI (hemorragia grave/moderada) e do estudo GUSTO, relevantes para os pacientes submetidos à ICP.

O objetivo do estudo foi desenvolver um escore de risco prático para predizer o risco e as implicações do sangramento maior nas SCAs. Seis preditores independentes de base (sexo feminino, idade avançada, aumento de creatinina, contagem de leucócitos, anemia, IAM SSST ou IAM CSST) e uma variável relacionada ao tratamento (uso de heparina ou inibidores de glicoproteína IIbIIIa) foram identificados. Este escore identificou pacientes com risco aumentado de sangramento não relacionado à cirurgia e mortalidade em 1 ano, mas não foi validado em uma coorte independente.

Tabela 22.6 Variáveis e seus respectivos pesos no cálculo do escore de sangramento CRUSADE.

Classificação	Pontuação
Hematócrito de base, %	
< 31	9
31-33,9	7
34-36,9	3
37-39,9	2
≥ 40	0
Creatinina *clearance*, a mL/min	
< 15	39
> 15-30	35
> 30-60	28
> 60-90	17
> 90-120	7
> 120	0
Frequência cardíaca (b.p.m)	
≤ 70	0
71-80	1
81-90	3
91-100	6
101-110	8
111-120	10
≥ 121	11
Sexo	
Masculino	0
Feminino	8
Sinais de CHF na apresentação	
Não	0
Sim	7
Doença vascular prévia	
Não	0
Sim	6
Diabetes *mellitus*	
Não	0
Sim	6
Pressão material sistólica	
≤ 90	10
91-100	8
101-120	5
121-180	1
181-200	3
≥ 201	5

Tabela 22.7 Taxa de risco de sangramento maior de acordo com a pontuação – Estudo CRUSADE.

Classificação	Pontuação	Risco de sangramento maior
Muito baixo	< 20	3,10%
Baixo	21-30	5,50%
Moderado	31-40	8,60%
Alto	41-50	11,90%
Muito alto	> 50	19,50%

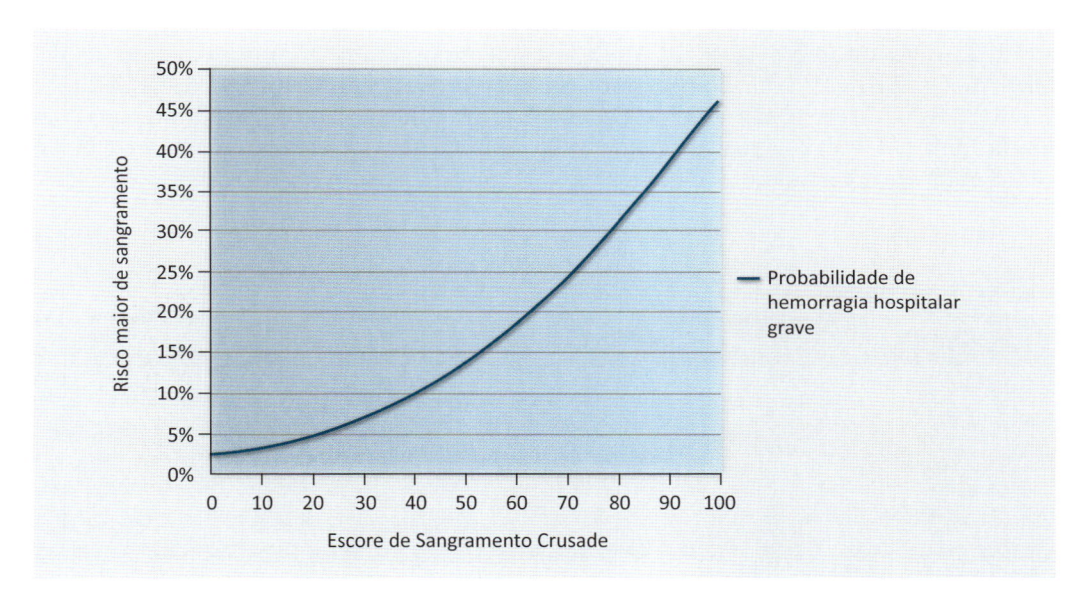

Figura 22.1 Risco de sangramento a partir do cálculo do escore de sangramento CRUSADE.

Estudos clínicos envolvendo pacientes com IAMSSST demonstraram que o sangramento maior está associado ao risco cinco vezes maior de mortalidade em 30 dias. Assim, a prevenção do sangramento pode representar um passo válido na melhora dos desfechos, a partir da melhora na segurança e eficácia no tratamento destes pacientes.

No total, 17.421 pacientes com SCAs (incluindo infarto agudo do miocárdio sem elevação do segmento ST - IAM SSST, com elevação do segmento ST - IAM CSST, e SCAs com marcadores negativos) foram estudados nos ensaios clínicos ACUITY e HORIZONS--AMI. Com dados destes dois estudos, um escore de risco para sangramento maior nos primeiros 30 dias foi desenvolvido a partir de um modelo de regressão logística multivariada.

O sangramento maior foi definido nos estudos ACUITY e HORIZONS-AMI, e composto de: (1) sangramento intracraniano ou intraocular; (2) sangramento no sítio de acesso vascular necessitando intervenção; (3) queda da hemoglobina (Hb) > 4 g/dL ou > 3 g/dL sem ou com fonte de sangramento evidente, respectivamente; (4) reoperação por sangramento e (5) transfusão de hemoderivados. Na presente análise, a ocorrência de hematomas isolados foi excluída dos critérios de sangramento maior e analisada separadamente. Ainda, o sangramento foi adjudicado como relacionado ou não à realização de cirurgia de revascularização do miocárdio (CRVM).

Sangramento maior não relacionado à CRVM ocorreu dentro dos 30 dias da randomização em 744 (7,3%) pacientes (520, 3,8%, dos 13.819 pacientes do estudo ACUITY; e em 224, 6,2%, dos 3.602 pacientes do estudo HORIZONS-AMI). A análise multivariada selecionou 6 variáveis demográficas e de laboratório, e uma variável relacionada ao tratamento como preditores independentes de sangramento maior não relacionado à CRVM: (1) sexo feminino (OR: 2,32); (2) idade avançada (OR: 1,17 para cada aumento de cinco anos); (3) creatinina sérica elevada (OR: 1,09 para cada aumento de 0,1 mg/dL); (4) contagem elevada de leucócitos (OR: 1,10); (5) anemia (OR: 1,98); (6) apresentação clínica (IAM SSST – OR: 1,26 / IAM CSST – OR: 1,92); (7) tratamento utilizado: heparina + inibidor da GP IIb/IIIa (IGP IIb/IIIa) em comparação com a monoterapia com bivalirudina (ACUITY e HORIZONS-AMI) e bivalirudina + IGP IIb/IIIa em comparação com a monoterapia com bivalirudina (ACUITY). Quatro categorias de sangramento foram arbitrariamente criadas, como pode ser observado nas Tabelas 22.8 e 22.9.

Tabela 22.8 Variáveis dos estudos ACUITY/HORIZONS.

		Soma
Sexo	Homens Mulheres	0 +8
Idade (anos)	< 50 50-69 60-69 70-79 ≥ 80	0 +3 +6 +9 +12
Creatinina sérica (mg/dL)	< 1,0 1,0- 1,2- 1,4- 1,6- 1,8- ≥ 2,0	0 +2 +3 +5 +6 +8 +10
Leucócitos totais (giga/mL)	< 10 10- 12- 14- 16- 18- ≥ 20	0 +2 +3 +5 +6 +8 +10
Anemia	Não Sim	0 +6
Apresentação da SCA	IAM com supra IAM sem supra Angina Instável	+6 +2 0
Medicações antitrombóticas	Heparina + IGP IIb/IIIa Bivalirudina	0 -5
	Valor total	

Tabela 22.9 Incidência de sangramento maior não relacionado à CRVM dentro de 30 dias de acordo com a classificação de risco.

Categoria de risco	Escore	Heparina + IGP IIb/IIIa		Monoterapia com bivalirudina	
		Observada	Prevista	Observada	Prevista
Baixo risco	< 10	1,9%	1,9%	0,7%	1,1%
Risco moderado	10-14	3,3%	3,6%	2,0%	2,0%
Alto risco	15-19	6,9%	6,0%	3,7%	3,5%
Risco muito alto	> 20	12,4%	13%	8,4%	8,1%

Pode-se observar que houve grande correspondência entre as taxas de sangramento observadas na população do estudo e aquelas previstas pelo modelo de risco. Chama a atenção também que nas quatro categorias de risco, a incidência de sangramento maior foi mais elevada nos pacientes em uso de heparina + IGP IIb/IIIa em comparação com a monoterapia com bivalirudina.

Ao final de um ano, a taxa de mortalidade para a população total foi de 3,8% – 660 dos 17.421 pacientes – 514 pacientes (3,7%) do estudo ACUITY e 146 pacientes (4,1%) do estudo HORIZONS-AMI. Nove preditores de mortalidade ao final do primeiro ano foram identificados: (1) idade; (2) contagem elevada de leucócitos; (3) elevação da creatinina sérica; (4) diabetes; (5) anemia; (6) apresentação clínica (IAM SSST e IAM CSST); (7) tabagismo; (8) sexo feminino e (9) infarto prévio. O tratamento utilizado não foi um preditor independente de mortalidade neste modelo.

Tanto a ocorrência de sangramento maior não relacionado à CRVM quanto a ocorrência de infarto do miocárdio dentro dos primeiros 30 dias foram preditores independentes de mortalidade subsequente quando adicionados ao modelo multivariado, com taxas de risco de 3,2 e 3,0, respectivamente. Após um infarto, o risco de mortalidade diminuiu com o tempo, enquanto essa variação temporal não foi observada após um evento de sangramento maior. O risco aumentado de mortalidade após um sangramento maior permaneceu elevado mesmo após este evento ter ocorrido após os primeiros 30 dias, como pode ser observado na Figura 22.2.

Por fim, a associação com o risco de mortalidade foi mais forte quando o sangramento maior atingiu os critérios TIMI para sangramento maior (OR: 4,45), seguido pelo sangramento que não atingiu o critério TIMI maior, com transfusão (OR: 2,90) e sem transfusão (OR: 2,04). Grandes hematomas (> 5 cm) isolados e o sangramento relacionado com CRVM não foram significativamente associados com mortalidade subsequente.

Os autores concluíram que as complicações hemorrágicas têm surgido como fator de risco independente para mortalidade subsequente em pacientes com SCA e naqueles submetidos à intervenção coronária percutânea (ICP), representando um risco equivalente ou mesmo maior que o observado após um infarto do miocárdio. Além disso, sangramentos maiores também prolongam o tempo de hospitalização e aumentam o consumo de recursos. Os autores utilizaram dados de dois dos maiores ensaios randomizados contemporâneos de pacientes com SCAs submetidos à estratégia invasiva precoce, com a finalidade de desenvolver e testar um escore de risco prático para predizer o risco e as implicações do sangramento maior na SCA.

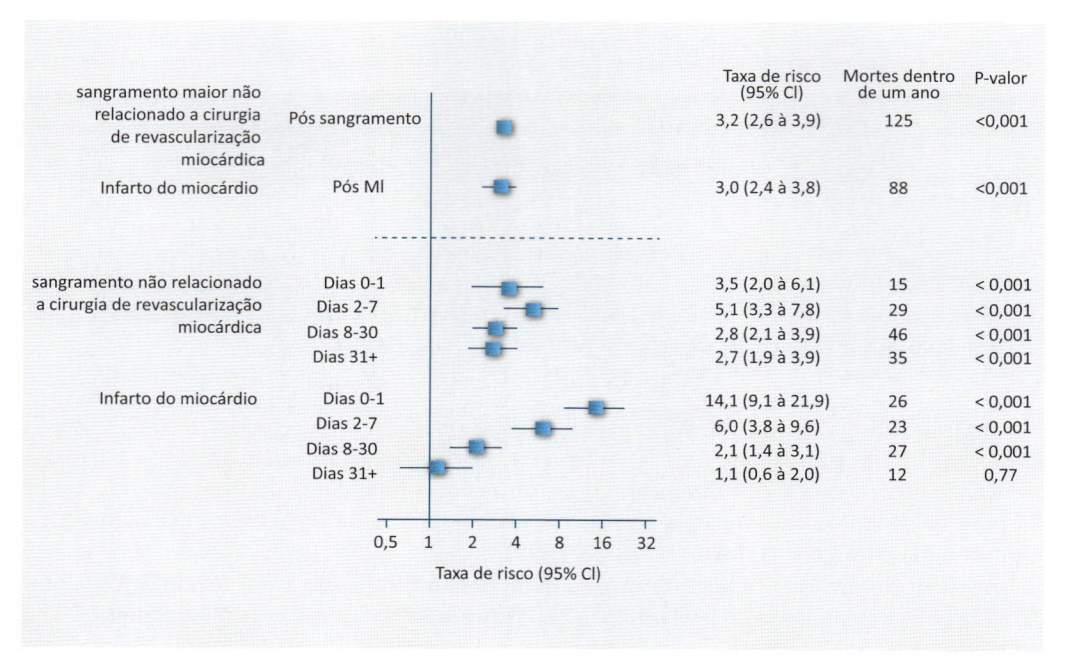

Figura 22.2 Risco independente da ocorrência de sangramento maior não relacionado à CRVM e infarto do miocárdio dentro de 30 dias sobre a mortalidade subsequebnte dentro de 1 ano.

Os principais achados deste trabalho são destacados a seguir: (1) o risco de um paciente desenvolver um sangramento maior não relacionado à CRVM até 30 dias após uma SCA variou bastante (1% até mais de 40%), dependendo das suas características clínicas, resultados de laboratório e esquema de anticoagulação empregado; (2) os autores criaram um escore de risco simples incorporando 7 variáveis, que mostrou boa performance em identificar pacientes com diferentes riscos de sangramento; (3) o uso da bivalirudina, quando comparado ao uso de heparina + IGP IIb/IIIa, foi benéfico, independentemente do grau de risco para sangramento; (4) sangramento maior não relacionado à CRVM e infarto do miocárdio que ocorreram após 30 dias de uma SCA tiveram impacto significativo na mortalidade subsequente até um ano, com significado prognóstico semelhante (HR: 3,2 e 3,0, respectivamente); (5) a presença de grande hematoma (> 5 cm) isolado não foi um preditor independente de mortalidade, enquanto formas mais graves de sangramento maior não relacionado à CRVM predisseram significativamente um risco aumentado de mortalidade subsequente; (6) sangramento maior relacionado à CRVM ocorreu em 54% dos pacientes submetidos à CRVM planejada (não urgente), mas não foi preditor de mortalidade subsequente (HR: 1,21, IC 95%: 0.81-1.80).

Identificar os pacientes de maior risco para sangramento é especialmente importante na época atual, com a introdução de novos e mais potentes agentes antiplaquetários e antitrombóticos, os quais podem aumentar significativamente o risco de complicações hemorrágicas. O desenvolvimento de um escore de risco simples facilita a identificação destes pacientes, permitindo individualizar seu tratamento, padronizar a qualidade do atendimento e o desfecho dos pacientes, além de permitir, também, comparar os resultados de diferentes estudos clínicos e de diferentes instituições. A observação de que os níveis elevados de leucócitos foram identificados como preditores independentes para sangramento é fato novo e merece maior investigação.

Outro aspecto que merece destaque é o fato de o sangramento maior associado com CRVM não ter sido preditor de mortalidade subsequente. Os autores lembram que em muitos serviços, a administração de medicações que podem reduzir as complicações isquêmicas após uma intervenção coronária percutânea, mas que por outro lado aumentam o risco de sangramento relacionado à CRVM (p. ex. tienopiridínicos), é habitualmente retardada até que a angiografia confirme que a estratégia cirúrgica não será realizada.

Os autores reforçam, ainda, que baseado nestes achados de ausência de efeito do sangramento relacionado à cirurgia sobre a mortalidade, os tienopiridínicos deveriam ser administrados o mais precocemente possível antes da realização da cinecoronariografia, para que se possa desfrutar do seu efeito máximo nos pacientes que serão submetidos à ICP, os quais representam a maioria daqueles que se apresentam com IAM SSST ou IAM CSST.

PLATO

O critério PLATO (*Platelet Inhibition and Patient Outcomes*) avalia o sangramento em procedimentos intervencionistas cirúrgicos ou não. Segundo este critério, sangramento maior, ou o que leva a risco de vida, foi definido como sangramento fatal, aquele que leva ao tamponamento cardíaco, hemorragia intracraniana, choque hipovolêmico, procedimentos onde a dosagem de hemoglobina cai a níveis menores que 5,0 g/dL.

O estudo PLATO comparou dois antiagregantes plaquetários inibidores do receptor P2Y12 (clopidogrel e ticagrelor) em pacientes com síndromes coronárias agudas (SCA), com e sem supradesnivelamento do segmento ST. O desfecho primário de segurança nesta subanálise do PLATO foi a presença de sangramento maior. Uma subanálise avaliou a incidência, os fatores preditores e o impacto clínico das complicações relacionadas a sangramentos maior e fatal no estudo PLATO.

Nesse estudo de fase III, foram randomizados 18.624 pacientes com SCA com e sem supra de ST. Todos os pacientes receberam AAS (75-100 mg/dia) e foram randomizados para receber clopidogrel (dose de ataque de 300 mg e manutenção de 75 mg uma vez ao dia) ou ticagrelor (ataque de 180 mg e manutenção de 90 mg 2x/dia) por um ano. Os pacientes foram analisados segundo intenção de tratar. Essa subanálise objetiva avaliar a segurança da droga em relação a sangramentos maiores segundo os critérios PLATO, TIMI e GUSTO.

Os pacientes randomizados para ticagrelor e clopidogrel apresentaram incidência semelhante de sangramento maior pelo critério PLATO (11,6% *vs.* 11,2%; $p = 0,43$), pelo TIMI (7,9 *vs.* 7,7%; $p = 0,56$) e pelo GUSTO (2,9 *vs.* 3,1%; $p = 0,22$). A taxa de sangramentos associados a intervenções também foi semelhante.

Os sangramentos maiores não relacionados à cirurgia de revascularização miocárdica (4,5% *vs.* 3,8%; $p = 0,02$) e sangramentos espontâneos maiores (3,1 *vs.* 2,3%; $p = 0,05$) foram mais comuns nos pacientes tratados com ticagrelor, especialmente após os primeiros 30 dias. Dos sangramentos espontâneos, 31,5% foram do trato gastrointestinal e 20% apresentaram epistaxe. As taxas de sangramentos fatais e de transfusão não diferiram entre os dois grupos. Quando analisados por grupos de alto risco (idosos ≥ 75 anos, peso < 60 kg, doença renal crônica, ClCr < 60 mL/min, dose de AAS > 325 mg/dia pré-randomização) também não houve diferença estatística relacionada a sangramentos maiores ou menores.

Os autores concluíram que, em comparação ao clopidogrel, o ticagrelor não apresentou diferença em relação ao sangramento global, porém, esteve relacionado à maior incidência de sangramento espontâneo e sangramentos associados a procedimentos não relacionados à cirurgia de RM, especialmente após os primeiros 30 dias de tratamento. Hemorragia fatal não diferiu entre os grupos.

No campo em que o clopidogrel foi a única opção disponível há pelo menos uma década, prasugrel e ticagrelor representam novas opções de tratamento. Entretanto, tomar decisões apropriadas é difícil já que pesar eficácia, segurança e custo desta nova medicação, a fim de determinar o uso adequado destes três agentes, representará um grande desafio ao longo dos próximos anos. Assim, o relatório global de Becker *et al.* descrevendo complicações hemorrágicas na subanálise do PLATO é particularmente importante quando devemos lembrar que o ticagrelor aumentou sangramentos em alguns subgrupos, especialmente após 30 dias do início do tratamento. Aplicar os escores de risco de sangramento individualizando cada caso nos parece uma boa estratégia para se garantir eficácia e segurança ótimas ao doente.

CONCLUSÃO

Nas síndromes coronárias agudas, impõe-se a dicotomia da necessidade de se diminuir a tendência natural do paciente de trombose (fisiopatologia básica da coronariopatia aguda na maior parte dos casos) sem causar aumento do risco de sangramento. Assim, o ideal é que cada paciente possa ter o seu risco calculado e individualizado. A partir das características do paciente e embasado em um escore adequado, a análise do risco de sangramento a partir de determinado tratamento poderá avaliar qual é o real risco da síndrome causar eventos adversos, guiando a utilização de medicações antiplaquetárias e anticoagulantes.

Portanto, modelos multivariados são úteis não somente como marcadores prognósticos, mas também como forma de escolha da estratégia terapêutica individualizada. Nesse contexto, considerando que estratégias antitrombóticas e intervencionistas reduzem o risco de isquemia recorrente e aumentam o risco de eventos hemorrágicos, árvores de decisão clínica devem ser utilizadas para ponderar o risco-benefício das terapias indicadas.

E de acordo com as diretrizes americanas e europeias, recomenda-se que para todos os pacientes com síndromes coronárias agudas deve-se usar escores de sangramento já bem estabelecidos para prognóstico e para individualização do tratamento (Classe I, nível de evidência B).

Portanto, todo paciente com síndrome coronária aguda deve ser estratificado quanto ao seu risco de sangramento, de acordo com o escore que se segue, e o médico responsável deve levar esse dado em consideração quando da decisão quanto à melhor terapêutica a ser instituída. Os pacientes de alto risco devem ter seleção cuidadosa da terapia antiagregante e/ou anticoagulante para a redução do risco de sangramento, embora o efeito do ajuste da estratégia no desfecho ainda necessite de confirmação em novos estudos prospectivos.

REFERÊNCIAS CONSULTADAS

1. Steg G, James SK, Atar D, Badano LP, Blomstrom-Lundqvist C, Borger MA, et al. ESC Guidelines for the management of acute myocardial infarction in patients presenting with ST-segment elevation. The Task Force on the management of ST-segment elevation acute myocardial infarction of the European Society of Cardiology (ESC). European Heart J. 2012; 33:2569-619.

2. Hamm CW, Bassand J, Agewall S, Bax J, Boersma E, Bueno H, et al. ESC Guidelines for the management of acute coronary syndromes in patients presenting without persistent ST-segment elevation. The Task Force for the management of acute coronary syndromes (ACS) in patients presenting without persistent ST-segment elevation of the European Society of Cardiology (ESC). European Heart J. 2011; 32:2999-3054.

3. Jneid H, Anderson JL, Wright RS, Adams CD, Bridges CR, Casey DE, et al. 2012 ACCF/AHA focused update of the guideline for the management of patients with unstable angina/non-ST elevation myocardial infarction (updating the 2007 guideline and replacing the 2011 focused update): A report of the American College of Cardiology Foundation/American Heart Association Task Force on practice guidelines. Circulation. 2012; 126:875-910.

4. Moraes AA, Chammas AZ, Melo Neto J, Mendes LC, Aguiar YS, Ramos RF, et al. Sangramento em síndrome coronariana aguda sem supradesnivelamento de segmento ST. Rev Bras Ter Intensiva. 2012; 24(3):284-293.

5. Subherwal S, Bach RG, Chen AY, Gage BF, Rao SV, Newby LK, et al. Baseline risk of major bleeding in non-ST-segment-elevation myocardial infarction: The CRUSADE (Can Rapid risk stratification of Unstable angina patients Suppress ADverse outcomes with Early implementation of the ACC/AHA guidelines) bleeding score. Circulation. 2009; 119:1873-82.

6. Mehran R, Pocock SJ, Nikolsky E, Clayton T, Dangas GD, Kirtane AJ, et al. A risk score to predict bleeding in patients with acute coronary syndromes. J Am Coll Cardiol. 2010; 55:2556-66.

7. Becker, RC, Bassand JP, Budaj A, et al. Bleeding complications with the P2Y12 receptor antagonists clopidogrel and ticagrelor in the PLATelet inhibition and patient Outcomes (PLATO) trial. Eur Heart J (2011) 32 (23): 2933-2944.

8. Pisters R, Lane DA, Nieuwlaat R, de Vos CB, Crijns HJ, Lip GY. A novel user-friendly score (HAS-BLED) to assess 1-year risk of major bleeding in patients with atrial fibrillation: the Euro Heart Survey. Chest. 2010 Nov; 138(5):1093-100.

9. Lip GY, Frison L, Halperin JL, Lane DA. Comparative validation of a novel risk score for predicting bleeding risk in anticoagulated patients with atrial fibrillation: the HAS-BLED (Hypertension, Abnormal Renal/Liver Function, Stroke, Bleeding History or Predisposition, Labile INR, Elderly, Drugs/Alcohol Concomitantly) score. J Am Coll Cardiol. 2011 Jan 11; 57(2):173-80.

10. Antman EM, Cohen M, Bernink PJ, McCabe CH, Horacek T, Papuchis G, et al. The TIMI risk score for unstable angina/non-ST elevation MI: a method for prognostication and therapeutic decision making. JAMA. 2000; 284(7):835-42.

11. Granger CB, Goldberg RJ, Dabbous O, Pieper KS, Eagle KA, Cannon CP, et al. Predictors of hospital mortality in the global registry of acute coronary events (GRACE). Arch Intern Med. 2003; 163 (19): 2345-53.

Índice remissivo